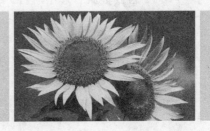

4+2 自我健康管理手册

4+2 ZIWO JIANKANG GUANLI SHOUCE

主 编 吕书刚

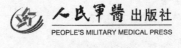

人民军医出版社
PEOPLE'S MILITARY MEDICAL PRESS
北 京

图书在版编目(CIP)数据

4＋2自我健康管理手册/吕书刚主编. 一北京:人民军医出版社,2012.11
ISBN 978-7-5091-5915-6

Ⅰ.①4… Ⅱ.①吕… Ⅲ.①保健－手册 Ⅳ.①R161-62

中国版本图书馆 CIP 数据核字(2012)第 218950 号

策划编辑:张怡泓 文字编辑:陈 鹏 许 华 责任审读:佘满松
出版发行:人民军医出版社 经销:新华书店
通信地址:北京市 100036 信箱 188 分箱 邮编:100036
质量反馈电话:(010)51927290;(010)51927283
邮购电话:(010)51927252
策划编辑电话:(010)51927285
网址:www.pmmp.com.cn

印刷:潮河印业有限公司 装订:京兰装订有限公司
开本:787mm×1092mm 1/16
印张:24.75 字数:460 千字
版、印次:2012 年 11 月第 1 版第 1 次印刷
印数:0001-3000
定价:59.00 元

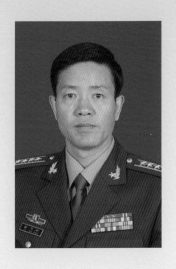

吕书刚　1958年9月出生，1976年12月入伍，研究生学历。毕业于第三军医大学军医专业本科班。曾在新疆军区基层医疗单位和解放军总后勤部工作，现任国防大学校务部卫生部部长。既了解基层部队工作特点，又熟悉总部卫生工作业务，长期从事卫生行政管理工作，勤于学习，善于研究，勇于创新实践。尤其注重面向服务保障人群，从实际出发，创造性地开展预防保健服务和医学科学知识普及。并主编有《学员健康行动指南》、《4+2自我健康管理手册》等预防保健类科普书籍。

受训情况

1978.10 - 1983.07　第三军医大学军医专业全日制本科

1994.09 - 1997.07　西安政治学院法律专业本科

1999.07 - 2001.07　吉林大学科学技术哲学专业在职研究生

2005.03 - 2006.01　国防大学指挥员班

内容提要

　　本书内容在全面阐述世界卫生组织关于健康四大基石，即合理膳食、适量运动、戒烟限酒、心理平衡的基础上又增添两块通向健康彼岸的垫脚石——安全医疗与和谐环境，告诉人们健康生活，自我保健的相关事项及具体操作，又附以古今中外养生案例，不失为读者自我健康管理的"枕边书"。

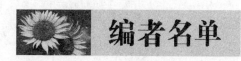

编者名单

主　　编　　吕书刚

编　　者　　张永斌　　郑泽民　　于冬蔚　　于志强
　　　　　　胡　昊　　魏　伟　　王光辉　　孙松峰
　　　　　　高　萍　　尹华峰　　苏　俊　　张裕民
　　　　　　丁振凯　　郑　峰

前 言

健康、长寿是人类追求永恒的主题。围绕这个主题，仁者见仁智者见智，千百年来人们发表的论述和见解，如恒河沙数，不胜枚举。摆在读者面前的这本小册子，即是这"恒河沙数"中不大不小的一颗沙粒。其之所以定名为《4+2自我健康管理手册》，缘由有三。

首先，它是一部以手册形式编就的医药卫生健康保健知识普及读物。而"手册"，常常又是"汇集一般资料和专业知识的参考书"的代称，具有短小精练，言简意赅，随时查考，方便携带等特点。

其次，这本手册的内容，重点集中于"自我健康管理"这一侧面。所谓"自我健康管理"，主要指的是"自己对自己身体的健康信息和健康危险因素进行分析、预测和预防的全过程"，因为在促成健康长寿的诸多因素中，遗传因素占15%，社会因素占10%，医疗条件占8%，气候条件占7%，其余的60%几乎全部取决于自己。就这一点而言，宣传健康保健知识从普及自我健康管理切入，不仅必要，而且事半功倍。

第三，手册中讲述宣传的内容不仅绝大多数都立足于世界卫生组织关于健康的四大基石（合理膳食，适量运动，戒烟限酒，心理平衡）之上，而且在四大基石之外又增添了两块和保健养生密不可分的通向健康彼岸的"垫脚石"——安全医疗与和谐环境。也就是说，"4+2"不仅将健康保健、科学养生诠释得更为全面，而且把自我健康管理的基础夯得更为瓷实和牢固。

总之一句话，通过这部手册，我们不仅要告诉读者自我保健是不可或缺的，而且有着丰富的内容和切实可行的方法。我们试图通过这本手册抛砖引玉：即让每一个读过这本书的人相信，健康的主动权就掌握在我们自己的手里，只要你通过合理的饮食摄入，适宜的体育锻炼，有规律的生活节奏和宽松乐观的心理环境调节，并注意安全医疗、和谐环境及对不良生活方式（如吸烟、酗酒等）的纠正等，就能够最大限度地发挥自我保健的潜能，健康幸福地生活，并安享天年。

为了使这本自我健康管理手册传达的相关信息更权威、更可信、更实用，我们为手册六个（"4+2"）板块的叙述都设定了一个相对固定的模式，那就是在介绍权威组织或权威人士的有关导向性科学论述后,不忘介绍与之相关的最新科学研究成果或进展,并尽可能地提供延伸阅读的有关参考资料或古今名人与之相关的养生保健事例,尽量做到让整部手册宣传的内容能贴近读者,深入生活,情文并茂,通俗易懂,雅俗共赏。

　　由于对患者实行健康管理及进行健康教育也是每个医护人员义不容辞的职责,再加上"4＋2"几乎涉及医药卫生保健管理的方方面面,因此,这本小册子如果能作为医护人员从事健康管理,进行健康教育的参考读物,获得他们的"垂青",对编著者来说,将是莫大的荣光与鼓舞,因为这一"青睐"将证明,我们的医药卫生人员在进行医疗预防保健服务和健康管理时,不仅能够以人为本,而且能够换位思考。在医疗卫生服务领域里,还有什么比一切从患者出发,一切为了患者更让人开心呢!

吕书刚

2012 年 9 月 1 日

目 录

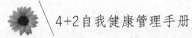

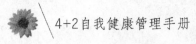

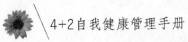

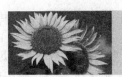

第一部分　合理膳食

　　所谓合理膳食,主要是指人在一日三餐中所摄入的营养必须适合人体的生长、发育和各种生理、体力活动的需要。

一、权威导向

(一)世界卫生组织关于合理膳食的论述

1. 合理膳食是构成健康生活方式四大基石之首要

　　世界卫生组织1992年在加拿大维多利亚召开的国际心脏健康会议上发表的《维多利亚宣言》(又称1702宣言)认为:当前主要的问题是在科学论据和民众之间架起一座健康金桥,使科学更好地为民众服务。这座"健康金桥"有四大基石,它们是:合理膳食,适量运动,戒烟限酒,心理平衡。由这四大基石构成的健康生活方式,由于能使高血压病减少55%,脑卒中减少75%,糖尿病减少50%,肿瘤减少1/3,所以,可使人类的平均寿命延长10年以上。

2. 不良饮食习惯是导致非传染性疾病增多的主要原因之一

　　世界卫生组织在2004年5月召开的世界卫生大会上审议并表决通过了一份题为"全球饮食、运动和健康战略"的草案,旨在推动全社会重视和解决因不良饮食习惯和缺乏运动而导致的非传染性疾病增多等问题。

　　世界卫生组织在该草案中指出,全球60%的疾病死亡是由高血压病、心血管病、糖尿病、癌症及与肥胖症有关的非传染性疾病造成的,这类疾病构成全球健康领域负担的47%。而不良的饮食习惯,例如,过量食用高糖和多脂肪食物以及城市工作生活紧张和缺乏体育运动等,均是造成非传染性疾病增多的主要原因。

　　世界卫生组织估计,如果上述不良习惯导致的危险因素能得到改善,即使最贫穷国家的人民也至少可再增加10年的健康寿命,而最富裕国家的人民可增加15

安全性交、高血压病、吸烟、饮酒、饮用水污染、环境与民生、缺铁、室内污染、高胆固醇和营养过剩（肥胖）。

世界卫生组织在另一份报告中曾对世界三个地区（最贫穷地区、其他发展中国家和发达国家）与不良习惯有关的健康危险因素进行过一次排序。在世界最贫困地区（例如非洲撒哈拉沙漠以南地区和南亚某些地区），营养不良是危害健康最严重的因素，其次为不安全性交（具体表现为该地区艾滋病的广泛流行）。在其他发展中国家，饮酒是危害健康最严重的因素，其次是高血压病和吸烟。体重不足和超重分别占第4和第5位，以后依次为胆固醇增高及水果和蔬菜摄入量不足。在发达国家，危害健康最严重的因素是吸烟，以后依次为高血压病、饮酒、胆固醇增高、超重、水果和蔬菜摄入量不足及缺少体育锻炼。

研究者还意外地发现，因烹饪、燃烧粪肥及木炭造成的室内污染，可导致大量疾病和死亡，但以前人们对此并不十分了解。它是世界最贫穷地区排名第4位的健康危险因素，仅次于饮用水不卫生、环境和个人卫生差。

3. WHO首肯并推荐"地中海式饮食"

生活在欧洲地中海沿岸的意大利、西班牙、希腊等国居民心脏病发病率很低，是世界上公认的长寿地区之一。大量调查分析结果提示，这一切或多或少与该地区居民的饮食结构有着密不可分的关系。

1990年，世界卫生组织（WHO）正式首肯并推荐"地中海式饮食"。所谓"地中海式饮食"主要指含高糖类和低脂肪的食品，由丰富的蔬菜、水果以及开胃食品组成，包括味道浓厚的草药调料（例如当地的番茄酱和鱼子酱中常含有类似的调料）和很少吃肉。总之，淀粉类食品、菜糊状调料，加上大量绿叶蔬菜、新鲜水果就是典型的地中海式饮食。营养学家经过多年的研究分析，发现地中海式饮食特别有利于健康。例如意大利人冠心病发病率低，同他们喜欢食用含高质量蛋白质的硬小麦制作的面包和通心粉，进食鸡蛋、蔬菜、水果、奶酪、火腿，外加番茄酱和绿叶蔬菜等有着密切的联系。

古时候地中海国家肉价昂贵，当地居民的饮食结构中肉食很少，人们除常吃羊奶酪外，还常常饮用干红葡萄酒。现代研究发现，红葡萄酒中含有现代人们所熟悉的阿司匹林的基础成分——水杨酸，长期适量饮用干红葡萄酒，有防止血栓形成、预防心肌梗死等功效。而且，葡萄皮里所含的白藜芦醇，还具有潜在的抗癌功能。此外，野菜马齿苋也是地中海人餐桌上必不可少的美味。现代科学研究发现，马齿苋中含量丰富的 ω-3 不饱和脂肪酸，不仅能抑制人体内血浆胆固醇和三酰甘油的生成，增加前列腺素的合成，并能降低血液的黏度、防止血小板聚集，可预防和减少心血管病的发生。因此，马齿苋在中国古代就有"长命菜""长寿菜""安乐菜"等别名。

近20年来，地中海国家居民的肉食消费日益增多；与此同时，蔬菜、土豆和面包的消费有所下降，但鱼类仍然是该地区居民食谱中的基本食品。所以，世界卫生包的消费有所下降,但鱼类仍然是该地区居民食谱中的基本食品。所以,世界卫生组织首肯并推介地中海式饮食是有一定道理的。

4.WHO:健康水的三项标准和七个条件

健康水是净水、活水、整水的完全统一、缺一不可。世界卫生组织认为只有下述三项标准、七个条件全部达到要求的饮水,才能称之为健康水。

(1)健康水的三项标准

一是没有污染的水(又称"净水")。二是没有退化的水(又称"活水")。三是符合人体生理需要的水(又称"整水")。

①净水是健康水的基础和前提

不干净的水,污染了的水,是不能称之为健康水的。但是过于干净的水(例如"纯净水")虽然卫生清洁,但是它太纯了,不含对人体有益的矿物质和微量元素,亦非小分子团水和弱碱性水,所以,纯净水也不是健康水,只能称之为"至清的死水"。中科院资深院士陈梦雄指出:纯净水虽属卫生洁净的饮用水,但长期饮用会减少人体对矿物质和有益元素的摄入,对正在发育中的儿童或青少年、孕妇及老年人的健康尤为不利。所以干净水不等于健康水。

②活水是健康水的核心和灵魂

活水(没有退化的水)的标志是小分子团水,惟有小分子团水才有自然活性。退化了的水,一般不是小分子团的活水,即使暂时成了小分子团活水,也是不稳定的,很容易再退化成大分子团。因此,受了污染的水即使把污染物统统去掉了,使之纯之又纯,也只能称之为干净水,因为去污并没有解决水的分子团退化问题。在干净水的基础上,给水以一定的能量,就可以解决水的退化问题,就能得到相对稳定的、具有自然活力的小分子团水。活化水的具体办法,就是给水以电能、磁能、光能、远红外线能、机械能和宇宙能等能量,将大分子团水切割成小分子团水。

③整水是健康水的支架和骨干

健康水是给人喝的,因此,它必然要符合人体的生理需要。而且惟有喝符合人体生理需要的水,才能保障人体的健康。符合人体生理需要的水须具备多个条件,其中必不可少的条件至少有4条,即:弱碱性、硬度适中、矿物质含量和比例适中、溶氧量高。4个条件当中,以弱碱性最为重要。因为人体的血液是弱碱性的(pH为7.35~7.45),补充的水分自然应与血液的弱碱性保持一致。

(2)健康水的七个条件

①不含任何对人体有害及有异味的物质(净化)。

②小分子团水($O17$核磁共振半幅宽度100Hz)(小分子团化)。

③水的营养生理功能强(即水的溶解力、渗透力、扩张力、乳化力、洗净力、代谢力等)(活化)。

④pH呈弱碱性(碱化)。

⑥人体所需矿物质和微量元素的含量及比例适中（矿化）。

⑦水中溶解氧及二氧化碳的含量适度（生化）。

5. 世界卫生组织建议推行"全民减盐运动"

食盐是人体不可缺少的化学元素，但摄入过量会导致高血压病，容易引发心脏病和脑卒中（中风），缩短人的寿命。世界卫生组织在 2002 年 10 月 30 日发表的《2002 年世界健康报告》中，特别强调减少食盐摄入量的重要性，并建议各国政府采取立法手段，限制食品的含盐量。

世界卫生组织心血管预防专家蒙迪斯女士在《报告》发表当天举行的记者招待会上说，高血压病是人类健康的 10 大杀手之一，每年因此而死亡的人数高达 700 万。而因过量摄入食盐导致高血压病的危害已越来越被人们所认识，但即使人们在家里做菜时少放盐，结果还是吃盐太多，原因是他们从商店买回来的食品本身含盐量就极高。据统计，目前发达国家在城市的上班族中，绝大多数人因为工作繁忙，很难吃到健康的食品，他们从食品店和超市里买回来的面包和其他半成品食品普遍含盐量过高。此外，人们在饭店就餐时会感到菜都偏咸，这主要是因为用盐的多少，与饮食业的利益息息相关。经调查，如果菜肴偏咸，顾客会喝更多的饮料，使饮品生产商受惠。另外，盐分增加，也会使食物含水更多，使食品变重，可降低食品的成本。

世界卫生组织认为，要降低高血压病的发病率，除了鼓励少吃肥腻食物、多吃蔬菜水果外，最有效的方法就是推行"全民减盐"运动，而各国政府通过立法强制食品业对此进行合作则是十分必要的。

6. 国际营养学大会：食物是最好的药物

2001 年 7 月在维也纳召开了第 17 届国际营养学大会，来自世界各地的 3 000 余名营养学专家通过热烈的讨论，达成了一致的学术观点："食物是最好的药物"。

上述认识与中国传统医学主张的"毒药攻邪，五谷为养，五果为助，五畜为益，五菜为充，气味合而服之，以补益精气""君子有病，期先食以疗之，食疗不愈，然后用药"不谋而合。

7. WHO：饮食、身体活动与健康全球战略

由于认识到通过改善饮食和促进身体活动可在世界范围内大量地减少死亡和疾病，世界卫生组织在 2004 年 5 月通过了"饮食、身体活动与健康全球战略"。

该全球战略有四项主要目标：①通过公共卫生行动，减少不健康饮食和缺乏身体活动引起慢性病的高危因素。②提高关于饮食和身体活动对健康影响以及预防干预措施积极作用的认识和了解。③为了改善饮食和增加身体活动，制定、加强并实施可持续的、全面的、所有部门积极参与的全球、区域、国家政策和行动计划。④进化关于饮食和身体活动的科学监测并促进其研究。

进化关于饮食和身体活动的科学监测并促进其研究。

全球战略还规定了所涉各方的责任,并向重点利益攸关方提出了行动建议,其中为预防慢性病向人群和个人建议了以下营养摄入目标:①达到能量平衡和健康的体重;②限制来自总脂肪的能量摄入并使脂肪摄入从饱和脂肪转向不饱和脂肪以及逐步消除反式脂肪酸;③更多地食用水果、蔬菜、豆类、全谷食物和坚果;④限制摄入游离糖;⑤限制食用所有来源的盐(钠)并确保对盐进行碘化。

世界卫生组织要求世界各国在制定国家政策和饮食准则时,应根据当地的情况考虑上述建议。并再次重申:改进饮食习惯是一个社会问题,而不仅是个人的问题。因此,需要采取以人群为基础的多部门、多学科和符合文化条件的措施。

世界卫生组织"饮食、身体活动与健康全球战略"还强调,应更多地食用水果和蔬菜。这是因为越来越多的科学证据表明水果和蔬菜摄入量不足是导致多种非传染性疾病多发的一个关键性高危因素,水果和蔬菜摄入量过少是全球十大死亡高危因素之一。在世界范围内,水果和蔬菜摄入量过少估计造成约 19% 的胃肠道癌症、约 31% 的缺血性心脏病和 11% 的脑卒中(中风)。食用足够量的水果和蔬菜,每年可拯救 270 万人的生命。为此,世界卫生组织和粮农组织曾于 2003 年 11 月在里约热内卢联合发起了水果和蔬菜促进行动。并使其成为"饮食、身体活动与健康全球战略"实施工作的一部分。

8. 营养不良不仅指营养缺乏还包括营养过剩

世界卫生组织营养委员会主席凯瑟琳·贝尔蒂尼在 2006 年 3 月 16 日举行的年会上强调,营养不良的概念现在需要重新定义,它不再仅仅指营养缺乏,还应该包括营养过剩问题。

贝尔蒂尼表示,营养不良既意味着瘦弱,也意味着肥胖。营养不良或者营养失调,将不再局限于人们看到饥饿儿童照片时所想象的情景,它还指因饮食不均衡,食物质量不佳,缺乏合适的锻炼,最终导致的健康状况下降等问题。贝尔蒂尼说,随着人口大量涌入城市,长期困扰发达国家的营养过剩问题也伴随着快餐业的迅猛发展,在发展中国家日益凸显。世界卫生组织为此呼吁,发展中国家在着手解决饥饿问题的同时,也要关注肥胖问题。

目前,全世界每年大约有 300 万儿童死于营养缺乏,体质羸弱,同时又有 3 亿多人因患肥胖症而出现许多健康问题。世界卫生组织营养委员会的专家指出,贫困问题严重的印度用于治疗与肥胖相关疾病的费用,已经超过了花费在解决饥饿问题上的资金。无论是发达国家还是发展中国家,人们在日常饮食上应注意减少糖、盐和脂肪的摄取量,因为这些物质可引起心血管疾病、糖尿病和癌症。

世界卫生组织提出了 3 条改变营养不良状况的建议,即加强 2 岁以下儿童的营养,实施母乳喂养以及在家里和学校养成良好的饮食习惯。为帮助中国西部贫困地区解决弱势人群营养不良问题,包括世界卫生组织在内的 8 家联合国驻华机的营养、食品安全和食品保障状况联合项目"。这一为期 3 年的合作项目将在陕西省镇安、洛南;贵州省盘县和正安;云南省武定和会泽六个最贫困县展开,预计受益人群将达到 180 万人。

(二)《中国居民膳食指南》(2007 年版)

为达到平衡膳食,合理营养,保证健康的目的,国家卫生部结合我国居民膳食结构特点,根据不同年龄段人群的不同生理特点和营养需要,组织有关专家制定了一部为中国人合理膳食服务的《中国居民膳食指南》(以下简称《指南》)。《指南》有 1997 年和 2007 年两个版本,1997 版总字数 1.6 万,2007 版总字数 24 万,是 1997 版的修订补充本。《指南》由"一般人群膳食指南""特定人群膳食指南"和"平衡膳食宝塔"三部分内容组成。

1. 一般人群膳食指南

在《中国居民膳食指南》中,涉及一般人群的膳食指南共计 10 条,适合于 6 岁以上的所有正常人群。

(1)食物多样,谷类为主,粗细搭配

人类的食物是多种多样的。各种食物所含的营养成分不完全相同,每种食物都至少可提供一种营养物质。除母乳对 0～6 月龄婴儿外。任何一种天然食物都不能提供人体所需的全部营养素。因此平衡膳食必须由多种食物组成,才能满足人体对各种营养的需求,达到合理营养、促进健康的目的。没有不好的食物,只有不合理的膳食。所以,合理膳食的第一条就是提醒人们要广泛地食用多种食物。需要指出的是,粗细搭配不单是建议经常吃粗杂粮,而且涉及主食的加工方式。例如:稻米、小麦不可碾磨得太精,否则谷粒表层所含的 B 族维生素、矿物质等营养素和膳食纤维等将会大部分流失于糠麸之中。

2007 年版《指南》指出,谷物是人体能量的主要来源,也是最经济的能源食物,一般成年人每人每天摄入 250～400 克为宜。一般人群食用粗粮的量应占谷物总量的 20%,即每天最好吃 50～100 克粗粮。在坚持"粗细搭配"的原则时,一是要适量多吃除白面、大米以外的谷物、杂粮及杂豆,包括小米、高粱、玉米、荞麦、燕麦、薏米(薏苡仁)、红小豆、绿豆、芸豆等;二是要适量增加一些全谷产品,如全麦面包等。粗细搭配,可使营养摄入更加合理,特别是多吃粗粮可避免肥胖及糖尿病,不仅有利于肠道健康,还可降低肠道肿瘤的患病率。

(2)多吃蔬菜水果和薯类

新鲜蔬菜水果是人类平衡膳食的重要组成部分,也是我国传统膳食的重要特点之一。蔬菜水果是维生素、矿物质、膳食纤维和植物化学物质的重要来源,水分多、能量低。薯类含有丰富的淀粉、膳食纤维以及多种维生素和矿物质。富含蔬菜、水果和薯类的膳食对保证身体健康,保持肠道正常功能,提高免疫力,降低患肥

菜、水果和薯类的膳食对保证身体健康,保持肠道正常功能,提高免疫力,降低患肥胖、糖尿病、高血压病等慢性疾病风险具有重要作用,近年来,各国膳食指南都强调增加蔬菜和水果的摄入种类和数量。《指南》推荐我国成年人每天吃蔬菜 300～500 克,水果 200～400 克,并注意增加薯类的摄入。蔬菜根据颜色深浅可分为深色蔬菜和浅色蔬菜,深色蔬菜的营养价值一般优于浅色蔬菜。深色蔬菜指深绿色、红色、橘红色、紫红色蔬菜,富含胡萝卜素尤其是 β-胡萝卜素,是中国居民维生素 A 的主要来源。此外。深色蔬菜还含有其他多种色素物质,如叶绿素、叶黄素、番茄红素、花青素等,其中的芳香物质,能赋予蔬菜特殊的丰富的色彩、风味和香气,具有促进食欲的作用,并呈现有某些特殊的生理活性,因此,所食蔬菜最好深色蔬菜能占一半。吃水果时在保证无污染的情况下,尽可能将果皮与果肉一起吃掉。这样可增加膳食纤维的摄入,有助于肠道健康。吃水果的时间应该选择在餐前或两个正餐之间的辅餐时间,如上午十点左右或下午三点左右。除了蔬菜和水果,薯类食品由于膳食纤维含量高、脂肪低,也应该成为餐桌上的常客,应每周吃 5 次左右,比如红薯,1 次可以食用 1 块,但注意避免油炸。

(3)每天吃奶类、大豆或其制品

奶类营养成分齐全,组成比例适宜,容易消化吸收。奶类除含丰富的优质蛋白质和维生素外,含钙量较高,而且利用率也较高,是膳食钙质的极好来源。许多研究表明,少年儿童饮奶不仅有利于生长发育,增加骨密度,而且可推迟发生骨质疏松的年龄;中老年人常饮奶可以减少骨质丢失,有利于筋骨强健。2002 年中国居民营养与健康状况调查结果显示,我国城乡居民钙摄入量仅为 389 毫克/标准人日,不足推荐摄入量的一半;奶类制品摄入量为 27 克/标准人日,仅为发达国家的 5％左右。因此,应大大提高奶类的摄入量。建议每人每天饮奶 300 毫升或相当量的奶制品。对那些饮奶量较多或有高血脂和超重肥胖倾向的人建议其选择减脂、低脂、脱脂奶及其制品。大豆含有丰富的优质蛋白质、必需脂肪酸、B 族维生素、维生素 E 和膳食纤维等营养素,以及磷脂、低聚糖、异黄酮、植物固醇等多种植物化学物质,是重要的优质蛋白质来源。为提高农村居民的蛋白质摄入量及防止城市居民过多消费肉类带来的不利影响,应适当多吃大豆及其制品。与其他杂豆相比,大豆的营养构成独具特色。大豆中不仅蛋白质含量多达 40％,而且氨基酸组成比较平衡合理,含有多种优质蛋白质、必需脂肪酸、B 族维生素、维生素 E 和膳食纤维等营养素以及大豆低聚糖、异黄酮、植物固醇等多种植物化学物质。建议每人每天摄入 30～50 克大豆或相当量的豆制品。

(4)常吃适量的鱼、禽、蛋和瘦肉

鱼、禽、蛋和瘦肉均属于动物性食物,是人类优质蛋白、脂类、脂溶性维生素、B 族维生素和矿物质的良好来源,是平衡膳食的重要组成部分。动物性食物中蛋白质不仅含量高,而且氨基酸组成更适合人体需要,赖氨酸和蛋氨酸尤其丰富,如与有一定量的饱和脂肪和胆固醇,摄入过多可能增加患心血管病的危险性。鱼类脂肪含量一般较低,且含有较多的不饱和脂肪酸,有些海产鱼类富含二十碳五烯酸(EPA)和二十二碳六烯酸(DHA),对预防血脂异常和心脑血管病等有一定作用。禽类脂肪含量也较低,且不饱和脂肪酸含量较高,其脂肪酸组成也优于畜类脂肪。蛋类富含优质蛋白质,各种营养成分比较齐全,是很经济的优质蛋白质来源。畜肉类大多数含脂肪较多,能量高,但瘦肉中脂肪含量较低,铁含量高且利用率好。肥肉和荤油属高能量、高脂肪食物,摄入过多往往引起肥胖,是某些慢性病的危险因素,应当少吃。调查显示,目前我国部分城市居民食用动物性食物较多,尤其是食入猪肉过多,应调整肉食结构,适当多吃鱼肉、禽肉,减少猪肉摄入。与此同时,我国部分城市和多数农村居民平均摄入的动物性食物的量不够,应适当增加。成年人每日摄入的动物性食物推荐量为:鱼虾类 50～100 克,畜禽肉类 50～75 克,蛋类 25～50 克。

(5)减少烹调油用量,清淡少盐膳食

脂肪是人体能量的重要来源之一,并可提供必需脂肪酸,有利于脂溶性维生素的消化吸收。但是,脂肪摄入过多是引起肥胖、高血脂、动脉粥样硬化等多种慢性疾病的危险因素之一,膳食中盐的摄入量过高与高血压病的患病率密切相关。2002 年中国居民营养与健康状况调查结果显示,我国城乡居民平均每天摄入烹调油 42 毫升,已远高于 1997 年《中国居民膳食指南》的推荐量 25 克;每天食盐平均摄入量为 12 克,是世界卫生组织建议值的 2.4 倍。同时相关慢性疾病患病率增高迅速。与 1992 年相比,成年人超重人数上升了 39%,肥胖人数上升了 97%,高血压病患病率增加了 31%。食用油和食盐摄入过多是我国城乡居民共同存在的营养问题。为此,建议我国居民应养成吃清淡少盐膳食的习惯,即膳食不要太油腻,不要太咸,不要摄食过多的动物性食物和油炸、烟熏、腌制食物。建议每人每天烹调油用量不超过 25 克或 30 克;食盐摄入量不超过 6 克(包括酱油、酱菜、酱中的食盐量)。按一家 3 口计算,每月每个家庭吃油不宜超过半桶(5 升装),吃盐不宜超过 1 袋(500 克装)。

(6)食不过量,天天运动,保持健康体重

进食量和运动是保持健康体重的两个主要因素,食物提供人体能量,运动消耗能量。如果进食量过大而运动量不足,多余的能量就会在体内以脂肪的形式积存下来,增加体重,造成超重或肥胖。相反,若饮食量不足,则可由于能量不足而引致体重过低或消瘦。正常生理状态下,食欲可以有效控制进食量,由于有些人食欲调节不敏感,所以这些人满足食欲的进食量常常超过实际需要。由于生活方式的改变,目前我国大多数成年人体力活动不足或缺乏体育锻炼,因此,应改变久坐少动的不良生活方式,养成天天运动的习惯,坚持每天多做一些力所能及的消耗能量的活动。建议:每顿饭吃七八分饱为宜,每天不能少于 30 分钟的有氧运动。驾车族

活动。建议:每顿饭吃七八分饱为宜,每天不能少于 30 分钟的有氧运动。驾车族尽量减少开车机会,能步行走路者不骑车,能骑自行车者不开汽车。

(7)一日三餐分配要合理,零食要适当

合理安排一日三餐的时间及食量,进餐定时定量。早餐提供的能量应占全天总能量的 25%～30%,午餐应占 30%～40%,晚餐应占 30%～40%,可根据职业、劳动强度和生活习惯进行适当调整。一般情况下,早餐安排在 6:30～8:30,午餐安排在 11:30～13:30,晚餐安排在 18:00～20:00 为宜。每天都要吃早餐并保证其营养充足,午餐要吃好,晚餐要适量。不暴饮暴食,不经常在外就餐,尽可能与家人共同进餐,并营造轻松愉快的就餐氛围。零食作为一日三餐之外的营养补充,可以合理选用,但来自零食的能量应计入全天能量摄入之中。

(8)每天足量饮水,合理选择饮料

水是膳食的重要组成部分,是一切生物必需的物质,在生命活动中发挥着重要的功能。人体内水的来源有饮水、食物中含的水和体内代谢产生的水。水的排泄主要通过肾脏,以尿液的形式排出,其次是经肺呼出、经皮肤和随粪便排出。进入体内的水和排出体外的水基本相等,处于动态平衡。饮水不足或过多都会对人体健康带来危害。饮水应少量多次,要主动喝,定时定量喝,不要待感到口渴时才喝水。饮水最好选择白开水。大量运动后不可猛饮凉水,夏日炎炎不可豪饮冰水、冰啤酒,否则可导致急性心肌梗死。每天喝水最佳的时间是清晨起床后、上午 10 时左右、下午 3～4 时、睡前 1 小时。饮料多种多样,需要合理选择,例如乳饮料和纯果汁饮料含有一定量的营养素和有益膳食成分,适量饮用可以作为膳食的补充;有些饮料添加了一定的矿物质和维生素,适合热天户外活动和运动后饮用。但有些饮料由于只含糖和香精香料,营养价值不高,有些人(尤其是儿童、青少年)将其代替喝水,是一种不健康的习惯,应当改正。

(9)饮酒应限量

无节制的饮酒,会使食欲下降,食物摄入量减少,以致发生多种营养素缺乏、急慢性酒精中毒、酒精性脂肪肝,严重时还会造成酒精性肝硬化。过量饮酒还会增加患高血压病、脑卒中(中风)等疾病的危险;并可导致事故及暴力的增加,给个人健康和社会安定造成危害,所以应该严禁酗酒。如若饮酒,尽可能饮用低度酒,并控制在适当的限量以下,建议成年男性一天饮用酒的酒精量不超过 25 克,成年女性一天饮用酒的酒精量不超过 15 克。孕妇、儿童和青少年则应绝对忌酒。

(10)吃新鲜卫生的食物

食物放置时间过长会因变质腐败而产生对人体有毒有害的物质。有关调查显示,刚摘下来的蔬菜,每过一天营养素就会减一半。因此在选购食物时,一定要选择外观良好,没有泥污、杂质,没有变色、变味并符合卫生标准的食物。此外,由于污染食物中还可能含有或混杂有各种有害因子,如致病微生物、寄生虫和有毒化学饭菜,尽量按量做,避免吃剩菜剩饭。烟熏食品及有些加色食品可能含有苯并芘或亚硝酸盐等有害成分,不宜多吃。食物合理储藏可以保持新鲜,避免污染。高温加热能杀灭食物中的大部分微生物,延长食物的保存时间;冷藏温度常为4～8℃,只适于食物的短期贮藏;将冷藏温度降低到－12～－23℃时,可延长食物的保鲜期,使之长期贮藏。烹调加工过程是保证食物卫生安全的一个重要环节。需要注意保持良好的个人卫生以及食物加工环境和用具的洁净,避免食物烹调时的交叉污染。食物腌制要注意加足食盐,避免高温环境。有一些动物或植物性食物含有天然毒素,为了避免误食中毒,一方面需要学会鉴别这些食物,另一方面应了解掌握针对不同食物去除毒素的具体方法。

2. 特定人群膳食指南

特定人群的膳食指南主要包括孕前期妇女膳食指南、怀孕期妇女膳食指南、哺乳期妇女膳食指南、婴儿喂养指南、儿童青少年膳食指南和老年人膳食指南等。

(1)孕前期妇女膳食指南

①多摄入富含叶酸的食物或补充叶酸

妊娠的头4周是胎儿神经管分化和形成的重要时期,此期叶酸缺乏可增加胎儿发生神经管畸形及早产的危险。育龄妇女应从计划妊娠开始尽可能早地多摄取富含叶酸的食物及从怀孕以前3个月开始每日补充叶酸400微克,并持续至整个孕期。

②常吃含铁丰富的食物

孕前缺铁易导致早产、孕期母体体重增长不足以及新生儿低出生体重,故孕前女性应储备足够的铁为孕期利用。建议孕前期妇女适当多摄入含铁丰富的食物,缺铁或贫血的育龄妇女可适量摄入铁强化食物或在医师指导下补充小剂量的铁剂。

③保证摄入加碘食盐,适当增加海产品的摄入

因为妇女围孕期和孕早期碘缺乏均可增加新生儿将来发生克汀病的危险性。

④戒烟、禁酒

夫妻一方或双方经常吸烟或饮酒,不仅影响精子或卵子的发育,造成精子或卵子的畸形,而且影响受精卵在子宫的顺利着床和胚胎发育而导致流产。酒精可以通过胎盘进入胎儿血液,造成胎儿宫内发育不良、中枢神经系统发育异常、智力低下等。

(2)怀孕期妇女膳食指南

①膳食宜清淡、适口

清淡,有利于降低怀孕早期的妊娠反应,适口,可使孕妇尽可能多地摄取食物,满足其对营养的需要。

②少食多餐

怀孕早期反应较重的孕妇,不必像常人那样强调饮食的规律性,应根据孕妇的食欲和反应的轻重及时进行调整,采取少食多餐的办法,以保证进食量。

食欲和反应的轻重及时进行调整,采取少食多餐的办法,以保证进食量。

③保证摄入足量富含糖类的食物

怀孕早期应尽量多摄入富含糖类的谷类或水果,保证每天至少摄入 150 克糖类(约合谷类 200 克)。

④多摄入富含叶酸的食物并补充叶酸

怀孕早期叶酸缺乏可增加胎儿发生神经管畸形及早产的危险。妇女应从计划妊娠开始,尽可能早地多摄取富含叶酸的食物。怀孕后每日应继续补充叶酸 400 微克,至整个孕期。

⑤孕中、末期适当增加鱼、禽、蛋、瘦肉、海产品的摄入量

鱼、禽、蛋、瘦肉是优质蛋白质的良好来源,其中鱼类还可提供 n-3 多不饱和脂肪酸,蛋类尤其蛋黄是卵磷脂、维生素 A 和维生素 B_2 的良好来源。

⑥适当增加奶类的摄入

奶或奶制品富含蛋白质,对孕期蛋白质的补充具有重要意义,同时也是钙的良好来源。

⑦常吃含铁丰富的食物

随着孕妇血容量和血红蛋白的增加,以及胎儿对铁储备的需求,怀孕妇女宜从孕中期开始增加铁的摄入量,必要时可在医师指导下补充小剂量的铁剂。

⑧适量身体活动,维持体重的适宜增长

孕妇应适时监测自身的体重,并根据体重增长的速率适当调节食物的摄入量。同时根据自身的体能每天进行不少于 30 分钟的低强度身体活动,最好是进行 1～2 小时的户外活动,如散步、做体操等。

⑨禁烟戒酒,少吃刺激性食物

烟草、酒精对胚胎发育的各个阶段都有明显的毒性作用,例如容易引起早产、流产、胎儿畸形等。有吸烟、饮酒习惯的妇女,孕期必须禁烟戒酒,并远离吸烟环境。

(3)哺乳期妇女膳食指南

①增加鱼、禽、蛋、瘦肉及海产品摄入

动物性食品,如鱼、禽、蛋、瘦肉等可提供丰富的优质蛋白质,乳母每天应增加总量 100～150 克的鱼、禽、蛋、瘦肉,其提供的蛋白质应占摄入的总蛋白质的 1/3 以上

②适当增饮奶类,多喝汤水。

奶类含钙量高,易于吸收利用,是钙的最好食物来源。乳母每日若能饮用牛奶 500 毫升,则可从中得到约 600 毫克的优质钙。必要时可在保健医师的指导下适当补充钙制剂。

③产褥期食物多样,不过量

产褥期的膳食同样应是多样化的平衡膳食,以满足营养需要为原则,无须特别禁忌。但要注意保持产褥期食物既多样充足又不过量。

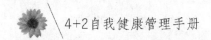

乳母吸烟(包括间接吸烟)、饮酒对婴儿健康有害,哺乳期应继续忌烟酒、避免饮用浓茶和咖啡。

⑤科学活动和锻炼,保持健康体重

哺乳期妇女除注意合理膳食外,还应适当运动及做产后健身操,这样可促使产妇机体复原,保持健康体重。哺乳期妇女进行一定强度的、规律性的身体活动和锻炼不会影响母乳喂养的效果。

(4)婴儿喂养指南

①纯母乳喂养

母乳是 6 个月龄以内婴儿最理想的天然食品,非常适合于身体快速生长发育、生理功能尚未完全发育成熟的婴儿。纯母乳喂养能满足 6 个月龄以内婴儿所需要的全部液体、能量和营养素。

②产后尽早开奶,初乳营养最好

产后 30 分钟即可为婴儿喂奶。初乳对婴儿十分珍贵,对婴儿防御感染及初级免疫系统的建立十分重要。尽早开奶可减轻婴儿生理性黄疸、生理性体重下降和低血糖的发生。

③尽早抱婴儿到户外活动或适当补充维生素 D

母乳中维生素 D 含量较低,家长应尽早抱婴儿到户外活动,适宜的阳光会促进皮肤促维生素 D 原的合成。此外,在医师的指导下也可适当地为婴儿补充富含维生素 D 的制剂。

④给新生儿和 1~6 个月龄婴儿及时补充适量维生素 K

由于母乳中维生素 K 含量低,为了预防维生素 K 缺乏导致的相关出血性疾病的发生,应及时给新生儿和 1~6 个月龄婴儿补充维生素 K。

⑤不能纯母乳喂养时,宜首选婴儿配方食品喂养

婴儿配方食品是除母乳外,比较适合 0~6 个月龄婴儿生长发育需要的食品,其营养成分及含量基本接近母乳。

⑥定期监测生长发育状况

身长和体重等生长发育指标反映了婴儿的营养状况,父母可以在家里对婴儿进行定期的测量,以了解婴儿的生长发育是否正常。

(5)儿童青少年膳食指南

①三餐定时定量,保证吃好早餐,避免盲目节食

一日三餐不规律、不吃早餐的现象在儿童青少年中较为突出,直接影响到他们的营养摄入和健康成长。因此,三餐定时定量,保证吃好早餐,对儿童青少年的生长发育、学习进步非常重要。

②吃富含铁和维生素 C 的食物

由于生长发育迅速,儿童青少年对铁的需要量不断增加,尤其是女孩月经来潮

由于生长发育迅速,儿童青少年对铁的需要量不断增加,尤其是女孩月经来潮后的生理性铁丢失,更易导致缺铁性贫血的发生。为预防贫血的发生,儿童青少年应注意经常吃含铁丰富的食物和新鲜的蔬菜水果等。

③每天进行充足的户外运动

儿童青少年每天进行充足的户外运动,除能接受一定量的紫外线照射,有利于体内维生素 D 的合成,保证骨骼的健康发育外,还能够增强体质和耐力;提高机体各部位的柔韧性和协调性;保持健康体重,预防和控制肥胖;并对某些慢性病具有一定的预防作用。

④不吸烟、不饮酒

吸烟和饮酒对儿童青少年的不利影响远远超过成年人,因为儿童青少年正处于迅速生长发育阶段,身体各系统、器官还未成熟,神经系统、内分泌功能、免疫功能等尚不十分稳定,对外界不利因素和刺激的抵抗能力都比较差。所以,从小就应让儿童青少年养成不吸烟、不饮酒的好习惯。

(6)老年人膳食指南

①食物要松软、粗细搭配

烹制松软的食物易于消化吸收,因为老年人消化器官的生理功能有不同程度的减退,咀嚼功能和胃肠蠕动减弱,消化液分泌减少。粗细搭配是因为粗粮中富含有 B 族维生素、膳食纤维、钾、钙等微量元素。

②合理安排饮食,提高生活质量

家庭和社会应从各方面保证老年人饮食质量、进餐环境和进食情绪,使其得到丰富的食物,保证其需要的各种营养素充足摄入,以促进老年人减少疾病,延缓衰老,提高生活质量。

③重视预防营养不良和贫血

60 岁以上的老年人低体重和贫血的患病率远远高于中年人群。这是因为随着年纪的增大,体力活动的减少,牙齿、口腔疾病的多发,老年人的心理情绪也难免阴晴不定,导致食欲减退。因此,老年人合理膳食的要点之一是预防和改善老年人因食欲减退所致的营养不良和贫血。

④多做户外活动,维持健康体重

老年人适当多做户外活动,在增加身体活动量、维持健康体重的同时,还可接受充足的紫外线照射,有利于体内维生素 D 合成,预防或推迟骨质疏松症的发生。

3. 中国居民平衡膳食宝塔

中国居民平衡膳食宝塔(以下简称膳食宝塔),是根据《中国居民膳食指南》的核心内容,结合中国居民膳食的实际状况,把平衡膳食的原则转化成各类食物的重量,以便人们在日常生活和健康管理中实行应用。图 1-1 为中国居民平衡膳食宝塔结构示意图。

①膳食宝塔结构

膳食宝塔共分五层,包含人们每天应吃的主要食物种类:谷类食物位居底层,每人每天应吃 300～500 克;蔬菜和水果居第二层,每人每天应吃 400～500 克蔬菜,100～200 克水果;鱼、禽、肉、蛋等动物性食物位于第三层,每人每天应吃 125～200 克(鱼虾类 50 克,畜、禽肉 50～100 克,蛋类 25～50 克);奶类和豆类食物位于第四层,每人每天应吃奶类及奶制品 100 克,豆类及豆制品 50 克;第五层是油脂类,每人每天不应超过 25 克。膳食宝塔各层的位置和面积不同,在一定程度上反映出各类食物在膳食中的地位和应占的比重。2007 年版新的膳食宝塔图增加了水和身体活动的形象,强调足量饮水和增加身体活动的重要性。

②膳食宝塔建议的食物量

膳食宝塔建议的各类食物摄入量都是指食物可食部分的生重。各类食物的重量不是指某一种具体食物的重量,而是一类食物的总量,因此在选择具体食物时,实际重量可以在互换表中查询。

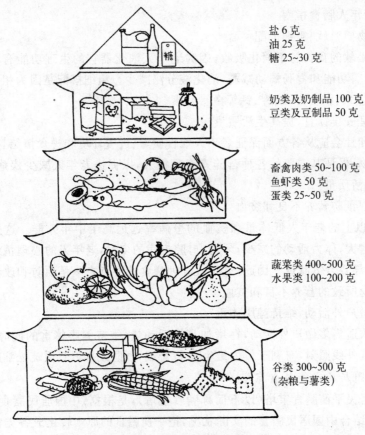

盐6克
油25克
糖25~30克

奶类及奶制品100克
豆类及豆制品50克

畜禽肉类50~100克
鱼虾类50克
蛋类25~50克

蔬菜类400~500克
水果类100~200克

谷类300~500克
(杂粮与薯类)

图 1-1 中国居民平衡膳食宝塔

（2）中国居民平衡膳食宝塔的应用原则

①确定适合自己的能量水平

膳食宝塔中建议的每人每日各类食物适宜摄入量范围适用于一般健康成年人，在实际应用时要根据个人年龄、性别、身高、体重、劳动强度、季节等情况适当调整。

②根据自己的能量水平确定食物需要

膳食宝塔建议的每人每日各类食物适宜摄入量范围适用于一般健康成年人，应用时要根据自身的能量需要进行选择。

③食物同类互换，调配丰富多彩的膳食

应用膳食宝塔可把营养与美味结合起来，按同类互换、多种多样的原则调配一日三餐。

④要因地制宜充分利用当地资源

我国幅员辽阔，各地的饮食习惯及物产不尽相同，只有因地制宜充分利用当地资源才能有效地应用膳食宝塔。

⑤要养成习惯，长期坚持

膳食对健康的影响是长期的结果。应用平衡膳食宝塔需要自幼养成习惯，并坚持不懈，才能充分体现其对健康的重大促进作用。

二、研究进展

（一）营养过剩对儿童造成的危害及改善建议

中国青少年研究中心 2005 年在全国六大城市 2 500 名中小学生中进行的调查显示，中国城市中 6 岁以下儿童营养健康状况总体水平趋好，接近世界卫生组织规定的标准，但营养不良与营养过剩同时存在。参与此次调查的中国青少年研究中心的专家指出，根据营养学家和医学家的分析，营养过剩可对儿童造成以下危害。

1. 营养过剩导致体重超标

营养过剩可导致儿童体重超标，而体重超标、血脂偏高的肥胖儿童更容易发生脂肪肝、脂肪性肝炎。医学研究表明，肥胖儿童中脂肪肝的发生率多达 31.4%，患脂肪性肝炎者达 7.8%。而且肥胖发生的年龄越小、肥胖病史越长，各种代谢障碍越严重，成年后患糖尿病、高血压病、冠心病、胆石症、痛风等疾病的危险性越大。

2. 营养过剩导致儿童性早熟

由于各种高能营养食品中含有促使儿童性早熟的激素，所以营养过剩的儿童，特别是在生长发育过程中盲目进补的儿童，常因过量摄入激素而导致性早熟。这些激素不仅在生理上可能会扰乱儿童自身的内分泌状态，导致儿童骨骺的提前闭

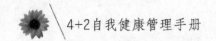

合,直接影响孩子的最终身高;而且在行为上,由于儿童的心理发育尚未成熟,性器官的过早发育和性意识的过早觉醒,将导致儿童不具备相应的自控能力。即:女孩可能会出现早恋、早婚、早孕,男孩则可能出现性攻击、性犯罪等。

由于肥胖儿童经常成为同伴嘲笑、捉弄的对象,因此,与正常儿童相比,肥胖儿童容易表现出更多的心理问题,如孤独、自我封闭、逃避社交,进而形成一种恶性循环。

3. 营养过剩导致儿童龋齿发生率上升

另一份全国中小学生龋齿与牙周疾病调查数据显示,我国城市 7－9 岁儿童龋齿的患病率为 79.6％。导致的原因很大程度是因为儿童进食的多为高蛋白、高能量的黏糊状食物,这些营养物质黏聚在乳牙边积累,变成了龋齿的温床。

4. 更新观念解决营养过剩

营养过剩的出现,既与人们的膳食结构有关,也同人们的饮食观念有关。值得注意的是,上述调查结果显示,许多儿童的家长对"什么是营养适中"还缺乏正确的认识,说明广泛开展儿童营养方面的相关健康教育势在必行。也就是说,解决营养过剩问题,必须首先改变人们的膳食观念。即注意摄入的热量与所消耗的热量是否平衡,千万不能把"热量积蓄"看得无所谓。

许多专家认为,虽然有意识地减少高热量食品的摄入量,可以获得控制"热量积蓄"的效果,但是用主动消耗的方式对待、"处理"多余的热量,效果会更佳。因为主动消耗属创造性吸收,惟有在此基础上才可言及营养的吸收及应用的意义。例如专家建议,从事有氧运动(走、跑、爬山、骑车等)的人,其饮食应以谷薯类为主,而那些以力量为主运动(举重、健美等)的人,其饮食应以肉类为主。

此外,世界卫生组织还提出了 3 条改变营养不良状况的建议,一是加强 2 岁以下儿童的营养;二是实施母乳喂养;三是通过家庭和学校从小培养孩子良好的饮食习惯。

(二)洋快餐的危害

所谓洋快餐主要为可以迅速准备和供应的一类西式快餐的总称。这类食品通常可以徒手拿取,不需要使用餐具,而且大部分可以外带或外卖。

1984 年 4 月,中国第一家洋快餐"义利快餐厅",在北京西单南口的西绒线胡同正式挂牌开张;1987 年 11 月,肯德基在中国的第一家快餐店在北京前门繁华地带正式开业,名为"美国肯德基家乡鸡";1990 年 10 月,麦当劳在深圳开设了中国第一家快餐店。同年,必胜客在北京开设了第一家中国分店;1992 年 4 月,北京王府井麦当劳快餐店开张,成为麦当劳在全世界面积最大的快餐店。1996 年 6 月 25 日,肯德基中国第 100 家店在北京开张;2003 年 1 月 10 日,必胜客在中国开设的店铺突破了 100 家。

洋快餐的诞生及其风靡世界,是现今社会生活节奏变快、加速的产物,其遵循的省事、方便、营养、好吃这四个快餐经营基本理念,在一步步"俘虏"了不同阶层人群心理的同时,却悄悄地成为威胁人们健康的巨大隐患。于是便出现了下述这一奇特景观:一方面是麦当劳、肯德基等洋快餐疯狂涌入中国和世界各地,另一方面是美国等西方有识之士开始对高热量高脂肪的西式快餐展开口诛笔伐。

1991年,美国哈佛大学公共卫生学院营养学系主任威利特教授指出,洋快餐使用的氢化油,因为含有反式脂肪酸,可对人类的内分泌系统造成损害。

2002年11月,美国纽约一名因长期食用西式快餐而变成肥痴的儿童将麦当劳告上法庭,起诉的理由是麦当劳快餐导致了他的肥胖和痴呆。

2003年1月29日,英国伦敦出版的《新科学家》杂志报道了一项最新研究发现:西式快餐由于可引起体内激素变化,而让人成瘾。该报道文章同时评论说:快餐生物效应的发现具有爆炸性的意义,发胖的原因不能简单地归结为肥胖者没有自我控制能力。

2004年,美国的一家心脏病专科医院关闭了必胜客餐厅设在该院的一家分店,不久,开设在该院的平均每周有1.2万名顾客就餐的麦当劳快餐店也接到了要求其关闭的通知。院方表示,他们不能在劝告病人调整膳食结构的同时,又容许这些快餐店为患者提供钠和脂肪过高的食品。美国权威心脏病研究中心著名专家托比科斯格罗夫对此表示支持:医院必须禁止汉堡包、炸薯条之类的食品出现,从而为医院倡导的建立有利于心脏健康的饮食结构作出表率!

1."洋快餐"破坏膳食的多样性原则与酸碱平衡

机体内的各种化学成分只有保持酸碱平衡,才能维持人体的健康。在人摄入的食物中,瓜、果、蔬菜基本属碱性,富含蛋白质的鸡、鸭、鱼、肉以及谷物等基本属酸性。因此,餐饮之道注重菜肴的荤素搭配不出现偏颇,十分重要。中华民族传统饮食从整体上看,正是在基本素食的基础上,讲究膳食平衡,荤素食、主副食合理搭配,并尽可能实现饮食的多样化。

而组成"洋快餐"食物的汉堡包、烤牛肉、炸鸡、炸薯条等,大多为酸性食物,其间搭配的几片菜叶,表面看像是"锦上添花",实际上根本起不到"雪中送炭"、平衡食物酸碱性的作用。因此,"洋快餐"不仅破坏了食物的生物多样性原则,而且扰乱了自然的生态平衡,特别是膳食的酸碱平衡。所以,长期食用洋快餐可导致许多代谢性疾病的发生。例如,长期吃洋快餐可使体液酸性化,人体为了维持酸碱平衡,就会动用身体内蕴含的钙、磷、镁等矿物质参加中和。而身体内钙质的减少如发生于儿童,则会影响儿童的骨骼发育,使之患佝偻病;如发生于中老年人,则会使骨骼因脱钙而出现骨质疏松,发生骨折、牙齿脱落和骨骼变形。此外,体内酸碱失衡还会危及人体的免疫系统,许多儿童之所以反复患上呼吸道感染,与其爱吃洋快餐和甜食或喝含糖饮料过多密切相关。

2."洋快餐"中的"氢化油"危害健康

众所周知,食物中的脂肪有一个重要的生理功能,那就是改善口感。因此,为了使食物变得好吃,烹饪者只要在烹调过程中加入不同比例和不同种类的脂肪就可以达到令人垂涎欲滴的效果。洋快餐中的许多美味(例如炸薯条),正是凭借这一措施让食用者备受青睐的。在美国青少年中,体重超重者占20%,调查表明,这些孩子除了快餐什么也不吃;美国成年人当中至少有5 500万名肥胖者,据了解他们几乎整年都在吃快餐。几十年来,千百万美国人无所顾忌地进食那些高热能、高脂肪、高糖类和多肉类的快餐,成为被快餐喂养大的一代。他们也为此付出了沉重的代价,他们之中肥胖者和心血管疾病患者的比例要大大高于很少吃快餐家庭中的饮食者。需要特别指出的是,快餐食品的脂肪中对健康危害最大的是饱和脂肪酸对心血管的损伤,其危害后果一般要经过20年左右的时间才能显现出来。

反式脂肪酸是所有含反式双键的不饱和脂肪酸的总称。由于东西方传统膳食结构的巨大差异,中国人过去很少食用"氢化油",所以对反式脂肪酸的认识也远远落后于西方,因此,国内迄今为止很少见到有关反式脂肪酸膳食分布和安全评价的报道或研究。随着"洋快餐"的泛滥,饮食结构的西化,煎炸加工的快餐类食品消费量的不断上升,中国国民膳食中的反式脂肪酸也越来越多。洋快餐使用的氢化油中就含有大量的反式脂肪酸。洋快餐中用的氢化油,就是植物油加氢化成分后形成的固态或半固态的油脂。因为氢化油中含38%左右自然界本不存在的反式脂肪酸,能影响人体内分泌系统,所以,美国哈佛大学公共卫生学院营养学系主任威利特教授指出:"将天然植物油加氢后产生的氢化油危害健康"。洋快餐中的油炸食品和带包装的西式烤制食品中均含有氢化油。

许多研究发现,反式脂肪酸或氢化油与天然油脂中的不饱和脂肪酸相比较,有增加血浆胆固醇的作用。许多研究不约而同地表明:增加反式脂肪酸的摄入量,可使低密度脂蛋白胆固醇(LDL-C)水平升高,使高密度脂蛋白胆固醇(HDL-C)降低,使LDL-C/HDL-C比值增加,并且可以使脂蛋白(a)升高,可明显增加心血管疾病患病的危险性。

目前的研究认为:只有当膳食中反式脂肪酸的含量小于摄入总热量的1%时才是安全的。为此,麦当劳于2002年9月3日宣布:该全球快餐业集团将面临降低所有煎炸油及油炸食品中的反式脂肪酸含量。经过反复多次长达数年的评议,美国食品和药品管理局宣布,将从2003年开始逐步实现在传统食品和膳食补充剂食品标签中标示反式脂肪酸的含量。丹麦政府率先为反式脂肪酸制定了严格的规定:从2003年6月1日起丹麦市场上凡含反式脂肪酸超过2%的油脂都被禁止出售。

3."洋快餐"含致癌物质——丙烯酰胺

瑞典国家食品管理局2002年4月24日公布:斯德哥尔摩大学与瑞典食物安全机构"国家食物委员会"完成的研究表明:汉堡包、炸薯条、薄脆饼、烤猪肉、水果甜品上的棕色脆皮、饼干、蛋糕等食品中含有大量的丙烯酰胺。而丙烯酰胺可导致基因突变,损害中枢和周围神经系统,诱发良性或恶性肿瘤。也就是说:人类的生命和健康正遭受丙烯酰胺的严重威胁。美国食品与药物管理局2004年3月24日公布的对750种食品的检验结果,再度证实了炸薯条、炸薯片、爆玉米花及饼干中含有大量丙烯酰胺类致癌物质。炸鸡和炸鸡块中也不例外,但家庭制作的肉品中丙烯酰胺的含量相对少些。

世界卫生组织规定,每千克食品中丙烯酰胺的含量不得超过1毫克,但洋快餐炸薯条中丙烯酰胺的含量竟高出这一规定标准约100倍。这一事实部分揭示了西方国家肿瘤高发之谜。

高温炸烤食品对健康的危害,将迫使西方尽快改变其传统的饮食习惯,向地中海居民和中国人学习。例如中国主食馒头、米饭、面条等的烹制,大都采用100℃左右的温度,比烘烤温度要低得多;其菜肴爆炒也大多在很短的时间完成。这种高低温相结合的烹饪方式,不仅有益于保持营养成分不受损失,满足表面杀菌的需要,也可减少油脂的氧化和丙烯酰胺的产生。

三、延伸阅读

(一)饮食纵横谈

人的身体基本完全是由来自饮食的各种分子构成的。每人一生大约要吃掉100吨的食物。现代营养学把人们摄入的食物(膳食)分成两大类。一类主要是供给人体需要的热能的食物,叫"热力食品",也就是人们平常所谓的"主食"。另一类主要指能更新、修补人体组织,调节生理功能的食物,又称"保护性食品",也就是人们平常所说的"副食"。人类膳食的基础(主食)主要由粟、麦、稻、黍、菽(小米、小麦、大米、高粱、玉米)等"五谷"和薯类、豆类等"杂粮"构成。通称五谷杂粮。其主要营养成分为糖类。

1. 五谷杂粮杂谈

五谷杂粮的种类很多,在我国可分为禾谷类,包括稻类(籼稻、粳稻)、麦类(小麦、大麦、燕麦、黑麦)、玉米、高粱、粟、黍、荞麦等;豆菽类,包括大豆、蚕豆、豌豆、绿豆、红小豆、芸豆等;薯类,包括甘薯(又称红薯或白薯)、马铃薯、山药、芋、木薯等三大类。一般来说,按人们的习惯,除大米和面粉称为细粮外,其余的统称为粗粮、杂粮。由于加工程度的不同,大米和面粉也有"粗"和"细"之分,糙米和全麦粉为"粗",精白米、精白面为"细"。

中医学中所谓的"五谷为养",说的就是五谷杂粮乃是人体所需热量的主要来源。对大部分人来说,每顿饭进食100~150克主食已经足够。选择五谷类主食如

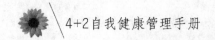

饭、粉、面时,宜以白饭、汤粉、汤面为主,并应尽量减少进食炒饭、炒粉、炒面等含高脂肪的食物,因为这样有助于防止因摄入过多的脂肪而导致体重增加。

不同的五谷杂粮,其营养成分也各有不同,例如玉米中的脂肪、磷元素、维生素B_2的含量居谷类食物之首,其中脂肪含量是面粉、大米的1倍多,玉米中含有丰富的曲谷胱甘肽,是一种抗癌因子,它能促使人体内的致癌物质排出体外。又如黄豆中含有丰富的蛋白质和多种维生素,经常食用可有效地降低血清胆固醇;绿豆中富含的维生素B_1、维生素B_2、蛋白质、钙质和磷,对治疗动脉粥样硬化,减少血液中的胆固醇及保肝等均具明显作用。红豆中富含的维生素B_1、维生素B_2、蛋白质及多种矿物质,有补血、利尿、消肿的功效等。

(1)小米:吃法有三

小米,属于常说的五谷(粟、麦、稻、黍、菽)之一,是粟脱壳制成的粮食,因其米粒小,故名。小米在古代又称禾,唐诗"锄禾日当午,汗滴禾下土"中的禾,在唐代以前主要指粟,也就是小米。由于小米最大的特点之一是耐干旱,可以在贫瘠的土地上生长。而原始社会生产力低下,很少水利设施,只能靠雨水来灌溉农作物,因此,小米(粟)是中国北方人在隋唐以前主要的口粮。

现代科学研究告诉我们,小米营养丰富,每100克小米中含蛋白质9.7克,脂肪1.7克,糖类76.1克,都高于大米(稻)和白面(麦)。而且小米中的脂肪主要为不饱和脂肪酸。小米中不仅维生素B_1的含量位居所有粮食之首,而且还含有一般粮食中很少有的胡萝卜素。

小米的吃法,自古有三:一是熬粥,二是煮饭,三是磨成小米面蒸着吃。小米粥不仅营养丰富,而且是天然的保健食品、能量食品,尤其适宜食欲欠佳、肠胃不好以及贫血的人食用。中国北方的女性生育后,自古就有用小米加红糖来调养身体的传统。小米还可和豆类一起煮粥喝。除食用外,还可酿酒、制糖。

(2)稻米:令人强身好颜色

稻米,俗称大米。中国是稻米的原产地,目前中国发现的最早的稻米种植遗址位于浙江的河姆渡,距今已有七千多年的历史。

稻米一般分籼米和粳米两大类型:籼米,米粒较长,煮饭黏性较弱,膨胀性大。主要生长在湿润和温度较高的地区;粳米,米粒短而厚,煮饭黏性较大,膨胀性小,主要生长在太湖和淮河以北流域。大米提供了人们饮食中27%的能量和20%的蛋白质,蕴含的主要营养成分有蛋白质、糖类、钙、磷、铁、葡萄糖、果糖、麦芽糖、维生素B_1、维生素B_2和烟酸等。中医学认为,大米性味甘平,有补中益气、健脾养胃、益精强志、和五脏、通血脉、聪耳明目、止烦、止渴、止泻等功效,多食大米能让人身强体健容光焕发("令人强身好颜色")。

(3)黍:有黏与不黏两个品种

黍,按黏与不黏分为两个种类,黏的称黍子或黄米,不黏的称穄子。穄子的外形与小米、黄米相似,蛋白质的含量相当高,而且它富含的蛋白质,除赖氨酸以外的其他氨基酸之间的比,和人体蛋白的构成比非常相似,极易被人体吸收。如果能与豆类食品搭配食用(协调其赖氨酸的不足),能大大提高其营养价值。此外,糜子中脂肪和维生素 E、维生素 B_1、维生素 B_2 的含量均高于大米,食物纤维也很丰富。故此《本草纲目》记载曰:糜子,性味甘平、微寒、无毒。可治气虚乏力、中暑、头晕、口渴等症。

生活在糜子故乡一代的蒙古民族中至今流传着这样两句俗语:"暖穿皮子,饱吃糜子"。意思是说,在天寒地冻的塞外,要想不挨冻就要穿皮袄,要想不挨饿就要吃糜子。糜子有多种吃法,煮、蒸、炒、焖,各有各的味道。其中以成吉思汗远征军每次出征携带的军粮——"炒米",最具特色、知名度最高。因为炒米不仅行军作战携带方便,而且吃后经久耐饿,军民咸宜。故此蒙语称糜子炒米为"蒙古勒巴达",直译成现代汉语就是"蒙古米"的意思。炒米在蒙古人生活中占有的重要位置由此可知。

炒米的制作须经过蒸、炒、碾三道工序:首先是将去掉杂质的带壳的糜子,用水浸泡后,上锅闷蒸,然后在炒锅上炒熟,最后是待冷却后去掉外壳。加工合格的炒米,色黄而不焦,米坚而不硬,色泽晶莹明亮,泡在奶茶中色味香美,酥香可口。

陕北、山西北部、内蒙古西部人们常吃的年糕就是用黏黍子(黄米)面制作的,口感绝不逊色于我国南方的糯米糕。黄米黏糕不仅可以像糯米黏糕那样炸着吃,还可以蒸熟后蘸糖或就菜、就肉吃(俗称吃"素糕")。

无论是糜子还是黄米都可以酿酒,古往今来中国北方的许多黄酒都是用黍酿制的。

(4)高粱:五谷之精、百谷之长

高粱又称蜀黍、茭子,自古有"五谷之精""百谷之长"的美誉。中医学认为,高粱味甘性温,有和胃、健脾、消积、温中、涩肠胃、止霍乱等功效。现代生化分析检验发现,高粱中蕴含的脂肪和铁元素比大米中蕴含的还多。而且高粱中含有的鞣质(单宁),有收敛止泻等作用,常用高粱米熬粥给慢性腹泻的患者喝,可取得十分明显的治疗效果。

考古发掘证实,我国在西周时期就有人工种植的高粱。但高粱被国人广泛种植和食用则是在明代以后。高粱脱皮碾成米,可以用来煮饭或熬粥;高粱米磨成面粉,可以用来做面条、蒸馒头、制发糕。除直接食用外,高粱还可以制糖、制酒、制醋。山西著名的汾酒和老陈醋,就是用高粱酿造的。其他许多名酒,如茅台、五粮液等,主要原料中也都有高粱。驰名中外的高粱饴糖,就是用高粱制作的。

但是由于高粱的口感带有令人不快的涩味,所以随着农业生产的发展和人民生活水平的提高,用高粱当主食特别是做面食吃的人越来越少。我国目前除了一些改良的高粱米在东北作为特色食品尚存有一席之地外,其他地区种植高粱大多

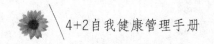

是为了给牲畜当饲料。

(5)玉米:世界公认的"黄金作物"

玉米祖居美洲,1492年哥伦布从古巴把玉米带回西班牙,西班牙又把玉米传播到了全世界。中国人种植的玉米很可能是从吕宋(菲律宾)传入的。刚传入时国人称其为"番麦"。李时珍的《本草纲目》称之为"玉蜀黍",并注明它"种出西土,种者甚罕",说明当时国人种植玉米者十分罕见。后来由于玉米的适应性强,且容易栽培,比其他春播植物成熟早,因此种植面积发展很快,在我国成为仅次于稻米和小麦的第三大粮食作物。

回首当年,鼎盛时期的玉米曾是世界公认的"黄金作物"。这是因为在所有主食中玉米的营养价值和保健作用是最高的。德国著名营养学家指出,在当今被证实的最有效的50多种营养保健物质中,玉米含有钙、谷胱甘肽、维生素、镁、硒、维生素E和脂肪酸等7种。其中钙的含量几乎接近乳制品。中医学认为,玉米味甘性平,具有健脾利湿、开胃益智、宁心活血等作用,主治腹泻、消化不良、水肿等症。适合秋季健脾开胃食用。但是随着社会经济的发展和人们口味的提高,除新开发的甜玉米等新品种玉米还在被人们食用外,玉米昔日辉煌的"黄金时代"已经春风不再,现在大多被作为饲料使用。

玉米也可以酿酒。据说中国湖北西部一些地方酿造的玉米酒的味道就颇受饮家好评。

(6)荞麦:拾遗补缺的好作物

荞麦也是中国土生土长的粮食品种,因其喜寒凉好湿润,自古以来种植面积就十分有限,分布区域自然也不是很广,主要集中在我国北方和西南高寒山区。由于荞麦的生长期很短,一般只有两三个月时间,所以是一种灾后抢种拾遗补缺的好作物。

大量研究证明,荞麦的营养价值远远超过小麦、水稻和玉米。荞麦中含有丰富的不饱和脂肪酸、维生素P等生物类黄酮及多种维生素,且具有独特的淀粉特性;荞麦中的无机矿物质含量十分丰富,其中镁、镉、硒、锌、铁、钾、钙和铜的含量,均不同程度地高于一般谷物(例如镁的含量是小麦和水稻的3~4倍)。因此,在人们的膳食结构中,增加荞麦的食用量,对健康大有裨益。

荞麦在中国北方,特别是山西、陕西、内蒙古西部吃法很多,最著名的就是荞面饸饹。所谓"荞面饸饹"就是用一种特制的压面条器械(饸饹床子,古称"河漏")压制而成的荞面面条。荞面饸饹煮熟后,捞入碗中,加入辣椒、虾皮、香菜、香油等各种调味品,搅拌均匀后即可食用。不仅味美可口,而且是一种特别适宜高血糖患者食用的保健食品。荞面饸饹还可以凉吃,供凉吃的荞面饸饹又称"荞面凉皮"。

荞麦一身是宝,它开的花比较大,呈玫瑰色或粉红色,不仅美观,还是蜜蜂采蜜的好蜜源。荞麦花酿就的蜂蜜,不仅甘甜适口,而且别具一番扑鼻的香气,是很好的营养滋补品。

（7）小麦：五谷杂粮中的老大哥

小麦并不小，是当今世界粮食产量中的老大。小麦的原产地在西亚，中国最早种植的小麦就发现在与西亚相距不远的新疆孔雀河流域（古楼兰），考古学家曾在古楼兰的小河墓地发现过四千年前的炭化小麦。

中国内地小麦的种植，大约起始于三千多年前的商代中晚期，但当时种植面积有限。小麦在我国的广泛种植是在汉代以后，其中石转磨盘的发明对小麦种植的扩大起到了推波助澜的作用。因为磨盘可以将小麦磨成面粉供人们食用。中国小麦的种植区最初主要集中在北方，到明代已经普及到全国各地，只不过分布不很平衡，北方种植面积大于南方而已。

小麦不仅是供人果腹的食物，而且也是济人体于营养，供人治病的药物。中医典籍《本草再新》将小麦的养生功能归纳为四种：养心、益肾、和血、健脾。清·汪绂的《医林纂要》概括了它的四大医疗用途：除烦、止血、利小便、润肺燥。对于更年期妇女，食用未精制的小麦还能缓解更年期综合征的病状。最新的研究报告还披露说，进食全麦因能降低血液循环中雌激素的含量，所以可达到预防乳腺癌之目的。

法国一家面包厂的工人发现：在第一线工作的工人无论年纪有多大，双手的皮肤很少松弛，甚至比同龄人明显娇嫩柔软，科学家对这一现象研究的结论是：小麦粉（面粉）具有除皱、祛斑、护肤等功效，这些工人之所以双手皮肤娇嫩柔软，是因为他们每天都要接触小麦粉。

（8）燕麦："麦氏"家族的佼佼者

"麦氏"家族除了小麦还有大麦、燕麦等不同的成员。青藏高原藏族人吃的青稞，内蒙古西部和山西北部等地人们偏爱的莜麦（俗称莜面），均属于大麦、燕麦系列。

燕麦在中国古代不仅被视为一种耐饥饿抗寒冷的食品，同时也被视为一种饮食养生良药，中医学认为，燕麦味甘性平，能治虚寒。可用于产妇催乳及治疗婴儿营养不良和人的年老体衰等症。近几十年来，中国、美国、英国、加拿大、日本等国的科研工作者，通过人体临床观察或动物实验，基本确认经常食用燕麦能预防和治疗由高脂血症引起的心脑血管疾病，控制非胰岛素依赖的糖尿病以及治疗肥胖病。营养与保健是当代人对膳食的基本要求，燕麦作为谷物中最好的全价营养食品，恰恰能满足人们这两方面的需要。因此，原英国首相撒切尔夫人多年来一直坚持早餐食用燕麦面包，即使在中国访问的短短几天里，也要每日坚持吃燕麦面包。

莜麦面的加工有着特殊的要求和技巧。首先，须先淘洗，后炒熟，再磨面；其次，制作时要掌握火候，既不能过生也不能过熟；第三，和面时要用沸水，称为冲熟，制成的食品必须蒸熟，炒熟、冲熟、蒸熟这"三熟"中无论哪一熟不到，都会影响食用的口感和效果。

晋西北和内蒙古西部等莜麦产区的群众在长期生活实践中摸索出花样繁多的莜面吃法。例如：可在面板上推制成刨花状的"猫耳朵莜面窝窝"；可在手掌心中搓成长长的"莜面鱼鱼";可把熟山药泥和莜面混合在一起制作"山药莜面饼";可先将熟山药和莜面混合后拌成小疙瘩状,然后再用油炒制成"莜面山药块垒";还可用莜面包野菜制作"莜面蒸饺"……总之,莜面食品花样繁多,不胜枚举,各具风味,百吃不厌。

(9)马铃薯:塞外三宝属第一

按理说马铃薯应该放在蔬菜园地中介绍,但中国人俗称的五谷杂粮中的杂粮,一向由薯类(马铃薯、甘薯)和豆类(大豆、小豆、蚕豆、绿豆、豌豆)构成。因此,这里权且将马铃薯归在杂粮类中予以优先推出。

马铃薯,俗称土豆,又称山药蛋。在中国的消费量很大,吃法和做法也非常多,中国古人编写的度荒救灾等书籍里,常把它作为抗灾度荒的作物之一加以尊崇。有一本书曾经介绍说:有人曾把马铃薯蒸熟后捣成泥,脱成砖坯用来构筑自家的院墙。灾荒来临,别人无粮可食,这家人却靠吃自家的墙度过了灾荒。难怪山西北部和内蒙古西部地区的人们将山药蛋和莜面、羊皮袄并列,称之为"塞外三宝"的老大。并把盛产马铃薯的山西乡土作家赵树理,内蒙古西部民歌研究专家韩燕如等称为"山药蛋派"文化的代表。马铃薯的原产地也在美洲。也是由西班牙人于16世纪初从美洲带回欧洲,并经欧洲传播到世界各地的。马铃薯传入中国后,由于产量大,而且即可以当粮食又可以做蔬菜,便很快在中国普及开来。

中医学认为马铃薯"性平、味甘、无毒,能健脾和胃,益气调中,缓急止痛,通利大便。对脾胃虚弱、消化不良、肠胃不和、脘腹作痛、大便不畅的患者效果显著"。现代研究发现,马铃薯中含有丰富的维生素A和维生素C以及矿物质和优质纤维素等,其所含的维生素是胡萝卜的2倍、大白菜的3倍、番茄的4倍,其中维生素C的含量为蔬菜之最,因此又被欧美民众誉为"第二面包"。专家们发现,在俄罗斯、保加利亚、厄瓜多尔等国家知名的长寿之乡,居民们的主食大多为马铃薯。

马铃薯还是胃病患者的良药及优质保健品,对调解消化不良独具特效。马铃薯淀粉在人体内吸收速度慢,是糖尿病患者理想的食疗蔬菜。马铃薯中含有的大量优质纤维素,在肠道内除可以作为肠道微生物的营养,促进肠道微生物的生长发育外,还可促进肠道蠕动、保持肠道水分,有预防便秘和防治癌症等作用。马铃薯中钾的含量极高,每周吃五六个马铃薯,可使中风的患病概率下降40%左右。此外,马铃薯还能防治神经性脱发,用新鲜马铃薯片反复涂擦脱发的部位,对促进头发再生具有显著的疗效。

用马铃薯能烹调出几十种美味菜肴,既可煎、炒、烹、炸,又可烧、煮、炖、扒,还可以制成"强化"和"膨化"食品。马铃薯对人体有着匪夷所思的奇妙作用,瘦人食之能使其"胖",胖人食之则使其"瘦",因此又是备受青睐的减肥美容食品。联合国进行的一项调查表明,到2100年,全世界人口将增加到105亿,并可因之导致世界性的粮食供应危机。许多科学家认为,到那时,帮助人类渡过危机的很可能就是这天天可见、貌不惊人、价格便宜的马铃薯。

(10)甘薯:雅俗共赏的基本食物

甘薯,又称番薯、山芋、红薯、白薯、地瓜等。从"番薯"这一称谓中的"番"字不难发现,甘薯也是哥伦布发现新大陆后从美洲带回到欧洲,并传播到世界各地的。据清代陈世元的《金薯传习录》记载,中国最早种植的番薯是明万历年间从吕宋(菲律宾)传入的。传入引进种植过程中因得到了福建巡抚金学曾的支持,当地百姓曾把这种新作物称之为金薯。甘薯和玉米、马铃薯等高产作物一样,引入中国后对中国人的影响十分巨大,成为人们久食不厌,雅俗共赏的基本食物之一。

甘薯中含有膳食纤维、胡萝卜素、维生素 A、维生素 B、维生素 C、维生素 E 以及钾、铁、铜、硒、钙等 10 余种微量元素,在日本国家癌症研究中心公布的 20 种抗癌食品中名列榜首。中医学认为,甘薯味甘、性平、微凉,入脾、胃经,有益气生津,润肺滑肠之功效。甘薯还是很好的低脂肪、低热能食品,能有效地阻止糖类变成脂肪,因此,常吃红薯不仅不会使人发胖,反而能减肥、健美,达到养生保健之目的。

甘薯既可生食,又可蒸、煮、烤熟后食用。秋季天气干燥,此时多吃甘薯可以通便。秋季吃甘薯最好煮着吃。也可搭配白菜、萝卜同吃;或者在吃红薯时,同时进食一点咸菜,这样既调剂了口味,又可以减少胃酸,消除肠胃的不适感。甘薯是一种碱性食品,可与肉、蛋、米、面一起吃,以中和它们产生的酸性物质,调节人体的酸碱平衡。

(11)大豆:物美价廉的营养品

中国是大豆的故乡,从甲骨文里已有大豆的古名"菽"判断,中国人种植大豆的历史至少在三千年以上。中国的第一部诗歌总集《诗经》里就有多篇诗作提及大豆(菽)。菽,是大豆的学名,大豆的别名很多,人们常按大豆外皮的外观颜色将其分为黄豆、青豆、黑皮青豆和毛豆(嫩夹)等。

黄豆是价廉物美的大众营养品,内含蛋白质、脂肪、糖类、食物纤维、B 族维生素、钙、磷、铁、镁等矿物质,以及大豆异黄酮、大豆卵磷脂、大豆固醇等许多营养成分。吃法有多种,可以去皮煮或炖汤喝,也可以炒着吃,还可以带皮煮毛豆吃。不同的吃法(如制作成豆浆、豆腐、豆腐干等)有不同的风味和功效。带皮的黄豆(毛豆)是老少咸宜的零嘴食品,炒黄豆芽不仅鲜嫩可口,而且可以清除体内的烟尘、修复损伤的组织、增加血管壁的韧性和弹性。但是秋季不宜多食炒熟的黄豆,而且大豆也不宜与猪血、蕨菜同食。

大豆除了当杂粮吃外,还可以榨油、制作豆豉和豆酱。汉代以前中国人很少用大豆来榨油,因为那时候人们食用的油脂大多为动物脂肪,很少吃植物油。从所含蛋白质的质与量而言,大豆是唯一能与肉类相媲美的植物性食物。大豆中蛋白质的含量不仅是谷类食物的 3~4 倍,而且大豆蛋白质的质量也大大地优于谷类食物。大豆蛋白中人体必需的 8 种氨基酸种类齐全,含量合理,除蛋氨酸的含量稍低外,其他必需的氨基酸组成与鸡蛋蛋白近似。而鸡蛋蛋白质是天然食物中最优质的蛋白质之一。

国内外的一些实验还观察到大豆蛋白具有较强的降血压作用,这是因为大豆蛋白中精氨酸和赖氨酸的含量较高,而这两种氨基酸均具有助于改善血管的功能,能在降血压的过程中发挥重要作用。妇女绝经前后,由于卵巢功能减退,体内雌激素水平下降,常导致骨质疏松、冠心病及早老性痴呆症等病症的出现。大豆中所含的异黄酮与雌激素的分子结构非常相似,被人们称为"植物雌激素"。直接通过进食大豆获取"植物雌激素",可作为纠正雌激素减少的一种辅助治疗手段。

(12)蚕豆:四川人对其情有独钟

蚕豆的故乡据说在亚洲的西南部和非洲的北部,是张骞出使西域时从西域带回到中国中原地区的,蚕豆又名胡豆、佛豆、川豆、倭豆、罗汉豆。考古学家曾在巴勒斯坦的杰利科古城发现了距今六千年前的蚕豆残存物。蚕豆在中国的产量以四川为最高,四川人对蚕豆也情有独钟,四川人平素吃的水煮牛肉、麻婆豆腐、火锅锅底等很多菜肴里,蚕豆是不可或缺的作料之一。四川郫县的豆瓣全国驰名。蚕豆除煮着吃、炒了吃外,还可以制成兰花豆、怪味胡豆等许多不同类型的小吃,亦可以做成现在厨房里须臾不可离开的调味品——酱油。

有一点需要提醒,那就是有的人不宜吃蚕豆,因为这些人身体里缺少一种酶,因而无法中和蚕豆里含有的蚕豆毒素,从而导致蚕豆病(即被蚕豆毒素破坏了血液中的血红蛋白而导致的贫血病)的发生。

(13)绿豆:救荒解毒食药两栖

关于绿豆的原产地有两种说法,大部分研究者认为它原产于印度、缅甸,但也有学者认为中国是绿豆的故乡。绿豆在中国古代叫菉豆。司马相如有一篇赋就曾提到过菉豆。绿豆的生长期也很短,一般90天就可以成熟,因此作为补种的农作物,绿豆也是救荒作物之一。

绿豆中所含的多种维生素、钙、磷、铁、无机盐等都比粳米多。因此,它不仅有着良好的食用价值,还具有非常广泛的药用价值,素有"济世良谷"之美称。在酷热的夏季,人们常用绿豆熬成的粥或汤来消暑解渴。绿豆味甘性寒,可清暑利湿、清热解毒,能治疗口舌生疮,咽喉肿痛。由于绿豆对葡萄球菌有抑制作用,人们常用捣烂的新鲜绿豆外敷伤口,治疗疮肿丹毒。绿豆还是解毒良药,轻度的砒霜中毒、农药中毒、酒精中毒或铅中毒,熬锅绿豆汤喝进肚子里,常可取得"药"到病除的效果。

碾碎磨成的绿豆面可以制作成绿豆粉、绿豆面条和绿豆糕等各种面食点心。绿豆本身几乎不含维生素C,但是绿豆生发成绿豆芽后维生素C的含量却变得很高。古时候,欧洲航海最大的威胁就是因不能及时补充新鲜蔬菜而发生坏血病。而郑和下西洋万里远航,水手中却很少有人患坏血病,原因就是郑和的船队载有许多绿豆,船员们能经常吃到绿豆芽。

（14）小豆："豆红米白间青蔬"

小豆又名红豆、赤豆、红小豆、赤小豆等。人们日常生活中常吃的豆沙、红豆稀饭、红豆冰棍所用豆子就是小豆。小豆的原产地在中国，中国人栽培种植小豆的历史至少有两千多年。小豆既是人们日常生活的营养佳品，又是大众食品和饮料加工业的重要原料之一，被称为五谷杂粮中的"红珍珠"。红小豆汤、红小豆粥不仅甘甜解渴，还有清热解暑等功效。

"豆红米白间青蔬，仿佛来从香积厨。异日大官还饱饫，不应忘却在芜蒌。"这首《吃豆粥》诗的作者赵万年，是南宋初年一位辛弃疾式的民族英雄，南渡时多次击败追击的敌人。这首诗是诗人在战斗间隙，做客于友人家，喝粥时随口吟唱的。读者不知道赵万年当了"大官"后，喝的稀粥与贫贱时是不是一样。但是却从许多身居高位的诗人们所写的咏粥类诗词中发现，达官贵人虽然也常喝粥，但他们喝的粥，却与老百姓喝的粥大不相同。例如西晋石崇用豆粥招待客人，不仅顷刻间就煮熟了，而且即使在冬天，也有韭菜、嫩蒿、薤末等当作料拌食。同时代的另一个高官王恺花了重金，才打探清楚石崇制粥的奥秘。原来需很长时间才能熬烂的豆，之所以"顷刻间"就煮熟，是因为豆是预先煮熟的，客人来了才再掺进白粥里。那些冬天难得一见的韭菜、嫩蒿等伴食作料，原来是捣碎的韭根，掺麦苗制成的。可别小看了这些不起眼的熬粥、烹调技术，泄露其秘密的人为之竟付出了生命的代价。

（15）豌豆：凶年丰年都可食

豌豆，又名寒豆、麦豆、回回豆、荷兰豆、雪豆、毕豆、留豆等。原产在地中海沿岸和西亚一带。至迟在汉代就已传入我国。豌豆按株形可分为软荚、谷实、矮生豌豆3个变种；按豆荚壳内层革质膜的有无和厚薄，可分为软荚和硬荚豌豆；也可按花色分为白色和紫（红）色豌豆。现代营养学分析研究发现，豌豆中含有人体所需的多种维生素及营养物质，如蛋白质、脂肪、糖类、粗食物纤维、钙、磷、镁、钠、钾、铁等微量元素以及胡萝卜素、维生素 B_1、维生素 B_2、烟酸等。其富含的赖氨酸，由于在其他粮食中没有或含量甚低，或在加工过程中易被破坏，故向来被视为人体必需却又极为难得的"第一限制性氨基酸"。

由于赖氨酸不仅能促进人体发育、增强免疫功能，而且有提高中枢神经组织功能等作用。所以进食一定量的豌豆，可以刺激胃蛋白酶与胃酸的分泌，增进食欲，促进人体特别是幼儿的生长发育，因为赖氨酸还能提高钙的吸收及其在人体内的积累，促进骨骼的生长。此外，豌豆荚和豌豆苗的嫩叶中因富含维生素 C 和能分解体内亚硝胺的酶，还具有抗癌防癌的作用。

中医学认为，豌豆味甘、性平，归脾、胃经；具有益气、止泻、调营卫、利小便、消痈肿、解乳石毒之功效。主治脚气、痈肿、乳汁不通、脾胃不适、呃逆呕吐、心腹胀痛、口渴泄痢等病症和消渴（糖尿病）等疾病。

豌豆，既可作主食，也可作副食，吃法很多。磨成豌豆粉可以制作糕点、豆馅、粉丝、凉粉、面条、风味小吃。北京著名的特色小吃豌豆黄,就是将豌豆磨碎、去皮、洗净、煮烂、糖炒、凝结、切块而制成的。据元代王祯编撰的《农书》记载,用豌豆掺少量小麦混合磨成的面粉烙饼,无论凶年丰年都可食用,是救济饥荒的好食粮。豌豆最好的食用方法,就是和其他粮食混在一起吃,能大大提高其蕴含营养的吸收。豌豆的嫩荚和嫩豆粒除了可以作蔬菜吃外,还可以制作成罐头长时间保存。

需要提醒注意的有两条:一是炒熟的干豌豆不易消化,过量多食可引起消化不良、腹胀;二是许多优质粉丝均系豌豆等豆类淀粉制成,在加工时往往加入了明矾,经常大量食用会导致体内铝元素的增加,影响人体健康。

2. 蔬菜园地信天游

现代营养学研究发现,蔬菜能供给人体维生素、矿物质、糖类以及脂肪、蛋白质等多种营养物质。蔬菜的保健功能至少有三:

(1)平衡人体酸碱度

人体的体液和血液的 pH 正常应在 7.4 左右,如果偏酸或偏碱都会导致代谢异常产生疾病。人们食用的米面、肉食易产生酸性反应,而蔬菜乃盐基性食物(或碱性食物),进人体内与酸性食物产生中和反应可保持人体酸碱平衡。

(2)防癌抗癌

蔬菜尤其是菠菜、西芹、小白菜、洋葱、大蒜、胡萝卜中蕴含的维生素 A、维生素 C、维生素 E 以及黄酮类等物质均有抗氧化的成分和能力,可降低癌的发病概率。此外,南瓜、苦麦菜、芋、藕中的维生素 A、醇、酚等成分亦可抑制癌变的活性。玉米、豌豆、菜豆中的维生素 A、维生素 C、维生素 E、食物纤维也有抗癌的活性(抗变异原活性)。蔬菜食物中的抗氧化成分还具有防护紫外线辐射的作用,可预防皮肤癌和白内障等疾病的发生。

(3)增强免疫力

人体内担负免疫功能的组织有巨噬细胞、T 细胞等,除了对传染病、癌症有活体防御功能外,对预防动脉硬化、糖尿病等也有一定作用。而大蒜、葱、菠菜、胡萝卜、茄子、甜椒、黄瓜、绿豆芽等蔬菜都具有类似功能。

各种蔬菜都有其不同的营养,只要人们根据四时变化和体质差异,合理调整饮食习惯,不偏食、不暴食,每天荤素合理搭配,变换品种,科学烹调就能达到防病治病、健身强体的目的。需要提醒的是:有些蔬菜和水果是不能同时食用的。如萝卜等十字花科蔬菜和富含植物色素的橘子、梨、苹果、葡萄等水果,同食后产生的化学物质对甲状腺具有抑制作用。因此,刚刚食用萝卜等十字花科蔬菜后,不宜马上吃橘子、梨、苹果、葡萄等水果。

①白菜:百菜之王

白菜是一种南北方都可普遍见到的蔬菜。营养丰富,素有"百菜之王"的美誉。据测定,每 100 克白菜中含脂肪 0.2 克,蛋白质 1.1 克,糖类 2.1 克,钙 120 毫克,磷 37 毫克,铁 0.5 毫克。此外,白菜中还含有丰富的维生素 A、维生素 B_1、维生素 B_2 和维生素 C 等,它含有的钙和维生素 C 甚至比苹果和梨还要高。据中医药典籍记载,白菜具有"通利胃肠、除胸中烦、醒酒消食、和中、利大小便"等功效。其富含的维生素 C 可治疗牙龈出血,防止坏血病的发生。其富含的大量粗纤维素,虽很少能被肠道消化吸收,但却能与肠道中可引发癌症的真菌毒素、亚硝胺、苯并芘等有害物质结合,将其排出体外,具有缩短食物通过肠道的时间、清洁肠道、能刺激胃肠蠕动,帮助消化,促进排便,预防癌症(特别是结肠癌)等功效。白菜中含有的微量元素硒(每千克含 74 毫克)及微量元素钼(每千克含 1.78 毫克),也具有防癌和抗癌作用,所以多吃白菜还可以预防乳腺癌等癌症的发生。此外,大白菜中还含有较多的微量元素锌。而锌具有的生血功能,对伤口的愈合起着重要作用,并可抗衰老。

白菜分两大种,一种是结球的白菜,就是人们平常说的大白菜。另一种是不结球的白菜,就是菜篮子里常见的小白菜(青菜)。白菜在古代中国被称作"菘",南宋诗人范成大的诗:"拨雪挑来塌地菘,味如蜜藕更肥浓。朱门肉食无风味,只作寻常菜把供"歌咏的就是大白菜,说白菜像松柏一样凌冬不雕,一年四季任何时候都可以寻找得到。白菜叶淡如翡翠,茎纯如白玉,不仅味美可口,而且外形美观耐看。我国民间常用凉拌的白菜心做下酒菜,既可佐酒,又可解酒。由于白菜产量高,耐储存,千百年来一直是中国北方冬季和早春人们赖以食用的主要蔬菜,和土豆、萝卜共称人类常食蔬菜的"三大样"。

白菜的原产地在中国的南方,由于有史以来中国政治经济文化的重心基本在北方,所以在汉代以前白菜在史册中很少记载,只是到了三国以后,才陆续出现在一些文人的私家记录中。例如《吴录》记载说:"陆逊催人种豆、菘";杨万里的诗集中收载有一首大白菜诗:"新春云子滑流匙,更嚼冰蔬与雪蘁,灵隐山前水精菜,近来种子到江西。"有人考证说这首《进贤初食白菜因名之以水精菜》诗,是大白菜首次进入诗词的高雅殿堂。从诗中所述不难发现,直到宋代,人们对白菜的烹饪依然停留在粗加工阶段,即:把白菜放进白开水里熬煮,捞出来剁成碎末,加点盐等调味品。就制成了杨万里赞不绝口的"水晶菜"。

白菜在现代虽然早已揭去了神秘的面纱,变得十分普通,但它依然是人们餐桌上时处可见的常客。许多用白菜制成的菜肴依然很受大众欢迎。例如用白菜制作的朝鲜泡菜在中国几乎到处都可以见到。白菜全身无废物,中国民间流传有一个偏方,用带根的白菜 120 克,佐以生姜、葱白各 10 克,煨汤内服,可以防治感冒与咳嗽。

②番茄:爱情的苹果

番茄,又名西红柿,呈扁圆形、圆形或樱桃形,红色、粉红色或黄色。原产地在北美洲的墨西哥和中美洲地区。十六世纪时被当作观赏植物移种到了欧洲,时人称其为"爱情的苹果"。番茄大约于明代万历年间传入我国,最初基本也是作为观赏植物受到国人青睐的。因它的皮大多为红色，外形状如柿子，又来自西洋，所以国人将其称为西红柿。1781年美国开始有将番茄作为菜蔬食用的记载。在欧洲，第一个吃番茄的人据说是一位法国画家。这个画家被番茄的美丽所吸引，冒着可能被毒死的危险，壮着胆子吃了几个番茄，发现其味美可口。从此，吃番茄的人才逐渐多起来。中国人普遍栽培食用番茄大约在鸦片战争前后，虽然历史不长，但并未妨碍番茄成为中国人餐桌上最受欢迎的蔬菜之一。

番茄的营养价值极高，含有维生素 B_1、维生素 B_2、烟酸、胆碱、胡萝卜素、苹果酸、柠檬酸、糖类、蛋白质、钙、铁、磷和谷胱甘肽、番茄碱等多种营养素。其中维生素的含量比苹果、梨、香蕉、葡萄等都高出2～4倍。由于番茄所含的多种果酸对维生素C有保护作用，所以番茄和其他蔬菜一同进食能兴奋食欲且帮助消化。番茄还有轻度的利尿作用及降血压作用。中国医学认为，番茄味甘而酸，性稍寒，具有生津止渴、健胃消食等功效。

番茄既可作为家常蔬菜食用，又可当水果生吃，还可炒鸡蛋、做汤和制成番茄酱等。生吃时，所含营养成分几乎没有损失。高血压病、冠心病、胆固醇高的患者常食很有益处。

需要提醒的是：未成熟的番茄含有大量的番茄碱，如果一次吃得过多，会出现恶心、呕吐、头晕、流涎、全身乏力等中毒症状。

③辣椒："红色的牛排"

辣椒也是哥伦布及后继者在美洲的新发现之一。1493年美洲的发现者把辣椒带回西班牙，并对它的药用效果加以广泛宣传后，欧洲人才开始种植并食用辣椒。不久辣椒随着西班牙的贸易船队流入西班牙在亚洲的殖民地吕宋（菲律宾），并经吕宋传入中国。

辣椒俗称番椒、尖椒、大椒、辣子、唐辛，属茄科双子叶植物，营养价值很高。在印度被人称为"红色牛排"；墨西哥人将其视为国食。在中国，辣椒在许多地区都是非常重要的调味品。现代科学分析结果发现，辣椒鲜果每100克含水分85.5克，蛋白质1.9克，脂肪0.3克，糖类11.6克，钙20毫克，磷40毫克，铁1.2毫克，胡萝卜素1.43毫克，维生素C 171毫克。此外，辣椒内还含有维生素 B_1、维生素 B_2、烟酸、苹果酸、柠檬酸和辣椒素等多种营养素。辣椒中所含的维生素比茄子多35倍，比番茄多9倍，比大白菜多3倍，比白萝卜多2倍。现代科学研究还发现，辣椒的辣度除了味觉器官可以直接感受到，还与辣椒的营养价值成正比。也就是说，辣椒越辣不仅含有的辣椒素越高，其所含的维生素C、β-胡萝卜素、叶酸、镁及钾等营养素也越多。由于辣椒素在具有抗炎及抗氧化作用的同时，还能刺激消化道内碱性黏液的分泌，所以常吃辣椒不仅可以预防控制心脏病及冠状动脉硬化，降低某些肿瘤及一些随年龄增长而出现的慢性病的患病风险，而且能促进脂肪的新陈代谢，防止体内脂肪积存。此外，辣椒辛温，能够通过发汗降低体温，促进血液循环，并能显著缓解肌肉疼痛，改善怕冷、冻伤、血管性头痛等病状。

当然，凡事物极必反，吃辣椒也应适度，吃得过多也会给身体带来诸多不适，甚至伤害。

④茄子："青紫皮肤类宰官"

茄子，别名落苏、酪酥、昆仑瓜等。原产地在东南亚，大约在西汉时传入中国，魏晋南北朝时开始在大江南北广泛种植。茄子有长茄子、圆茄子、白茄子、青茄子、紫茄子等许多不同品种。其中长茄子是最早培育的品种，圆茄是后来才培育成功的。现代科学测定发现，茄子含有蛋白质、脂肪、糖类、维生素以及钙、磷、铁等多种营养成分。每 100 克茄子中含有蛋白质 2.3 克，脂肪 0.1 克，糖类 3.1 克，钙 22 毫克，磷 31 毫克，铁 0.4 毫克，胡萝卜素 0.04 毫克，维生素 B_1 0.03 毫克，维生素 B_2 0.04 毫克，烟酸 0.5 毫克，维生素 C 3 毫克。常吃茄子，可使血液中胆固醇的水平不致增高，对延缓人体衰老有积极的意义。特别是紫茄子皮中含有丰富的维生素 E 和维生素 B，对保护心血管、延缓人体衰老具有重要意义。

茄子的吃法，荤素皆宜。可烧、炒、蒸、煮，也可油炸、凉拌、做汤，用茄子能制作出各式各样的美味佳肴。很多人为此写诗撰文对茄子大加追捧，例如宋代诗人郑清之的《咏茄》诗曰："青紫皮肤类宰官，光圆头脑作僧看，如何缁俗偏同嗜，入口元来一般"。这首诗的第一句将长茄子比喻成身着青紫衣袍的高官，第二句又将圆茄子比喻为光头圆脑的胖和尚，其实是为了第三、第四句作铺垫：为什么无论贵贱僧俗人众大家全都喜爱吃茄子，因为它营养丰富，味道美妙，入口香甜！清代诗人叶申芗写过一阕《踏莎行·茄》词："昆味称奇，落苏名俏，五茄久著珍蔬号。自从题做紫膨哼，食单品减知多少。作脯原佳，将糟亦妙，老饕所嗜从吾好。忆并自觅话清操，自惭肉食非同调。"不仅讲述了茄子的由来、别名，而且介绍了茄子的美味和烹饪方法，以及坚持素食对健康的裨益。

凡物有利就有弊，中医学认为，茄子性凉，脾胃虚寒便溏者不宜多食。另外，吃茄子最好不要去皮，一是茄子皮里面含有人体必需的维生素 B、维生素 E；二是去皮后茄子里蕴含的微量元素铁被空气氧化，不仅茄肉容易发黑，而且影响人体对铁的吸收。

⑤黄瓜："厨房里的美容剂"

黄瓜的颜色呈油绿或翠绿，果肉脆甜多汁，清香可口，让人垂涎欲滴。因为它是西汉时从"胡人"聚居的西域引进中原地区的，所以黄瓜最初的名字叫"胡瓜"。根据科学测定，100 克黄瓜中平均含有的水分约 96.5 克，热量 12.5 千卡，蛋白质 0.6 克，脂肪 0.2 克，糖类 2.5 克，纤维素 0.7 克，钙 14 毫克，镁 12 毫克，钾 148 毫克，维生素 C 2.8 毫克，叶酸 14 毫克，维生素 A 74 毫克。并含有铬等微量元素，由于这些微量元素对血糖的稀释具有重要作用，因此常吃黄瓜可以降血糖。

黄瓜的保健价值还体现在它具有清热、解渴、利水、消肿之功效。黄瓜中含有的维生素 E,具有延年益寿、抗衰老的作用;黄瓜中的黄瓜酶,有很强的生物活性,能有效地促进机体的新陈代谢。黄瓜中的苦味素除具有抗癌的作用外,还能清热、解渴、利水、消肿。吃黄瓜时千万不要把黄瓜尾部的"苦头儿"全部丢掉,因为黄瓜尾部含有较多的苦味素。

黄瓜既适合生吃(凉拌),也可以熟食(炒菜、做汤),还可以泡菜、盐渍、糖渍、醋渍、酱渍,无论哪种食法都别有风味,是老少咸宜备受人们青睐的一种大众蔬菜。

此外,黄瓜还具有美容作用,经常食用能减肥;切成片贴在皮肤上,可有效地延缓皮肤的老化,减少皮肤皱纹的产生;并可防治唇炎、口角炎,因此被人们誉为"厨房里的美容剂"。

但是,一定要记住,要吃新鲜的黄瓜,不要吃腌黄瓜,因为腌黄瓜里所含的盐分会使人发胖。

⑥葫芦:河姆渡的老住户

由于葫芦在古代有一个重要的用处,那就是像《水浒》中的林冲那样用葫芦来当盛酒的容器,所以许多人误以为葫芦只是一种器具。其实葫芦曾经是中国人常吃的一种重要蔬菜。

常见的葫芦分三种,第一种叫瓠子,这种葫芦一般呈圆柱形状,中间不像人们平常看到葫芦有明显过渡(例如上小下大),或虽有过渡,但不明显。这种葫芦的果肉是白色的,嫩的时候可以做蔬菜。第二种叫小葫芦,这种葫芦长最大只能长到10厘米左右,一般用来做药物或者做养蝈蝈的器皿。第三种叫瓠瓜,样子呈梨形,中间有明显的过度。一般情况下待其老了后采摘下来做瓢用。或者像风雪山神庙的林教头那样用来当酒壶。

葫芦食用的方法很多,可以当素菜,也可以当荤菜,可以和肉一起炖着吃、炒着吃。也可以用糖腌起来做成蜜饯食用。还可以切成条晒成干,待到冬季、初春,新鲜蔬菜稀少的时候再食用。当然,吃葫芦最好还是趁着新鲜吃嫩的,因为鲜嫩时吃口感最好。

考古学家在浙江河姆渡遗址出土了7000多年前的葫芦籽,说明中国人很早就开始种植并食用葫芦。有人说中国人种植葫芦与原始时期的图腾崇拜有关,因为葫芦是中国人文始祖伏羲、女娲的转音。这一说法虽然主要立足于猜测,但并非完全捕风捉影。因为许多少数民族地区(例如彝族)都流传有:"汉、彝、藏等民族都是一个葫芦里出来的亲兄弟"的神话传说。葫芦多籽,而且易于繁殖。因此在先民的思维中,象征着子嗣的繁衍昌盛。此外,人从葫芦中诞生,也反映了母系社会人们只知其母,不知其父的历史现状。更何况葫芦外形与即将临盆的妇女十分相像,难怪许多民族的祖先都对其情有独钟。

⑦芹菜:炒拌生熟皆相宜

芹菜是中国人常吃的蔬菜之一,既可热炒、又能凉拌,深受人们的喜爱。近年来诸多研究表明,芹菜还是一种性功能食品,具有很好的药用价值。因为它能促进人的性兴奋,在西方曾被称为"夫妻菜",并曾被古希腊的僧侣列为不许食用的禁品。然而泰国科学家的一项研究则发现,常吃芹菜能减少男性精子的数量,很可能对避孕有所帮助。

芹菜,分细柄和宽柄两种。细柄芹菜杆细香气浓重,宽柄芹菜菜杆粗大香气较淡。中国芹菜的种植栽培,历史悠久。《诗经·小雅·采菽》的"言采其芹",歌咏的就是出产在中国本土的细柄芹菜。

宽柄芹菜属引进品种,所以又名"西芹",传入中国大约只有不到百年的时间。然而现在市场上销售的芹菜,西芹所占的份额却越来越多。究其缘由,一是西芹气味较淡,大多数人容易接受;二是西芹的产量比细柄芹菜要高得多。西方人食用芹菜的历史也很悠久,古希腊人不仅爱吃芹菜,还常用芹菜来装饰房间,并把正在开花的芹菜做成花环戴在古代奥林匹克运动会优胜者的头上。

芹菜不仅是餐桌上的美味,而且是草本植物学家进行食物辅助治疗的首选,最常见的是用之消除水肿,防治贫血、高血压病、糖尿病、痛风,调整胃肠道功能紊乱等。因为芹菜中不仅含有挥发性物质,别具芳香,能增强人的食欲,而且维生素A、维生素C、钙、铁、钾等人体必需的营养素的含量也比较高。其含有的大量粗纤维,可刺激胃肠蠕动,促进排便。

芹菜香味袭人,清雅翠绿。可炒,可拌,可生吃,可熟食。和百合等其他蔬菜放在一起烹炒,香味溶入其他菜中,别有一番独特风味。许多人在吃芹菜时,只吃茎秆不吃叶,这实在是一种浪费。因为芹菜中蕴含的营养成分程度不同地分布在茎秆、枝叶、根等各个部位,乃至汁液中。例如芹菜叶中钙、铁、钾、维生素A和维生素C的含量就明显高于茎秆。因此,吃芹菜应该尽可能地将茎秆与叶子一起食用。芹菜汁具有降压安神之天然功效,据说孔祥熙晚年旅居美国时,每天坚持喝西芹汁保养身体,所以年过八十依然神清体健。

⑧菠菜:"红嘴绿鹦哥"

菠菜,主根粗长,红色,味甜;叶子呈三角状卵形,浓绿色,是一种常年供应市场的大众绿叶蔬菜。又名菠棱菜、赤根菜、波斯草、鹦鹉菜、鼠根菜、角菜等。菠菜也是舶来品,原产于波斯,故名菠菜,大约在唐朝时传入中国,目前全国各地均有栽培。由于菠菜菜叶翠绿,菜根深红,像一个巧舌能言的"红嘴绿鹦哥",所以被许多人亲切地称为鹦鹉菜。

菠菜生命力顽强,一年四季均有种植,寒冬腊月依然不凋。因此,苏东坡写有两句赞扬它的诗:"北方苦寒今未已,雪底波棱如铁甲"。意思是说耐寒的菠菜如同披了一副不怕冰封雪冻的钢铁铠甲,可以傲霜斗雪战严寒!

中医学认为,菠菜味甘、性凉,入大肠、胃经;具有补血止血,利五脏,通肠胃,调中气,活血脉,止渴润肠,敛阴润燥,滋阴平肝,助消化等功效。主治高血压病、头痛、目眩、风火赤眼、糖尿病、便秘、消化不良、跌打损伤、衄血、便血、坏血病、大便涩滞等症。

现代科学对菠菜的研究结果与中医的认识不谋而合:菠菜不仅含有大量的β胡萝卜素、铁元素,还蕴含有维生素 B_6、叶酸和钾等微量元素,患缺铁性贫血的人经常食用,有助于病状的改善。而且菠菜中富含的纤维,有促进肠道蠕动的作用,可通肠导便。难怪它原产地的古波斯人称它为"蔬菜之王"。

科学家还发现,菠菜叶中含有一种独具的物质成分,其作用与胰岛素非常相似,能使血糖保持稳定,因此菠菜亦是糖尿病患者应该常吃的推荐食品。此外,菠菜中富含的 B 族维生素能够预防口角炎、夜盲症等维生素缺乏症的发生;菠菜中含有的抗氧化剂,如维生素 E 和硒元素,有抗衰老、促进细胞增殖的作用,有助于延缓大脑的老化,可防治老年痴呆症。

需要提醒的是,菠菜虽好,但菠菜中富含的草酸与豆腐等食物中所含的钙质结合,可导致钙因发生化学反应而流失。而且草酸钙结晶还能使肾炎患者的尿色浑浊,管型及盐类结晶增多,所以,肾炎和肾结石患者不宜多食菠菜。此外,婴幼儿和患缺钙、软骨病、肺结核、腹泻的人也不宜吃凉拌(生)的菠菜。为了减少菠菜中草酸的含量,营养学家建议在烹调菠菜前最好先用热水焯一下。

⑨萝卜:"萝卜上市,郎中下市"

萝卜又名莱菔、罗服。是一种一、二年生的草本植物。根为肉质,长圆形、球形或圆锥形,可食用,是中国人常吃的主要蔬菜之一,全国各地均有栽培。萝卜的品种极多,按季节分,可分为春萝卜、夏萝卜、秋萝卜、冬萝卜;按颜色分,有红萝卜、白萝卜以及粉红、紫红、青绿萝卜、水萝卜和心里美等别称,北京人还把紫红萝卜称为"变萝卜"。中国是萝卜的故乡,从《诗经》中关于萝卜的记载推断,中国人栽培食用萝卜的历史渊源而流长。

萝卜全身无废物,即使是人们很少吃的种子,由于含油,亦可用来制肥皂或作润滑油。萝卜的鲜根、种子、叶均可入药。中国自古流传有两句俗语:一句"萝卜上市,郎中下市",另一句"青菜萝卜保平安"。意思是说,人只要多吃萝卜,许多医生就没有了用武之地!人只要常吃青菜和萝卜,一般情况下就不会得病或很少得病。这些话虽然说得有点夸张,但萝卜确实能预防和治疗许多疾病。例如:萝卜可以祛痰,是气管炎患者随处可得的良药;萝卜有助消化、止泄泻作用,消化不良或腹泻的人用之祛病,常常药到病除;萝卜的种子又名"莱菔籽",是一种常用的中药,有杀菌作用;萝卜中含有能诱导人体产生干扰素的多种微量元素,可增强机体的免疫力,并能抑制癌细胞的生长,对预防癌,抗癌有重要意义;萝卜中含有的 B 族维生素和钾、镁等矿物质可促进肠胃蠕动,有助于体内废物的排除。此外,常吃萝卜还可降血脂、软化血管,有稳定血压,预防冠心病、动脉硬化、胆结石等功效。

当然,也有不宜多食萝卜者。例如:因青萝卜属寒凉蔬菜,体质瘦弱、脾胃虚寒者不宜多食;胃及十二指肠溃疡、慢性胃炎、单纯性甲状腺肿、先兆流产、子宫脱垂等患者,也应该少食青萝卜。此外,服用人参、西洋参时不要同时吃萝卜,因为它们和萝卜的药效相反,同时吃会抵消彼此的补益作用。

最后补充一点,萝卜缨子也可当菜吃。生吃、熟吃、腌制后吃均可。元代诗人许有壬有两句诗:"故园长尺许,青叶更堪菹",说的就是萝卜缨子腌成后是一味很好的咸菜。

⑩胡萝卜:蔬菜中的"小人参"

胡萝卜又称黄萝卜,是一种营养丰富、老幼皆宜的常见菜蔬,俗称"小人参"。胡萝卜原产在阿富汗,10世纪的时候传入欧洲。据《本草纲目》记载,元代初期通过西域引种到中国。"因为味道有些像萝卜",所以中国人称其为胡萝卜。

胡萝卜之所以颇负盛名,是因为它的组成成分中有一种独具的胡萝卜素。现代科学研究发现,每100克胡萝卜中含胡萝卜素1.35～17.25毫克,大大超过其他蔬菜,是土豆的360倍,芹菜的36倍。胡萝卜素进入人体被吸收后,可转化成维生素A,所以胡萝卜素又名"维生素A原"。更难能可贵的是,无论日晒还是煮蒸,胡萝卜中所含的胡萝卜素却很少损失。因此,经常食用胡萝卜不仅养眼、养黏膜、滋润皮肤、不容易得夜盲症和感冒,还可以增强机体的免疫力、防癌抗病。美英科学家经过20多年观察研究发现,经常吃胡萝卜及其他富含维生素A的人,比不常吃此类食物的人,得肺癌的概率要减少40%。此外,胡萝卜中富含的芥子油和淀粉酶,还能促进脂肪的新陈代谢,可以防止过多的脂肪在皮下堆积而发胖。因此,国内外许多人都把胡萝卜当作美容菜,通过吃胡萝卜来养头发、养皮肤、养容颜。美国科学家的一项最新研究甚至断言:每天吃两根胡萝卜,可使血液中胆固醇降低10%～20%;每天吃三根胡萝卜,对预防心脏疾病和肿瘤有奇效。即使达不到这位科学家断言的那么神奇,胡萝卜具有可以和人参媲美的营养和保健效用,则是毋庸置疑的。

胡萝卜生吃熟吃都可,炒、烧、炖、煮皆佳。欧洲人喜欢用胡萝卜制作糕点,中国家庭则常吃羊肉胡萝卜馅饺子或包子。胡萝卜除了做腌菜外,还可加工成饮料、糖渍片等小吃。

⑪冬瓜:"生来笼统君莫笑"

冬瓜又称白瓜、东瓜、枕瓜、水芝、濮瓜等。在汉代编著的《广雅释草》一书中,又被称为地芝。冬瓜的原产地在印度和中国的南部,在中国栽培的历史至少可以追溯到两千多年前,而且全国各地均有栽培。冬瓜之所以被称为"冬天的瓜",并非像有些人猜测的那样是因为它上市的时候已经接近冬天。而是因为它表面上有一层白粉状的东西,就好像是冬天所结的白霜,正是因为这个原因,冬瓜又称白瓜。

冬瓜的外形像一个憨厚的"小胖墩",大多呈长圆筒形或短圆筒形,个别也有呈扁圆形的。由于外表沾染有一层白粉状的"霜",因此有人将它比喻为京剧舞台上面孔被涂了一大片白粉的小丑。为此宋代诗人郑安晓曾写过这样一首《咏冬瓜》

诗:"剪剪黄花秋夏春,霜皮露叶护长身。生来笼统君莫笑,腹里能容数百人"。意思是说:星转月移,年复一年,冬瓜开着黄色的小花,无论什么时候都那么耀眼夺目;它那脸上遍染白霜憨态可掬的样子大家不要嘲笑,因为它外形虽然像个小丑,却有一个能让千百人受益的仁爱之心,因为冬瓜是一种难得的保健食品,不仅肚大能容,而且能带给人欢乐与健康。

中医学认为,冬瓜味甘、性凉,入肺、大肠、小肠、膀胱经;有润肺生津,化痰止渴,利尿消肿,清热祛暑,解毒排脓等功效,是很好的保健、食疗佳品,适宜肾病、水肿、肝硬化腹水、癌症、脚气病、高血压病、糖尿病、动脉硬化、冠心病、肥胖症以及维生素C缺乏者食用。其主要功效有四:一是利尿消肿。冬瓜含维生素C较多,且钾盐含量高,钠盐含量较低,高血压病、肾脏病、水肿病等患者食之,可达到消肿而不伤正气的作用。二是减肥。冬瓜中所含的丙醇二酸,能有效地抑制糖类转化为脂肪,加之冬瓜本身不含脂肪,热量不高,可防止人体发胖,有助于体形健美。三是清热解暑。冬瓜性寒味甘,清热生津,在夏日服食尤为适宜。四是养颜美容。李时珍在《本草纲目》中说,用冬瓜瓤熬汤洗脸、洗澡,可以让人皮肤白皙光滑。《食疗本草》也记载说:在脂粉里掺入冬瓜籽的仁,可以让人"面白如玉"。

作为蔬菜,冬瓜可以炒着吃、炖着吃,也可以熬汤喝。但是由于冬瓜本身的味道比较淡,所以常常需要别的食物来给它佐味。例如湖北名菜冬瓜鳖裙羹,就是让鳖裙鲜味融入了冬瓜。

需要提醒的是:冬瓜寒凉,脾胃虚弱、肾脏虚寒、久病滑泄、阳虚肢冷者应忌食或慎食。

⑫南瓜:支持革命贡献大

南瓜有好多种,大体上分为中国南瓜、美洲南瓜(西葫芦)和笋瓜三大类。由于这三种南瓜中时有杂交品种出现,所以许多人不大分得清楚。一般来说,体积较大,表皮呈橘红色,果肉较粗,味道较浓,含糖量高,烹制以后有绵感的为中国南瓜;笋瓜体型较大呈圆柱形;南美南瓜,又称西葫芦,不仅体型较小,含糖量也比较低。

中国南瓜原产地在亚洲南部(印度尼西亚、缅甸等地)。元代王祯所著的《农书》记载说:浙江出产的一种南瓜,适宜在避光的环境下种植。秋天成熟,外皮色泽金黄,可以储藏到春天。说明最晚在元代中国就已经栽培种植有南瓜。而西葫芦和笋瓜则属舶来品,它们的原产地在美洲,传到中国大约只有100多年的历史。

中国南瓜的吃法很多,但由于含糖量高,口感绵软。不大适合做炒菜。所以大多情况下都被炖着吃或蒸着吃。井冈山流传有一首和南瓜有关的革命歌曲,唱的是红军创建井冈山根据地的时候,经常以糙米饭和南瓜当主食、副食:"红米饭南瓜汤,餐餐吃得精打光"。吃的是粗粮淡饭,换来的却是接连不断的胜仗。除了做菜,中国南瓜还可做糕点的馅料。

现代科学研究发现,南瓜进入人的胃部,可保护胃的黏膜,促进溃疡面的愈合,因此十分适宜于胃病患者。此外,南瓜还富含微量元素锌,是缺锌者补锌最好的途径。南瓜子除了可炒着吃外,还具有驱虫、消肿等治疗功效。

美洲南瓜(西葫芦)因皮薄、肉厚、汁多、可荤可素、可菜可馅,自引进中国后亦深受中国民众的喜爱。现代营养学研究发现,西葫芦含有较多维生素C、葡萄糖等营养物质,尤其是钙的含量极高。据测定,每100克西葫芦的可食部分,含蛋白质0.6~0.9克,脂肪0.1~0.2克,纤维素0.8~0.9克,糖类2.5~3.3克,胡萝卜素20~40微克,维生素C 2.5~9毫克,钙22~29毫克。

中医学认为,西葫芦具有清热利尿、除烦止渴、润肺止咳、消肿散结等功能。可用于辅助治疗水肿腹胀、烦渴、疮毒以及肾炎、肝硬化腹水等症。西葫芦含有一种干扰素的诱生剂,可刺激机体产生干扰素,提高机体的免疫力,具有抗病毒和预防肿瘤等作用。此外,由于西葫芦富含水分,所以还能润泽肌肤,具有养颜美容的作用。

需要注意的是:脾胃虚寒的人应少吃西葫芦。西葫芦不宜生吃;烹调时也不宜煮得太烂,以避免营养损失。

⑬豇豆:"蔬菜中的肉食品"

豇豆,俗称角豆、姜平、带豆,分为长豇豆和饭豇豆两个品种。长豇豆一般作为蔬菜食用,既可热炒,又可焯水后凉拌。饭豇豆一般用来煮粥或制作成豆沙馅食用。据说豇豆在中东地区还是兼职"红娘",阿拉伯小伙子向姑娘求婚,总要带上一把豇豆;新娘子嫁到夫婿家时,嫁妆里也有总少不了豇豆。

中医学认为,豇豆味甘、性平、无毒,归经脾、胃,有健脾补肾、利湿清热、解毒止血、消渴生精、和五脏,调营卫,理中益气,健脾补肾等功效。主治呕吐、痢疾、尿频等症。现代营养学家称豇豆为"蔬菜中的肉食品",因为豇豆含有蛋白质、脂肪、糖类、精纤维素、维生素B、维生素C、各种微量元素等诸多对人体有益的成分,其营养价值可以与肉食媲美。豇豆还有一个特点,那就是钾、钙、锰、铁、锌等微量元素的含量远较一般豆类为高,是一种不折不扣的碱性食品,不仅可以中和平衡体内的酸碱,帮助人体抗击疲劳恢复消耗的体力,而且所含的铁和锌对于缺铁性贫血和锌缺乏症患者来说,无疑是一种补铁补锌最佳的来源。豇豆尤其适合月经期和怀孕的女性食用,因为豇豆中所含的锰元素可以防止钙质的流失。豇豆所含的锰,是抗氧化剂的一种,经常食用豇豆,能够预防心脏病。豇豆中的磷脂有促进胰岛素分泌、增加糖代谢等作用,是糖尿病患者理想的食品。豇豆中所含的胱氨酸较多,胱氨酸不仅是一种抗衰老的营养素,还可保护人体免受有害重金属以及有害自由基的不良影响,在医疗上常用于保护人体免受X线和核辐射的伤害。因此,经常接触放射线和电脑的人,不妨多吃些豇豆,以增强机体对放射辐射伤害的预防及抵御能力。

豇豆的吃法多种多样。李时珍说:"此豆可菜、可果、可谷,乃豆中上品。"以下介绍几种豇豆的常见吃法:糖醋豇豆:把鲜豇豆切成一寸长短的小段置入沸水中煮熟,沥去水分后加入香油、白糖、醋、盐适量拌匀即成,入口清香嫩脆,秋季食用对脾虚便溏、妇女白带过多颇有裨益。豇豆馅饺子(包子):即将豇豆与肉、葱一并切碎作馅来包饺子或包子。拌凉菜:就是将初秋采摘的嫩豇豆放入盐水中浸泡,泡好后当凉菜拌着吃,有健脾肾、生津液等功效。

需要特别提醒的是:长豇豆不宜烹调时间过长,以免造成营养损失。饭豇豆作为粮食,与粳米一起煮粥最为适宜;但一次不要吃得太多,以免产气胀肚。

⑭扁豆:伏日炎风减 烹调滋味美

扁豆,又名茶豆、南豆、菜豆、四季豆、架豆、云豆、羊眼豆、膨皮豆、小刀豆、树豆、藤豆等,系豆科一年生缠绕草本植物,是餐桌上常见的蔬菜之一。由于它形状如眉,亦称眉豆、蛾眉豆。扁豆原产亚洲。主要分布在印度及热带国家。汉、晋之间引进中国,中国最早的有关扁豆的记录保存在南北朝时期陶弘景所著的《名医别录》一书中。目前中国的绝大部分省区均种植有扁豆。

清代诗人黄树谷写过一首《咏扁豆羹》诗,对扁豆既可当美食,又可遮阳、还具养生保健作用大加赞美:"带雨繁花重,垂条翠荚增。烹调滋味美,惭似在家僧。谷雨方携子,梅天已发秧。枝枝盘作盖,叶叶暗遮旁。伏日炎风减,秋晨露气凉。"

扁豆阔而肥厚,外形像月牙。既可遮阴,又可做菜。用其炒菜,有一股清香,惹得许多人垂涎欲滴。扁豆含有多种维生素和矿物质,有调和脏腑、益气健脾、消暑化湿、增进食欲、安养精神、利水消肿等养生保健功效。扁豆的种子与扁豆花均可入药,扁豆种子味甘,微温,归脾、胃经。主治脾虚湿盛,体倦乏力,食少便溏或泄泻,以及妇人白带过多;暑湿吐泻,小儿消化不良等。据统计,每100克扁豆种子含蛋白质23.7克,脂肪1.8克,糖类57克,钙46毫克,磷52毫克,铁1毫克,锌2.44毫克。

由于扁豆特别是经过霜打的鲜扁豆中含有红细胞凝集素、皂素等有毒成分,只有在高温下才能破坏,而且用开水焯扁豆、急火炒扁豆等并不能完全破坏其中的毒素。所以,扁豆味道再美,再好吃,吃的时候也必须注意,一定要等煮熟煮透后再吃。

⑮黄花菜:"黄英开养性,绿叶正依笼"

黄花菜,学名萱草,又名金针菜、忘忧草、宜男草、健脑菜等,为多年生草本植物的花蕾。是一种营养价值高、具有多种保健功能的花卉珍品蔬菜。它花瓣肥厚,色泽金黄,香味浓郁,营养丰富,含有丰富的花粉、糖、蛋白质、维生素C、钙、脂肪、胡萝卜素、氨基酸等人体必需的营养成分。其所含的胡萝卜素甚至超过番茄数倍。

中医学认为,黄花菜性味甘凉,有养血平肝、利尿消肿、消炎、清热、利湿、消食、明目、安神等功效,对头晕、耳鸣、心悸、失眠、腰痛、吐血、衄血、水肿、淋病、咽痛、乳痛、大便带血、尿路感染、乳汁分泌不足、关节肿痛等均有一定疗效,可作为病后或产后的调补品。黄花菜营养丰富,常吃能滋润皮肤,增强皮肤的韧性和弹力,使皮肤细嫩饱满、润滑柔软,皱褶减少、色斑消退。

黄花菜在中国种植历史最少在两千年以上,因为《诗经·卫风》"焉得谖草,言树之背"中所说的谖草,代指的就是萱草的别名忘忧草。萱草之所以能令人忘忧,是因为黄花菜里含有一种类似镇静安眠药物的化学成分。故此白居易有诗曰:"杜康能解闷,萱草能忘忧"。

黄花菜又称宜男草,晋人编撰的《风土记》中说:"怀妊妇人佩其花,则生男,故名宜男"。唐玄宗命令在宫中到处栽种萱草,就是为了让嫔妃们多给他生几个儿子。这一风俗是毫无科学根据的。魏武帝曹操的爱子曹植,赞美萱草花妩媚娇俏,花香馥郁,如同少女一般清丽可人。这就是人们常把豆蔻年华的少女称为"黄花闺女"的由来。和黄花有关的成语还有一个"昨日黄花",这是因为萱草花开放的时间很短暂,早晨开,日暮闭,花期很少超过一天时间。感叹好花不长开,遗憾中含有对黄花菜难能可贵的赞许。

黄花属温热性食品,胃肠不好、痰多的人不易多吃。哮喘、气管炎者尤其不宜食用。

需要提醒的是,刚刚采摘的新鲜黄花菜中含有一种"秋水仙碱"的物质,它本身虽然无毒,但经过肠胃道的吸收,在体内可氧化生成具有较大毒性的"二秋水仙碱"。因此,在食用新鲜黄花菜时,一次不要吃得太多。由于二秋水仙碱在高温60℃时即可减弱或消失,因此食用新鲜黄花菜时,应先用开水焯过,再用清水浸泡2个小时以上,然后再进行烹炒食用。即使是食用黄花菜干品,最好在食用前先用清水或温水进行多次浸泡,因为这样既可以去掉残留的有害物,如二氧化硫等,又便于烹炒前加工。

⑯苦瓜:难得的君子菜

苦瓜因其略带苦味而得名,因嫌"苦"字视听不雅,故广东等地区又称其为凉瓜。是葫芦科苦瓜属一年生的攀缘性草本植物苦瓜的果实。

苦瓜原产于东印度等热带地区。17世纪作为观赏植物传入欧洲,当时基本没人食用。据明代与郑和一同漂洋过海的费信在其编著的《星槎胜览》一书记载,苦瓜是郑和下西洋归国时,从南洋群岛带回到中国内地的。目前在全国各地均有栽培,并成为常见的大众菜蔬。

苦瓜果实肉质脆嫩,含有蛋白质、脂肪、糖类、纤维素、胡萝卜素、维生素B、维生素C、糖苷等多种营养物质。其特有的苦味,常随着果实的成熟而有所分解,逐渐变淡。

作为蔬菜,苦瓜炒食、煮食、焖食、凉拌均可,是炎炎夏日绝好的菜蔬。有些人不习惯苦瓜的苦味,烹饪前可先把苦瓜用开水焯一下,苦味便可大大减弱。由于苦瓜与其他蔬菜一起烹饪时,不会把自己的苦味沾染给对方。所以,中国古代文人都夸赞苦瓜是讲道德的君子,将苦瓜尊称为"君子菜"。

俗话说:"良药苦口利于病",作为保健食品,苦瓜确实是一味货真价实的良药,其具体保健食疗功效表现在以下几个方面:促进饮食、消炎退热:苦瓜中所含的苦瓜苷和苦味素能增进食欲,健脾开胃;所含的生物碱类物质奎宁,有利尿活血、消炎退热、清心明目等功效。防癌抗癌:苦瓜中含有的蛋白质及大量维生素C能提高机体的免疫功能;苦瓜汁中含有的某种蛋白具有加强巨噬细胞的能力,对淋巴肉瘤和白血病有一定疗效;从苦瓜籽中提炼出来的胰蛋白酶抑制剂,可以抑制癌细胞分泌的蛋白酶,阻止恶性肿瘤生长。降低血糖:新鲜的苦瓜汁液,含有苦瓜苷和类似胰岛素的物质,具有良好的降血糖作用。

⑰茭白:"翠叶森森剑有棱"

"翠叶森森剑有棱,柔柔松甚比轻冰,江湖岩假秋风便,如与鲈莼伴季鹰"。这是明代一位诗人讴歌茭白的诗句。茭白实际上是一种学名叫"菰"的植物"得病"后的产物。菰,是一种生长在浅水里的多年生草本植物。菰的果实称"菰米"或"雕胡米",煮熟了也可以当食物吃。菰米在生长过程中常因茎部长有寄生菌,形成笋状(纺锤形)的病态变形产物,该病态变形产物对人不但无害反而有益,因为它就是味道极其鲜美的蔬菜茭白。

茭白不仅味道鲜美,而且营养价值较高,富含蛋白质、脂肪、糖类、维生素 B_1、维生素 B_2、维生素 E、胡萝卜素和各种微量元素,一般人群均可食用,尤其适宜高血压病、黄疸型肝炎患者、产后乳汁缺少的妇女、饮酒过量、酒精中毒的患者食用。茭白具有以下养生保健作用利尿止渴、解酒毒:茭白甘寒,性滑而利,既能利尿祛水,辅助治疗四肢水肿、小便不利等病症,又能清暑除烦,解酒止渴。补虚健体:茭白蕴含有较多的糖类、蛋白质、脂肪等,既能补充人体必需的营养物质,又具有强身健体等保健作用。祛黄疸、催乳:茭白具有的祛热、生津、止渴、利尿、除湿、通利等功效;可防治暑湿腹痛、中焦痼热、烦渴、二便不利及乳汁不通等症。并有益于黄疸型肝炎患者的营养康复。

需要提醒的是,由于茭白性寒,阳痿、遗精、脾虚胃寒、腹泻、患有肾脏疾病和尿路结石的患者不宜多吃。

⑱芥菜:成员众多 各擅风姿

芥菜,十字花科一年生或二年生草本,是中国著名的特产蔬菜,欧美各国极少栽培。其原产地在亚洲。从西安半坡遗址(距今七千年历史)中考古挖掘发现的芥菜种子分析,中国人食用芥菜已有六、七千年的历史。

中国的芥菜主要有籽用芥菜、叶用芥菜、茎用芥菜、苔用芥菜、芽用芥菜和根用芥菜 6 个类型。闻名遐迩的"雪里蕻"是叶用芥菜的一种。茎用芥菜的特点是茎部肥大呈圆球形或椭圆形,常用来做榨菜。榨菜这个名称是由于加工时需用压榨法榨出芥菜中水分而得名。根用芥菜就是人们常说的"大头菜"。籽用芥菜的成熟种子碾磨成的细粉末,就是人们常见的芥末,属于调味品。日本人因为喜欢吃生鱼片,所以对芥末情有独钟。

白居易写过一首诗："白屋炊香饭，荤膻不入家。滤泉澄葛粉，洗手摘藤花。青芥除黄叶，红姜带紫芽。命师相伴食，斋罢一瓯茶。"说的是为了回报韬光禅师多次请他吃茶的盛情，白居易在又一次赴韬光禅师寺院喝茶的时候，特意准备好喷香的米饭和用藤花、芥菜、红姜制作的素菜带上山来。由此可知，芥菜在唐代就已经是膳食里常见的素菜佳肴。

现代营养学检测证明：芥菜中富含有维生素 A、维生素 B、维生素 C 等活性很强的还原物质，不仅能参与机体重要的氧化还原过程，增加大脑中氧的含量，激发大脑对氧的利用，具有明目、提神、醒脑，解除疲劳等保健功效，还能解毒、消肿、抗感染、促进伤口愈合，用来辅助治疗感染性疾病。由于芥菜组织构成较粗硬，含有大量的胡萝卜素和食用纤维素，因此，食用芥菜除能开胃消食外，还可防治便秘的发生。

⑲莲藕："隰有荷华"可养生

莲原产于印度，但很早便传入了我国，《诗经·国风》中的一首诗就是证明："山有扶苏，隰有荷华。不见子都，乃见狂且。山有桥松，隰有游龙，不见子充，乃见狡童。"诗的大意是：山坡上有繁茂的扶苏树，水潭里有美丽的荷莲花。没看见美少年子都，只见到一个狂妄而自大的小家伙。诗中的女孩自然是在开玩笑，可不经意间透露了早在三四千年中国就种植有荷花莲藕这一史实。莲，最早可能是作为观赏植物引种的，后来发现其不仅可以食用，而且全身是宝：莲藕、莲叶、叶柄、莲心（种子的胚）、莲房（花托）、莲子均可入药，而且药用价值相当高。

藕是荷花（芙蓉）地下茎的膨大部分，按孔数可分为七孔藕与九孔藕。藕的颜色很多，有白色、红色、粉红色等。淀粉含量颇高的藕煮熟后清脆爽口，口感柔绵。藕断开处常有细丝相连，这就是俗话常说的"藕断丝连"，常被文人用来比喻情感的纠缠不清。生藕味甘、性寒，入心经、脾经、胃经；含有大量的单宁酸，有收缩血管的作用，具有清热、生津、凉血、散瘀、补脾、开胃、止泻等保健功效；主治热病烦渴、吐血、衄血。熟藕性温、味甘；具有益胃健脾、养血补益、生肌、止泻等功效；主治肺热咳嗽、烦躁口渴、脾虚泄泻、食欲缺乏等疾病。由于莲藕中含有黏液蛋白和膳食纤维，能与人体内胆酸盐，食物中的胆固醇及三酰甘油结合，使其从粪便中排出，所以常食藕能减少脂类食物的吸收，具有通便止泻、健脾开胃、减肥等保健养生功效。莲藕微甜而脆，可生食也可做菜，因藕与"偶"同音，故民俗用食藕祝愿婚姻美满，又因其出污泥而不染，与荷花一同被作为清廉高洁人格的象征。

莲子是人人皆知的滋补品，它可养心安神。对心悸失眠有很好的调理作用。人们常常用莲子、大枣、冰糖、银耳煲莲子粥（羹）。不仅味道很美，而且具有很好的滋补养生作用，是刚刚病愈和身体虚弱者很好的保健饮食。莲藕中提取淀粉制成的藕粉，不仅能消食止泻，开胃清热，滋补养性，预防内出血，还是妇女儿童、体弱多病者极好的流质食品和滋补佳珍。

当然,再美的食品吃起来也应该有个限度,常吃也会生厌。一位独自在河北一个名曰三鸦的码头当税收官吏的书生,因官小俸薄,每天只能买湖边廉价的莲藕来当菜吃。吃得时间长了,难免生厌,便作诗一首自我调侃说:"二年憔悴在三鸦,无米无钱怎养家。每日两餐都是藕,看看口里出莲花。"如此美味的莲藕,只因为顿顿吃,天天吃,成了见之发呕的东西。甚至连累得"口吐莲花"这样一个褒义词,也变成了牢骚话。

⑳竹笋:"宁可食无肉　不可居无竹"

竹笋,为多年生常绿草本植物,食用部分为竹子初生、嫩肥、短壮的芽或鞭。中国是竹子的原产地,也是世界上产竹最多的国家之一,共有 22 个属、200 多种,全国各地均有分布,以珠江流域和长江流域最多。毛竹、早竹等散生型竹种的地下茎,入土较深,竹鞭和笋芽可借土层保护,冬季不易受冻害,出笋期主要在春季。麻竹、绿竹等丛生型竹种的地下茎,入土浅,笋芽常露出土面,冬季易受冻害,出笋期主要在夏秋季。

竹笋,在中国自古就被当作"菜中珍品"而誉满天下。但也有些人对它存有误解,认为竹笋味道虽然鲜美,但很少营养,有的人甚至认为"吃一餐笋要刮三天的油"。其实,竹笋含有的营养十分丰富。现代科学检测发现,每 100 克鲜竹笋中含蛋白质 3.28 克,糖类 4.47 克,纤维素 0.9 克,脂肪 0.13 克,钙 22 毫克,磷 56 毫克,铁 0.1 毫克。竹笋中 B 族维生素、维生素 C 和胡萝卜素的含量比大白菜中的含量高 1 倍还多。而且其所含蛋白质的质量比较优越,人体必需的赖氨酸、色氨酸、苏氨酸、苯丙氨酸,以及在蛋白质代谢过程中占有重要地位的谷氨酸和有维持蛋白质构型作用的胱氨酸,在竹笋内都有相当的蕴含。因此,竹笋属比较优良的绿色保健蔬菜。

中医学认为:竹笋味甘、微寒,无毒。有清热化痰、益气和胃、治消渴、利水道、利膈爽胃等药用功效。此外,竹笋还具有低脂肪、低糖、多纤维的特点,食用后不仅能促进肠道蠕动,助消化,去积食,防便秘,而且有预防大肠癌的功效。养生学家认为,生活在竹林丛生之地的人大多长寿,且极少患高血压病,很可能与经常吃竹笋有一定关系。难怪苏东坡写过两句著名的诗句:"宁可食无肉,不可居无竹"。

㉑葱、蒜、生姜:预防奇兵

葱:草本植物,百合科葱属多年生宿根草本。叶子圆筒形,中间空,青色。叶鞘和叶片可供食用,在中国已经有三千多年的食用历史,是一种很普遍的大众调味品或蔬菜。

葱一般分为普通大葱、分葱、胡葱和楼葱四个类型。普通大葱:品种多,品质佳,栽培面积大。按其葱白的长短,又有长葱白和短葱白之分。长葱白辣味浓厚,著名品种有辽宁盖平大葱、北京高脚白、陕西华县谷葱等;短葱白短粗而肥厚,著名品种有山东章丘鸡腿葱、河北的对叶葱等。分葱:叶色浓,葱白为纯白色,辣味淡,品质佳。楼葱:洁白而味甜,葱叶短小,品质欠佳。胡葱:多在南方栽培,质柔味淡,以食葱叶为主。

葱含有挥发性硫化物,具特殊辛辣味,是重要的解腥、调味品。葱白甘甜脆嫩。北方人喜食生葱,用它蘸酱吃。或者切成细丝与其他菜凉拌。葱在饺子、包子等的馅料中是重要调味品,许多地方饮食的馅料中葱的含量很大。

据现代营养学技术测定:每 100 克葱含水分 90 克,蛋白质 2.5 克,脂肪 0.3 克,糖类 5.4 克,钙 54 毫克,磷 61 毫克,铁 2.2 毫克,胡萝卜素 0.46 毫克,维生素 C 15 毫克。此外,还含有原果胶、水溶性果胶、维生素 B_1、维生素 B_2、烟酸和大蒜素等多种成分。中医学认为:葱性温,味辛平;入肺、胃二经,有杀菌、通乳、利尿、发汗和镇静催眠等功效。并具有以下食疗作用:解热,祛痰:葱中含有的挥发油等成分,可通过刺激身体汗腺,达到发汗散热、使黏痰易于咳出等食疗作用。促进消化吸收:葱特具的辛辣可刺激并促进机体消化液的分泌,起到健脾开胃,增进食欲之食疗效用。抗菌,抗病毒:葱中所含的大蒜素具有明显的抵御细菌、抗病毒作用,可抑制痢疾杆菌和皮肤真菌。防癌抗癌:葱中含有的果胶,可明显地减少结肠癌的发生,有抗癌作用,葱中的蒜辣素也可以抑制癌细胞的生长。

蒜:为一年生或二年生百合科草本植物,味辛辣,古称葫,又称葫蒜。其鳞茎、蒜薹、幼株均可供人食用。蒜分为大蒜、小蒜两种。中国原产的蒜只是蒜瓣较小的小蒜,蒜瓣较大的大蒜原产地在欧洲南部和中亚一带。张骞通西域时才经西域引种到中国陕西关中地区的,后来逐渐遍及至全国。如今中国是世界上大蒜栽培面积和产量最多的国家之一。大蒜走上餐桌的方式很多,既可做主料(如青蒜、蒜薹),也可当配料、调料以及点缀。

现代营养学研究证实,大蒜集 100 多种药用和保健成分于一身,其中含有硫挥发物 43 种,硫化亚磺酸(如大蒜素)酯类 13 种、氨基酸 9 种、肽类 8 种、苷类 12 种、酶类 11 种,以及蒜氨酸等。蒜氨酸是大蒜独具的成分,当它进入血液时便成为大蒜素,这种大蒜素即使稀释上万倍仍然能在瞬间杀死伤寒杆菌、痢疾杆菌、流感病毒等致病微生物。大蒜素与维生素 B_1 结合生成的蒜硫胺素,具有消除疲劳、增强体力的奇效。大蒜含有的肌酸酐不仅是参与肌肉活动不可缺少的成分,而且对精液的生成也具有很大的促进作用,可使精子数量大增,能使人的精力旺盛。大蒜还能促进新陈代谢,降低胆固醇和三酰甘油的含量,并有降血压、降血糖等作用。因此,常吃蒜对防治高血压病、高血脂、动脉硬化、糖尿病等大有益处。大蒜外用能促进皮肤血液循环,去除皮肤的老化角质层,软化皮肤并增强其弹性,并可预防日晒以及黑色素的沉积。近年来国内外的研究还发现,大蒜可阻断亚硝胺类致癌物在体内的合成,具有防癌作用。一句话,大蒜所含的百多种成分中,每种成分都有其独具的防病抗病作用。

需要提醒的是,虽然大蒜的医药价值十分巨大,但它对肠胃的刺激性也不应忽视,因此并非吃得越多越好,尤其是患有慢性胃炎和溃疡病的人,应当忌食或少食大蒜。

生姜:是姜科植物姜的新鲜根茎,中国大部分地区都有栽培。该植物的新鲜根茎为扁平不规则的块状,并有枝状分枝,各柱顶端有茎痕或芽,表面黄白色或灰白色,有光泽,具浅棕色环节。质脆,折断后有汁液渗出;断面浅黄色,有一明显环纹,中间稍现筋脉。气芳香而特殊,味辛辣。以块大、丰满、质嫩者为佳。其干燥的根茎(干姜)、根茎的栓皮(姜皮)和叶子(姜叶)都可作为药物在临床上使用。

中医药理学认为,生姜性辛、温,入肺、胃、脾经。有发表,散寒,止呕,利痰等功效,与其他药物配伍,可治感冒风寒,呕吐,痰壅,喘咳,胸腹胀满,泄泻,并能解半夏、天南星及鱼蟹、肉类、菌蕈诸物中毒。但阴虚内热者忌服食。

姜自古就是人们日常生活中不可缺少的调味品。春秋时,孔子就主张:"每食不撤姜。"即,一年四季人们每天都应该吃一点姜。据说孔子每天饭后都要嚼食生姜数片。中国民间早就流传有"早上三片姜,赛过喝参汤""十月生姜小人参",以及"冬吃萝卜夏吃姜,不劳医生开处方""常吃生姜,不怕风霜。"等谚语民谣。许多古人都认为食用生姜可养生长寿。例如明朝一首养生药方歌记载曰:"一斤生姜半斤枣,二两白盐三两草(甘草),丁香沉香各半两,八两茴香一处捣,蒸也好,煮也好,修合此药胜似宝,每天清晨饮一杯,一世容颜长不老。"另据《东坡志林》载:苏东坡在浙江杭州任通判时,在钱塘净慈寺遇到一位八十多岁的高僧,不仅健康而且容颜显得十分年轻。东坡向他请教养生的秘诀,这位高僧回答说:"无他,只不过四十年来一直坚持每日嚼服数片生姜而已"。

㉒香菜(芫荽):调味菜中的佼佼者

香菜:学名芫荽,别名香荽、香佩兰、莛荽菜、莛葛草、满天星等。由于原产地在地中海沿岸及中亚地区,故香菜最早又叫胡荽、胡菜。据《博物志》记载,是张骞出使西域时和大蒜等一道带回到中国内地的。但也有人考证说,胡荽的传入发生在西晋"五胡乱华"时期,由居住在中国北方的游牧部族带到中原地区的。也就是说在张骞通西域之后。为了减少羊肉的膻味,居住在中国北方的游牧部族早在入主中原前就养成了在羊肉汤里放香菜(芫荽)的饮食习俗。总之,香菜(芫荽)作为一种蔬菜,最晚在南北朝时期就已经在中原广泛种植则是无疑的。因为在《齐民要术》里,就已经颇为详尽地记载了关于胡荽的种植及制作腌芫荽的方法。南北朝时期,出身北方游牧民族的石勒当了北朝赵国的皇帝,怕人看不起,忌讳"胡"字,所以赵国所在的现今山西汾河流域的人们改称胡荽为香荽或香菜。但在中国南方则芫荽、胡荽、香菜等各种名称通行不悖。

现代植物学研究发现:香菜营养蕴含丰富,每100克芫荽中含蛋白质2.0克,糖类6.9克,脂肪0.3克,钙170毫克,磷49毫克,铁5.6毫克,胡萝卜3.77毫克,维生素C 41毫克以及维生素B_1、维生素B_2、烟酸等。香菜中含有许多挥发油,其具有的那股特殊的香气,就是这些挥发油散发出来的。此外,香菜中还含有右旋甘露醇、黄酮苷等。香菜除作为调味品外,还具有发表透疹,消食开胃,止痛解毒等食疗功效。对感冒风寒,麻疹、痘疹透发不畅,食积、消化不良,脘腹胀痛,呕吐恶心,头痛,牙痛,脱肛,丹毒,疮肿初起,蛇虫咬伤等都有一定治疗和促进康复作用。食欲缺乏者、小儿出麻疹者尤其适宜多吃。

现今的西方人也爱吃香菜(芫荽),但他们吃得大多是芫荽的籽,和中国人吃的大多是芫荽的叶,不大相同。吃香菜叶子一般不用加工,因为加工熟了以后,原有的香味大多就会失去。正确的吃法应该是汤菜烹饪好盛入菜盘后,再把切碎的芫荽撒在上面。或者用芫荽拌凉菜,因为只有这样香菜那特殊的香味才能融入菜或汤中,将其特色发挥得淋漓尽致。

㉓木耳、银耳:执"山珍"牛耳者

木耳:既是一种常见的营养丰富的食用菌,又是中国传统的保健食品和出口商品。它的别名很多,因外形长得像人的耳朵,故名木耳。又似蝶蛾玉立,故又名木蛾。还因它的味道有如鸡肉般鲜美,故亦名树鸡、木机(鸡)。木耳生长于腐木之上,重瓣的木耳在树上互相镶嵌,一瓣一瓣重叠在一起,就像天上云朵。所以又有云耳之称谓。

中国人食用木耳历史悠久,编著于汉代的《神农本草经》一书中就已经记载有关于木耳的药用价值。北魏时期编著的《齐民要术》曾特别强调,采摘木耳一定要等其变黑以后再摘,因为此时的木耳营养最丰富、保健医疗作用最明显。

人们经常食用的木耳,主要有两种:一种是腹面平滑、色黑、而背面多毛,且呈灰色或灰褐色的,人称毛木耳,大多数为野生的。另一种是两面都比较光滑,颜色也差不多均为黑褐色、且半透明的,人称光木耳。虽然也有野生的,但现今上市的大多数是人工栽培的。毛木耳,"耳朵"较大,但质地粗韧,不易嚼碎,味道欠佳,价格比较低廉。光木耳,"耳朵"虽然略小一点,但质软味鲜,光滑爽口,营养丰富,味道鲜脆,口感较好。中医《本草》中所说的黑木耳,主要指的是营养价值相对比较高的野生光木耳。

中医药学将木耳的性味归经于甘、平,认为黑木耳有滋润强壮,清肺益气,补血活血,镇静止痛等功效。经常食用不仅可以治疗气虚血亏,四肢搐搦,肺虚咳嗽,咯血,吐血,衄血,崩漏,高血压病,便秘等许多疾病,还能养血驻颜,抗癌美容,预防缺铁性贫血。

现代医学临床实践也证实,木耳中含有的胶质还能吸附留存在消化道内的灰尘、杂质,将其排出体外,因此,是矿山、化工和纺织工人天然的保健食品。木耳还具有类似食物粗纤维那样的助消化、促清洁的功能,对人体无意中吞进消化道的难以消化的头发、谷壳、木渣、沙子、金属屑等异物有溶解与扬弃作用,对胆结石、肾结石等内源性异物,也有比较显著的化解消融功能。它还含有抗肿瘤活性物质,能增强机体免疫力,经常食用可防癌抗癌。此外,黑木耳还能减少血液凝块,预防血栓等病的发生,有防治动脉粥样硬化和冠心病等作用。

根据中医食物性味相克的理论,木耳不宜与田螺、野鸡、野鸭、萝卜等同食。因为从食物性味来说,寒性的田螺,遇上滑利的木耳,不利于消化;患有痔疮的人,木耳与野鸡不宜同食,因为野鸡有小毒,二者同食易诱发痔疮出血;木耳也不宜与野鸭同食,因为野鸭味甘性凉,二者同食易导致消化不良;此外,吃涮火锅时,萝卜和木耳不宜一起涮,二者一起食用可能导致皮炎。

需要提醒的是,木耳烹饪前一定要用清水(或温水)较长时间地泡发。木耳泡发不当,会又硬又小。如果用烧开的米汤浸泡,泡出的木耳会既肥大松软,又味道鲜美。

银耳:真菌类银耳科银耳属食用菌,又称白木耳、银耳子。乳白色略带些微黄,胶质,半透明,柔软有弹性,由数片至10余片耳瓣组成,形似菊花、牡丹或绣球。质量上乘的银耳又称"雪耳",既是名贵的营养滋补佳品,又是中医扶正强壮常用的补药。

中国人食用银耳已有上千年的历史,但是在20世纪以前人们食用的银耳大多是野生的。四川的通江是中国银耳公认的正宗发祥地,1994年,被中国特产之乡组委会命名为"中国银耳之乡"。通江银耳以质厚、肉嫩、易炖化、富含人体必需的8种氨基酸而享誉中外,在清代一直是王公贵族专享的贡品。为满足慈禧太后对银耳的偏爱,晚清时期的药学工作者于1894年取得了银耳人工种植的成功。

银耳的营养成分相当丰富,内含蛋白质、脂肪和多种氨基酸、矿物质及糖类。银耳蛋白质中含有17种氨基酸,占人体所必需的氨基酸的3/4。并含有钙、磷、铁、钾、钠、镁、硫等多种矿物质,其中每100克银耳中含钙643毫克,含铁30.4毫克。现代营养学分析结果提示,银耳具有以下保健和养生功效:保肝。可提高肝脏的解毒能力,对老年性慢性支气管炎、肺源性心脏病有一定疗效。增强免疫力。银耳中的有效成分酸性多糖类物质,富含维生素D及硒等许多微量元素,能防止钙的流失,增强人体的免疫力;并能调动淋巴细胞,加强白细胞的吞噬能力,兴奋骨髓造血功能;有抗肿瘤作用。此外,银耳还能增强肿瘤患者对放疗、化疗的耐受力。养颜美容。由于银耳富有天然植物性胶质,加上它的滋阴作用,长期服用可以润肤,并有祛除面部黄褐斑、雀斑等功效。减肥。银耳中的膳食纤维可促进胃肠蠕动,减少脂肪吸收,从而达到减肥的效果。

需要提醒的是:选购银耳不要选择太洁白的,选略带微黄色的比较好。因为比较洁白的银耳有许多是不法药贩用硫黄熏制的。此外还应注意,不要食用变质银耳,因为一旦发生中毒,严重者甚至会危及生命。

㉔香菇:世界第二大食用菌

香菇,又称香蕈、香信或冬菇。是一种生长在木材上的真菌类。香菇味道鲜美,香气沁人,营养丰富。中国人食用香菇已有两千多年的历史,春秋时期,就有关于香菇的文字记载。但是,自古以来人们吃的香菇大多是野生采摘的,因为人工栽培香菇在中国大约只有八百多年的历史。元代王祯编著的《农书》对香菇的人工栽培方法有着十分详细的记述。

香菇是全世界的第二大食用菌,也是中国驰名的特产之一。中国香菇的出口贸易量近十几年来每年以2%的增幅递增,目前香菇的年产量为8万多吨,占全球香菇年产量的80%以上,居世界第一位。中国每年出口3.6万吨香菇,在全世界也是首屈一指。

香菇作为中国著名的食用菌和"山珍"之一,素有"植物皇后"的美称。现代营养学分析结果显示:香菇中含有维生素B族、铁、钾、维生素D原(经晒阳光后可转变成维生素D)等多种营养素,对促进人体新陈代谢,提高机体适应力作用巨大。例如,香菇中的多糖可调节人体内有免疫功能的T细胞的活性,对癌细胞有抑制作用;香菇中含有的双链核糖核酸,能诱导产生干扰素,可以抗病毒。中国和日本的研究人员不约而同地发现:种植香菇的农民和经营香菇的商贩,大多很少得病,甚至连感冒都很少得;究其原因,和香菇具有非凡的抗菌、抗病毒作用有直接关系。

中医药学认为,香菇味甘、性平,主治食欲减退,少气乏力等症。对糖尿病、肺结核、传染性肝炎、神经炎等都具有积极的治疗或保健作用,可广泛应用于消化不良、便秘、减肥等饮食治疗领域。

利用香菇可以烹制上百种菜肴,尽管这些菜肴各具不同的特色,但都有一个共同的特点,那就是气味芳香,特别鲜美。而香菇香味的主要成分,则是香菇酸分解后生成的香菇精。因此,香菇不仅是人们生活中重要的食用品、药用菌,而且是居家饮食首选的调味品之一。

㉕海带:"海上蔬菜"独一家

海带,海洋褐藻中的一种,生长在海底的岩石上,含有大量的碘质,可用来提制碘、钾等元素。它柔韧、细长如舞动的带子,故此得名。海带还有一个别名叫江白菜。因营养价值较高,又被人们誉为"海上蔬菜"。海带富含的谷氨酸钠,是海带特有的那股鲜味的来源。1908年日本化学教师池田菊苗经过潜心研究,从海带里提炼出了谷氨酸钠,从而发明了味精。从海带中提制获得的碘和褐藻酸,可广泛应用于医药、食品和化工领域。碘是人体必需的元素之一,人体碘缺乏就会患甲状腺肿大。常吃海带不仅能防治甲状腺肿大,还能降低胆固醇与血脂的积聚,预防动脉硬化。海带在中药里的名称叫"昆布",中医很早就发现食用昆布能治疗粗脖子病(甲状腺肿大)。

现代营养学成分测定发现,每100克干海带中含有粗蛋白8.2克,脂肪0.1克,糖57克,粗纤维9.8克,无机盐12.9克,钙2.25克,铁0.15克,胡萝卜素0.57毫克,硫胺素(维生素B_1)0.69毫克,核黄素(维生素B_2)0.36毫克,烟酸16毫克,热量262千卡。与菠菜、油菜相比,除维生素C外,海带中粗蛋白、糖、钙、铁的含量均高出上述蔬菜几倍、甚至几十倍。

海带中含有的褐藻酸钠盐有预防白血病和骨痛病等作用,对动脉出血亦有止血作用。常吃海带或服用从海带中提取出的褐藻酸钠,还可减少放射性元素锶-90在肠道内的吸收,而且褐藻酸钠还能降血压。近年来的研究还发现,海带中的一种提取物,还具有抗癌的医疗效用。此外,海带甘露醇对治疗急性肾衰退、脑水肿、乙型脑炎、急性青光眼都有一定疗效。除食用外,海带还可以制成海带酱油、海带酱、味精、味粉等调味品。用海带加工成的脆片,目前已经成为一种新潮的海洋类休闲保健食品。

应该提醒注意的是,海带虽然鲜美,但也不易过多地食用。因为,碘摄入量过多,可以引发甲状腺功能亢进。另外,海带性寒,脾胃虚寒者在食用时应有所节制。

㉖石花菜:藻类食品美亦甘

石花菜又名海冻菜、红丝、凤尾等,是红藻的一种。它通体透明或半透明,犹如胶冻,口感爽利脆嫩,是一种深受人们欢迎的常见海菜,佐以醋、蒜、盐,既可拌凉菜,又能制成凉粉吃。石花菜还是提炼琼脂的主要原料。琼脂又名洋菜、洋粉、石花胶,是一种重要的植物胶,属于纤维类食物,可溶于热水中。琼脂可用来制作冷食、果冻或微生物的培养基。

石花菜含有丰富的矿物质和多种维生素,尤其是它所含的褐藻酸盐类物质具有降压作用;所含的淀粉类硫酸脂为多糖类物质,具有降脂功能,对高血压病、高血脂有一定的防治作用。由于石花菜类的"琼脂"制品,吃进腹内后能吸收肠道中的水分,使肠内容物膨胀,刺激肠壁,引起便意,因此经常便秘的人可以适当多食一些石花菜。中医学认为:石花菜能清肺化痰、清热燥湿,滋阴降火、凉血止血,具有防暑、解毒、清热等功效。

需要提示的是:石花菜食用前一定要在开水中先焯一焯,但不可久煮,否则石花菜会溶化于水中。由于石花菜是较为寒凉的藻类食品,所以脾胃虚寒、肾阳虚者和孕妇应慎食。为缓解其寒性,凉拌石花菜时可适当加入一点姜末或姜汁。

㉗山药:物美价廉的滋补品

山药,原名薯蓣,系多年生草本植物,茎蔓生,常带紫色,块根圆柱形,叶子对生,卵形或椭圆形,花乳白色,雌雄异株。由于避唐代宗李预的"讳",一度改名为薯药。北宋时又因宋英宗名赵曙,故此又改名为山药,此名一直沿用至今。山药的别名有怀山药、淮山药、土薯、山薯、山芋、玉延等。

山药的块根富含淀粉和蛋白质,原产山西平遥、介休一带,现今在河南、河北、山东、山西及中南、西南等地区均有分布,且多为人工栽培。因其营养丰富,自古以来就被视为物美价廉的食品,既可当主食,又可作蔬菜,还可以制成糖葫芦之类的小吃。南宋著名诗人陆游写过一首赞美山药粥的七言八句诗《菘芦服山药芋作羹》："老住湖边一把茅,时沽村酒具山药。年来传得甜羹法,更为吴醋作解嘲。山厨薪桂软炊粳,旋洗香蔬手自烹。从此八珍俱避舍,天苏陀味嘱甜羹"。意思是说山药粥的养生保健作用可以让闻名退迩的"八珍"退避三舍。其实山药最初只是人们充饥的一种野生植物,在采食过程中,人们逐渐认识到它的滋补养生功能。从中国最早的药物学专著《神农本草经》的有关记载："薯蓣味甘温,主伤中,补虚羸,除寒热邪气,补中益气,长肌肉,久服耳目聪明,轻身不饥,延年。"可以知道,关于山药可以延年益寿的认识,早在两千多年前的秦汉时期就已经形成了。

中医药理学认为:山药味甘,性平;具有健脾补肺、益胃补肾、固肾益精、聪耳明目、助五脏、强筋骨、长志安神、延年益寿等功效。可用于脾胃虚弱、倦怠无力、食欲缺乏、久泄久痢、肺气虚燥、痰喘咳嗽、肾气亏耗、腰膝酸软、下肢痿弱、消渴尿频、遗精早泄、带下白浊、皮肤赤肿、肥胖等病症的饮食治疗。中成药"六味地黄丸"和"金匮肾气丸"中均含有山药。现代科学检测发现,山药一身是宝,内含胆碱、三萜皂苷、尿囊素、淀粉、氨基酸等成分。除可食用和作为垂直攀援绿化材料外,其块茎(山药)及珠芽(零余子)还可供药用。在现代制药过程中,用盾叶薯蓣提取的皂素,是甾体激素类制药的起始原料之一,用它能合成生产具有抗炎、镇痛、麻醉、避孕等功能的肾上腺皮质激素、性激素、蛋白同化激素三大类 6 级甾体激素药 60 余种,这些药可广泛用于治疗心脏病、抗肿瘤、类风湿、严重感染等多种疾病,而且很少毒副作用。

㉘香椿:有一个可笑的传说

香椿是楝科植物香椿树春天生长的嫩芽、嫩叶。别名山椿、椿花、香椿头、香椿芽等。中国人食用香椿的历史可以追溯到两千多年前的秦汉代时期,那时香椿树不仅已经在全国各地普遍种植,而且其医疗保健价值已被人们有所认识。汉代医药著作《生生编》就曾记载说："香椿瀹食,消风祛毒",(瀹,音 yue,烹调的意思)。有的研究者认为,人们对香椿养生保健价值的认识,很可能是从香椿树长寿而引发的。例如庄子的《逍遥游》就有："上古有大椿者,以八千岁为春,八千岁为秋"这样的记载。这话讲得虽然有些夸张,但香椿树的确长寿。明代李时珍的《本草纲目》也曾记载说："椿樗易长而多寿考"。

这里需要指出的是,椿和樗虽然从外表看有些相似,但并非同一个树种,椿是香椿树,樗是臭椿树;香椿的嫩芽有一股香味儿、可吃,臭椿的嫩芽有一股臭味儿、不可吃。因此,古人常用樗栎(臭椿树与柞树)这个词自谦,比喻自己是无用之才。民间有这样一个传说:古时候一位皇帝微服私访,来到一户农家,农民的餐桌上有一盘凉拌香椿。皇帝吃了,觉得清香可口。就问这菜是用什么做成的,农民指了指院里的香椿树说:"是用它的芽凉拌的"。后来皇帝在一次打猎时,看到一个十分高大的臭椿树(樗),一时高兴,就封臭椿为"香椿王"。这一下子把全世界的香椿树的树皮都气得爆裂了。于是,后人在区分香椿树和臭椿树时,除了闻气味的香臭外,就是看树皮有无裂痕。臭椿的树干一般表面较光滑,没有裂缝;而香椿树生长的时间久了树皮则会开裂,呈条块状剥落。

香椿不仅风味独特,而且营养价值较高,据分析测定:每100克香椿芽中,含蛋白质9.8克,钙143毫克,维生素C 115毫克,磷135毫克,胡萝卜素1.36毫克,以及铁和B族维生素等营养物质。临床及药理学研究还发现,由于香椿中含有抑制多种致病菌的成分,可对多种慢性疾病的预防有所帮助。

也许正是因为香椿具有较好的食疗效果,所以民间才流传有"常食香椿不生杂病"这一说法。中医药理学认为:香椿性凉,味苦平;入肺、胃、大肠经,不仅具有清热解毒、涩肠止血、润肤明目,杀虫等功效,还能健胃理气、美容驻颜,经常食用,可起到疏肝、理气、健胃等作用。并可用之治疗疮疡,脱发,目赤,肺热咳嗽等病症。

但是,也有很多专家指出,香椿中硝酸盐和亚硝酸盐的含量,远远高于一般蔬菜;再加上香椿中蛋白质的含量比普通蔬菜高,所以食用香椿也存在一定的安全隐患。因为万一弄不好,香椿中的硝酸盐、亚硝酸盐就会和香椿中的蛋白质发生化学反应,生成可以致癌的亚硝胺。吃香椿如何才能做到既营养又安全呢?办法有四:一是吃香椿要选择质地最嫩的香椿芽。这是因为香椿在发芽初期硝酸盐含量较低,随着香椿芽的不断长大,其中硝酸盐的含量也在上升;二是要选择和购买最新鲜的香椿芽。这是因为采摘的香椿芽存放的时间越长,其所含的硝酸盐转化成为亚硝酸盐的量越多;三是先用开水焯烫。因为用开水焯烫可除去存放时间较长的香椿芽中所含的硝酸盐和亚硝酸盐;四是与富含维生素C的其他食物一起吃。因为维生素C可以帮助阻断致癌物亚硝胺的形成。

㉙洋葱:西方人心目中的"蔬菜皇后"

考古挖掘曾发现距今5000年前修筑埃及金字塔的工人购买洋葱和大蒜当菜吃的有关碑文,由此可知,洋葱作为蔬菜被人们食用的历史源远流长。洋葱,原产于亚洲西部阿富汗、伊朗以及中亚、俄罗斯等地。后风行世界各地,20世纪初从西方传入中国,故名洋葱。现今世界各国均有种植,以美国、日本、印度、俄罗斯、中国栽培最多。

洋葱可供食用的部位为地下肥大的鳞茎(即葱头)。根据其皮色一般分为白皮洋葱、黄皮洋葱和红皮洋葱三种。白皮种鳞茎小,外表白色或略带绿色,肉质柔嫩,汁多且辣,叶肉清淡,品质佳,适于生食。虽然不少中国人常因洋葱特有的那股辛辣香气而对其敬而远之,但在国外特别是西方人心目中,它却是人们普遍青睐的"蔬菜皇后"。西方人之所以对洋葱如此偏爱,主要是因为洋葱的营养价值很高。据测定,每100克洋葱中含有热量39千卡,蛋白质1.1克,脂肪0.2克,糖类9克,膳食纤维0.9克,维生素A 3微克,胡萝卜素20微克,维生素B_1 0.03毫克,维生素B_2 0.03毫克,烟酸0.3毫克,维生素C 8毫克,维生素E 0.14毫克,钙24毫克,磷39毫克,钠4.4毫克,镁15毫克,铁0.6毫克,锌0.23毫克,硒0.92微克,铜0.05

毫克,锰 0.14 毫克,钾 147 毫克。

中医药理学认为:洋葱性温,味辛甘。有祛痰、利尿、健胃润肠、解毒杀虫等功能。可以防治食欲缺乏、大便不畅、痢疾、肠炎、虫积腹痛、创伤溃疡、赤白带下等病症。现代医学认为,洋葱所含的前列腺素 A,具有明显降压作用;所含的磺丁脲类似物质有一定的降血糖功效,并可抑制高脂肪饮食引起的血脂升高,能防治动脉硬化症。此外,洋葱的某些提取物还具有杀菌、抗癌作用,可提高胃肠道张力、增加消化道分泌作用,能减少癌症的发生概率。

综上所述,洋葱具有以下六大食疗保健作用:预防骨质疏松症。国外一项最新研究报告指出,每天保证摄入 10 盎司洋葱,可有效地预防骨质疏松症。预防胆固醇过高。美国哈佛医学院一位心脏专家指出,每天生吃半个洋葱,或喝等量的洋葱汁,可以起到保护心脏的预防作用。可分解脂肪。研究人员发现,心脏病患者每天都进食一点洋葱,不仅能阻止血小板的凝结,而且能加速血液凝块的溶解。可以预防胃癌。对山东省一个胃癌患病率很高的地区进行的调查显示,吃洋葱越多的人群,患胃癌的概率越低。可以对抗哮喘。德国的一项研究报告指出,洋葱可以使哮喘的发作概率降低一半左右。这是因为洋葱内含有至少 3 种可以抑制组胺活动的天然化学物质,而组胺正是一种引起哮喘过敏症状的化学物质。可以防治糖尿病。许多临床实践不约而同地证明,无论生食或熟食,洋葱确实有降血糖的功效。这是因为洋葱里含有一种类似糖尿病患者经常服用的降血糖剂甲磺丁胺的化合物,具有刺激胰岛素合成及促进胰岛素释放的作用。

3. 水果天地见闻录

(1)西瓜:"夏日吃西瓜,药物不用抓"

西瓜,葫芦科一年生蔓性草本植物。原生地在非洲,原本是野生植物,后经人工培植才广泛被人们食用的。早在四千多年前,埃及人就种植有专供人们食用的西瓜,后来西瓜的人工栽培由地中海沿岸逐渐北移,传至北欧后,又南下传入中东、印度等地,大约在公元四、五世纪左右由西域传入中国,故名"西瓜"。

西瓜素有夏季瓜果之王的美誉,它的瓜瓤脆嫩、味甜、多汁,含有蛋白质、葡萄糖、蔗糖、果糖、苹果酸、瓜氨酸、谷氨酸、精氨酸、磷酸、内氨酸、丙酸、乙二醇、甜菜碱、腺嘌呤、萝卜素、胡萝卜素、番茄烃、六氢番茄烃、维生素 A、维生素 B、维生素 C类等多种营养素。西瓜一身是宝,西瓜籽 50% 为脂肪油,并含有蛋白质、维生素 B_2、淀粉、戊聚糖、丙酸、尿素、蔗糖等多种营养素,既可榨油亦可炒食,还可做糕点配料。新鲜的西瓜皮能做果酱,能腌渍小菜,还能制蜜饯。

西瓜还是天赐的没有任何副作用的良药。不仅具止渴生津,清热祛暑,除烦止躁,降低血压等防病治病功效,而且能利尿,能缓解急性膀胱炎的发作。故此中国民间广为流传有这样一句谚语:"夏日吃西瓜,药物不用抓"。西瓜中富含的蛋白酶能把不溶性蛋白质转化为可溶性蛋白质,有改善肾炎患者营养和降低血压等作用。

西瓜的利尿作用除可促进新陈代谢外,还能减少人体内胆色素的含量,对治疗黄疸有一定作用。此外,西瓜还是物美价廉的"美容食品",它的汁液和鲜嫩的瓜皮既可增加皮肤的弹性,又能减少脸上的皱纹。

(2)苹果:健康之果　智慧之果

苹果,属于蔷薇科大宗水果,不仅是中国最主要的果品,也是世界上种植最广、产量最多的果品。苹果在西方又称"智慧果",这一称谓出自《圣经》记载的一个美丽的传说:上帝创造了人,但最初并未赋予人智慧。人类的祖先亚当和夏娃结为夫妻住进伊甸园后,上帝叮嘱他们千万不要吃园子里树上结的苹果。一条蛇引诱夏娃说:树上结的是"智慧之果",人吃后会变得无比聪明。夏娃经不住诱惑,偷吃了苹果,从此人类有了智慧,懂得了羞耻,但是却被上帝从伊甸园中赶了出来,他们的后代也只能世代受苦受累,靠劳动和智慧养活自己。苹果还象征着美丽、青春与健康。北欧地区至今流传着这样一个神话故事:青春女神伊敦拥有一个寸步不离的黄金盒子,里面盛满了能赋予人青春的苹果。每当众神中有谁感觉衰老时,她便拿一个苹果赐给他吃,苹果吃下肚,衰老不再,青春又归。

现代营养学分析显示,上述关于苹果的传说并非完全是无中生有的臆测。多吃苹果确有增进记忆、提高思维能力之功效。据测定,每100克苹果中不仅含果糖6.5～11.2克,葡萄糖2.5～3.5克,蔗糖1.0～5.2克;还含有微量元素锌、钙、磷、铁、钾,以及维生素B_1、维生素B_2、维生素C和胡萝卜素等。尤其是苹果中富含的锌元素,是人体许多重要酶不可或缺的组成部分,锌不仅广泛参与蛋白质、脂肪和糖的代谢,而且与抗体的产生、人体的生长发育有着千丝万缕的联系。

苹果酸甜适度,甘美可口,营养丰富,是老幼皆宜的水果之一。中医学说它:"味甘凉,具有生津止渴、润肺除烦、健脾益胃、养心益气、润肠、止泻、解暑等功效。"西方人称它为防病治病首选的"天下第一药"。美国流传有一种说法:"每顿饭吃一个苹果,就会远离医药"。苹果的养生保健功效可概括为以下几点:①降低胆固醇。法国科研人员发现:吃苹果不仅可以减少血液中胆固醇的含量,而且能促进胆汁的分泌和胆汁酸的功能,从而可避免或减少胆固醇沉淀在胆汁中形成胆结石。有人通过试验发现,经常吃苹果的人,有一半以上其血液中胆固醇的含量比不吃苹果的人低10%。②有通便和止泻的双重功效。通便,是因为苹果中含有的纤维素能使大肠内的粪便变软,含有的有机酸可刺激胃肠蠕动。止泻,是因为苹果中含有的果胶,能抑制肠道不正常的蠕动,使消化活动减慢。③降压安神。过量的钠滞留在体内是引起高血压和中风的一个重要因素,而苹果中富含的钾,能与人体内过剩的钠盐结合,使之排出体外。心理专家还发现,苹果不仅营养丰富,它独具的香气对人的心理亦能施加看不见的影响,能明显消除人的心理压抑,改善人的睡眠。据说法国著名作家大仲马,正是因为坚持每天睡觉前吃一个苹果,治好了因长期过度劳累而导致的失眠症。④增强机体免疫力。苹果汁有不可思议的杀灭细菌、病毒等致病微生物的作用;苹果中富含的"果胶",作为一种水溶性食物纤维,在能够减少肠内有害细菌数量的同时,能帮助有益细菌繁殖。调查研究发现,常吃苹果的人,比不吃或少吃苹果的人,患感冒的比例要低很多。

吃苹果有益健康,并不等于吃苹果多多益善,人体消化吸收能力有限,每天吃1～2个苹果足矣!。由于苹果所含糖分较多,糖尿病患者等尤其不能一次过多地吃苹果。

(3)梨:"天然矿泉水"

梨,原产于中国,素有"百果之宗"的美誉。又名快果、蜜父、果宗、玉乳等,三千多年来始终是中国广大民众喜爱的水果之一。它最早的名字叫"檎",被人们广泛种植后才改称为"梨"。目前全国各地均有种植,品种数以千计,比较著名的有安徽的砀山梨、河北的鸭梨、山东的莱阳梨、西北的贡梨和湖北的沙梨等。它们共同的特点是鲜嫩多汁,酸甜适口,老少咸宜,因此又被许多现代人称为"天然矿泉水"。

关于梨树,以及梨树开的花、结的果实,古代诗人留下有许多千古绝唱,例如:"忽如一夜春风来,千树万树梨花开""玉容寂寞泪阑干,梨花一枝春带雨"等。当代吴藕汀老人在九十高龄时创作过两首关于梨的诗。歌咏的都是梨具有的养生保健功效。一首咏唱的是鸭梨:"万梨压树正高秋,北地尤宜快果求。沃土夜潮同晓日,行篮常满鸭名留"。另一首赞誉的是莱阳梨:"溶溶月色是前身,名果胶东玉乳醇。莫怪生来容貌丑,亦甘亦脆最宜人"。

正如吴藕汀老人诗中所述,无论哪个品种的梨,其蕴含的营养都十分丰富。据测定,每100克可食的梨肉中,大约含有蛋白质0.1克,脂肪0.1克,糖类9克,钙5毫克,磷6毫克,铁0.2毫克,维生素C 4毫克。以及大量的水分和数量不等的胡萝卜素、维生素B_1、维生素B_2及苹果酸等。难怪山东的莱阳梨虽然天生容貌"丑陋",仍被人们称誉为营养价值赛过牛奶的玉乳琼浆。

中医学认为:梨能润肺、化痰、止咳、养阴、降火、清心,具有降低血压、增进食欲,帮助消化、利尿通便等功效,常食可补充人体必需的水分和营养。特别适宜于肝炎、肺结核、急慢性气管炎、上呼吸道感染、高血压病、心脏病患者和大便秘结者食用。并可消除或减轻肺结核、气管炎和上呼吸道感染患者出现的咽干、喉痛、音哑、痰稠等病状。此外,梨肉内含有的硼,还可预防妇女骨质疏松症。

需要提醒的是,由于梨性寒凉,一次不可吃得太多。脾胃虚弱的人,可把梨切成小块,在开水中煮热后再食用。

(4)桃:中国人心目中的"仙果"

桃,是蔷薇科植物桃或山桃的成熟果实,是中国人最早食用并人工栽培的水果之一,也是中国人心目中的"仙家果实"。围绕桃子,在中国流传有许多美丽动人的诗歌和故事传说。

"去年今日此门中,人面桃花相映红。人面不知何处去,桃花依旧笑春风。"唐代诗人崔护这首脍炙人口的"人面桃花"诗,记述的是诗人年轻时候一段刻骨铭心的亲身经历:有一年清明时节,到长安郊外踏青的崔护,敲开路旁一户人家的柴扉,向开门的村姑讨水解渴,村姑将水瓢递给崔护后,倚在门外一棵桃树的树干上目不转睛地着他将一瓢水喝得一滴不剩。盛开的桃花和村姑美丽的笑靥交互映衬,让宜人春天显得愈发和谐。崔护不由心中一动,想对村姑说点什么,但考虑到两人毕竟是萍水相逢,只好在道谢之后,怅然离去。第二年清明踏青,崔护情不自禁地又来到去年讨水喝的地方,只见村姑家院门前的桃花虽然盛开如昨,但柴门却紧紧关闭着,那位笑靥如花的姑娘却再也没能见到。于是崔护的不遇,便成为中国人对美的追求的千古遗憾。

唯一可以少许弥补这一遗憾的,也许就是桃花落后桃树结出的果实。桃子因为外形美观,味道鲜美,营养丰富,所以自古以来就被人们视作健康、吉祥,福寿绵长的象征。甚至被视为只有神仙才有口福消受的仙果。吴承恩塑造的那位颇有造反精神的孙悟空,就是因为偷吃了的天宫御花园里栽种的仙桃,破坏了玉皇大帝举办的蟠桃大会,才被如来佛祖压在大山底下500年不得翻身。据《西游记》记载,天宫蟠桃园种植的三千六百棵桃树,品种分为三类。三千年一熟者,人食后可以成仙得道,体健身轻;六千年一熟者,人吃后可以白日飞升,长生不老;九千年一熟者,人吃后可以与天地同寿。

现实中的桃当然不可能像《西游记》描绘得那么神奇,但其蕴含的营养在水果中的确也是名列前茅。中医药学认为:桃肉性温,味甘酸;入肝、大肠经。生津,润肠,活血,消积。主治老年体虚,津伤肠燥便秘,妇女痛经闭经,以及体内淤血,肝脾肿大等病症,并具丰肌美肤等作用。现代检测分析发现,桃肉中含有蛋白质、脂肪、糖类、粗纤维、钙、磷、铁、钾、钠、镁、氯、胡萝卜素、维生素 B_1、维生素 B_2、烟酸、维生素 C 等多种营养素,以及挥发油、有机酸、维生素 A 等。

桃的食疗功效主要来自桃肉。由于桃肉中铁元素的含量比较高(仅次于樱桃),所以吃桃能促进血红蛋白的再生能力,可防治缺铁性贫血。由于桃肉中富含果胶和各种糖,因此,多食桃不仅可以预防便秘,能让人的皮肤更有弹性、体态更为丰满,还可疗治气血两亏、心悸气短,瘀血肿痛等病症。唐代名医孙思邈就曾断言说:桃为"肺之果,肺病宜食之"。

桃的药用价值主要集中于桃仁。药理分析显示,桃仁中富含的苦杏仁苷、脂肪油、挥发油、酶及维生素 B_1 等,具有止咳平喘,抗血凝,利胆,抗肝纤维化,以及防癌抗癌等药理作用。这一分析发现和《神农本草经》中关于桃仁"味苦、平,主治瘀血血闭",能"杀小虫"等记载不谋而合。而且桃核中有一种提取物能扩张门静脉,促进肝脏的血循环及肝内胶原酶的分解代谢,不仅可用于治疗肝纤维化、肝硬化,还可促进胆汁的分泌,并对改善肿瘤患者的血液供应及缓解疼痛有一定疗效。

桃花除观赏价值外,也能为人治病。这是因为桃花中含有的条酚能除水气,消肿满,因此,服食桃花不仅可以祛黄疸、消水肿、通大小便,而且没有毒副作用。

(5)葡萄:叶若翡翠 实如玛瑙

葡萄的原产地在西亚,据说是两千多年前汉代的张骞出使西域时通过丝绸之路带入中国的。中国内地原本也生长有葡萄,但大多又小又酸不堪食用,无论是观赏还是当水果食用,都无法和张骞引进的葡萄品种相提并论。因此,汉武帝刘彻对张骞从西域带回来的葡萄品种一见钟情,让人广为种植。皇家御花园结出来的葡萄,叶若翡翠、实如玛瑙,颗粒大,水分多,口感好,味道甘美,回味无穷,常令前来观赏品尝的各国使节目瞪口呆,赞不绝口。三国鼎立时期魏国的文帝曹丕,不仅自己爱吃葡萄,爱喝葡萄酒,还以颁发诏书的形式,对种植食用葡萄的好处大加提倡,说世界上好吃的水果虽然很多,但首屈一指的还要数葡萄。有皇帝这个最大的"明星"做"代言人",葡萄的种植自然在中华大地更上一层楼。目前,葡萄在中国长江流域以北的广大地区均有种植,成为人见人爱的常食水果之一。

中医学认为:葡萄性平、味甘,能滋肝肾、生津液、强筋骨,有补血益气、通利小便等作用,可用于脾虚气弱、气短乏力、水肿、小便不利等病症的辅助治疗。现代医学及营养学分析发现,葡萄中除糖(主要是很容易被人体吸收的葡萄糖)的含量占8%~10%外,还含有多种人体必需的无机盐、维生素及具有生理功能的物质和微量元素。例如葡萄除能比阿司匹林更好地阻止血栓形成外,还能降低人体血清胆固醇的水平及血小板的凝聚力,对预防心脑血管疾病有一定作用;葡萄中含的类黄酮是一种强力抗氧化剂,由于能清除人体内的自由基,可抗衰老;葡萄中含有的酒石酸,可健脾胃助消化。由于葡萄干含糖、含铁较多,更适合儿童、妇女、体弱贫血者作为补品食用。

需要说明的是,除直接食用和晒成葡萄干,榨成葡萄汁外,人们种植的葡萄80%左右都被酿制成了葡萄酒。经常有控制地适量喝一点葡萄酒,之所以能达到吃葡萄所达不到的保健效果,主要是因为在酿制葡萄酒过程中,葡萄皮里含有的抗衰老的自由基,以及葡萄籽中含有的对防治心血管病有特效的单宁酸等成分,均溶化保存在了葡萄酒的酒液中了。国内外许多研究资料显示,葡萄酒还具有以下养生保健作用。①营养、滋补:由于葡萄酒中含有的糖、氨基酸、维生素、矿物质等许多人体需要的营养素不需要经过预先消化,就能被人体直接吸收。因此体质羸弱者,经常适量饮用一点葡萄酒,对恢复健康、预防衰老、益寿延年十分有利。②增食欲、助消化:一是葡萄酒的适量刺激能使胃液的分泌增加。二是葡萄酒中所含的单宁酸,可增加肠道平滑肌纤维的收缩。三是甜白葡萄酒中含有的山梨醇,本身就能助消化。四是葡萄酒色香味俱全:未开瓶前那鲜艳的颜色,清澈澄明的体态就使人悦目赏心;倒入杯中,阵阵果香加酒香交织在一起扑鼻而入,还未品尝,就能让人心醉神驰;嘴唇刚刚沾酒,单宁酸特有的那股微微苦涩,不仅不会让人浅尝辄止,反而刺激和勾引了人的食欲。③减肥：由于干葡萄酒中蕴含有较多的热量，而且这些热量在葡萄酒喝下后4小时内就能全部被人体直接吸收、消化，不会导致体重的增加。因此，经常适量饮用干葡萄酒的人，有助于减肥。④利尿。葡萄酒特别是白葡萄酒中，因酒石酸钾、硫酸钾、氧化钾含量较高，所以均具利尿作用，适量饮用可防止水肿和维持体内酸碱平衡。⑤杀菌：葡萄酒除含有少量酒精外，还含有某些抑菌、杀菌物质，所以患感冒的人喝一杯加热的葡萄酒，常可起到吃感冒药起不到的治疗作用。

(6)柑橘、橙、柚：后皇嘉树 受命不迁

柑橘、橙、柚，属于芸香科"家族"中关系密切的"同胞兄弟"。从本质上它们并无根本的不同，只是长的"高低""胖瘦"，外面穿的衣服（表皮）的颜色深浅有点不大一样。若从个头大小言，柚子长得最大，应该是柚橘橙柑众兄弟中的老大。但是若从知名度言，橘子最为人们所熟悉。因为历史上有点名气的文人墨客，或多或少几乎都为橘子或橘树讲过好话。例如战国时代中国最早的大诗人屈原就写过一篇《橘颂》，其中"后皇嘉树，橘徕服兮。受命不迁，生南国兮。"几句诗的大意是说：橘树和橘子是上天特意为楚国这块风水宝地而设计的嘉树和仙果，不仅是楚国的天赐骄子，而且在江南是独一份！其实柑橘作为热带、亚热带的常绿果树，不仅自古以来在中国江南的广东、福建、四川、湖南、浙江、湖北、广西、云南、贵州等地均有生长，而且安徽的南部、江苏的太湖附近、陕西的汉中等地亦有栽培。"荷尽已无擎雨盖，菊残犹有傲雪枝，一年好景君须记，正是橙黄橘绿时。"柑橘千百年来被人们赞不绝口，除了它能让人饱眼福饱口福，能给人以心灵抚慰和寄托之外，还与它极富营养价值有着直接的关系。柑橘、橙、柚虽然外形相似，但它们还是各有自己的特征，只要稍加留意，不难区分。以下是它们各自具有的营养成分及特点的简单介绍。

①柑橘

又名黄橘、福橘、朱橘、蜜橘、大红袍等。橘肉和橘汁中富含葡萄糖、果糖、蔗糖、苹果酸、枸橼酸、柠檬酸以及胡萝卜素、维生素 B_1、维生素 B_2、烟酸、维生素 C 等。用柑橘提制的新鲜果汁，营养丰富，风味独特，是目前风行世界的最主要的果汁饮料之一。橘皮中含有丰富的维生素 B，能维持毛细血管的韧性，可防止血管破裂出血和渗血，并可增加维生素 C 对坏血病患者的治疗效果。因此，患有血管硬化和维生素 C 缺乏的人，不妨用柑橘皮泡水当饮料喝。由于柑橘中含有大量的维生素 C，所以常食柑橘可以预防心脑血管病，特别是老年人中风。吃柑橘的保健作用之所以强于服维生素 C 饮片，是因为天然维生素 C 在体内的利用度高，并能和其他营养成分产生协同促进作用。橘皮在中药中又名陈皮，不仅是名贵的香料，还是著名的止咳化痰良药。鲜柑橘汁中，有一种抗癌活性很强的物质"诺米灵"，它能促使致癌化学物质分解，抑制和阻断癌细胞的生长。许多人在吃柑橘时，常把缠绕在橘瓣上的橘络撕掉。其实，带有橘络的橘瓣除具有生津止渴的特效外，还能祛痰止咳,因此吃柑橘应带着橘络一块吃。需要提醒的是:柑橘不宜吃得过多,一是儿童吃多了易生骨病,二是妇女吃多了有的生育能力会受影响;三是柑橘含有叶红素,吃得过多易引起皮肤表面黄色素沉着。而且吃柑橘前后 1 小时内不宜喝牛奶,因为,牛奶中的蛋白质遇到橘子中的果酸,会出现凝固,从而影响消化和吸收。

②柚子

性寒凉,味甘酸,入肺、胃、肝、脾等经。因皮厚耐藏,一般存放 3 个月而不失其香味,故素有"天然水果罐头"之美誉。不仅含有丰富的维生素 C,而且水分多,蛋白质充足,此外还蕴含有脂肪、矿物质、钙、磷、钾、镁、维生素 B_1、维生素 B_2、有机酸等多种有益物质和营养素。中医学认为,柚子除可清热除烦、养阴生津、化痰止咳外,还具有消食、和胃之功效。柚子瓣和瓣之间的薄皮,在中药里被称为"化橘红",是祛痰、镇咳、滋肺的良药。此外,柚子还具有降血糖和美容等作用,是糖尿病患者和希望减肥美容的女性吃水果时的首选。由于柚子性寒,因此阳虚、胃寒、肺寒、痰稀等体弱多病者不宜多吃。

③橙子

原产于中国东南部,至今已有近四千多年的栽培历史。古人最初橘、橙不分,到了南北朝时期人们才最终将柑橘类和橙类区分开来。橙子与柑橘的最大区别是:橙子的皮较厚,与瓤瓣紧密地连在一起,不易剥离,吃的时候需要用水果刀沿着果心的中轴线分割切瓣,撕皮取肉,或从中间切开四瓣取肉。中医学认为:橙子味甘、酸,性凉。具有生津止渴、开胃下气等功效。现代检测分析发现,橙子中含量丰富的维生素 C、钙、磷、钾、β-胡萝卜素、柠檬酸、橙皮苷以及醛、醇、烯类等物质,能增加机体的抵抗力,增加毛细血管的弹性,降低血液中胆固醇的含量。正常人饭后食一个橙子或饮一杯橙汁,有解油腻、消积食、止渴、醒酒等作用。橙树全身是宝,橙叶、橙皮、橙根、橙核都可供药用。尤其是橙皮,性味甘苦而温,止咳化痰功效胜过陈皮,是治疗感冒咳嗽、食欲缺乏、胸腹胀痛的首选良药。澳大利亚的科学家在对橙子的气味进行研究之后报告说,橙子独具的气味有利于缓解人们(特别是女性)的心理压力。

(7)樱桃:玲珑如珍珠,红艳似玛瑙

樱桃,别名莺桃、含桃、荆桃等,是水果中上市最早的一种乔木果实。据说黄莺鸟特别喜好啄食,故名"莺桃"。后来因玲珑如珍珠,红艳似玛瑙,被人们又由莺桃转称为樱桃。

樱桃在中国人工栽培种植的历史源远流长,河南新郑县裴李岗新石器时代遗址,曾挖掘出土过新石器时代人类吃剩下的樱桃核。樱桃味道鲜美,营养丰富,蛋白质、糖、磷、胡萝卜素、维生素 C 等的含量均比苹果、梨等人们常吃的水果丰富,铁的含量尤其多。因此,常食樱桃不仅可以调中益气,健脾和胃、祛风湿,治疗体虚气弱,气短心悸,倦怠食少,咽干口渴,以及风湿性腰腿疼痛,四肢、关节屈伸不利,冻疮等病症,而且可以补充身体对铁元素的需求,促进血红蛋白的再生,防治缺铁性贫血。此外,常吃樱桃还能养颜美容,既可以让皮肤红润白嫩,又能祛除皱纹黑斑。

需要提醒的是:樱桃因含铁元素较多,再加上还含有一定量的氰苷,如果食用过多很可能引致铁中毒或氢氧化物中毒。另外,樱桃属温热性水果,患有热性病的人及因虚热而咳嗽者都要慎食或忌食。一旦因吃樱桃过多而出现轻度不适,可饮用甘蔗汁清热解毒。

(8)香蕉:解忧除烦的"快乐果"

香蕉是人们普遍喜爱的水果之一,盛产于热带、亚热带地区,欧洲人因它能解除忧郁而称它为"快乐水果"。香蕉又称"智慧之果",据说佛祖释迦牟尼就是因为吃了香蕉而获得大智慧,才成为佛教的创始人的。

荷兰科学家的一项研究结果显示:最符合营养学标准又能为人脸上增添美意笑容的水果首推香蕉。这是因为香蕉中含有一种特殊的氨基酸,这种氨基酸能帮助人体制造"开心激素",缓解人的心理压力,变忧郁、紧张的情绪为快乐和开心。香蕉营养丰富,几乎包含所有人体必需的维生素和矿物质,而且食物纤维含量丰富,但热量却很低。因此,香蕉不仅备受女士青睐,而且是大众公认的减肥保健食品。

香蕉还具有润肠通便、润肺止咳、清热解毒、助消化和滋补等保健养生功效。睡前吃1根香蕉,可以帮助人入眠,因为香蕉有镇静作用。常吃香蕉还可预防中风和高血压病,因为香蕉内含有多种降血压、保护血管的物质成分。美国科学家的一项研究结果证实:连续1周每天吃2根香蕉,可使血压降低10%。如果每天吃5根香蕉,其降压效果相当于降压药每日服用量产生效果的50%。香蕉属于钾含量较高的食品之一,而钾离子可强化肌肉的耐力,因此是喜爱运动者的挚友。香蕉"一身是宝",连香蕉皮里也含有某些杀菌成分,一个人的皮肤如果因真菌或细菌感染而发炎,不妨试着用香蕉皮敷擦发炎部位,也许会有意想不到的疗效。香蕉皮外敷不仅治疗手足皮肤皲裂十分有效,而且还能令皮肤润滑光洁。

香蕉营养价值虽高,但是并不等于人人都可以无所顾忌地随便吃。由于香蕉中钾离子含量较高,因此患有急慢性肾炎、肾功能不全的人,不适合多吃。由于香蕉所含的糖分较高,所以糖尿病患者也不宜多吃。由于香蕉中镁元素含量较高,所以香蕉不能空腹吃,因为空腹吃香蕉可使人体中的镁骤然升高而破坏人体血液中的镁钙平衡,对心血管产生抑制危害。

(9)菠萝:美容消脂的好帮手

菠萝又名凤梨,原产于中美洲、南美洲等热带地区,目前已广泛种植于南北回归线之间,成为全世界重要的水果之一。菠萝外壳美观奇特,由许多蜂巢样的六边形组成,颜色斑斓,且凹凸不平。菠萝的果肉为黄色或白色,中间包着有很多纤维的芯。菠萝果肉营养丰富,除含有还原糖、蔗糖、蛋白质、粗纤维和有机酸外,还含有人体必需的维生素C、胡萝卜素、维生素B₁、烟酸,以及容易为人体吸收的钙、铁、镁等微量元素。既可鲜食,也可加工成耐贮藏的菠萝罐头、菠萝果汁、菠萝酱等。鲜食时香味浓郁,清脆多汁,甜酸适口。

中医学认为,菠萝性味甘平,具有健胃消食、补脾止泻、清胃解渴等功效。现代饮食营养学研究发现,菠萝具有减肥、清理肠胃、美容、消毒杀菌、治疗感冒等保健养生作用。菠萝之所以能减肥,主要是它的汁液中含有一种与胃液相类似的酵素,既可以分解蛋白,帮助消化,又可以有效地分解人体内多余的脂肪。由于菠萝蛋白酶能有效地分解食物中的蛋白质,并增加肠胃的蠕动,因此,吃菠萝不仅能及时清理胃中残存的积食,还可以去除肠道中滞留的宿便,防治便秘。菠萝中含有的丰富的维生素 B,能有效地滋养肌肤,防止皮肤干裂、头发枯燥,同时还可消除机体的紧张,增强机体的免疫力。有人曾用菠萝的果肉作养颜面膜,用新鲜的菠萝汁涂擦脸上的老年斑,据说颇具功效。临床实践证明,饮用新鲜的菠萝汁,除具有驱热降温等作用外,还可有效地缓解支气管炎的病状,并可用之治疗咳嗽。

菠萝加工过程中的副产品,还可用来制糖、酒精、味精、柠檬酸等。菠萝有股特殊的香味儿,居室内如果放上一个,则会清香满室。许多人还用之驱除装修后居室中的油漆味道。

需要提醒的是:吃菠萝时一定要先把菠萝去皮后切成片,放在淡盐水里浸泡半小时左右,然后再食用。这样做有两个好处:一是可以祛除菠萝中的刺激味道,二是可预防"菠萝病"的发生。所谓菠萝病,是指有的人对菠萝产生的一种过敏反应。过敏者常在食用菠萝后 15~60 分钟出现腹痛、呕吐、泄泻、头晕、皮肤潮红、全身发痒、四肢及口舌发麻等病状,严重者还可能出现呼吸困难甚至休克。一旦有人吃菠萝后出现以上症状,应立即到医院救治。此外,发热及患有湿疹、疥疮的人不宜多吃菠萝。患有溃疡病、肾脏病或凝血功能障碍的人应该禁食菠萝。

(10)杏:蜚声中外的防癌长寿果

杏,又名甜梅、叭达杏等。杏的品种繁多,个头大的宛若鸡蛋,个头小的形似琵琶。杏的颜色也不拘一格,有的杏黄,有的橙红,也有的发白。由于杏的形状比较赏心悦目,所以杏眼常被古人形容为女子比较受人追捧的美目类型之一。

杏的果肉黄软柔绵,香气扑鼻,酸甜多汁,既可以生食,也可以加工成杏脯、杏干以后吃。杏肉中富含的黄酮类有预防心脏病和减少心肌梗死的作用。因此,经常食杏、杏干或杏脯,对预防心脏病大有好处。杏肉中含量丰富的维生素 B_1,又是很有效的抗癌物质,并且只杀灭癌细胞,对人体正常的健康细胞无任何毒害。南太平洋有一个名叫斐济的岛国,据调查,该国不仅从未发现过因患癌症而死亡的居民,而且岛上的常驻居民寿命都很长,是举世公认的"长寿国"兼"无癌之国"。该国到处都种植有杏树,国民无一例外地几乎都喜欢吃杏。科学家分析,经常吃杏很可能是斐济人不得癌症、健康长寿的主要原因之一。

杏的核仁,有苦杏仁与甜杏仁两种。甜杏仁可以当休闲小吃,也可拌凉菜吃。

苦杏仁有微毒,不适宜生吃,更不能多吃,一般只用来入药。苦杏仁能止咳平喘,润肠通便,可治疗肺、气管疾病及咳嗽等。甜杏仁和日常吃的干果大杏仁也具有一定的滋肺养阴作用。杏的核仁里除含有丰富的不饱和脂肪酸,能够降低人体内胆固醇的含量外,还可促进皮肤的微循环,具有美容功效,能使皮肤较长久地保持红润光泽。

(11)枣:"天然维生素丸"

枣,外表呈长圆形,以肥大甘美者为优良。采摘后为了长久保存,常将其晒干或烘干,故又有红枣、大枣、干枣、美枣、良枣等别名。自古以来就是中国的"五果"(桃、李、梅、杏、枣)之一。

中国人工栽培枣树的历史十分悠久,从《诗经·豳风·七月》中"八月剥枣,十月获稻"的有关记载推测,最晚在西周时期,中国这块土地上就已经广泛种植有红枣。白居易的诗句:"婆娑放鸡犬,嬉戏任儿童。闲坐槐阴下,开襟向晚风。沤麻池水里,晒枣日阳中。人物何相称,居然田舍翁。"孟郊的联语:"村稚啼禽猩,红皱晒檐瓦",描绘的都是农家在屋顶地头晾晒红枣的情景。

中医学认为:大枣味甘,性平,具有补益脾胃、益气、养血安神等保健养生功效。临床上适宜于脾胃虚弱、倦怠乏力、食少便溏,以及血虚、面黄肌瘦、精神不安等病症的治疗。现代营养学检测发现,大枣营养丰富,既含糖类、氨基酸、铁、钙、磷、镁、钾、皂苷、生物碱、黄酮,还含有苹果酸、酒石酸、维生素 C、维生素 P、维生素 B_2 和胡萝卜素等。因其所含维生素不仅品种多,而且含量高,故在国外有"天然维生素丸"之美称。维生素 C 和维生素 P 有改善人体毛细血管的功能,对防治心血管疾病有重要作用。大枣还可用于过敏性紫癜、慢性肝炎以及高胆固醇血症、白细胞减少等病症的食疗。大枣中富含的钙和铁,对防治骨质疏松和贫血有重要作用。由于多吃大枣具有提高人的免疫力、抗变态反应、保肝、降低血清胆固醇、增加血清总蛋白和白蛋白、促进白细胞新陈代谢、抑制癌细胞增殖等功效,因此,民间广泛流传有"天天吃枣,人不显老""五谷加小枣,胜似灵芝草"等谚语。国外一项临床研究显示:连续吃大枣的病人,其健康恢复速度比单纯服维生素药剂者快 3 倍以上。

大枣自古就备受大众青睐,除了当水果鲜食(生食)外,主要用来做粮食的代用品。春秋战国时期,各国王室和诸侯的宫苑、庄园里都种植有不少枣树、栗子树。为的是万一遇到灾荒用之救急。有一年秦国发生自然灾害,就是靠宫苑里收获的枣和栗帮饥民疗饥度过饥荒的。大枣除可捣成枣泥当点心馅儿外,还可加工成烤枣、熏枣、蜜枣和酒枣等美味特色小吃。

但是,生吃大枣时,一定要注意:不仅要吐枣核儿,还应吐枣皮,因为枣皮常常会滞留在肠道中不易排出。考虑到枣皮中存留有许多丰富的营养,因此,吃枣尽量炖着吃,这样枣皮中的养分就不会浪费。此外,枣一旦腐烂切不可再食,因为腐烂的大枣在微生物的作用下会产生果酸和甲醇,人吃后会发生头晕、视力障碍等中毒反应,严重者甚至可危及生命。

(12)李子:清肝、驻色、养容

李子,圆润饱满,剔透玲珑,形态美艳,口味甘甜,是人们日常生活中喜食的传统果品之一。它既可鲜食,又可以制作成罐头、果脯。

李子的人工栽种在中国已经有三千多年的历史。人们常常把李与桃相得益彰地联系在一起欣赏,这是因为每当春暖花开,桃花红妍、李花雪白,相映生辉,频添情趣。因此自古就有"桃李争春共芬芳"以及"桃李满天下"等说法。

上品位的李子颜色紫中透红,鲜艳欲滴,吃在嘴里酸甜可口,让人吃了还想吃。但是李子所含的果酸较多,对消化道刺激较大,肠胃不好的人不宜多食。尤其是没有成熟的李子的果肉中所含的果酸更多,吃的过多常常会导致腹泻。

中医药学理论认为,李子味甘酸、性凉,具有清肝涤热、生津液、利小便之功效。特别适合于胃阴不足、口渴咽干、腹部水肿、小便不利者食用。唐代名医孙思邈就曾说过:李子"肝病者宜食之"。李子还具有促进血红蛋白再生的功效,贫血者适度进食李子对健康的恢复有一定裨益。此外,李子"悦面养容"的功效也比较突出,经常食用新鲜李子,可以让人颜面光洁如玉,倍显年轻。因此用李子酿成的果酒亦有"驻色酒"之美称。

最后再提醒一句:未熟透的李子最好不要吃,更不宜多食。因为,李子果肉中所含果酸的浓度较高,食用过量易引起胃部不适,甚至疼痛,李子吃多了还会让人生痰湿,发虚热。也就是说,民间关于"桃养人,杏伤人,李子树下抬死人"的说法并非没有根据的空穴来风。

(13)柿子:水果中的"贵族"

中国人种植柿子的历史悠久,因为编著于汉代的《说文解字》中就有关于"柿,赤实果也"的记述。由于在中国封建社会,金黄色是一种只有皇家和贵族才可以使用的高贵颜色,所以果实为金黄色的柿子树,最初只被容许种植于庄严肃穆之场所和环境优雅的庭院,例如贵族宗庙、皇家陵寝等地方,寻常老百姓的家园难得一见。柿子树的种植普及到普通百姓的田园后,柿子也被人们当作吉祥与丰盛的象征,逢年过节许多人都有吃柿子或柿饼的习俗,为的就是借取"事事如意"的吉利与口彩。

柿子甜腻可口,营养丰富,是老少咸宜的食用果品之一。许多人还喜欢在严寒的冬季吃冻柿子,因为冷上加冷,别有味道。柿子的营养价值很高,所含的维生素和糖分比一般的水果高 1~2 倍。因此,适量地多吃柿子对人体的健康是很有益处的。柿子还有一个其他水果很少具有的特点,那就是富含碘离子,因此,居住在缺碘地方的居民和因缺碘引起的地方性甲状腺肿大者,经常吃柿子,不仅可以预防碘缺乏,还可防治放射性核辐射及其污染。

中医学认为,柿子有养肺胃、清燥火等功效。可以补虚、解酒、止咳、利肠、除热。用柿子压制成的柿饼还具有涩肠、润肺、止血、和胃等功效。由于柿子的含糖量高,加上加工成柿饼后,能储存很长时间,所以在遭遇自然灾害时可以当粮食充饥。为此古籍有"五谷不登,百姓倚柿而生"的记载。柿饼外面那一层白色的柿子霜,除具有润肺止咳之功效外,还可治疗小儿口唇生疮。

吃柿子要注意以下几点:一是不要空腹吃柿子,尤其不要把柿子和酸性食物、寒性食物混在一起吃,这是因为柿子里含有大量的鞣酸,鞣酸在胃内一旦和胃酸起化学反应,就会沉淀凝结成块儿滞留在胃内,形成"胃柿结石",严重的甚至可引发胃穿孔;二是一次不要吃得太多,尤其是患有慢性胃炎、消化不良等疾病和胃大部切除术后的患者,更不宜多食柿子;三是由于柿子所含糖的量较高,所以糖尿病患者应不吃或少食柿子。

(14)山楂:"淡泊人生酸果花"

山楂,又名"山里红""胭脂果",在中国属常见的大众水果。由于外观红艳欲滴,十分美观;吃到嘴里酸甜可口,止渴生津,因此备受人们喜爱。新鲜的山楂果还可用来做糖葫芦,或深加工成果丹皮、山楂片等。

中国早在西汉初期就种植有山楂,葛洪的《西京杂记》中曾记载说汉武帝的皇家园林中就种植有"蛮查、羌查、猴查"等不同的山楂树种。唐代高僧知一曾经写过一首为赞美山楂树及其花和果的七言绝句:"枝屈狰狞伴日斜,迎风昂首朴无华。从容岁月带微笑,淡泊人生酸果花。"这诗与其说是一首诗,不如说是一幅画。画面上枝奇干傲却又朴素无华的山楂树,在劲吹的晚风中兀然挺立。饱尝人生酸甜苦辣的风风雨雨却别无所求,只希望能给世人带来安乐与健康……

山楂果肉中含有山楂酸等多种有机酸以及解脂酶,人适量进食后,不仅可以促进消化,还有助于肉食的消化和机体内胆固醇的分解转化。因此,吃肉或油腻过多的人,不时吃点山楂,可以消食。有一味著名的中成药《山楂丸》,其主料(药)就是山楂。

由于山楂中含量较高的有机酸,对牙齿有一定的腐蚀作用,所以食用山楂时,一次不宜吃得过多,而且食用后要注意及时漱口刷牙。此外,山楂在助消化的同时对肠胃也有刺激作用,因此脾胃虚弱的人应该有所控制。

(15)草莓:水果"皇后"

草莓,又名红莓、地莓等。它的外观像人的心脏,果肉鲜嫩多汁,酸甜可口,是难得的色、香、味俱佳的常见水果,因此在国外被许多人视为爱情的象征、水果王国里的"皇后"。

草莓是清朝末年随来华的外国人进入中国内地的,在中国只有一百多年的种植历史。当时称其为"洋莓果""地莓",种植面积十分有限。直到20世纪80年代以后,草莓的栽培种植才逐渐在中国大江南北普及开来。并成为中国重要的出口水果。据说欧盟进口草莓来源的第二大国就是中国。

中医学认为,草莓性凉味酸,具有润肺生津、清热凉血、健脾解酒等功效。现代食品检测发现,草莓中含有多种维生素、胡萝卜素、果胶、鞣酸等营养成分,这些营养成分很容易被人体消化、吸收,是老少皆宜的健康食品。例如:草莓中所含的胡萝卜素是合成维生素 A 的重要物质,因此多吃草莓可以明目养肝。又如:草莓含有果胶和丰富的膳食纤维,适量多吃可以帮助消化、通畅大便。此外,草莓对胃肠道和贫血亦有一定的滋补调理作用,吃草莓除可以预防坏血病外,对防治动脉硬化、冠心病也有较好的功效。由于草莓中鞣酸含量丰富,在体内可吸附和阻止致癌化学物质的吸收,所以草莓还具预防癌症的功效。草莓还可以减肥,因为它含有一种叫天冬氨酸的物质,可以自然而平缓地除去体内的"废弃代谢物"。为此,美国营养学家把草莓列为世界十大美容食品之一。据研究,女性常吃草莓,对皮肤、头发均有营养保健作用。

由于草莓表面粗糙,不容易冲洗干净,所以在进食前应在淡盐水或高锰酸钾水中浸泡 10 分钟左右。此外,由于草莓中含有的草酸钙较多,所以患有尿路结石的人不宜吃得过多。

(16)石榴:御饥、疗渴、解酒

石榴也是舶来品,原产地在波斯(伊朗)。据西晋张华的《博物志》记载,是张骞出使西域的时候把它带回到中国内地的。石榴味道美,形态更美。外表像个咧着嘴笑个不停的大男孩儿;剥开来,里面的籽粒宛若堆聚的珍珠玛瑙,粒粒晶莹剔透,颗颗异彩纷呈,让人惊喜惹人爱怜。由于石榴多子,古人一直把它当作子子孙孙绵延不绝的吉祥之物。至今中国许多地方还都留有以石榴图案祝福子孙昌盛的习俗。

石榴的果实以鲜吃为主,鲜石榴中富含有维生素 C、维生素 B、糖类、蛋白质、脂肪、有机酸,钙、磷、钾,多种氨基酸和微量元素等多种营养素。有助消化、抗胃溃疡、软化血管、降血脂血糖,降低胆固醇等多种保健养生功能和药用价值。可防治冠心病、高血压病,亦可健胃提神、增强食欲。石榴还有醒酒之功效,古人在酒宴中,常用它为喝醉了的客人解酒。故此晋朝著名的文学家潘岳在其所著的《石榴赋》中说它是"御饥疗渴,解醒止醉"的上品。

关于石榴解酒的典故,最为人们所津津乐道的恐怕就要数唐玄宗为杨贵妃用石榴解酒的故事了。由于唐玄宗当着文武百官的面多次在饮宴上为依偎他怀里的杨玉环喂石榴籽解酒,难免给大家留下"不爱江山爱美人"的坏印象。这一坏印象在和平时期还无所谓,一到战争时期就有可能成为事变(兵变)的导火索。所以,马嵬坡事变的发生在所难免。故此塞外书生在一篇文章中说:"石榴可以解除贵妃的酒醉,但却救不了卿卿的性命。"

(17)梅:水果中的"将相"

考古工作者在安阳殷墟出土的商代铜鼎中,曾经发现有梅核的存在。说明早在三千多年前梅子就已经作为水果食品(或调味品),登入了皇家饮膳的大雅之堂。由于商朝初年杰出的贤相傅说是厨师出身,所以商王和傅说在研究讨论治国大计时,总爱拿烹饪技术和治国理论相互印证,据《书经》记载,当殷高宗决定任命傅说为宰相时,曾鼓励他说:希望你像做菜必须使用的盐和梅那样,成为国家离不开的管理干才。

梅是梅树结的果,梅树是蔷薇科李属植物,原产中国。梅的果实一般在成熟时采摘,由于在采摘时其色青绿,故又名青梅、酸梅。青梅经熏烤或放在笼内蒸过后,其颜色变得乌黑,就变成了中药里的"乌梅"。中医学认为:乌梅,味酸,性平。能生津止渴,敛肺止咳,涩肠止泻,安蛔。现代医学临床实践和化验分析发现,乌梅具有以下营养成分和保健养生功效:①广谱抗菌作用:实验证明,乌梅水煎液对炭疽杆菌、白喉和类白喉杆菌、葡萄球菌、肺炎球菌等皆有抑制作用,对大肠埃希菌、痢疾杆菌、变形杆菌、伤寒和副伤寒杆菌、铜绿假单胞菌、霍乱弧菌等肠内致病菌也很有效;其乙醇浸液对一些革兰阳性和阴性细菌,结核杆菌等均有显著抗菌作用;乌梅水煎液在试管内对须疮癣菌、絮状表皮癣菌、石膏样小芽胞菌等致病皮肤真菌亦有一定抑制作用。②抗过敏作用:动物实验表明乌梅水煎剂及其合剂能减少豚鼠蛋白性休克的动物死亡数,并可抗蛋白质过敏。③促进胆汁分泌:临床观察研究发现,乌梅能够使胆囊收缩,促进胆汁分泌和排泄,具有驱除胆道蛔虫之作用。④解暑生津:由于乌梅的果肉中含有较多的钾,用乌梅制作的酸梅汤,是清凉解暑生津的理想饮料。可防止出汗太多而引致的低钾现象,如倦怠、乏力、嗜睡等。⑤防癌抗癌:体外试验发现,乌梅对人体子宫颈癌的抑制率在90%以上,故常食梅肉可以防癌抗癌,益寿延年。

(18)杨梅:可与荔枝相媲美

杨梅又名龙睛,朱红,是中国特产的一种水果,因其外形如水杨子,味道似梅子而得名。中国人食用杨梅的历史悠久,从浙江河姆渡文化遗址中曾经发现过杨梅的踪迹判断,江浙一带在七千年前就已经有食用野生杨梅的习惯了。

"杨梅"一词最早见之于西汉文学家司马相如的《上林赋》,赋中记述,西汉时期杨梅就已经是宫廷达官贵人常食的珍贵贡品,可惜身在长安的汉武帝吃到嘴里的杨梅只是杨梅干,因为杨梅多产中国东南江苏浙江一带,而新鲜的杨梅由于无法保鲜不可能长途运输,所以进贡到皇宫里的杨梅只能是杨梅干。

杨梅果实色泽鲜艳,肉嫩汁多,甜酸适口,营养价值颇高。因此在江浙一带,人们对杨梅的追捧甚至赛过了荔枝。宋代大文豪苏东坡原来是荔枝狂热的"追星族",他歌咏荔枝名句:"日啖荔枝三百颗,不辞长作岭南人"千百年来一直被荔枝的酷爱者所津津乐道,可是谁也没有想到,苏东坡居然又"移情别恋",说什么:"客有问闽广荔枝何物可对者,或对曰西凉葡萄,我以为未若吴越杨梅"。荔枝的"粉丝"们不应指责苏大学士"喜新厌旧",环顾普天之下的水果,能够和荔枝相媲美的除了杨梅还真找不出几种。

唐代的大诗人李白,以及被宋睿宗称为小李白的南宋大诗人陆游,也都对杨梅情有独钟。无独有偶的是,他们两人都喜欢用杨梅佐酒。李白在一首诗中曾这样描写自己喝酒吃杨梅的情景:"玉盘杨梅为君设,吴盐如花皎白雪。持盐把酒但饮之,莫学夷齐事高洁。"读罢这首诗人们不难发现,李白吃的杨梅是用淡盐水浸泡过的,因为用盐水处理过的杨梅口感更好,味道更甜。所以吴越一带自古就流传有这样一句关于吃杨梅的民谚:"要想甜,加点盐。"现代科学研究发现,用淡盐水浸泡过的杨梅,还具有消毒和驱虫的作用。

陆游写的杨梅佐酒诗,比李白写的诗更细腻,更铺陈,除了记述有路边杨梅成熟后果实累累红艳欲滴的情景,以及杨梅被采摘下来后,车载船运送往京城的场面;甚至还有人们用杨梅佐酒时,觥筹交错豪情四溢时的心理描写:"绿荫翳翳连山市,丹实累累照路隅。未爱满盘堆火齐,先惊探颔得骊珠。斜插宝髻看游舫,细织筠笼入上都。醉里自矜豪气在,欲乘风露扎千株。"从诗中陆游把杨梅比作价值千金的"骊珠"(珍珠),可以想见杨梅在当时人们心目中的地位。

除了甘美可口外,杨梅受人青睐主要是因为它具有许多难得的保健养生功效。现代科学检测研究发现,杨梅果肉中和果汁里含有多种有机酸,多种维生素和许多人体必需的营养物质。它们不仅可直接参与机体内糖的代谢和氧化还原过程,能增强毛细血管的通透性,而且还有降血脂、阻止癌细胞在体内生成等功效。例如:杨梅内所含的果酸既能开胃生津,消食解暑,又能阻止体内的糖转化为脂肪,是很好的减肥食品;杨梅中含有的维生素 B、维生素 C,对防癌抗癌有积极作用;杨梅果仁中含有的氰胺类、脂肪油等也具有抑制癌细胞的作用等。此外,杨梅对大肠埃希菌、痢疾杆菌等细菌有抑制作用,能治痢疾腹痛,下痢不止。

杨梅鲜食味道最美,也可制作成杨梅干、杨梅饮料、杨梅酱等。上好的杨梅浸泡于白酒之中,制成的"烧酒杨梅",既能消暑,又能开胃。

需要提醒的是,吃罢杨梅后应及时漱口或刷牙,以预防牙齿受损。由于杨梅对胃黏膜有一定的刺激作用,且含糖量多,所以胃溃疡患者、糖尿病患者应慎食、少食或忌食。

(19)桑葚:民间的"圣果"

桑葚,又名桑果,在中国,2000 多年前就已经是专供王公贵族享用的营养滋补品。因桑树特殊的生长环境,桑果具有天然长成、很少污染等特点,故此桑葚又被称为"民间圣果"。它含有丰富的活性蛋白、维生素、氨基酸、胡萝卜素、矿物质等成分,营养是苹果的 5~6 倍,是葡萄的 4 倍,具有多种养生功效,被营养学家推荐为"21 世纪的最佳保健果品"。

桑葚性味甘寒,具有补肝益肾、生津润肠、乌发明目等功效。综合有关文献,桑葚具有以下食疗效用:①能帮助改善皮肤(包括头皮)的血液供应。除营养肌肤、美容乌发等作用外,还能延缓衰老。②可以明目。常食桑葚能帮助缓解眼睛疲劳、干涩等病状。③增强机体免疫力。桑葚还可帮助促进血液红细胞的增生,防止白细

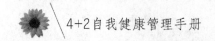

胞的减少,促进新陈代谢,缓解动脉硬化、骨骼关节硬化。④生津止渴、促进消化、帮助排便等。适量食用桑葚能促进胃液分泌,刺激肠蠕动及解除燥热。

桑葚有黑、白两种,鲜食应首选紫黑色者。未成熟的桑葚不能吃。熬桑葚膏时忌用铁器。因桑葚中含有溶血性过敏物质及透明质酸,过量食用容易发生溶血性肠炎。少年儿童及脾虚便溏者不宜多吃桑葚。因为桑葚内含有较多的胰蛋白酶抑制物——鞣酸,会影响人体对铁、钙、锌等物质的吸收。由于桑葚含糖量高,糖尿病患者应少食或忌食。

(二)营养自助须知

食物是人的生命赖以存活所必需的,正如"人是铁饭是钢,一顿不吃饿得慌"这句俗语说得那样,离开了食物,人就无法进行正常的社会活动。长期以来,人们都以吃得饱为最大满足,吃得好为最高享受。但是,随着现代科学技术社会文化的发展,以及物质生活水平的提高,人们对膳食的要求已经不再仅仅满足于吃饱吃好了。于是,在吃饱吃好的基础上,如何吃得科学,吃出营养,吃出健康长寿,便成为一种与时俱进的新追求。

1. 营养七兄弟

"国以民为本,民以食为天"。这道理虽然人人都晓得,但是,应该怎么科学合理地摄入食物,却并不是每个人都一清二楚。膳食与人体健康的关系,有点像水与船的关系,"水可载舟,亦可覆舟",如果不注重膳食科学和饮食卫生,吃进去的膳食非但不能给人带来健康,甚至还会影响或危及人的身体健康。

现代营养学研究告诉我们,人的身体完全是由来自膳食的各种分子构成的。每人一生大约要吃掉100吨的食物,这些食物在消化道中被富含各种消化酶的分泌液所分解,人体为此平均每天要分泌和制造10升消化液。由于膳食中含有的常量营养物质(脂肪、蛋白质、糖类)、微量营养物质(维生素、无机盐)和水,都是通过消化道被吸收并成为人体的组织构成的,因此,人体的健康不仅需要摄入必需的营养膳食,而且需要有健康的消化系统(消化道)来保证这些营养物质的输送和吸收。

现代营养学把人们摄入的食物(膳食)分成两大类。一类主要是供给人体需要的热能的食物,叫"热力食品",也就是人们平常所谓的"主食"。另一类主要指能更新、修补人体组织,调节生理功能的膳食,又称"保护性食品",也就是人们平常所说的"副食"。

每种营养成分的作用虽然各不相同,但它们对人体的健康都具有不可或缺的特殊而重要的作用,以下分别就脂肪、蛋白质、糖类、维生素、无机盐、食物纤维和水"营养七兄弟"各自的主要作用予以简要介绍。

(1)蛋白质

蛋白质是构成生物体的主要营养素,是生命活动的物质基础。人体细胞中的原生质、腺粒体、微粒体及细胞膜等均以蛋白质为主要原料。蛋白质约占人体体重的 20％。它在人体细胞中的含量仅次于水,比其他各种物质都多。蛋白质之所以对人体具有特殊而重要的意义,不仅是因为其含量多,主要是因为它与生命本质有着休戚相关的联系,是调节机体生理功能的主要物质。膳食中不能没有蛋白质,因为蛋白质是生命的基础。蛋白质摄入不足,人体就会出现营养不良。蛋白质具有以下主要生理功能。

①构成机体、修补组织

膳食中不能没有蛋白质,因为蛋白质是生命的基础。膳食中的蛋白质是人体新陈代谢所需要的各种氨基酸及人体组织生长、修补和更新的原料。蛋白质摄入不足,人体就会出现营养不良。

②促进儿童生长

儿童的健康生长,需要有充足的蛋白质,否则会患"金孩症",即小孩面部无表情,出现水肿、毛发变黄脱落、肝大等症状。

③供给机体热能

蛋白质在体内氧化产生的热能(1 克蛋白质氧化后可产生热量 16.74 千焦耳),是人体热能的来源之一。

④增强机体的抵抗能力

充分的蛋白质供应,可保障人体抗体和白细胞的产生及更新,从而可增强机体对疾病的抵抗能力和对入侵病菌的吞噬能力。

⑤调节生理功能,维持渗透压和体内酸碱平衡等

蛋白质参与体内各种酶、激素和血红蛋白等的组成,从而调节人体有关生理功能的正常进行,并对血红蛋白运载、维持血液渗透压和酸碱平衡等起着重要作用。

蛋白质主要来源于肉类、蛋类、家禽、牛奶及奶制品、豆类及豆制品、芝麻、花生、各种瓜子、鱼、虾、海味类。谷类蛋白(例如米、面粉等)是中国国民膳食中蛋白质的主要来源。

(2)脂肪

许多人把脂肪(包括脂肪酸和胆固醇)当作餐桌上的魔鬼,健康的杀手。其实,脂肪也是膳食营养不可或缺的组成部分之一。由于脂肪是一些复杂的分子,在燃烧时需要大量的氧,能够产生更多的能量。所以,脂肪又被人们称为"人体热能的源泉"。脂肪由碳、氢、氧等元素组成。它的具体组成形式有一分子甘油(丙三醇)和三分子脂肪酸,所以又称"三酰甘油"。脂肪比重小于水,一般不溶于水,所以常浮于水面。脂肪是人体内含量较多的营养物质之一,成年男子脂肪的含量占体重的 10％～20％,女子脂肪的含量较男子略高。人体内脂肪的含量常随营养状况和体力活动等因素而有较大的波动,其主要生理功能介绍如下。

①供给机体热能,维持体温

脂肪在机体内相当于贮存能量的"燃料库",遇上饥饿或需要增强体力时,机体首先动用贮存在体内的脂肪,以避免机体蛋白的消耗。每克脂肪可释放 37.67 千焦耳热能供机体利用。

②组成机体细胞

脂肪中的磷脂和胆固醇是构成人体细胞组织的重要成分。

③固定和保护内脏

脂肪多贮存在腹腔空隙、皮下、肌肉间隙和内脏周围,可使邻近的脏器避免互相摩擦和移位,无形中起到了固定和保护内脏等作用。

④促进脂溶性维生素的吸收

人体所需要的维生素 A、维生素 D、维生素 E、维生素 K 均不溶于水,只溶于脂肪(故称脂溶性维生素),膳食中的脂肪因之便成了脂溶性维生素的溶剂。加上脂肪中往往已含有某些脂溶性维生素,于是脂肪便相得益彰地促进了脂溶性维生素的吸收利用。

⑤增进饱腹感,改善食物感官性质

膳食中油脂较多时,进食后不仅耐饿,而且可增进饱腹感。

⑥提供必需脂肪酸

脂肪中的必需脂肪酸是人体合成磷脂前列腺素的原料,具有抗血小板黏结、减少血栓形成的作用,有助于冠心病的防治。此外,必需脂肪酸还能促进儿童发育,维持皮肤和毛细血管的健康,促进乳母分泌。尤其对 X 射线所致的皮肤损害有保护作用。

脂肪的主要来源:植物油,如芝麻油、花生油、菜籽油、黄豆油、玉米油、葵花子油、花籽油等,这些油中含有较多的人体必需的脂肪酸;动物油,如猪油、牛油和奶油等;以及有些干果(如核桃等)及鱼、肉、禽类中也含有数量不等的脂肪。

需要指出的是,物极必反。如果脂肪成了人体主要的能源,即当膳食中糖类的热能下降到 10% 以下时,脂肪分解的代谢物(各种酸和酮)就可能因没有及时被吸收和分解,而集结在血液中,对机体健康造成危害。

(3)糖类

糖类又称碳水化合物,是生物界三大基础物质,也是自然界最丰富的有机物。营养学家一般将其分为 4 类,即:单糖、双糖、寡糖和多糖。其中,单糖包括葡萄糖、果糖和半乳糖等,均是不能被水解的最简单的糖类。双糖,包括蔗糖、麦芽糖、乳糖等,蔗糖由一个葡萄糖分子和一个果糖分子组成,麦芽糖由 2 个葡萄糖分子组成,乳糖由葡萄糖和 β - 半乳糖结合组成。寡糖又称低聚糖,包括异麦芽低聚寡糖和其他寡糖,是由 3 个以上,10 个以下的单糖分子构成的聚合物。多糖,包括淀粉多糖和非淀粉多糖。除单糖以外,其他糖类必须先经过消化酶分解为单糖,才能被机体吸收。人们日常食用的白砂糖即是蔗糖,是从甘蔗或甜菜中提取得来的。

糖类主要供给身体能量,它能帮助体内蛋白质的合成,促进生长发育,是神经组织的重要成分(如核糖)。具有保护肝脏,维持解毒功能;抵抗因糖原不足,体内脂肪氧化不全,产生过多酮体引起酸中毒;完成脂肪氧化,降低血脂;调节血糖;改善肠道菌群等功能。与成年人相比,婴儿体内的糖类储存很低,所以需要经常进食。

人体对糖的需要量,主要是根据人体每天需要的热量来确定的,因为糖是人体热能的主要来源,约占人体所需总热量的70%,而脂肪仅占总热量的20%,蛋白质仅占总热量的10%。

糖类对人体的生理功能主要有如下几方面。

①供给人体热能,维持体温

人体像一部运转着的机器,只有供给足够的热能,才能活动和工作。而人体所需要的热能来源,其中60%～70%是来自糖类。特别是神经系统,除葡萄糖外,不能利用其他物质供给热能。一旦血糖降低时,人便会出现昏迷、休克甚至死亡。所以糖类的最大生理功能是供给热能,维持体温。

②构成神经组织和细胞

人体内所有的神经组织和细胞都含有糖类,糖和脂类结合形成糖脂,是组成神经组织和膜的成分。糖和蛋白质结合成糖蛋白,糖蛋白中的黏蛋白类是构成人体内软骨、骨骼和眼球角膜等结缔组织的基质成分之一。

③避免酸中毒

辅助脂肪的氧化,防止其产生酮体,以免过多酮体聚集引起人体酸中毒。

④保持肝脏正常的解毒功能

人体吸收的糖除供给热能外,多余的便合成为肝糖原贮存在肝脏里,既能增强肝细胞的再生力,促进肝脏的代谢,还可保护肝脏本身免受一些有害毒素的侵害,如对某些化学毒物(酒精、四氯化碳、砷等)及细菌感染均有解毒作用。

⑤具有节约蛋白质的作用

当供给人体充足的糖类时,便可避免把蛋白质作为机体的能量消耗掉,从而使蛋白质能用于最需要的地方,这就是所谓的糖类具有的节约蛋白质的作用。

⑥帮助肠蠕动,促进消化,防止便秘和结肠癌

糖类中的纤维素、果胶虽不能被人体消化吸收,但它能促进胃肠道蠕动和消化液的分泌,所以具有促进消化和排便的功能,进而可防治便秘和结肠癌。

(4)维生素

人体好像是一个复杂的化学工厂,在这个化工厂里不间断地进行着各种化学反应,而这些反应都离不开酶的催化作用。而酶离开了维生素,催化作用就不能得到发挥。因此,人体这个化学工厂缺少了维生素,就要停工,生命就会受到威胁。

维生素是一类低分子有机化合物,由于多数维生素在体内不能自行合成,或虽

有少数能在体内由其他物质转化生成,但仍不能满足人体需要,所以维生素的摄取必须由食物供给。维生素广泛地存在于一切食物中,所以,人只要正常进食,不偏食,体内一般是不会缺少各种维生素的。当食物摄入量不足,或食物中维生素含量不足,或因食物的贮存、烹调不当,使维生素受到损失或破坏,都会造成维生素缺乏,导致新陈代谢某些环节的障碍,影响正常生理功能,甚至引起种种维生素缺乏症。反过来,也不能因为维生素是人体的必需,而没有限量地随便服用。维生素服用过量不仅对身体没有好处,反而有可能导致维生素中毒,危及健康甚至生命。

维生素一般分为脂溶性维生素和水溶性维生素两大类。前者可溶于脂肪,有维生素 A、维生素 D、维生素 E、维生素 K 等;后者可溶于水,有 B 族维生素和维生素 C 等。

①维生素 A

适量维生素 A 为人体所必需,它不仅可促进体内组织蛋白的合成,加速儿童生长发育,并能维护夜视功能,防止夜盲症。还可维护上皮细胞组织,如呼吸道、消化道、泌尿道的黏膜及泪腺、唾液腺、汗腺等腺体组织,以及眼角膜和结膜等的健康。近年来,还发现维生素 A 具有防止正常细胞发生癌变等作用。维生素 A 虽然对维护人体健康很重要。但服用过多、过量,可在体内,特别是在肝脏里大量贮存,引起慢性中毒。因此,服用维生素 A 时,应遵医生嘱咐,不要过多服用。

②维生素 B

维生素 B 的营养作用主要:治疗脚气病。这种病的主要表现是水肿,多发性神经炎,厌食,呕吐,便秘,烦躁,气短,低血压等。调节代谢。维生素 B 是人体内许多重要酶的组成成分,酶是调节糖代谢的重要物质,参与生物氧化酶体系,能维持身体健康,促进生长发育,主要促进蛋白质、脂肪、糖类的代谢,维护皮肤和黏膜的完整性。可维持神经、消化、肌肉、循环系统的正常功能。促进消化。增进食欲,增强胃肠的蠕动,从而改善便秘状况。促进乳汁的分泌。治疗某些婴儿病症,如婴儿消化不良、腹泻、烦躁等。对眼的感光过程具有重要作用。维生素 B 缺乏时眼睛就会干燥、畏光、迎风流泪、发痒、发热、视力下降,眼睛疲惫。促进激素和红细胞的形成。维生素 B 对肾上腺皮质激素的产生,骨髓中红细胞的形成有促进作用。由于维生素 B 在酸性溶液中比较稳定,易为碱性溶液所破坏,所以烹调含维生素 B 较多的膳食时不要加碱。

③维生素 C

维生素 C 是一种多功能维生素,除抗坏血病外,还有如下保健治疗作用:可以促进外伤愈合,尤其是骨折的愈合。能预防和治疗皮下出血或牙龈出血。因可以提高白细胞吞噬细菌的作用,能增强机体对疾病的抵抗力,有助于许多疾病的治疗及预防。因有助人体对铁的吸收,可防治缺铁性贫血。因能缓解一些重金属毒物、砷化物、苯以及细菌毒素的毒性,具有解毒作用。可防治动脉粥样硬化,因为维生素 C 不仅能促进胆固醇的排泄,防止胆固醇在动脉内壁上的沉积,还可使已沉积的粥样斑块溶解。具有促进肾上腺生成速度的作用。因能阻断亚硝酸盐、亚硝胺等致癌物的形成,并参与胶原蛋白的合成,对防止恶性肿瘤的生长蔓延具有一定积极作用。过量服用维生素 C 会在体内生成大量草酸,易导致结石病。

④维生素 D

维生素 D 只有在人体内转化为活性的代谢物后才能发挥生理作用。它的主要功能是促进钙、磷、铁在肠道的吸收,以促进骨组织的钙化等。患有骨质疏松者补了钙以后,如果维生素 D 没有及时跟上,钙的吸收和发挥作用就难以实现。儿童的佝偻症、成人的软骨病、孕妇和乳母的血钙下降都与维生素 D 补给不足有关。维生素 D 在烹调或加热后,食物中的维生素 D 一般不被破坏,这是其他维生素所望尘莫及的。无论成年人还是儿童,一般不需要特别补充维生素 D,只要多晒太阳一般不会患维生素 D 缺乏症。儿童、孕妇、哺乳期的妇女,可按医嘱适量补充即可。含维生素 D 较多的食物有动物肝脏、禽蛋、黄油等,其中以海鱼肝油中的含量最为丰富。

⑤维生素 E

主要功能:用于治疗不育症或流产。作为高效的抗氧化剂服用,能保护生物膜免受过氧化物的损害。延缓衰老。人体组织的衰老常常伴随着脂褐质的出现,维生素 E 既能防止某些酶和细胞内部成分遭到破坏,又可减少脑组织细胞中脂褐质的产生,因此具有改善皮肤弹性,使性腺萎缩减轻等抗衰老作用。

⑥维生素 K

主要功能:预防出血,特别是新生儿出血症。参与机体的氧化还原反应。一旦缺乏将导致生命活动能量三磷腺苷(ATP)活力的下降。增强胃肠道蠕动和分泌功能。维生素 K 主要来源于动物的肝脏、蛋黄等;植物中的苜蓿、绿叶蔬菜等;以及水果中的苹果、葡萄等。

(5)无机盐

无机盐即无机化合物中的盐类,旧称矿物质。无机盐中所含的人体必需的元素,根据含量的多少可分为常量元素和微量元素两大类。常量元素有钙、磷、钾、钠、氯、镁、硫等,在人体内含量较多,人体对其的需要量也较大,总含量约占人体体重的 3.94%。微量元素有铁、铜、硒、锰、铬等,总重量仅占人体体重的 0.046%,虽然为数很少,但却是人体维持生命活动所必不可缺的元素。它们在体内与酶、激素、维生素、核酸等一起参与生命的代谢过程。

①铁元素

铁元素约占人体体重的百万分之四十,一个成年人体内大约含铁 4 克,其中的 70%为功能铁,主要分布在红细胞和血红蛋白分子中,另外的 30%贮存在肝、脾和骨髓中。人体对膳食中铁元素的吸收利用率为 10%。

铁元素的生理功能有三。第一,铁与蛋白质结合构成血红蛋白和肌红蛋白,用来维持人体的正常生长发育。第二,参与人体内氧气和二氧化碳的转运、交换,并组织呼吸过程。第三。铁元素是人体内许多重要酶系的组成成分。

铁元素的盈缺和健康密切相关。人体内铁缺乏可引起缺铁性贫血,使人的体质虚弱,皮肤苍白、易疲劳、头晕、对寒冷过敏、气促、甲状腺功能减退。摄入过量的铁,可产生慢性或急性铁中毒。慢性中度铁中毒的症状:肝脏硬化、胰腺纤维化等;急性铁中毒可使胃肠道上皮发生严重而广泛的坏死,最终导致死亡。

铁元素摄入的日推荐量。铁的每日供给量:9岁以下儿童10毫克;10-12岁12毫克;13-16岁15毫克(男性),20毫克(女性);成年男子12毫克;成年女子18毫克;孕妇和乳母28毫克。只要日摄入量不超过75毫克均是安全的。

膳食中铁的良好来源主要有:肝脏、牛肾、甘蔗、鱼子酱、鸡内脏、可可粉、鱼类、马铃薯、精白米、黄豆、菠菜、莴苣、韭菜等。

一些不良的饮食习惯常常影响铁的吸收。例如,吃水果的时候喝茶,不利于铁的吸收,因为水果中含有不同量的铁,而茶叶则含有鞣酸,鞣酸跟铁结合,生成鞣酸铁。鞣酸铁不易被人体吸收。而且鞣酸铁摄入过多,还可引起腹痛、腹泻等疾病。

②锌元素

锌元素可促进机体发育和组织再生,在人体生长发育过程中承担有重要的作用。儿童身材矮小、发育不全、智力低下一般均与缺锌有关。动物性食品中含锌较为丰富。锌是毒性比较弱的元素之一,从膳食中摄取锌元素一般不会发生中毒。

锌的生理功能主要表现在六个方面。一是参于蛋白质、糖类、脂类、核酸的代谢;二是参与基因表达,维持细胞膜结构的完整性;三是促进机体的生长发育和组织再生;四是保护皮肤和骨骼的正常功能;五是促进智力发育;六是改善正常的味觉敏感性。

锌元素的盈缺和健康的关系。膳食不平衡是导致体内缺锌最常见的病因。体内缺锌常见的临床表现是食欲减退,生长发育迟缓,皮肤粗糙、干裂,味觉失去灵敏度,毛发色素变淡,指甲上出现白斑,或者身体有创伤愈合较慢等。孕妇缺锌严重者可能导致胎儿畸形,所以锌又有"婴儿生长素"的美称。科学家曾在埃及考察发现,那里的一些居民生长极度缓慢,生殖功能下降,检查结果表明,是因为饮食中含锌量不足。

锌元素摄入的日推荐量。锌的每日供给量为:半岁以下儿童3毫克;半岁至1岁5毫克;1岁以上儿童10毫克;成年人15毫克;孕妇20毫克;乳母25毫克。

锌在食物中的来源。人的初乳是锌的优质来源。锌的主要食物来源有:肉类、肝、调味品、糙米、小米、鸡蛋黄、豆类、芹菜、海产品等。据化验,柿子的含锌量特别高。大多数城市的饮水中锌的含量都比较少,因此不能依靠饮水补锌。饮食正常的人,从日常膳食中便可摄入足够的锌。

由于白兰地、威士忌和普通的酒及咖啡中,含有对人体有害的微量元素镉,经常饮用这些饮品,就会降低体内的锌镉比,给身体带来不良影响,因此,限酒和少喝咖啡很有必要。

③铜元素

铜元素广泛地分布在人体的各个器官和组织中,其中以肝脏、肾脏、心脏、头发和大脑中铜的含量最高。

铜的主要生理功能有五项。一是维护机体正常的造血功能和铁的代谢;二是维护中枢神经系统的健康;三是保护毛发正常的色素和结构;四是维护骨骼、血管、皮肤的正常生理功能;五是保护机体细胞免受超氧离子的毒害。

铜元素的盈缺与健康的关系。铜是一种活化剂,能够调节铁的代谢,如果体内铜的含量不足,便会影响铁的吸收、利用,延迟细胞的成熟。体内铜缺乏将导致贫血、骨质疏松、皮肤和毛发的色泽脱退、肌肉张力的减退和精神运动性障碍。铜摄入过多,可导致肝细胞和红细胞的损伤,症状表现为恶心、呕吐、腹泻,严重时甚至可导致昏迷。近年来,国内外医学家和营养学家发现,孕妇体内缺铜,会降低羊膜的韧性和弹性,容易引发羊膜的破裂而导致胎儿早产或流产。并可导致胎儿畸形或先天性发育不良症,以及新生儿体质减弱、智力低下等病症的发生。

铜元素摄入的日推荐量。铜通过饮食进入人体被肠胃吸收以后,很快就进入血液,贮存在肝脏、肾脏和脑组织中。正常人体的含铜量为 80~200 毫克。铜元素摄入的日推荐量为:半岁以下婴儿 0.5~0.7 毫克;半岁至 1 岁儿童 0.7~1.0 毫克;1—3 岁儿童 1.0~1.5 毫克;4—6 岁儿童 1.5~2.0 毫克;7—10 岁儿童 2.0~2.5 毫克;11 岁以上青少年和成年人:2.0~3.0 毫克。

铜在食物中的来源。铜广泛分布于食物中。含铜元素较多的食物有黑胡椒、可可、肝、甲壳类动物、坚果类、黄豆、种子、油橄榄(绿)、麦麸、香蕉、牛肉、芝麻、菠菜等。

④锰元素

锰是一种灰白色的金属,质脆而硬。一般的钢铁,只要加锰冶炼,就会大大提高坚硬度。锰广泛地分布在自然界和生物圈内,一般以正 2 价和正 3 价的化合物存在于人体中,在脑、肾、肌肉、骨髓、肝脏、肾脏、胰腺、脑下垂体中含量较多。由膳食中摄入的锰一般是无毒的。由于脑垂体是生命活动的控制中心,而脑下垂体中锰的含量又较多,所以有人把锰比喻为生命交响乐团中的指挥。

锰的生理功能主要有五项。一是可促进骨骼的生长发育;二是能保护细胞中线粒体的完整;三是可保证脑的正常功能的发挥;四是维持正常的糖代谢和脂肪代谢;五是可改善机体的造血功能。

锰元素的盈缺与健康的关系。机体内缺锰除可导致神经衰弱综合征、糖尿病以及骨质疏松症的发生外,还可影响人的智力发育及生殖能力,并能让后代出现先

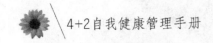

天畸形。

锰元素摄入的日推荐量。锰主要是通过饮食进入人体的。对于一个正常的人来说,机体对锰的需求量并不太多。每天只要补充 7 毫克左右,就可以保证锰代谢的动态平衡。具体摄入的日推荐量为:半岁以下婴儿 0.5～0.7 毫克;半岁至 1 岁儿童 0.7～1.0 毫克;1—3 岁儿童 1.0～1.5 毫克;4—6 岁儿童 1.5～2.0 毫克;7—10 岁儿童 2.0～2.5 毫克;11 岁以上青少年和成年人 2.5～5.0 毫克。

锰的主要来源。锰广泛存在于自然界中。它是许多岩石、土壤以及植物的组成成分,也是动、植物生长发育必需的微量元素。植物的叶绿素只有在锰的参与下才能制造出来。正因为这样,在绿叶和种子中锰的含量都比较高。锰在食物中的主要来源有糙米、核桃、麦芽、莴苣、干菜豆、花生、马铃薯、大豆、向日葵籽、小麦、大麦以及肝等。在茶叶和硬壳果类里,锰的含量也比较丰富。以谷类和绿叶蔬菜为主食的人,一般不会发生锰缺乏。乳品、肉类和鸡蛋中锰的含量虽然不多,但其生物利用率却较高。因此,乳品、肉类亦是人体补充锰的重要来源。

⑤铬元素

铬是人体必需的微量元素,铬在人体的糖代谢和脂代谢中发挥着特殊的作用。需要指出的是,对人体有益的铬元素是三价的铬,六价的铬对人体则是有毒的。铬在天然食品中的含量虽然较低,但均以三价的形式存在。人体对无机铬的吸收利用率极低,只有不到 1%;但人体对有机铬的利用率却可达到 10%～25%。

铬的生理功能。确切地说,铬的生理功能只有与其他控制代谢的物质,如激素、胰岛素、各种酶类、细胞的基因物质(DNA 和 RNA)等,一起配合才能发挥作用。铬的生理功能主要有三项。第一,参与葡萄糖耐量因子的组成,对调节体内糖代谢、维持体内正常的葡萄糖耐量具有重要作用。第二,影响人体的脂质代谢,降低血液中胆固醇和三酰甘油的含量,可预防心血管病的发生。第三,铬是核酸类(DNA 和 RNA)生命物质的稳定剂,可防止细胞内某些基因物质的突变并预防癌症。

铬元素的盈缺与健康的关系。铬是胰岛素发挥作用不可缺少的辅助成分。它不仅能调节人体内糖的代谢,还能促进脂肪和蛋白质的合成代谢。人体内一旦缺铬,胰岛素的作用就会明显降低,引起血液中脂肪,特别是胆固醇含量的增加。严重时,可导致动脉硬化和糖尿病综合征的发生。美国医学家发现,体内缺铬或食物中蛋白质含量过高,与近视眼的发生有着极为密切的关系。

铬元素摄入的日推荐量。由于正常健康成年人每天通过排尿大约流失 1 微克铬,所以饮食中摄入的铬需要弥补这一损失。铬元素摄入的具体日推荐量为:半岁以下婴儿 10～40 微克;半岁至 1 岁儿童 20～60 微克;1—3 岁儿童 20～80 微克;4—6 岁儿童 30～120 微克;青少年 50～200 微克;成年人 50～200 微克。

铬的主要食物来源。因为铬主要是通过摄食进入人体的,因此,只要是不偏食,体内一般不会缺铬。有人之所以缺铬,或是由于偏食,或是因为长期食用动物脂肪、高蛋白食品、精制食品等,加速了铬的排泄。含铬比较丰富且比较容易被人体吸收的食物有:啤酒、酵母、干酪、蛋、苹果皮、香蕉、小麦、玉米、马铃薯、鸡、牛肉、鱼贝等水产品以及动物的肝脏等。为了保证饮食中铬的含量,食品在加工时不宜过于精细。现已发现,精细加工的小麦,铬含量会降低 $2/3\sim5/6$,玉米则损失 $7/10$,脱脂奶粉损失 $1/2$。

⑥硒元素

硒是一种较稀有的准金属元素,到 20 世纪 70 年代才被列为人体必需的微量元素,它的需要量和中毒量之间比较接近,所以应严格掌握摄入量。有机硒的化合物比无机硒的化合物毒性低,目前的硒产品大多为含有机硒的各种制品,天然食品中硒含量很少。

硒的主要生理功能。是谷胱甘肽过氧化物酶的组成成分,具有清除体内过氧化物,保护细胞和组织免受过氧化物的损害等作用。非酶硒化物具有很好地清除体内自由基的功能,可提高机体的免疫力,抗衰老。可维持心血管系统的正常结构和功能,预防心血管病。是部分有毒的重金属元素(如镉、铅)的天然解毒剂。能有效地提高机体的免疫力,具有抗化学致癌功能。可预防和治疗克山病和大骨节病。

硒元素的盈缺与健康的关系。硒缺乏是引起克山病的一个重要病因。缺硒会诱发肝坏死,诱发心血管疾病。人体轻度或中度缺硒,征兆和症状不明显。摄入过量的硒将引起硒中毒,其症状为:胃肠障碍、腹水、贫血、毛发脱落、指甲及皮肤变形、肝脏受损。正常人如摄入超过生理需要量 50 倍的硒有发生中毒的危险。

硒元素摄入的日推荐量。半岁以下婴儿 $10\sim40$ 微克;半岁至 1 岁儿童 $20\sim60$ 微克;$1-3$ 岁儿童 $20\sim80$ 微克;$11-18$ 岁青少年 $50\sim200$ 微克;成年人 $50\sim200$ 微克。

硒的主要食物来源:鱼粉、龙虾、啤酒、苹果醋、螃蟹、小麦、糙米、玉米、动物的肝、肾等。

⑦碘元素

碘在人体内的含量很少,一个体重为 70 千克的健康成年人,体内大约只有不超过 50 毫克的碘。其中 $70\%\sim80\%$ 都集中在甲状腺内,其余的分布在肝脏、肺部、睾丸、肾脏、血液、淋巴结、大脑等组织中。食物是人体碘的主要来源。人体缺碘不行,碘摄入过多,也会产生碘中毒。

碘的主要生理功能。碘在人体内的唯一功能是合成甲状腺分泌的含碘激素——甲状腺激素。碘是合成甲状腺激素的必需原料。甲状腺激素能调节体内的基础代谢,维持人体的生长发育。

碘元素盈缺与健康的关系。碘缺乏的典型表现是甲状腺肿大(即"大脖子病")。其他病症有头发变脆、肥胖及血胆固醇增高、甲状腺功能减退等。缺碘的孕妇所生的孩子可患有被人称为"侏儒"的呆小病（地方性克汀病）。这是一种以甲状腺功能低下、甲状腺肿、智力迟钝和生长迟缓为特征的疾病。患儿出生后及时得到诊断并给予甲状腺激素治疗，可避免或减轻上述某些症状的出现。成年人轻度缺碘，可出现疲乏、肌无力、黏液分泌过多等症状。食入过多的碘（日摄入量超过2 000微克），也有存在发生甲状腺肿大的危险。

碘元素摄入的日推荐量。碘主要是通过食物进入人体的，一个成年人每天需要摄入0.1～0.2毫克的碘。强体力劳动者、孕妇、乳母以及正在成长发育的青少年，碘的摄入量应相应地应有所增加。具体日摄入的推荐量为：半岁以下婴儿40微克；半岁至1岁儿童50微克；1—3岁儿童70微克；4—6岁儿童90微克；7—10岁儿童120微克；成年人150微克；孕妇175微克；乳母200微克。

碘的主要食物来源。碘在地壳中的分布不很均匀。沿海地区土壤中含碘较多，又经常有海产品可供食用，而海产品的含碘量都比较高，所以人们一般不会缺碘。但是，在离海洋较远的内陆，特别是在一些高原山区，土壤中碘的含量比较少，人们也很少吃到海产品，往往出现缺碘的现象。所以，生活在内陆地区的人，除了选食一些含碘丰富的海产品外，还要长期坚持食用加碘食盐。这样，才能确保体内经常补充有足够量的碘。在自然界的食物中，含碘较丰富的食物有干海藻、海水鱼等海产品、新鲜蔬菜、乳类及乳制品、蛋类和全小麦等。

⑧钙元素

钙是人体内最重要的、含量最多的矿物元素，约占体重的2%。钙元素广泛分布于全身各组织器官中，其中99%分布于骨骼和牙齿中，并维持它们的正常生理功能；1%分布在机体的软组织和细胞的外液中，对体内的生理和生化反应具有重要的调节作用。

钙的主要生理功能。形成机体的骨骼、牙齿等硬组织。是细胞内的化学信使，可影响神经细胞的传递。人体凝血机制离不开钙的参与。是控制肌凝蛋白、肌动蛋白、ATP间基本反应所必需的触发剂。可影响细胞膜离子的通透性。

钙元素盈缺与健康的关系。钙缺乏可影响骨骼的发育和结构。例如儿童缺钙会导致佝偻病；孕妇缺钙会发生肌肉痉挛，严重的甚至会导致骨软化；老年人缺钙则会发生骨折、下肢肌肉痉挛和骨质疏松症等。钙还是人体许多细胞正常活动的参与者。缺少它，许多酶便失去活力，许多细胞的正常代谢功能便会发生变化，糖尿病、神经过敏、湿疹、皮肤瘙痒、无精子症等均不同程度地与缺钙有关。总之，人体内拥有足够数量的钙是生命的支柱，健康长寿的基础。需要指出的是，钙本身虽然是无毒的，但过量摄入因为能使血清钙过高，所以，可导致消化系统、血液系统及泌尿系统许多不适症状与疾病的发生。

钙元素摄入的日推荐量。人体每日需要摄入的钙量随年龄、性别、身体状况的不同而各异。中国规定的钙日供给量为：成年男女800毫克；儿童500～1 000毫克;孕妇1 000毫克;哺乳期妇女1 500毫克。

钙的主要食物来源。膳食是人类摄取足量钙的最有效、最简单的方法,因此,养成良好的科学的饮食习惯,对保证人体钙的含量相当重要。由于饮食习惯不同,东方人每日钙的摄取量普遍低于西方人,所以中老年人易发生骨质疏松。中国属于低钙摄入国家,城市居民每天钙的摄入量平均不足500毫克,有的甚至低于400毫克,这一摄入量仅为生理必须量的50%。调查发现,高钙饮食地区民族较低钙饮食地区民族骨折率发生低。所以中国人应特别注意补钙。这里推荐一种有益补钙的食物——小虾皮。因为每100克小虾皮干品中含钙量高达2 000毫克,含磷量高达1 005毫克。钙磷比接近2:1,易被人体吸收,因此是补钙最适宜的食品之一。其他一些鱼、虾等海产品,以及大豆、绿叶蔬菜中,钙的含量也比较丰富,经常选食这些食物,对补充体内的钙是很有好处的。

补钙须知。补钙时应注意以下因素对人体钙含量的影响:奶类不仅钙的含量高,而且奶中所含的乳糖能促进钙的吸收,因此,长期饮用牛奶的人,体内钙的含量明显高于那些不常饮用牛奶者。蛋白质供给充足,有利于钙的吸收,但蛋白质摄入过多,也可增加尿钙的排泄,使体内钙的丢失相对增加。维生素D能促进钙的吸收。高钠摄入对尿钙的影响也很明显,因为尿钠排泄增加的同时尿钙排泄也增加。富含纤维素的饮食既可减少肠钙的吸收,又能使机体对钙的需要量增加。膳食钙在肠道中的吸收很不完全,有70%~80%的钙没有被吸收而残留于粪便中;主要是由于钙离子与食物中的植酸、草酸及脂肪酸等阴离子形成不溶性钙盐所致。脂肪消化不良时,常降低钙的吸收,其原因可能是由于钙与未被吸收的脂肪酸形成钙皂,随粪便排出体外所致。

⑨钠元素

膳食中的钠主要存在于食盐中。食盐既是烹饪中重要的调味品,也是保证机体水分平衡的最重要物质,没有食盐,人的生存将受到障碍。此外,食盐在防止食品腐败方面也有着非常重要的作用。

钠的主要生理功能。钠是细胞外液中带正电的主要离子,参于水的代谢,可保证人体内水的平衡。钠能维持人体内酸和碱的平衡。钠是胰汁、胆汁、汗和泪水的组成成分。钠参于心脏、肌肉和神经功能的调节。钠离子与氯离子共同组成的食盐是人类不可或缺的调味品。

钠元素盈缺与健康的关系。由于几乎所有食物都多少含有一些钠,所以人体内钠缺乏的情况很少发生。但在食用不加盐的严格素食或长期出汗过多、腹泻、呕吐及肾上腺皮质不足等情况下,也可导致钠缺乏症的发生。钠缺乏症可造成生长缓慢、食欲减退、由于失水所致的体重减轻、哺乳期母亲的奶水减少、肌肉痉挛、恶心、腹泻和头痛等病症。膳食中长期摄入过多的钠,可导致高血压病等疾病。

钠元素摄入的日推荐量。钠主要是通过食物、人乳和乳制品进入人体的。在高温环境下,每丢失1升水需要补充2～7克的氯化钠。有高血压病家族史的人,食用盐的量应限制在每天1～2克。

钠的主要食物来源。一般而言,蛋白质食物中钠的含量比蔬菜和谷物中多;水果中很少含钠或基本不含钠。许多熟食制品由于在加工制作过程中添加了食盐,所以钠的含量常常是天然食物的许多倍。钠在普通食物中的来源主要有:熏腌猪肉、大红肠、谷糠、玉米片、泡黄瓜、火腿、青橄榄、午餐肉、燕麦、马铃薯片、香肠、海藻、虾、酱油、番茄酱等。

⑩磷元素

磷是人体中含量较多的元素之一,仅次于钙。磷和钙一样,都是骨骼、牙齿的重要构成材料。正常成年人体内所含磷元素总量的80%,均以和钙结合的形式贮存于骨骼和牙齿中,其余20%,分布于神经组织等软组织中,人体每100毫升全血中,含有磷元素35～45毫克。

磷的主要生理功能。磷不仅是骨骼和牙齿的重要组成部分,而且是促成骨骼和牙齿钙化不可缺少的营养素。磷在保持体内ATP代谢的平衡,调节能量代谢过程中发挥有重要作用。磷是生命物质的组成部分:是核苷酸的基本组成成分,而核苷酸又是生命中传递信息和调控细胞代谢的重要物质核糖核酸(RDA)和脱氧核糖核酸(DNA)的基本组成单位。磷参与体内酸碱平衡的调节,参与体内脂肪的代谢。

磷元素盈亏与健康的关系。由于食物中含有的磷很丰富,所以人类的营养性磷缺乏十分少见。磷的摄入或吸收不足,可引起红细胞、白细胞、血小板的异常等低磷血症及软骨病。因疾病或其他原因导致体内磷过多,可导致高磷血症的发生,而高磷血症因能使血液中血钙的含量降低,亦可导致骨质疏松的发生。

磷元素摄入的有关规定。由于几乎所有的食物都含有磷,磷的来源不成问题(一岁以下的婴儿只要能按正常要求喂养,钙能满足摄入需要,磷必然也能满足需要),所以世界上绝大多数国家对磷元素的摄入一般都无明确规定。只有美国对磷的供给量有所规定,其原则是:出生至一岁的婴儿,按钙/磷比值为1.5:1的量供给磷;一岁以上,则按1:1的量供给磷。

营养对人体磷含量的影响。磷广泛存在于动、植物组织中,并与蛋白质或脂肪结合成核蛋白、磷蛋白和磷脂等。除少量的植酸形式的磷不能被机体充分吸收和利用外,其他形式的磷大都能为机体所利用。谷类种子中的磷,因主要以植酸形式存在,利用率很低,但当用酵母发面时,或预先将谷粒浸泡于热水中以后,则可大大降低植酸磷的含量,从而提高了磷吸收率。如果长期食用大量谷类食品,机体可形成对植酸的适应力,植酸磷的吸收率也可有不同程度的提高。磷的吸收,需要有维生素D参与,维生素D缺乏,常使血清中的无机磷酸盐含量下降,所以,佝偻病患者血钙浓度往往正常,而血清中无机磷的含量却较低。

⑪钾元素

正常人体内大约含钾175克,其中98%的钾贮存于细胞液内,是细胞内最主要的阳离子。食物中含有丰富的钾,人体对食物中摄入的钾的吸收利用率可达90%以上,因此,人体很少产生钾缺乏症。肾脏是维持人体内钾平衡的重要器官。

钾的主要生理功能。钾的大部分生理功能都是在与钠协同作用中发挥的,因此,维持体内钾、钠离子的平衡,对生命活动具有重要意义。钾的主要生理功能有:调节细胞内适宜的渗透压。调节体液的酸碱平衡。参于细胞内糖和蛋白质的代谢。维持正常的神经兴奋性和心肌运动。当机体因摄入高钠而导致高血压时,钾具有降血压作用。

钾元素的盈亏与健康的关系。钾缺乏可引起心跳不规律及加速,心电图异常、肌肉衰弱和烦躁,最后导致心搏停止。需指出的是钾缺乏病很少因为膳食中钾的缺乏而引起,多是由于碱中毒、腹泻、糖尿病酸中毒、呕吐以及服用利尿药而使尿中的钾大量逸出所致。

钾元素摄入的日推荐量。婴幼儿对钾的最低日需要量为90毫克,成年人每天摄取2～3克钾可满足需要。具体日摄入推荐量为:半岁以下婴儿350～925毫克;半岁至1岁儿童425～1 275毫克;1－3岁儿童550～1 650毫克;4－6岁儿童775～2 325毫克;7－10岁儿童1 000～3 000毫克;11岁以上青少年1 525～4 575毫克;成年人1 875～5 625毫克。

⑫镁元素

镁占人体体重的0.05%,其中约60%存在于骨骼和牙齿中,38%存在于软组织中,2%存在于血浆和血清中。人体对从膳食中摄入的镁吸收利用率为30%～40%,肾脏是调节体内镁水平的主要器官。只要正常进食,人体一般不会出现镁缺乏症。

镁的主要生理功能。镁是骨骼和牙齿的重要组成部分。镁是体内酶系统的激活剂。镁可调节并抑制肌肉收缩及神经冲动。

镁元素缺乏对健康的影响。神经系统会受影响,引起激躁不安、紧张与压力。肌肉震颤及绞痛。经常性刺痛。心律不齐、心悸。低血糖、虚弱、疲倦、神经过敏、手脚颤抖。

镁元素摄入的日推荐量及食物中的来源。镁的每日摄入推荐量为:婴儿50～70毫克;儿童150～250毫克;成年男性350毫克;成年女性300毫克;孕妇与乳母450毫克。最大日安全摄入量(SDA)为3克。镁比较广泛地分布于各种食物中。新鲜的绿叶蔬菜、海产品、豆类是镁较好的食物来源。咖啡(速溶)、可可粉、谷类、花生、核桃仁、全麦粉、小米、香蕉等也含有较多的镁元素。

(6)水

水是人体内含量最多的成分,大约占人体重量的2/3;人体的各种生理活动,

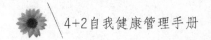

如消化、吸收、输送、合成、分解、排泄等所有新陈代谢过程都离不开水。

①水的主要生理功能

人体的新陈代谢需要靠水的溶解性和流动性来运输营养物质；人对物质的消化吸收与排泄，也都离不开水的参与。水可以维持人体血液的容量，因为血液中所含的水分高达80％。水还能通过吸收身体代谢产生的热量，以蒸发散热的形式，让人体的温度基本保持恒定，不致过高或过低。水在保障维持人体各种分泌液正常分泌的同时，还能保持皮肤的滋润、光泽和弹性，是人们护肤美容的天然保湿剂。

②喝水的学问

喝水的学问就是告诉你：喝什么水对身体最好？喝多少水最为适宜？怎么喝最为科学？

喝水应多喝白开水

世界上的可饮水形形色色，除了人们常喝的用自来水烧开的白开水外，还有矿泉水、纯净水、磁化水、蒸馏水、电离水和各种饮料等。但是营养学家认为，从补充人体体液需要的角度而言，白开水无疑是人们补充体液的最佳选择。美国著名化学家、两次诺贝尔奖获得者林纳·波林在其92岁高龄时总结的养生长寿之道中，有一条特别重要的经验，那就是每天都要喝够足量的白开水。林纳·波林所谓的白开水，就是近年来中国许多养生专家大力推荐的自来水烧开后，冷却到20～25℃的凉开水，俗称"凉白开"。

由于"凉白开"在沸腾后放置冷却的过程中，溶解在水中的气体比煮沸前减少了50％，不仅更具独特的生物活性，能迅速调节脱水细胞的水平衡，而且还可收到"内洗涤"（即改善内分泌腺及心、肝、肾的生理功能）之功效。但是，"凉白开"不能在空气中暴露过久，一般冷却至一定温度时，就应随即饮用。因为暴露时间过长，会使气体再度溶入到水中，失去其独特的生物活性。

喝水要保证充足供应

喝水要保证充足供应，主要指除吃饭外，人每天还要摄入足量的水。生理学实验证实，在正常情况下，人体每天通过呼吸、皮肤蒸发，大小便排泄等方式排出体外的水分，大约为2 500毫升。也就是说，一个人每天补充的喝水量，应该为2 500毫升减去吃饭时食物中所含的水分（大约为2 000毫升）。但是，水的摄入量也应因人制宜，这是因为不同年龄段的人群，由于机体处于不同的生理变化阶段，对水的需求也各不相同，不可强求一致。例如，由于肾脏滤过率的增加，浓缩尿液能力的降低，60岁以上老年人体内水的含量，比青年时代要少30％～40％，而且随着年龄的增长，体内水的含量呈减少的趋势愈发明显。加上老年人大脑中的口渴感受中枢对口渴感的反应较年轻时大为下降，因此，老年人即使在口不渴的时候，也应该养成适时多喝水的习惯。

饮水应有时间规律

许多人常以是否有口渴感来决定何时饮水，这是很不科学的。因为当人感到口渴时，细胞的脱水已积累到一定程度。口渴，是机体通过中枢神经发出的"强烈要求"补充水分的信号，这信号是万不得已才发出的。因此，等感觉口渴了才喝水，与等土地龟裂了才浇水灌溉一样，均属于"事后诸葛""亡羊补牢"，长久下去对身体健康十分不利。因此，养成适时有规律主动饮水的良好习惯，对保障身体健康十分必要。在正常情况下，除清晨和睡觉前必不可少的饮水外，最适时的饮水时间可安排在上午 10～11 时、下午 15～18 时、晚上 20～21 时各饮用一次。这是因为：清晨起床后适量地饮水，除可补偿夜间水分的消耗外，对预防高血压、脑出血、脑血栓的形成也有一定的作用；上午、下午工间休息时适量喝水，不仅可以补充由于工作流汗及经尿排出的水分，而且可使体内囤积的废物顺利排出；下班前（或回家后）喝一杯水，能够增加饱足感，可以减少晚餐的摄入，有益健康。睡觉前 2～3 个小时饮水，可以冲淡血液，加速血液循环。

科学喝水：少量、多次、慢饮。喝水切忌一次喝得过多过快。因为喝水过多，大量的水会直接进入血液循环，导致心脏的负荷加重。而且大量的水一股脑儿倾倒进口腔，对嗓子也有损害。此外，喝水喝得太快太急，容易导致打嗝或腹胀。正确合理的喝水方法是：将一杯水分作几次缓慢地一口一口往下咽。最好是把一口水含在嘴里，分几次徐徐咽下，这样不仅可以使入口的水温变得与人的体温接近，不会因过冷或过热刺激胃肠道；还能充分滋润口腔和喉咙，有效地缓解口渴的感觉。

③喝水注意事项

与"水可载舟，亦可覆舟"同理，水喝得太多，也会给人的健康带来不利影响。美国加利福尼亚一名 28 岁的妇女，为了给孩子赢得游戏软件，参加了一家广播电台主办的喝水比赛，赛后因为"水中毒"而死于非命。这一事故提醒人们，喝水也应当从实际出发，有所控制。尤其不能"牛饮"，既不能在大运动量后猛饮凉水，也不能在夏日炎炎豪饮冰水、冰啤酒等，否则可导致急性心肌梗死等意外的发生。关于喝水的其他注意事项还有：

不能打开自来水龙头直接喝生水。因为生水中含有大量对人体有害的残留微生物，如军团菌等，而且水和金属管壁及水龙头金属腔室产生的水化反应，常形成金属污染水。

不要喝久置的或反复烧开的凉白开或开水。因为水中含氮的有机物，在反复烧煮过程中会不断地分解成对人体有害的亚硝酸盐。

早晨起床后莫喝淡盐水。因为人在夜间睡眠时大多滴水未饮，早晨起床时，血液已呈浓缩状态，再饮加盐的开水只会雪上加霜加重高渗性脱水，损害健康。

果汁、牛奶、咖啡等不宜作为清晨的第一杯饮料：因为这些饮料不仅不会提供此时机体最需要的水分，还会使机体在缺水的状态下让胃肠进行消化和吸收工作，不利健康。

除补水外还应适当地多吃利水的食物。所谓利水食物是指能增加身体水分排泄的食物,如西瓜、咖啡、茶等因为含有利尿的成分,能促进肾脏尿液的形成和排泄;粗粮、蔬菜、水果等因为含有膳食纤维,能在肠道结合大量水分,增加和促使粪便的排出;辛辣刺激的食物因为具有能促进体表毛细血管舒张的作用,能让人大汗淋漓,通过体表疏泄水分。上述所有这些,都是达到身体水分平衡的必要手段。

警惕各种酸甜饮料"布设"的陷阱。例如果汁等酸性饮料,由于大多采用柠檬酸作调味剂,因此当摄入量超过机体对酸的处理能力时,就会破坏体内的酸碱平衡,导致酸血症的产生。尤其是在盛夏,由于天气炎热,出汗较多,人体本身就会损失大量的电解质,如钾、钠、氯等碱性成分,一旦大量饮用酸味饮料,体液更易偏向酸性。因此,夏季不宜过多地饮用添加了有机酸的酸味饮料。至于雪碧、可乐等甜性饮料,因为其含糖量大大超过了西瓜、苹果、柑橘等水果,喝多了对人体健康的危害也不容小视,尤其是肥胖者和患有糖尿病的人群,更应对其敬而远之。

(7)食物纤维

食物纤维是一种不能被人体消化的糖类,是健康饮食不可缺少的组成部分之一,在保持消化系统维护机体健康方面扮演着重要的角色。自1992年世界卫生组织将食物纤维推荐为"人群膳食营养目标"后,国际上开始公认其为"营养素家族"的第七个成员。

①食物纤维的种类及来源

常见的食物纤维有纤维素、半纤维素、木质素、果胶和植物黏胶五种。以是否溶解于水,又分为"水溶性纤维"与"非水溶性纤维"两大类型。其中纤维素、半纤维素和木质素属非水溶性纤维,非水溶性的食物纤维多存在于全谷类及一些多纤维的蔬菜的细胞壁中。果胶和植物黏胶属于水溶性纤维,水溶性食物纤维多存在于豆类及水果中。

许多人也许一时分辨不清楚哪些食物纤维是水溶性的,哪些食物纤维是非水溶性的。那也没有关系,只要大家知道在选择主食时多摄取未经过细加工的全谷类(如米糠、糙米、麦麸、燕麦、玉米)及其制品;在选择副食时多吃原生态的瓜果菜蔬就可以了。比如:多吃水果(不包括过滤过的果汁),多吃粗纤维蔬菜(如竹笋、芹菜)及蔬菜的梗茎,多吃未经加工的豆类(如黄豆、绿豆、红豆)等。

富含食物纤维的食品,主食中有大麦、燕麦、荞麦、玉米、籼米、薯类、黄豆、绿豆、赤小豆、蚕豆、芝麻、花生等;在果品中有橄榄、枣、杏、草莓、山楂、葡萄、苹果、梨、石榴、柿子、椰子、莲子、甘蔗等;在蔬菜中有芹菜、韭菜、苋菜、卷心菜、茭白、蘑菇、香菇、黑木耳、扁豆、豌豆、土豆、番茄等;在海产品中有海带、紫菜等。其中,豆腐渣是最理想的食物纤维来源。当豆腐渣的水分干燥到只剩5%时,其食物纤维的含量高达55.27%。其中纤维素占20.7%、半纤维素占33.5%、非结构性水溶性糖占2.2%、木质素占0.32%。豆腐渣所含热量很少,蛋白质却很多(含19.5%),

对于限制饮食的人,食之既能减轻空腹感,又对糖尿病的治疗有积极帮助。

②食物纤维的功能及作用

食物纤维是食物中无法被人体消化分解的成分,虽然它本身并不具有特别的营养价值,但是它进入消化道后却可以解决许多吃药都不能解决的健康问题。适量摄入食物纤维不仅具有清洁消化道壁,稀释并加速食物中的致癌物质和有毒物质的移除,保护消化道和增强消化等功能,还可促进胆固醇的排泄,让血液中的血糖和胆固醇控制在理想的水平。也就是说,摄取足够的食物纤维可以预防心血管疾病、肠癌、糖尿病等许多疾病。

食物纤维广泛存在于谷物、豆类、蔬菜、水果等食品中,完全可以从膳食中摄取,因此,世界卫生组织曾多次建议人们增加纤维素的摄入量,以防治心血管疾病、糖尿病等“现代病”的发生。据说美国平均每人每天大约进食 20 克食物纤维。日本厚生省经过研究发现,日本人平均每天缺乏 5 克纤维素,于是号召全国每人每天至少应补足缺欠的量。中国营养学家的调查研究发现,中国平均每人每天缺乏5~8 克食物纤维,因此,多数营养学家建议中国国民每人每天食物纤维的供给量应不得低于 10~15 克。

2. 膳食平衡木

由于膳食摄入不仅要种类齐全,数量适当,比例适宜,而且要满足人体不同生长发育阶段的具体需要。因此,维持膳食平衡,有点像体操运动员走平衡木,方方面面都要照顾周全,无论哪个细节没有照顾到,都可能从平衡木上摔下来。

要想顺利地“走”过膳食平衡木,到达健康的彼岸,首先应搞清楚两个最基本的问题:一是“吃什么”;二是“怎么吃”。由于“吃什么”,在“营养七兄弟”中已经有所讲述。因此这里主要讲“怎么吃”才能维持膳食的营养平衡。

(1)平衡膳食的原则

关于平衡膳食的原则,国内外营养学家大致归纳有以下 10 条。其中1~7 条讲的主要是膳食结构和食物搭配在膳食平衡中的重要性,而8~10 条讲的则是个人的饮食行为和习惯对膳食平衡的影响。

①主食与副食应保持平衡

也就是说每顿饭既要有主食,也要有副食,二者缺一不可。

②酸性食物与碱性食物应保持平衡

不可因个人嗜好而有所偏颇。所谓酸性食物,主要指硫、磷、氯等元素含量较高的食物,在体内经过代谢后,最终产生的营养物质呈酸性,常见的酸性食物有肉类、禽蛋类、鱼虾类、米、面及其制品等;所谓碱性食物,主要指钙、钾、钠、镁等元素含量较高的食物,在体内经过代谢后,最终产生的营养物质呈碱性,常见的有蔬菜、水果、豆类及其制品,以及牛奶、硬果中的杏仁、栗子、椰子等。

③有荤有素,科学搭配

荤是指动物性食物,素是指各种蔬菜瓜果和豆制品。只有两者搭配合理、保持平衡,才能既让人享受口福,又不会因吃肉食过多而增加血液和心脏的负担。

④精细与粗杂相结合,保持相对的平衡

这里说的"精",主要指加工精细的精米、精面。这里说的"杂",除指小米、玉米、高粱米和各种豆类等杂粮外,还包括每天摄取膳食物的种类应尽可能地多样化。最好是五谷杂粮,各种蔬菜、水果。

⑤寒与热的平衡

因为食物有寒性、热性、温性、凉性四性之分,只有根据中医"热者寒之,寒者热之"的原则搭配和烹饪,才能使其蕴含的营养得到充分的发挥。

⑥干与稀的平衡

也就是说除主食的制作有干饭、稀饭之分外,副食菜肴也应有干、稀之别。平素所说的"四菜一汤",实际就是干与稀平衡的体现之一。

⑦摄入食物提供的热量,要与人体活动消耗的热量大体相等

也就是说,摄入与排出应该保持平衡。机体的摄入与排出一旦失衡,人不是消瘦就是肥胖,都会导致疾病的发生。

⑧膳食摄入时间和数量是否平衡。

如何保持"饥"与"饱"的状态平衡,可用4句话18个字概括:"已饥方食,未饱即止;饥不可大饥,饱不可大饱。"换句通俗的说法就是:别等饿过了劲儿才吃饭,吃到八分饱赶紧放筷子。这是因为过饥、过饱都会伤及人的胃肠,损害人体的健康。

⑨良好饮食生活习惯的养成,应有利于促进消化系统动静平衡的保持

所谓消化系统的"动静平衡",主要是说食前忌动(适量少活动)、食后忌静(适量多活动),更不能吃饱了饭就躺下来睡大觉,一点不活动。

⑩要学会通过调节情绪控制食欲,保持情绪与食欲的平衡

这是因为情绪可决定或影响人的食欲,情绪的大起大落和食欲的忽高忽低都有损于身体的健康。

当然,以上所述只是科学平衡膳食应该达到的理想目标,是否能真正达到或基本接近这一目标,还要看个人在"膳食平衡木"上的具体表现。但是,就合理膳食而言,"平衡就意味着健康"则是没有疑义的!

(2)平衡膳食的指标

为了将上述平衡膳食的原则,贯彻落实于人们日常的生活和保健养生实践中,围绕怎么吃(吃多少)营养学家还提出了以下7个方面的具体建议。

①人体必需的营养素一个也不能缺,一个也不能多

就目前所知,人体必需的营养素至少有42种以上。其中:除了水以外,还有氨基酸9种、脂肪酸2种、糖1种、无机盐7种、维生素14种,必需的微量元素8种。严格控制这些营养素的供给量,为的是保证它们既彼此依存又相互制约。

②热量食物来源构成合理

膳食中的热量主要来自四类食物,其组成结构应该是:粮谷类食物占供热量的60%～70%;薯类食物占供热量的5%～10%;豆类食物占供热量的5%～10%;动物性食物占供热量的20%～25%。其中豆类及动物性食物所提供的热量要保证占30%左右。

③热量营养素摄入量比值合理

糖类、蛋白质、脂肪是提供热量的营养素,这三种营养素在膳食中的摄入量要保持合理的比值,才能组成合理的热量分配。糖类、蛋白质、脂肪三者摄入量的比值建议为6.5:1:0.7。

④热量结构合理

三大营养素提供的热量比例为:糖类占供热量的60%～70%;脂肪供热量占供热量的20%～30%;蛋白占供热量的10%～15%。

⑤蛋白质食物的来源与组成合理

植物性蛋白质约占70%;动物性蛋白质约占25%;豆类蛋白质约占5%。其中动物性蛋白质及豆类蛋白质之和应在30%以上。

⑥脂肪食物的来源与组成合理

植物性脂肪约占60%,动物性脂肪约占40%。其中饱和脂肪酸(存在于动物性脂肪中)所产的热量,应占总热量的10%以下。

⑦各种营养素的摄入量达到供给量的标准

不同人群的各种营养素供给标准不同,每日各种营养素的摄入量,在一个周期内(比如5～7天)能平均达到标准上下误差不超过10%即可。

(3)走出膳食营养的误区

①误以为动物性食物(肉类)与植物性食物比较,前者更富有营养,对身体健康更有益处

如果长期以植物性食物为食,会因营养缺乏导致身体发育不良。导致这一认识误区的原因有许多,一是受传统文化影响。例如中国古代把社会地位高的、有权的人称为"肉食者",把平头百姓、下层群众称为"草根阶层",认为以肉类食品为主要饮食,代表社会经济发展进步,人民生活水平提高,进而误以为饭菜中肉食越多越有益于身体健康。二是受人们从小形成的习惯、口味的影响,尤其是有些人随着年龄的增加味觉敏感度也在不断下降,需要靠不同的肉类食物来刺激和满足食欲。三是对膳食结构、膳食与疾病和健康的关系等科学养生常识了解不够。欲走出这一认识误区,最核心、最迫切的问题是通过长期广泛正确的公共健康教育,来改变人们的旧习惯和旧观念。

②误以为只要是自己想吃的食物,就是身体里需要的,也就是对本人健康有利无害的食物

什么事都是物极必反，进食更是如此，多少人因为暴饮暴食而葬送健康甚至生命，就是明证。更何况不同的食物有各自不同的性味和养生作用，绝不能凭个人的喜好而不加节制地随便进食。

③误认为吃什么补什么

例如有人肾出了毛病，就把动物的肾煮熟了吃；性功能减弱了，就拿牛鞭、马鞭、鹿鞭等动物的生殖器来食补；甚至有的孕妇，在怀孕期间，拒绝吃兔肉、驴肉，理由是怕生下的孩子"三瓣嘴"（豁唇）、长耳朵，这些都是没有科学根据的。

④误认为低脂肪膳食能减轻体重

美国进行的一次调查发现，在既往的 14 年里，尽管通过各种手段将人们食物中的脂肪降低了 7%，但美国人体重超重的人数却增长了 9%。这是因为食品中脂肪的含量减少了，但人们吃的却比以前多了。举例来说，半杯香草冰淇淋和半杯低脂香草冰淇淋所含热量仅相差 40 卡路里，但人们极有可能在"低脂"的迷惑下让自己无所顾忌地吃上满满一杯低脂香草冰淇淋，这样，最终摄入的卡路里总量比吃半杯普通的香草冰淇淋还要多。

⑤误以为吃素可以长寿

有人对终身清淡素食的 645 名和尚进行体检后发现，有 46.5% 的和尚患有慢性疾病，其中 34.3% 的慢性疾病与长期营养不良有关。

⑥误以为要想健康长寿就不能吃高胆固醇食物

实际上胆固醇是保持身体健康的必需物质之一，一个人只要不是长期通过食物摄入过量的胆固醇，就不会引起血液中胆固醇水平的明显升高。例如，每天吃一个鸡蛋并不会引起胆固醇浓度的变化。所以高胆固醇食物还是可适量摄入的。当然，患有高血脂的人，每天胆固醇摄入量应该控制在 300 毫克以下。

⑦误以为饭后马上吃水果，可以帮助消化并且补充维生素

由于水果中含有大量糖类（特别是果糖），而且很容易被人体吸收，所以饭后马上进食水果，会导致血糖负荷大幅度增加。因此吃水果的最佳时间，应该在饭前 1 小时或饭后 2 小时左右（即两餐之间）。此外，饭后马上进食水果，很容易被饭菜等食物堵塞在胃中，无法很快到达小肠，容易导致胃部胀气等不适的发生。

⑧误以为高温热油炒的菜味道香美

日常生活中很多人炒菜时喜欢把油烧得很热，甚至等油热得冒了烟才开始炒菜，认为这样炒的菜香、脆、嫩，菜的颜色也比较鲜艳。其实，烹调油温过高（超过 150℃），不仅会使油脂中的营养素（如维生素 A、维生素 E 和胡萝卜素等）破坏殆尽，还会因产生大量的过氧化物而损害人体的健康。因此，烹调时切不可等锅里的油冒了烟才开始炒菜，因为等油冒烟时，锅内的油温已经超过 150℃ 了！

⑨误以为晚餐不妨丰盛些

相比于匆忙的早餐和简单的午餐，许多人家因为晚上下班后时间比较充盈，晚

餐往往丰盛醇厚。具体表现是不仅种类繁多,而且进食食物的量甚至超过早午两餐的总量。与"早餐要吃得饱,午餐要吃得好,晚餐要吃得少"的科学养生方针背道而驰。一日三餐膳食摄入能量的科学分配比例应该是:早餐占 25％～30％,午餐占 30％～40％,晚餐占 30％～40％。

⑩误以为在不得已的情况下定时定量进餐可适度随意

当吃饭的"功能"已从营养摄入渗透到了各种应酬活动领域时、不定时定量进餐已成为一种普遍现象。"随意"的结果,常常导致许多人胃肠不适、血糖波动、生物钟紊乱,甚至疾病丛生。

⑪误以为主食吃得越少越健康,越有利于减肥

这样做的结果常常是事与愿违,因为少吃或不吃主食获取的营养总能量无法满足机体代谢的需要,从而导致体内脂肪、蛋白质过量分解,导致体重和体质下降。其实,主食是人们最主要和最经济的能量来源。主食中所含的复合型糖类(多糖),其升血糖的速率和幅度相对于简单糖(如白糖等)既慢且小。保证一定量的主食摄入,不仅可为人们提供必需的能量,还可防止油脂等过多地摄入。

⑫误以为喝肉骨头熬的汤可以补钙

其实肉骨头汤中含钙量并不很高。有人通过试验证实,用 1 千克肉骨头煮 2 小时熬成的汤,汤中的含钙量仅 20 毫克左右,而一个成年人每日钙的摄入量为 800 毫克(骨折的病人需要更多)。肉骨头汤中的这点钙,是远远不能满足补钙的需要的。而且肉骨头汤中脂肪的含量却很高,因为骨头里骨髓中的脂肪全熬到了汤里。所以,补钙还是应当首选喝牛奶或通过吃钙制剂补钙。

⑬误以为老年人饮牛奶可引发白内障

这种说法看似有一定道理,因为牛奶里含有半胱氨酸,而半胱氨酸氧化后易损伤眼睛的晶体,使晶状体混浊发生白内障。但是白内障的形成有着多方面的因素。老年人抗氧化能力降低只是因素之一,更何况可以通过补充抗氧化的营养素来使之提高,例如补维生素 C、维生素 E、β-胡萝卜素、微量元素硒、锌等均可预防老年性白内障的发生。牛奶中含有丰富的钙,是膳食中钙很重要的来源,而且牛奶中的酪蛋白也是优质蛋白,有利于人体的吸收利用。因此,老年人不敢喝牛奶,无异于因噎废食。

⑭误以为没有鳞的鱼胆固醇都高

这一认识不够全面。的确有一些没有鳞的鱼,所含胆固醇较高,如银鱼、河鳗、泥鳅、黄鳝、鳕鱼等。但并不是所有无鳞的鱼胆固醇都高,例如带鱼、鲨鱼,与有鳞的草鱼、鲳鱼、鲈鱼等所含胆固醇就不是很高。

⑮误以为冬令进补一定要补蛋白质

营养素的补充应该遵循缺什么补什么,不缺不补的原则。由于目前中国居民膳食中蛋白质的供给量并不缺乏,所以一般人群没必要再增加蛋白质补充。因为蛋白

质补充得过多,不仅无益健康,反而会增加肝脏和肾脏的负担,增加钙的排出,导致人体缺钙,因此,只有在患病时或特殊需要时才补充蛋白。由于中国人膳食结构中常见缺少的营养素是:维生素 A、维生素 B_2、维生素 B_1、钙、锌等,所以进补时,可有针对性地补充一些上述维生素和矿物质。

⑯误以为补充维生素 C 容易罹患肾结石

这一认识基本属于多虑。因为,维生素 C 是酶的辅因子,其营养作用与胶原的合成、创伤的愈合、血管的脆性有关。此外还有抗氧化,促进铁的吸收和提高人体免疫功能等作用。成年人每日维生素 C 的推荐摄入量为 100 毫克,可耐受的最高摄入量为 1 000 毫克。所以,维生素 C 的补充,只要每天摄入量不超过 1 000 毫克,一般是不会导致肾结石的发生的。

⑰误以为水喝得越多越好

专家认为,喝水应该和摄取热量一样,需要多少,就补充多少。目前并没有什么科学证据足以证明,多喝水就能多排毒。相反,一个人水喝得太多,因钠、钾离子大量流失,极容易导致体内电解质平衡失调、水溶性维生素(如 B 族维生素及维生素 C)流失。正常人每天喝多少水才算是适量呢?科学研究告诉我们,人体每天从尿液、汗液或皮肤蒸发等流失的水分,为 1 800~2 000 毫升,一般应流失多少补充多少。但补充的水分并非全部由喝水获得,所以在计算应喝多少水时,应该把吃饭时食物里所含的水分一并计算进去。

⑱误以为盐吃得越少越好

盐(氯化钠)摄入过多,容易诱发高血压病等疾病,但不能因此就矫枉过正,认为饮食越淡越好。因为每个成年人平均每天需要摄入食盐 5 克左右,食盐摄入过少,会造成体内水电解质代谢失调。尤其是部队官兵,训练、演习、施工,体力消耗剧烈,出汗多,盐分消耗多,更要适当补充盐分。

⑲误以为离甜食越远越好

有人因为甜食能使血糖升高,能增加胰腺的负担,便一点也不敢吃甜食。这种认识不大全面。因为人在疲劳和饥饿时,还是可以适量进食一些甜食的。因为体力消耗过大时,体内的能量就会供应不足,而甜食中的糖比其他食物能更快地被吸收到人的血液中,提高体内热能,迅速补充体力。此外,当人呕吐腹泻时,常因胃肠功能紊乱导致脱水症状的出现,此时饮用一些加糖的水,也有利于体质的恢复。需要提醒的是,饱食后应避免再吃甜食,否则会因能量过剩而导致肥胖。

⑳误以为胡萝卜、白萝卜搭配食用营养会成倍增加

这种吃法不科学。因为白萝卜中富含的维生素 C,一旦和胡萝卜中含有的维生素 C 分解酵素相遇,维生素 C 就会被破坏殆尽。

㉑误以为小葱拌豆腐色香味俱全

小葱拌豆腐的吃法“中看不中吃”。因为营养学告诉我们,豆腐里富含钙质,而

葱中含有草酸。草酸很容易和钙质溶和,生成草酸钙。而草酸钙是不容易为人体所吸收的,这种吃法实际上等于浪费了豆腐对人体的营养作用。

㉒误以为吃生鱼,多蘸芥末和醋,可杀死寄生虫

未经加工的生水产品,如鱼类、贝类中确实常含有致病性微生物及寄生虫,仅研究人员从中国沿海鱼、虾、蟹体内检验出的寄生虫就有将近90种。但相关的实验观察却显示,生鱼虽经芥末和醋数小时浸泡处理,寄生虫的包囊或虫卵依然存活。而这些寄生虫只需煮熟数分钟,便可被彻底杀死。所以为了安全,切不可食用未煮熟的水产品。

(三)中医饮食养生

中医饮食养生,是在中医理论指导下,应用食物保健强身、防治疾病、促进机体康复与延缓衰老的一门学问。它和中医药物疗法、针灸、推拿、导引等学科一样,都是中国传统医学重要的组成部分之一。

1. 作用

中医饮食养生的主要作用有三:一是利用饮食的合理摄入,达到营养机体、保持或增进机体健康之目的,中医称之为"食养";二是通过饮食调剂平衡,达到防病防衰,防患于未然之目的,中医称之为"食补";三是利用饮食治疗或辅助治疗某些疾病,中医称之为"食疗"。

(1)食养(健身、益寿)

食物对人体的滋养作用是维持身体健康的重要保证。合理地安排膳食,保证机体有充足的营养供给,可以使机体气血充足,五脏六腑功能旺盛。因此,明代养生学家何良俊说:"食者生民之天,活人之本也。故饮食进则谷气充,谷气充则气血旺,气血旺则筋骨强。"

正如《素问·阴阳应象大论》所述:"形不足者,温之以气,精不足者,补之以味"。饮食的健身、益寿作用,是通过调整人体的阴阳平衡来实现的。例如:食用动物肝脏,既可养肝,又能预防夜盲症;食用海带,既可补充碘及维生素,又可预防甲状腺肿;食用水果和新鲜蔬菜,既可补充营养又可预防坏血病等,均属食养。

中医食养之所以备受欢迎,因为它具有以下几个特点:①一举数得。"人是铁饭是钢,一顿不吃饿得慌",利用一日三餐,进行食养,在充饥强身的同时,又达到了防病抗病的目的,可谓一举数得,省时、省力。②经济实惠。通过饮食调理身体,预防疾病,可以节省不必要的医药费用开支。③原料易得。各种各样的动物、植物食物,作为天赐的良药,品种繁多,供应量充足。④易于推广。因为食疗食补具有未病先防、未衰先养、强身健体、延年益寿的特点,所以便于推广。

(2)食补(防衰、防病)

饮食调摄是养生之道的重要环节,利用饮食营养达到抗衰防老、益寿延年的目

的,是历代医家十分重视的问题。中医学认为:精生于先天,而养于后天,精藏于肾而养于五脏,精气足则气盛,肾气充则体健神旺。因此,在进食时注意饮食的调配及保养,对防老抗衰具有十分重要的意义。

现代分析研究证实,许多传统食物都具有防老抗衰的成分或作用,例如:芝麻、桑椹、枸杞子、龙眼肉、核桃、蜂王浆、山药、人乳、牛奶、甲鱼等,都含有抗衰老的物质成分,都有一定的抗衰延寿作用。经常适当食用,有利于健康、长寿。例如用大蒜预防外感和腹泻;用绿豆汤预防中暑;用葱白生姜预防伤风感冒等,都属于食补之范畴。

(3)食疗(治疗、辅助治疗、康复)

早在先秦时代,中国人的祖先就已经认识到,许多疾病的发生是由饮食不当引起的。例如,常吃精米的地方,人就容易得脚气病;土壤和食物里缺碘的地区,人就会得粗脖子病(地方性甲状腺肿)。继而,人们又发现,食物不仅可以充饥,维持人的生命活动,而且还可以治疗某些疾病。如视力减退或患了夜盲症,吃点猪肝、羊肝可以明目;产后没奶,煮食几只猪蹄,可以为产妇催乳;因消化不良引起的小儿腹泻,炒一两山楂,放几片生姜,再添上些红糖,熬后服食,常可食到病除……俗话说:"良药苦口利于病",而食疗则是不苦的"良药"。因此《黄帝内经》记载说:"毒药攻邪,五谷为养,五果为助,五畜为益,五菜为充,气味合而服之,以补益精气""肾病毋多食咸""病热少愈,食肉则复。"所以名医扁鹊、孙思邈等都一再宣称,人得了病,应当首先通过食物疗法来治疗,只有在食疗不起作用时,才去求助于药物或其他治疗方法。

南宋学者郑樵是一个对中医食疗颇有研究的大师。他认为,由饮食不当引致的胃肠道疾患,还应当通过饮食调节来补救、治疗。他在《调养以救饮食三失》一文中明确地指出:用"腹已馁,方进口,正美即止",来救治饮食过度满胀之失;用"吃软暖食物,加熟嚼细吞",来救治生冷硬食伤于腐热之失;用"省鱼肉美味,服淳淡素食",来救治享用过丰"越于常分之失",最为有效。这是因为胃承担的贮存、机械性消化和化学性消化等三种职能,要求胃时刻保持适度的弹性。而吃得过多,就会把胃撑得很大,使其无法通过收缩来执行其机械性消化的职能;而且胃肠内食物容纳过多,胃肠也一下子拿不出许多消化液来消化食物;食物排送不出去,在胃肠中停留时间久了,就会腐败发酵,导致消化系疾病的发生。如何治疗和预防以上饮食不当导致的疾病?郑樵的办法很简单:养成良好的饮食习惯,即坚持以下四项基本原则:一是不到饿时不进餐;二是吃到七、八分饱就放筷子;三是要吃软暖的食物;四是要细嚼慢咽。

2. 原则

传统的中医饮食调养,有着丰富的养生内涵、调养方法,其具体原则和经验可以从很多角度进行细分。例如,从饮食进程角度,可以分成食前、食中、食后养生;

从饮食内容角度,可以分成饮食的质和饮食的量的把握与控制;按进食者所处的生命生理发展阶段或自然地理环境等,可以分成儿童、青壮年或老年人的饮食调养,以及春、夏、秋、冬的饮食调养等。概括地讲,中医饮食调养的原则可分为两大类,即总原则和具体原则。

(1)中医饮食调养的总原则

中医饮食调养的总原则可用一句话六个字概括,即:因时因人制宜。

①从各人的实际出发

饮食调摄,要从各人自己的实际出发,根据不同的年龄、体质、个性、习惯等方面的差异,有的放矢地分别予以安排,不可不加区分地一概而论。例如:胃酸偏多的人,适宜多吃碱性食物;而胃酸缺乏的人则应适当多吃些偏酸性的食品,以保证食物的酸碱平衡。身体肥胖的人,由于多痰湿,故饮食宜清淡,忌食或不宜多食肥甘油腻的食物;身体瘦弱的人,由于大都阴虚内热,故在饮食上宜多吃甘润生津的食品,忌食或不宜多食辛辣燥烈的食品。

②随四时调节

中国人的祖先在几千年前就认识到了顺应四时,效法自然的养生之道。《老子》曰:"人法地,地法天,天法道,道法自然";《黄帝内经》说:"四时阴阳者,万物之根本也,所以圣人春夏养阳,秋冬养阴,以从其根"。顺应四时进行饮食养生保健的具体法则是"春季养肝,夏季养心,长夏养脾,秋季养肺,冬季养肾"。

春季饮食养生。中医学认为:春季,是推陈出新、生命萌发的时节,在这个季节里,人们应当让精神和形体同时放松,就好像大自然对待初生的万物那样,唯有如此,才是顺应春天时序应该采取的养生之道。与春季的养生之道相悖,首当其冲受伤的器官是肝脏。肝在五行中属木,在五味中为酸,木性能制约土性,而脾在五行中属土,在五味中为甘。春天正是肝木之气旺盛的季节,人的脾土之气会相对受到抑制。因此,春三月宜少食酸味的食品,多食甘味的食品,以达到补养脾脏之气的目的。而且,春天忽视养生所致的疾病,常常会迁延潜伏到夏季,以寒性病的形式突然发作。由于春季气温转暖,生活在中国北方的人应当多吃面(麦)食,适度调节饮食的凉热。

夏季饮食养生。夏季,是自然界繁荣兴旺的季节。此时,天气下降,地气上升,天气与地气彼此交汇,植物开花结实,生活在这种环境里,一定要注意保持心境的平和与愉快。由于夏季天气炎热,人们应该多吃豆类(菽)食物,进食不能过饱、过热,更不能长期居住在潮湿阴暗的地方和穿着潮湿的衣服。加强合理的饮食营养调整与补充,以保证机体在这一季节对营养补充的需求,尤其是要多喝水,保证体内的水与电解质平衡。"三伏"天不可过量饮酒,以免诱发中暑。

秋季饮食养生。秋季,自然景象因万物成熟而平定收敛,其时秋高气爽,天地清肃,人的精神情绪也应同步处于收敛于平静安宁的状态,以减少秋天肃杀之气对人体的影响。由于秋季气候干燥,人们可以多吃点儿油性比较大的食物和含纤维素多的蔬菜,以滋润胃肠。而且要根据气候及时添加衣物,进食不可过凉过冷。

冬季饮食养生。冬季是生机闭藏潜伏的时节,此时天寒地冻,大地龟裂,人们应该早睡晚起。冬季风寒物燥,可以多食一些黍类食物,黍子性热,可为人体提供热量,驱除寒冷。由于冬季食物相对单调,很容易缺钙,而机体缺钙会影响心血管和肌肉的功能,所以不仅要多吃含钙量高的食物,而且要多晒太阳。需要提醒的是,不要因为冬季天气寒冷,就多吃过热的食物,穿过厚过暖的棉衣。

(2)中医饮食调养的具体原则

中医饮食调养的具体原则有四:一是要合理调配膳食,即"和五味",不偏食,保证必需营养的全面摄入;二是要"饮食有节",即食不能过饱,亦不可过饥,因为只有饮食摄入适中,方能收到最大的养生保健效果;三是要注意饮食卫生,防止病从口入;四是要呵护脾胃,维持消化系统和器官的正常运转。

①合理调配

食物的种类多种多样,所含营养成分各不相同,只有做到合理搭配,才能使人得到各种不同的营养,以满足生命活动的需要。

中医学将食物的味道归纳为:酸、苦、甘、辛、咸五种,统称"五味"。五味不同,对人体的作用也各有不同。五味和谐调和,则有助于机体消化吸收,滋养脏腑、筋骨、气血,因而有利于健康长寿。所以《素问·生气通天论》说:"阴之所生,本在五味,用之五宫,伤在五味""是以谨和五味,骨正筋柔,气血以流,腠理以密,如是则骨气以精,谨道如法,长有天命"。五味失和或五味冲突,则病患丛生。所以《素问·五脏生成》说:"多食咸,则脉凝泣而变色;多食苦,则皮槁而毛拔;多食辛,则筋急而爪枯;……多食甘,则骨痛而发落,此五味之所伤也"。

②饮食有节

中医学所谓的饮食有节,包含两层意思:一层意思是饮食要定量;另一层意思是饮食要定时。《吕氏春秋·季春纪》说,"食能以时,身必无灾,凡食之道,无饥无饱,是之谓五脏之葆",讲的就是这个意思。

饮食定量

饮食定量,是指膳食摄入应饥饱适中。中医理论认为,人体的饮食消化、吸收、输布,主要靠脾胃来完成。进食定量,饥饱适中,恰到好处,不仅人体可及时得到营养供应,用于保证各种生理功能活动的正常运转,而且脾胃也能够承受得住。如果进食不足,不仅人会感觉饥饿,身体也会因消耗的营养不能及时补充而处于衰弱状态,这样势必影响健康。如果进食过量,消化道短时间内突然进食大量食物,势必会堵塞停滞于肠胃等消化器官,不仅加重了胃肠的负担,身体还会因食物不能及时消化,而影响营养的吸收和输布;脾胃肠的功能也会因为承受过重而受到损伤。因此《管子》说:"饮食节……则身利而寿命益""饮食不节……则形累而寿命损"。

所以《备急千金要方·养性序》在提倡饮食定量的同时,特别强调:人在大饥大渴时,最容易饮食过度,暴饮暴食:"不欲极饥而食,食不可过饱;不欲极渴而饮,饮不可过多。饱食过多,则结积聚,渴饮过多,则成痰澼"。类似的告诫在中医典籍中随处可见,例如《素问·痹论》中就曾说:"饮食自倍,肠胃乃伤"。

饮食定时

饮食定时,是指膳食摄入宜有较为固定的时间。早在三千多年前,《尚书》一书中就记载有关于"食哉惟时"的言论。中国人的祖先在中国第一部医学典籍《黄帝内经》还没有问世前就已经认识到,有规律的定时进食,可以保证消化、吸收能有节奏地进行,有益健康长寿。如果食无定时,或零食不离口,或肚子饿了却忍饥不食,则会打乱胃肠吐纳消化的正常规律,就会使脾胃失调,消化能力减弱,食欲逐渐减退,最终有损健康。陶弘景在《养性延命录》中所谓的"不渴强饮则胃胀,不饥强食则脾劳",强调的正是饮食定时的重要性。

中国人传统的进餐次数是一日三餐。若能坚持按时进餐,养成良好的饮食习惯,对身体是大有好处的。中国自古以来就有"早饭宜好,午饭宜饱,晚饭宜少"之说教。所谓"早饭宜好",指的是经过一夜睡眠,人体得到了充分休息,精神振奋,但胃肠经过漫漫长夜,业已空虚,睡醒后若能及时进食,则体内营养可得到补充,精力方可充沛。所以早餐的质量应精一些,营养价值也要高一些,为的是既便于消化吸收,也能给机体提供充足的能量。所谓"午饭宜饱",说的是中午饭具有承上启下的作用。白天工作学习能量消耗较大,上午的活动告一段落,下午的各种活动将继续进行,中午这顿饭一定要吃饱,所谓"吃饱",也是相对而言,不宜吃得过饱,物极必反,过饱则会加重胃肠负担,影响机体正常的活动和健康。所谓"晚饭要少",是相对午饭而言的。晚饭后离睡眠不远,此期间人们一般活动不多,如进食过饱,易使所吃的饮食滞留在胃肠内,不仅影响睡眠,还可导致消化不良。所以孙思邈在《备急千金要方·道林养性》中说:"一日之忌,暮无饱食""饱食即卧乃生百病"。

③饮食卫生

自古以来,饮食卫生一直为中国历代医家所重视,中医养生注重饮食卫生,防止"病从口入"的要点,归纳起来,大致有三:

饮食宜新鲜

食品新鲜不仅有利于消化、吸收,而且可以防止病从口入。因此,《论语·乡党》中说孔夫子"鱼馁而肉败不食,色恶不食";张仲景的《金匮要略》告诫人们:腐败不洁的食物、变质的食物不宜食用,"秽饭、馁肉、臭鱼食之皆伤人"。

宜以熟食为主

中医学认为,大部分食品不宜生吃,经过烹调加热变成熟食后,方可食用,因为熟食更容易被机体消化吸收。而且食物在加工变热的过程中,又经历了一次清洁和消毒,除掉了一些致病因素。孔子的"脍不厌细",在广义上也是着眼于熟食而言。因此饮食以熟食为主是中医饮食卫生的重要内容之一。尤其是肉类,吃时必须煮烂。《备急千金要方·养性序》说:"勿食生肉,伤胃,一切肉惟须煮烂",这一点对中老年人尤为重要。

注意饮食禁忌

中医学很讲究饮食宜忌。日本医学家丹波元胤在《中国医籍考》一书中就收录有《神农黄帝食禁》《神农黄帝食忌》《黄帝杂饮食忌》《隋书·经籍志》等许多关于饮食禁忌的著作。在医圣张仲景编著的《金匮要略》,药圣李时珍编著的《本草纲目》中,都收载有关于饮食或五味禁忌方面的论著。中医药学将药物之间的相互关系总结七种模式,即:单行、相须、相使、相畏、相恶、相杀、相反。用以解释为什么有些药物合在一起使用效果会增强,而有些药合在一起使用效果会减弱,甚至会对身体有害。食物虽然不像中药那样有上述配伍模式,但食物有四气五味。所以,根据药物食物同源理论,食物和食物搭配在一起吃时,也会有类似上述单行、相须、相使、相畏、相恶、相杀、相反等情况发生。因此,中医也十分注重饮食禁忌。例如汉代医家张仲景的《金匮要略》在《禽兽鱼虫禁忌并治》和《果实菜谷禁忌并治》等篇章中指出:"肉中有朱点者,不可食之""六畜自死,皆疫死,则有毒,不可食之""诸肉及鱼,若狗不食,鸟不啄者,不可食之""生果停留多日,有损处,食之伤人""果子落地经宿,虫蚁食之者,人大忌食之"……这些观点至今不乏借鉴意义。

④呵护脾胃

中医学理论认为,脾胃为"水谷之海",是人的后天之本,是人体必需的气血生化、精血制造的源头,对健康发挥着决定性的作用。呵护脾胃不仅能保障人体生长发育、正常运行需要的绝大部分营养物质供应充足,而且能使很多生来就先天不足的人得享高寿。例如明末清初著名的养生学家曹庭栋,小时候是远近闻名的"童子痨",最终却健康地活到了九十多岁。故此中医一向强调"调理脾胃,以治百病"。

曹庭栋呵护脾胃的办法,用他自己的话说就是在"起居寝食琐屑求之",即:从饮食、睡眠、情志等生活细节入手,呵护出一个健康的脾胃来。具体呵护办法大致有三:饮食调理:应少吃多餐,食物以软、松、温、热为主。进食要有节制和节度。应该戒烟、酒、咖啡、浓茶、碳酸性饮品(汽水)、酸辣等刺激性食物,精神调养:由于情志刺激可损伤脾胃,故调摄精神是呵护脾胃的重要条件之一,精神调养的办法常不拘一格,读书、写作、吟诗、作画、旅游、会友、寄情山水……只要能使心情愉悦均可行。适当运动:运动不仅能锻炼骨骼肌肉增进体魄,还能促进食物的消化吸收,运动的方式可因人制宜,因地制宜,如散步、跳舞、打太极拳、练剑、玩羽毛球、乒乓球都行。

3. 进食保健

进食保健关系到饮食中所含的营养能否更好地被机体消化吸收,故应予以足够重视。现选择其中要点,简述如下。

（1）进食宜缓

进食宜缓是说吃饭时应该从容缓和,细嚼慢咽。清代医家沈子复在《养病庸言》说:"不论粥饭点心,皆宜嚼得极细咽下"。缓慢进食,既有利于各种消化液的分泌和食物消化吸收;又能稳定情绪,避免急食暴食,保护肠胃。此外,进食过快过急还容易发生噎、呛、咳等意外。

（2）食宜专致

《论语·乡党》提倡:"食不语"。说的是进食时,应该将头脑中的各种琐事杂虑尽量抛开,将注意力全部集中到饮食上来。这样既可品尝食物的味道,又有助于消化吸收,更可以有意识地"挑肥拣瘦",让主食、蔬菜、肉、蛋等食品合理地杂食而进,做到"合理调配"。

（3）进食宜乐

中医所说的"肝疏泄畅达则胸胃健旺",主要指安静愉快的情绪不仅能使食欲大增,而且有利于食物的消化、吸收;"食后不可便怒,怒后不可便食",说的是进食时若处于恼怒烦闷的情绪中,则可引起消化不良。因此,为营造舒畅快乐的进食气氛,不妨从以下几个方面着手:①营造一个宁静、整洁的进食环境。因为喧闹、嘈杂及脏乱不堪的环境,往往会影响人的情绪和食欲。②进食的气氛要轻松愉快。即在进食过程中,不回忆、不谈论令人不愉快的事情,更要戒急躁、戒争吵。③进食过程中播放轻松、柔和的乐曲,有助于消化吸收。明·龚廷贤在《寿世保元》中说:"脾好音声,闻声即动而磨食"。

4. 食后养生

进食之后,为了帮助消化食物,亦应做一些必要的调理,例如:食后散步、摩腹等。

（1）食后摩腹

孙思邈在《千金翼方》中说:"平日点心饭讫,即自以热手摩腹",又说:"中食后,还以热手摩腹"。食后摩腹的具体方法是:吃食以后,自左而右,可连续作二、三十次不等。这种方法有利于腹腔血液循环,可促进胃肠的消化功能。经常进行食后摩腹,不仅于消化有益,对全身健康也有好处,是一种简便易行,行之有效的养生法。

（2）食后散步

进食后,不宜立即卧床休息,也不宜立即从事运动锻炼。不太激烈的运动应该当在食后 20 分钟至半小时后开始为宜。俗话说:"饭后百步走,能活九十九",《摄养枕中方》中说:"食止、行数百步,大益人"。进食后的运动以散步为最好,不仅有利于胃肠蠕动,而且可促进食物的消化吸收。如果在饭后,边散步,边摩腹,则效果更佳。《千金翼方》总结的:"食后,还以热手摩腹,行一二百步,缓缓行,勿令气急,行讫,还床偃卧,四展手足,勿睡,顷之气定"。是一套较为完整的食后养生方法,后

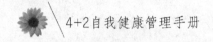

世多所沿用,实践证明行之有效。

（3）食后漱口

食后还要注意口腔卫生。因为进食后,口腔内容易遗留有一些食物残渣,若不及时清除,往往容易引起口臭,或龋齿、牙周病。编著于汉代的《金匮要略》中就有关于"食毕当漱口数过,令牙齿不败口香"之告诫。

四、合理膳食例话

（一）东坡居士的美食人生

苏东坡的美食人生,之所以千百年来一直被人们津津乐道,主要是因为他了解每一种食物天赋的妙用,从人们司空见惯的粗茶淡饭中,寻觅到一般人没有得到的滋味和价值。

1. 从司空见惯中寻觅美食滋味

"黄州好猪肉,价贱如泥土。富者不肯吃,贫者不解煮。早晨起来打两碗,饱得自家君莫管。净洗铛,少着水,柴头罨烟焰不起。待他自熟莫催他,火候足时他自美。"从苏东坡留下的这首《猪肉颂》,我们知道千百年来令多少食客馋涎长垂的"东坡肉",正是因为有了苏东坡这位美食家才"点石成金"化腐朽为神奇的。由于苏东坡特别重视烹调技艺和饮食养生,所以,凡是苏东坡创制或以他的名字命名的菜肴,除色香味俱全外,几乎都具有这样或那样的养生保健和治疗价值。

"地碓春糠光如玉,沙瓶煮豆软如酥",这是苏东坡用诗为豆粥书写的赞歌。豆粥不仅香甜酥软,适合老年人食用,而且有益保健养生。"蔓菁缩根已生叶,韭菜戴土拳如蕨。烂蒸香荠白鱼肥,碎点青蒿凉饼滑。"在这四句诗中苏东坡写了三种绿色蔬菜:一是"蔓菁"(又名"芜菁"),既可鲜拌着当凉菜吃,也可以用盐腌制成咸菜。二是"香荠"(荠菜),荠菜蒸白鱼,那可是烹饪白鱼的绝配。三是"青蒿"(又名"香蒿"),可以入药,将其与面揉在一起制成"青蒿凉饼",不仅香滑可口。还可清热、解暑、治疗虚劳。

苏东坡的饮食之道和他为官做人的原则颇为相似,那就是能上能下,超然自得。条件许可时,不妨尽情享受生活,快意人生,但这种享受和快意并不超出客观环境的许可。例如在杭州任地方官时,西湖盛产的大鲤鱼在苏东坡的手里又有了新的烹饪方法:他将选好的鲤鱼用冷水洗净后,先擦上一点儿盐,并在鱼腹内塞进点白菜心;然后放在锅里煎,同时放几根葱白,不用翻动,一直煎到半熟时,再放几片生姜,浇一点儿鲜萝卜汁和些许料酒;待到快要煎熟时,放上几片橘子皮,然后趁热端到桌上吃。这种做法很快又像"东坡肉"那样风靡全国,人称"东坡鱼"。对西湖中盛产的另一种生猛水鲜——河虾,苏东坡用杭州另一种著名的特产——龙井茶为配料,前无古人地烧制出了清鲜可口的龙井虾仁……在后人编纂的《东坡养生集》中,以苏东坡名字命名的美味佳肴多达数十种,如:东坡肉、东坡蒸猪头、东坡糖蒸肉、东坡春鸠脍、东坡牛肉、东坡鲫鱼、东坡鳊鱼、东坡鳜鱼、东坡虾、东坡笋、东坡羹、东坡元修菜、东坡饼、东坡豆腐、东坡豆苗、东坡豆花、东坡荠菜、东坡春卷、东坡芹菜脍、东坡甜藕、东坡藕丸子、东坡烧麦、东坡腊肉菜苔等。

2. 苗叶实根各有所宜

如何利用绿色食物养生,苏东坡从选择、烹制到摄入,都有一套独特而完整的指导理论和操作程序。他除了认为天涯处处有芳草,到处都能因地制宜地挖掘到可供养生保健的天赐美食外,还认为绿色食品的摄入,应该随一年四季时序的更替而有不同的侧重,用苏东坡的原话说就是:"春食苗,夏食叶,秋食花实,而冬食根。"

例如"东坡豆苗",就是苏东坡系列菜肴中以苗、芽为主料的特色菜之一。苏东坡曾在一首小诗中披露过该菜的具体制作方法:"豆荚圆而少,槐芽细而丰,点酒下盐酸,缕橙芼姜葱。"将豆苗的嫩叶和槐树刚刚萌生的嫩芽择洗干净,用香油炒熟,与盐、酱、橙皮、姜和葱花搅拌在一起,便成了下酒的一碟好菜。

又如"东坡羹",亦是苏东坡特色菜肴中的翘楚。人们通过苏东坡自己写的《东坡羹颂并引》,可以一窥这位美食家首创的这一特色菜羹的制作方法,苏东坡介绍说:东坡羹,系东坡居士自创的菜羹之一。不用大鱼大肉,却具有自然之甘美。所用菜蔬有菘、蔓菁、芦菔、荠等,须揉洗数遍,以去其辛味苦汁,然后将其放入锅缘涂有少许生油的锅内,菜汤中加入生米为糁,并放少许生姜,然后用内面涂有生油的瓷碗覆盖,碗的内面不得和菜接触,否则菜羹会沾有生油味,羹不熟覆盖的碗不得拿掉。锅上置蒸笼,该怎么做其他饭还怎么做,但是切不可贸然揭锅,须待碗底下菜羹的生菜气味完全消失才可以揭锅。这期间,锅底的菜羹一定会反复沸涌,但由于锅缘和碗的内面涂有油,沸汤遇油辄下,又为碗所阻挡,所以只有气喷出来,菜却不会外溢。而喷出来的气,却保证了蒸笼里的饭能够蒸熟。这样,当饭蒸熟时菜羹也煮烂了,就可以开吃了。如果没有上述新鲜绿色的菜蔬,用瓜、茄代也可,只是需切成小块,但不必揉洗,放入锅底,用熟赤豆与粳米为糁。其余制作方法同上述煮菜法。

3. 吃芡实落在恩师后

在苏东坡传世的诗文中,类似的记载随处可见,由于篇幅所限,这里只能再讲一个苏东坡吃芡实养生的故事。芡实是睡莲科草本植物芡的果实,呈圆球形,表面光滑,质地硬而脆,破开后,颜色洁白,和莲子有些相似。苏东坡被贬谪到海南岛后,一个名叫吴子野的友人告诉他一个行之有效的饮食养生好方法,那就是服食芡实。自此苏东坡常将煮熟后的芡实一枚枚地缓缓嚼咽,每天吃 10～30 粒。时间长了发现服食芡实不仅可因为舌头、面颊、嘴唇、牙齿不断运动而锻炼面部肌肉,而且有促使津液流通,增强人的食欲之功效。为此苏东坡在写给弟弟苏辙的信中曾这样热情地介绍服食芡实的养生作用:"人之食芡,必细嚼,而芡无五味,腴而不腻,能使人华液涌流,转相抱注,促进食欲。"但是苏东坡没想到,一向领风气之先的他,这次却落在别人后头了。因为他的恩师欧阳修早在十几年前就已经在服食芡实养生了,并有当年写的一首诗为证:"香新味全手自摘,玉洁沙磨软还美。一瓢固不羡五鼎,万事适情还可喜。"由此可知,饮食养生在北宋时期就已在中国文化人中成为时尚。

(二)孙思邈健康长寿之谜

唐代名医孙思邈,生于公元 581 年,卒于公元 682 年,享年一百零一岁;行医七十余年。是中国医药学史上罕得一见的在世超过百年的长寿医药学家。

1. 百岁高龄著巨作

孙思邈幼年体弱、多病,因而从小便立志长大要成为一名救死扶伤的医师。他自幼聪颖过人,七岁熟读经史,青年时代更是文才出众,医术高明,声名远播。唐太宗、唐高宗曾多次招他任国学博士、谏议大夫,均遭婉言谢绝,唯于咸亨四年(673)一度任职承务郎直长尚药局,掌管合和御药及诊候方脉等事务,只干了一年,便于上元元年(674)托病归隐。当时的名士宋令文、孟诜、卢照邻等皆视他为老师。

有感于前人编著的方药本草部秩浩繁,仓卒间求检不易,孙思邈一面悬壶行医,救死扶伤;一面博采群经,埋头著述。他四处收集单方、验方、秘方,精心研究,删繁去复,并通过自己的临床实践对搜集的有关资料进行筛选验证,终于集腋成裘,在永徽三年(公元 652)完成了《备急千金要方》一书的编著。成书之时孙思邈已是年逾古稀的老翁。孙思邈认为,生命的价值贵于千金,而一个处方能救人于危殆,其价值当更胜一筹,因而用《备急千金要方》作为这部巨著的书名。全书共计三十卷,收载医药方剂四千五百多首,内容遍及临症诊断、论治、针灸、食疗、预防、养生等许多学科领域。收载的药物方剂均按脏病、腑病分类,成为中国医药处方学研究领域的一大创新。

30 年后(公元 681 年),孙思邈在百岁高龄时又完成了他的第二部中国医药学巨著《千金翼方》(也是三十卷)的编著。这两部巨著就像耸立在中国医药园地中的两棵参天大树,集唐代以前疾病诊断治疗经验之大成,几乎囊括了当时中国医学在药学、方剂学研究方面取得的所有成果,成为令人叹为观止的学术研究高峰,对后世医家影响极大。

2. 注重饮食与运动

孙思邈年近百岁时仍然身强体健,神采奕奕,有人请教他长寿的奥秘,得到的回答是:无非就是"四体勤奋,每天劳动,节制饮食,细嚼慢咽、饭后盥漱、睡眠充足。"而已。

孙思邈在饮食养生方面,有一整套自创的理论和方法,他强调饮酒绝对不可过量,而且不宜过于浓烈,因为烈酒和无节制的饮酒只会伤神损寿。孙思邈通过自己持之以恒的亲身实践,证实了饭后百步走,或食后用手抚摸腹部,可以加强胃肠的消化功能,促进营养的吸收;吃饭定时定量,可以保障脾胃不受伤害,气血充沛舒畅,且不易罹患消化系统疾病。

正是由于一生讲究饮食养生,坚持运动,少年时代身体弱不禁风的孙思邈,老而弥坚,变得岁数越大身体越健康。

3. 用歌谣宣传饮食宜忌

孙思邈是中国最早用歌谣做载体普及宣传养生保健知识的医药学专家之一。他编创的脍炙人口的保健养生歌谣有两首,一是《三少歌》,二是《孙真人卫生歌》。《三少歌》只有寥寥六句,却阐述了三条保健养生经验:"口中言少,心中事少;腹里食少,自然睡少;依此三少,神仙诀了。"头两句讲的是情绪对健康长寿的影响;第三句讲的是欲想长寿就要节制饮食;第四句讲的是老年人睡眠的规律,以及睡眠与健康长寿的关系。三条经验贯穿了一个总的原则,那就是坚持一个"少"字。《孙真人卫生歌》由22首深入浅出、言简意赅的七言诗组成,其中论及"饮食养生"的有5首。主要是告诫人们进食不宜过饱,喝酒不能过量,吃饭要营养搭配,辛辣的滋味不能吃得过多。以及饭后要通过适量运动,以促进食物的消化等。现将这五首饮食养生歌谣抄录于后,供读者学习参考。

第一首,说的是进食不宜吃得过饱,喝得过多,尤其不能在喝酒过量以后吃得太多:"太饱伤神饥伤胃,太渴伤血并伤气。饥餐渴饮勿太过,免致膨亨伤心肺。醉后强饮饱强食,未有此身不成疾。人资饮食以养身,去其甚者自安适。"

第二首,说的是饭后稍事歇息后的慢步走,或者用手围绕肚脐按摩腹部,可以帮助消化。如果睡前配合以锻炼,效果则会更好:"食后徐行百步多,手磨脐腹食消磨。夜半灵根灌清水,丹田浊气切须呵。"

第三首,说的是酒是一把双刃剑,有控制地适量少喝,可以陶冶性情;喝多了轻者损害健康,重者可因心肺脾胃受损而危及生命:"饮酒可以陶性情,太饮过多防有病。肺为华盖倘受伤,咳嗽劳神能损命。"

第四首,说的是应控制食盐的摄入,尤其在喝茶(点茶)时不能放盐,否则会伤胃伤肾伤脾,引病伤身:"慎勿将盐去点茶,分明引贼入其家。下焦虚冷令人瘦,伤肾伤脾防病加。"

第五首,说的是养生强体必须营养搭配,辛辣的滋味不能吃得多:"养体须当节五辛,五辛不节损元神。莫教引动虚阳发,精竭容枯疾病侵。"

(三)忽思慧与蒙古饮食养生

辽阔的草原,浩瀚的大漠,不仅养育了淳朴、剽悍的蒙古民族,而且萌生了神奇、精妙的具有浓厚民族和地方特色的蒙医疗法。下面围绕元代宫廷营养师忽思慧的有关言行,介绍些许蒙元时期蒙古民族饮食养生的实践及经验。

　　蒙古民族在实践中总结的饮食养生宝贵经验主要有两条,即:饮食有择和饮食有节。所谓"饮食有择",就是在最大限度地获取营养和能量的同时,尽可能地远离损伤和危害。所谓"饮食有节",既指对进食的数量要有所节制,也指进食的时间要科学合理地安排。其主要目的是为了保护人的脾胃。因为按蒙医的说法,人类有史以来罹患的第一个疾病就是胃病(消化不良),所以,唯有首先将胃保护好了,才能保证人体有源源不断的营养和能量供应。

　　1. 进食要合时宜

　　忽思慧认为,人的饮食养生,与其他养生保健活动一样,也要与一年四季时光的流转、气候的变化规律相适应。他在《饮膳正要》"卷二·四时所宜"中说:"春气温,宜食麦,以凉之,不可一於温也,禁温饮食""夏气热,宜食菽,以寒之,不可一於热也,禁温饮食""秋气燥,宜食麻,以润其燥,禁寒饮食""冬气寒,宜食黍,以热性治其寒,禁热饮食"。从上述记载中不难发现,当时以忽思慧为代表的蒙古宫廷医师,在进食食品要与一年四季时光的流转、气候的变化规律相适应方面,既赞同汉医学"春夏养阳,秋冬养阴"这一基本饮食养生原则,又有自己独特的见解,那就是绝不能不可变通地一味强调"春夏养阳,秋冬养阴"。因此,才有春天"禁温饮食",冬天"禁热饮食"这样似乎是互相矛盾的说法。

　　2. 摄食不可有偏嗜

　　忽思慧认为,与不同的食物有酸、甘、苦、辣、辛、咸、涩等不同的味道一样,不同的食物也具有不同的营养价值和养生作用。《饮膳正要》"卷二·五味偏走"明确指出"酸涩以收,多食则膀胱不利,为癃闭。苦燥以坚,多食则三焦闭塞,为呕吐。辛味熏蒸,多食则上走于肺,荣卫不时而心洞。咸味涌泄,多食则外注于脉,胃竭,咽燥而病渴。甘味弱劣,多食则胃柔缓而虫过,故中满而心闷。"因此,忽思慧主张无论哪一种食物,都不得摄入过量,更不能偏嗜偏食。因为"多食酸,肝气以津,脾气乃绝,则肉胝䐃而唇揭。多食咸,骨气劳短,肌气折,则脉凝泣而变色。多食甘,心气喘满,色黑,肾气不平,则骨痛而发落。多食苦,则脾气不濡,胃气乃厚,则皮槁而毛拔。多食辛,筋脉沮弛,精神乃央,则筋急而爪枯。"唯有兼收并蓄,平衡摄入,"五谷为食,五果为助,五肉为益,五菜为充,气味合和而食之",才能"补精益气",有助身体的健康。

　　3. 食品应卫生、安全

　　忽思慧在《饮膳正要》"卷二·食物利害"中告诫人们,并非所有的食物都是安全卫生有利无害的。并列举了一些不能吃或吃了有害的食物:"麦有秒气,不可食。生料色臭,不可食。浆老而饭馊,不可食。煮肉不变色,不可食。诸肉非屠杀者,勿食""猪羊疫死者,不可食。曝肉不干者,不可食""鱼馁者,不可食""诸果虫伤者,不可食"等。

　　忽思慧编著的《饮膳正要》还同时收录了一些识别安全、卫生食品的"小窍门"。例如,该书"卷二·禽兽变异"中指出:"禽兽形类,依本体生者,犹分其性质有有毒无毒者,况异像变生,岂无毒乎。倘不慎口,致生疾病,是不察矣。"意思是说,飞禽走兽外表形体正常者,尚且有有毒和无毒之分,更何况那些外表形体有畸形的呢。按一般规律,凡外表形体畸形的禽兽,大多有毒或吃了对人体有害。所以,不能不察,更不能不慎。《饮膳正要》还列举了一些畸形有害的变异禽兽及其不可食用的部分,如:多长了一条尾巴的兽,多出了一个孔口的动物的心脏,掉在地上不沾土的肉等。所述虽然不一定完全有科学根据,但至少可以让人提高食品安全意识。

4. 饮食选择莫使其营养作用相互抵制

忽思慧还告诫人们,就像冰炭不可同炉一样,饮食选择切记不可将营养作用相互抵触的食物混杂在一起进食。因此,《饮膳正要》"卷二·食物相反"开篇第一句话说的就是:"盖食不欲杂,杂则或有所犯,知者分而避之。"大意是,一般的原则是,不宜将许多食物混杂在一起进食,因为多种食物混杂难免会有营养作用相互抵触者,因此每个人都应当了解一些有关食物作用相反的知识,以便躲避也许会发生的毒副作用。《饮膳正要》关于食物营养、理化作用相互抵触,甚至相反有害的记述大部分保留在"卷二·食物相反"中,如"马肉不可与苍耳、姜同食""羊肝不可与椒同食""马奶子不可与鱼鲙同食""鹌鹑肉不可与菌子同食,发痔""黄鱼不可与荞麦同食""杨梅不可与生葱同食""柿梨不可与蟹同食""莴苣不可与酪同食"等。其中有不少的"食物相反"用现代生物化学分析的结果看,并不具有充分的科学依据。但在一千多年前的元代,能认识到饮食选择应避免营养作用相互抵消已属难能可贵。

(四)袁枚的烹饪须知和戒忌

作为清代乾隆朝的文坛盟主,袁枚一生著述丰富,传世的著名作品有《小仓山房诗文集》《随园诗话》《随园随笔》《随园食单》等。横跨文学、史志、诗词、养生、民间文艺等诸多领域。其中,以文言随笔的形式,细腻地描摹乾隆年间江浙地区饮食状况与烹饪技术的《随园食单》,不仅是袁枚 40 年美食家实践活动的一个佐证,而且是一部系统论述中华烹饪技术和中国 14 世纪至 18 世纪流行的 326 种南北菜肴饭点百科全书。《随园食单》从"须知单""戒单""江(海)鲜单""杂牲单""水族有鳞单""小菜单""饭粥单"等十四个方面,全面详细地记述了中华烹饪技术的精要所在。自问世以来一直被公认为是饮食养生和厨房操作的必读经典,并被翻译成英、法、日等多种文字,在世界各地广为流传。这里仅择要介绍其中关于饮食烹饪须知和戒忌的有关内容。

1. 烹饪操作的双十原则

袁枚在《随园食单·须知单》中开宗明义地宣称:"学问之道,先知而后行,饮食亦然",并特别提出了饮食烹饪操作必须遵循的双十原则。其中前十项操作原则如下。

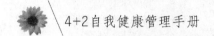

（1）了解烹饪主料的天赋禀性（简称"先天须知"）

袁枚首先提醒说："凡物各有先天，如人各有资禀。人性下愚，虽孔、孟教之，无益也；物性不良，虽易牙烹之，亦无味也。"接着举例讲述了猪、鸡、鱼、鸭等饮食烹饪主料的选取原则："猪宜皮薄，不可腥臊；鸡宜骟嫩，不可老稚；鲫鱼以扁身白肚为佳，乌背者，必倔强于盘中；鳗鱼以湖溪游泳为贵，江生者，必搓丫其骨节；谷喂之鸭，其膘肥而白色；变土之笋，其节少而甘鲜；同一火腿也，而好丑判若天渊。"

（2）选取优质的烹饪作料（简称"作料须知"）

论及这一原则时，袁枚首先做了个形象的比喻："厨者之作料，如妇人之衣服首饰也。虽有天姿，虽善涂抹，而敝衣蓝缕，西子亦难以为容。"接着强调："善烹调者，酱用优酱，先尝甘否；油用香油，须审生熟；酒用酒酿，应去糟粕；醋用米醋，须求清冽。且酱有清浓之分，油有荤素之别，酒有酸甜之异，醋有陈新之殊，不可丝毫错误。其他葱、椒、姜、桂、糖、盐，虽用之不多，而俱宜选择上品。"

（3）烹饪主料的洗刷加工应有的放矢（简称"洗刷须知"）

即根据烹饪主料的具体情况，采取有针对性的有重点的洗刷等食品卫生措施。例如："燕窝去毛，海参去泥，鱼翅去沙，鹿筋去臊。肉有筋瓣，剔之则酥；鸭有肾臊，削之则净；鱼胆破，而全盘皆苦；鳗涎存，而满碗多腥；韭删叶而白存，菜弃边而心出。"

（4）烹饪作料的调剂搭配应有取有舍（简称"调剂须知"）

取舍原则是"相物而施"（看饭、菜，决定作料取舍）。例如"有酒、水兼用者，有专用酒不用水者，有专用水不用酒者；有盐、酱并用者，有专用清酱不用盐者，有用盐不用酱者"。并举例说："有物太腻，要用油先炙者；有气太腥，要用醋先喷者；有取鲜必用冰糖者；有以干燥为贵者，使其味入于内，煎炒之物是也；有以汤多为贵者，使其味溢于外，清浮之物是也。"

（5）菜肴搭配应相辅相成相得益彰（简称"配搭须知"）

谈及这一原则时，袁枚引用了一条谚语："相女配夫"。也就是说菜肴的搭配，应当"郎才女貌"，"要使清者配清，浓者配浓，柔者配柔，刚者配刚，方有和合之妙。"例如可荤可素的蔬菜有蘑菇、鲜笋、冬瓜等；可荤不可素的蔬菜有葱韭、茴香、新蒜等；可素不可荤的蔬菜有芹菜、百合、刀豆等。

（6）某些菜蔬只能单独烹饪（简称"独用须知"）

袁枚认为，食物中"味太浓重者，只宜独用，不可搭配"，例如鳗鱼、鳖、蟹、鲍鱼、牛羊肉等。因为这些食物"味甚厚，力量甚大，而流弊亦甚多，用五味调和，全力治之，方能取其长而去其弊"。和其他食物放在一块烹饪就会"舍其本题，而别生枝节"，导致原味尽失，固有的营养被破坏。

（7）食物烹饪掌握火候十分关键（简称"火候须知"）

《随园食单》在言及火候的把握时说："熟物之法，最重火候。有须武火者，煎炒是也；火弱则物疲矣。有须文火者，煨煮是也；火猛则物枯矣。有先用武火而后用文火者，收汤之物是也；性急则皮焦而里不熟矣。有愈煮愈嫩者，腰子、鸡蛋之类是也。有略煮即不嫩者，鲜鱼、蛤蜊之类是也。肉起迟则红色变黑，鱼起迟则活肉变死。屡开锅盖，则多沫而少香。火熄再烧，则走油而味失。”“司厨者，能知火候而谨伺之”，是十分难得的。

(8)食物烹饪应讲究色香味俱全（简称"色臭须知"）

在言及烹饪食物为什么要色香味俱全时，袁枚说，人们吃东西的口，与眼睛、鼻子同属五官之一，近在咫尺，常常是一盘膳食，舌头尖儿还没品尝接触到，眼睛就已经看见了它的形状或颜色，鼻子就已经闻到了它的气味。目之所触，鼻之所嗅，难免会影响口舌品尝的感觉。但是，烹饪者对饭菜色香味的追求，应当尽力在掌握火候和提高烹饪技艺上下功夫，不能一味地求色用糖炒、求香用香料。

(9)厨师必须至少掌握一种应急菜肴的制作技术（简称"迟速须知"）

袁枚说，一般膳食制作或平素请客，大多提前有所准备，甚至预先制定有食谱，自然有时间准备安排。如果突然有客人来临，或在应急情况下，仓促间能否很快解决吃饭问题，则是对一个厨师烹饪技艺的考验。因此，厨师必须至少掌握一种应急菜肴的制作技术。许多常见小炒，如炒鸡片、炒肉丝、炒虾米豆腐及糟鱼、火腿等，虽然看来十分普通，但在应急制作中常能反映出一个厨师技艺水平的高下。

(10)食物烹饪切忌雷同（简称"变换须知"）

袁枚认为，一种食物有一种食物独具之味道，尽量不要将它们混在一起一块烹制。袁枚开玩笑地说：俗话说"君子成人之美"，那些技艺平庸的厨师，动辄将鸡、鸭、猪、鹅，放在一个热汤锅里同煮，"令千手雷同，味同嚼蜡"，难道不怕这些鸡、猪、鹅、鸭一旦显灵，跑到地狱的枉死城中告这些厨师草菅畜禽之命吗？所以，好厨师必然是"多设锅、灶、盂、钵之类，使一物各献一性，一碗各成一味。"

除上述饮食烹饪十大原则外，《随园食单》中还开列有与饮食烹饪有关的另外十项原则。

一是"器具须知"：饮食烹饪还需要注意使用适宜的器具（碟碗盘锅罐等）盛放。二是"上菜须知"：上菜程序应遵循味盐的宜先，味淡的宜后；味浓的宜先，味薄的宜后等原则。三是"时节须知"：不同时节有不同的可食之物，如三月食鲫鱼，四月食芋头，萝卜过时则心空，山笋过时则味苦。四是"多寡须知"：即烹饪时有些食品一次可以多放，有些食品一次不能多放，甚至需要另炒。五是"洁净须知"：即烹饪用的厨具器械必须清洁卫生，切葱之刀，不可以切笋；捣椒之臼，不可以揭粉；闻菜有抹布气者，是因为抹布不洁；"工欲善其事，必先利其器"。良厨先有四多（多磨刀，多换布，多刮板，多洗手），然后才治菜。六是"用纤须知"：煎炒之时，为预防肉直接贴锅，导致焦老，所以厨师烹饪多用纤粉，但用纤粉必须合理，既不能过多，也不能过少；既不能过浓，也不能过稀。七是"选用须知"：如小炒肉用后臀，炒鱼片用青鱼、鲫鱼;蒸鸡用雏鸡,取鸡汁用老鸡;药菜用头,芹韭用根等。八是"疑似须知":即把握住味道浓厚和清鲜之间的界限,做到味道浓厚而不油腻;清鲜而不淡薄。稍有越界,则会差之毫厘,失以千里。九是"补救须知":名手调羹,咸淡合宜,不老不嫩,原本无需补救这一说;一般人烹饪,为避免出现偏差,可本着宁淡毋咸的原则;因为淡了可以加盐补救之,咸了则不能使之再淡。又如烹鱼,宁嫩毋老,因为嫩了可加火候以补之,老了则不能强使之变嫩。十是"本分须知":即饮食烹饪应从各人实际需要和爱好出发,不拘一格,欢迎独创,不提倡邯郸学步。

2. 烹饪饮宴十四戒

袁枚在《随园食单》中还提出了饮宴烹饪中应该戒忌和避免的十四个错误做法,其中不少都是经验之谈,至今仍有参考借鉴价值。

(1)戒另外加油

"俗厨制菜,动熬猪油一锅,临上菜时,勺取而分浇之,以为肥腻。甚至燕窝至清之物,亦复受此法污。而俗人不知,长吞大嚼,以为得油水入腹。"其实这是最与科学烹饪背道而驰的。

(2)戒同锅熟

为什么戒忌许多食物混在一起同锅烹制,因前面十大操作原则中的"变换须知"一条中已经讲过,这里不再赘述。

(3)戒"耳餐"

什么是"耳餐"?用袁枚的话说"耳餐者,务名之谓也。"由于"耳餐"贪图的是食物的贵重,珍惜的是其远扬的声名,是请客者借虚而不实的菜名炫耀自己或表示其对客人的敬意,所以袁枚所谓的"耳餐",主要指那些为耳朵预备的美餐,而不是为饱口腹之欲而供应的佳肴。一次,袁枚出席某太守举办的宴会,端上餐桌的大碗如缸,内盛白煮燕窝四两,毫无滋味可言。其他客人争相喝彩,袁枚笑着说:"我们是来吃燕窝的,不是来贩燕窝的。"潜台词是:你这桌菜明摆着是在为贩卖燕窝做广告,哪里是诚心诚意让我们吃饱吃好? 如果真想夸体面、显富贵,还不如在大碗中盛放百十颗珍珠,其价值不是更高昂吗? 主人费尽心思,客人却不领情,可见"耳餐"既无益于疗饥养生,更是一种浪费。

(4)戒"目食"

袁枚所谓的"目食",意指饮宴膳食中的贪多求全,实际是对饮食浪费的一种鄙视和批评。《随园食单》中记载有袁枚个人的一次亲身经历。某日他路过一个经商的朋友家,主人设宴为他接风。上菜时曾三次撤换席面,光点心就上了十六道,整个筵宴总计上食品将至四十余种。主人自觉欣欣得意,而袁枚散席还家后,靠煮粥才填饱了肚子。由此可知这位商人的宴席虽然花费巨大,许多食物却是中看不中吃的。在袁枚眼里"肴撰横陈,熏蒸腥秽",不但没让客人吃好吃饱,甚至离赏心悦目也相去十万八千里!

（5）戒"穿凿"

袁枚所谓的"穿凿"，意指违背食物天赋的自然本性，对其进行任意加工。例如，燕窝本来就是天赐美食，按其本来形状加工烹饪即可，不必画蛇添足地将其捶为团状。海参本来就是海中的特产，直接烹饪后即可食用，将其熬制为酱，只会破坏它的营养。西瓜切开后，略进食得迟一些便觉得不够新鲜，将其捣烂做成糕状，只会加速新鲜感的破坏。苹果成熟过度，生吃都缺少了脆感，将其蒸熟制成果脯，更会失去苹果原有的味道。上述烹饪方法，在袁枚看来均属穿凿，都属应当戒忌之列。

（6）戒停顿

菜肴真味常充斥于刚出锅时，出锅时火候不足，或出锅后再返回锅中或蒸笼中温热，都会使食物的鲜味、美味有所丧失。袁枚曾见过这样一个性急的主人，每次宴客一大桌子菜肴必须同时摆上。于是厨师只好将一席菜肴预先烹就，放在蒸笼中，候主人随时催取。这桌饭菜哪里还有什么美味？袁枚在广东吃过一次鳝羹，味道十分鲜美，讨教其做法，主人回答说："不过现杀现烹、现熟现吃，不停顿而已。"从此，《随园食单》上便增添了饮膳制作现熟现吃，切"戒停顿"这一戒忌。

（7）戒暴殄

这一戒忌说的是食物烹饪，不可少取多弃，浪费自然的恩赐。袁枚解释说："暴者不恤人功，殄者不惜物力。"以鸡、鱼、鹅、鸭为例，从头至尾，各有各的营养价值，不应该只取其中的一小部分，而将其余的大部分丢弃。袁枚曾见过一个甲鱼烹饪者，专取甲鱼的裙，不知甲鱼的鲜美和营养价值在肉中也蕴藏丰富。饮食烹饪取少弃多，用一句成语形容就是暴殄天物。袁枚解释说："暴"就是不体恤珍惜人的劳动；"殄"就是浪费了大自然的赐予。他说："假使暴殄而有益于饮食，犹之可也。暴殄而反累于饮食，又何苦为之？"他还批评那些为满足口腹之欲，活烧鹅掌，活取鸡肝的人，不仅违背天理，而且极不人道。

（8）戒纵酒

过量饮酒对人体健康危害巨大，但袁枚这里所说的"戒纵酒"，主要是讲纵酒不利于对膳食美味的品尝。因为"事之是非，惟醒人能知之；味之美恶，亦惟醒人能知之。"那些在宴席上推杯换盏，"拇战"（划拳）不止的好酒之徒，整个心思全倾浸在了酒杯里，哪里还能品尝出什么佳肴滋味。为了让爱喝酒的人也能品尝佳肴的美味，袁枚想出了一个两全其美的好办法，那就是：在万不得已时，让爱喝酒的人"先于正席尝菜之味，后于撤席逞酒之能"。

（9）戒火锅

中国人吃火锅的历史悠久，全盘否定吃火锅既不可能，也不可取。但袁枚从营养学和烹饪学的角度主张戒食火锅，也不是全无道理。袁枚主张戒食火锅的理由主要有以下两条：第一，菜蔬各有其味，各有其烹饪火候要求，有的宜文（小）火，有的宜武（大）火。几个人共用一个火锅，添加的菜食各不相同，你往出夹，我往里添，火锅里水的温度瞬息之间变化难测,不可能保证所有人要吃的菜,火候都正好。第二,近人用烧酒精代替木炭,以为是一个进步,却没有想到,一锅汤经多次煮沸,各种蔬菜食物经过几个轮回的添加,总会大变其味,这样的吃法,离色香味俱全的膳食标准相去甚远。更何况还有人爱吃凉些的菜食,等火锅里汤的温度凉下来的时候,泡在里面的"凉菜"的营养早就跑得没影了。

(10)戒强让

俗话说,礼多客不怪,但是在餐桌上,主人敬让之礼太过,也会让客人处于尴尬的境地。宴席上经常可以见到这样的场面:主人用筷子夹着自己认为味美可口的饭菜,殷勤地往客人的碗碟里放,劝吃劝喝,让人难以推却。更有甚者,当客人婉言谢绝时,把夹着的饭菜径直塞入客人的嘴里。这种行径被袁枚怒斥。因此,袁枚在《随园食单》"戒强让"一条中大声疾呼:"精肥整碎,各有所好,听从客便,方是道理,何必强让!"

(11)戒走油

所谓"走油",就是将所烹饪食物(如鱼、肉、鸡、鸭等极肥之物)所含的脂肪等营养素留在了锅内的汤里。袁枚认为,只有戒走油,才能保证烹饪食物的滋味存而不散。"若肉中之油,半落汤中,则汤中之味,反在肉外矣"。导致走油的原因有三:或是烹饪用火太猛,害怕出现干锅,多次加水所致;或是火势没有掌握好一会急一会慢,断断续续,停而复续所致;或是厨师心中无数,屡次揭开锅盖看汤水收敛情况,结果导致走油。

(12)戒落套

说的是饮宴安排应不落俗套。不要被官场讲排场的恶习左右,不要追求什么"十六碟""四点心""满汉全席""八小吃""十大菜"等虚而不实的花哨名堂,应在饭菜烹饪质量上多下功夫。

(13)戒浑浊

即端上餐桌的饭菜,不仅应卫生可口,而且应能让人看清它们的本来面目。要做到这一条,一是烹饪前清洗干净,二是烹饪时善加作料,伺察水火,体验酸咸。只有这样才能使食客在进食时,舌头上没有隔皮隔膜的感觉。

(14)戒苟且

"苟且"一词,现代汉语词典的解释是"只顾眼前,得过且过"或"敷衍了事,马虎因循"。因此,袁枚所谓的"戒苟且",主要指要杜绝忽视饮食管理现象的发生。袁枚认为"凡事不宜苟且,而于饮食尤甚。"对厨师"一日不加赏罚,则一日必生怠玩。火齐米到而姑且下咽,则明日之菜必更加生;真味已失而含忍不言,则下次之羹必加草率。且又不止空赏空罚而已也。其佳者,必指示其所以能佳之由;其劣者,必寻求其所以致劣之故。咸淡必适其中,不可丝毫加减;久暂必得其当,不可任意登盘。厨者偷安,吃者随便,皆饮食之大弊。"从以上论述中,不难发现,袁枚不仅是个美食家,而且还是个优秀的餐饮管理专家,他的餐饮管理从建立规章制度、重赏罚做起,不仅让被管理者知道应该怎么做,而且让他们明白为什么要这样做,用袁枚的话说就是:"审问慎思明辨,为学之方也;随时指点,教学相长,作师之道也。"惟有如此,才能真正杜绝饮食烹饪中"苟且"情况的发生。

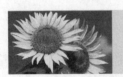

第二部分 适量运动

生命在于运动。自从 18 世纪法国哲学家伏尔泰提出"生命在于运动"的著名论断,认为运动既是生命诞生的前提条件,也是生命存在的基础,没有物质运动就不会有生命的产生、发展以来,中外医学家、养生学家围绕生命与运动、运动与健康的关系,进行了许多有意义的探讨和研究。在科学昌盛的今天,世界卫生组织(WHO)在提出健康的四大基石时,仍将"适量运动"视作重要的基石之一,中医在强调养生的四大原则时,也将"自我锻炼,持之以恒"作为重要的原则予以重视和坚持。

一、权 威 导 向

(一)世界卫生组织合理运动的呼吁和建议

世界卫生组织(WHO)作为联合国的分支机构之一,是一个在全球有着广泛影响的国际组织,它的中心任务是在全世界范围内推动健康事业的发展。1946 年,世界卫生组织在其章程中明确提出:健康是每一个人最基本的人权,不论人们的种族、宗教、政治、经济或社会地位如何,实现每一个民族的健康目标是赢得全世界和平与安宁的最基本的保证。围绕开展大众体育锻炼和合理运动,世界卫生组织发出过许多具有历史影响的呼吁和建议。

1. 世界卫生组织的大众体育政策

1997 年 2 月 27—28 日,世界卫生组织在日内瓦召开了以"积极生活:体育为健康"为主题的非正式会议。参加会议的代表包括与世界卫生组织有合作关系的健康促进与体育活动机构、各国非政府组织、国际性和地区性的体育组织以及若干国家的体育研究机构。与会代表一致同意推出建立在伙伴关系基础上的 WHO 积极生活/体育为健康运动。代表们还极力主张建立由世界卫生组织负责沟通与联络的积极生活国际咨询组织。

会议发表了大会报告,其中第一部分集中阐述了在全世界范围内推动"体育为健康"运动的任务、目标以及工作重点,构成了世界卫生组织积极生活——一个全球性的运动和行动计划的政策基础,集中体现了世界卫生组织大众体育的政策。

(1)WHO 的大众体育工作任务

①提高对健康与体育活动的全新认识。

②从公共健康和全民健康的角度来促进体育活动的开展。

③让人们知道除众所周知的生物学益处以外,体育能够增进社会和心理健康。

④更好地使体育活动融入人们的日常生活,提高人们对体育活动价值的理解,提高发达国家和发展中国家人们参与体育活动的机会。

⑤创造向体育活动提供支持的环境,特别是建立和加强专业组织、社会组织与社会群体的联系。

⑥建立新的伙伴关系,并强化现有的关系,以促进联合行动以及倡议性行动。

(2)WHO 的大众体育行动目标

①在全世界范围内加强大众体育,为健康运动宣传造势。

②为各国发展大众体育政策、制定大众体育战略与计划提供支持。

③为社区体育活动和建立社区体育设施提供支持。

④发展全球的、地区的、国家的和地方的(包括政府与私人机构)支持大众体育的网络。

⑤促进大众体育最新知识的传播,支持对新的大众体育知识的研究。

(3)WHO 的大众体育工作重点

①在全球和地区范围内敦促政府支持积极生活/体育为健康运动。

②在各级管理机构落实积极生活与体育为健康政策,以建立全国性行动计划。

③大众体育的信息传播。

④通过有关媒体和交流渠道强化大众体育宣传工作,主要面向决策者、评论家、专业群体以及公众。

⑤促进健康环境运动,尤其是建立健康学校、健康城市、健康乡村以及健康社区。

⑥推进健康老年人运动,倡议各国在 1999 年 10 月 1 日老年人日来临之际开展健康散步活动。

⑦挖掘传统体育和民族体育等积极的体育活动形式。

⑧推广科学的大众体育知识,研究个人和社区体育活动评估、监测系统以及社区体育活动水平和影响因素的调查方法。

⑨为了推动体育为健康运动,应加快各类专业群体的培养,如体育教师、体育辅导者和管理人员、医疗及其他健康专业人员、城市设计人员和建筑师、健康经济学家等。

2. 警告:全世界目前有 60%的成年人运动不足

世界卫生组织在 2002 年发表的年度卫生发展报告中指出,无论在发达国家还是在发展中国家,缺乏运动已经成了现代人的流行病。活动不足是引起一些慢性疾病和死亡的重要原因。据分析评估,2000 年全世界的局部缺血性心脏病、肥胖症和某些癌症患者中,有 15%～20%是因为运动不足引起的。仅在这一年里,由于运动不足就导致了将近 200 万人的死亡。据统计,运动不足者心血管疾病的发病率是正常人的 2.5 倍,目前世界上有 60%的成年人运动不足。因此,世界卫生组织建议人们,每天至少应进行 30 分钟适当的体育锻炼。同时不放过一切运动的机会。例如不乘电梯而改走楼梯,多步行少乘车,多从事体育活动少蜗居在家里看电视等。世界卫生组织还呼吁世界各国的各级政府部门多做宣传,努力唤起人们通过适量"运动维护健康"的意识,并为人们运动健身提供安全、方便的场地和设施。

3. 建议:各国政府推动和发展大众体育运动

世界卫生组织成立以来召开和发表过许多关于推动大众体育运动和发展全民健身的会议和宣言。例如 1992 年在加拿大维多利亚召开的国际心脏健康会议上发表的宣言认为:适量运动是构成人们健康生活方式的四大基石之一。1994 年 4 月 7－10 日,世界卫生组织与国际运动医学联合会在德国科隆联合召开了健康促进与体育国际会议,并建立了旨在发展全世界大众体育运动的"体育为健康联合委员会"。

世界卫生组织认为,虽然个人健康的责任很大程度上要由个人和家庭承担,但各国政府必须采取行动,创造一个使公民形成和保持体育生活方式的社会和体育环境。世界卫生组织敦促各国政府把推动大众体育的发展作为公共健康与社会政策的组成部分,并责成政府所管辖的有关部门及各级地方政府各负其责,齐抓共管完成好以下义不容辞的工作任务。

(1)政府的责任

以体育活动带来的社会和经济效益的科学证据为基础,开展全国性的保健运动;发展面向体育活动的组织系统;推行一项完整和多部门的国家政策;制定有关的法律;培养健康领域的专业人员,特别是协助和推行体育活动计划的人员;制定卫生服务领域专门的体育活动计划;推动实施社区和家庭体育活动计划;为体育活动筹措资金,并保证最初的投入;参与世界性活动,以促进体育活动。

世界卫生组织的专家还认为,促进全民健身各级地方政府的工作应集中在以下几方面。

制定有利于体育活动的地方法规和政策。

将体育比赛场地内外安全可靠的空间用于开展体育活动。

制定社区体育活动计划。

通过开展地方活动为全国促进体育活动的政策作出贡献。

（2）体育部门的责任

为社区使用体育设施提供便利。宣传体育活动的益处。利用所有职业、业余和学校体育比赛，推动体育活动和竞技运动。为社区组织体育活动。

（3）教育及文化部门的责任

加紧实施学校的体育教育，体育活动和竞技运动的全国性计划；在学校教学计划中，纳入由专职教师进行领导的体育教学计划；学校应提供充分的运动场地和体育设施；允许公众使用学校的体育设施；在文化和娱乐领域的计划和活动中增加体育活动。

（4）新闻媒体的责任

传播体育活动有益健康的信息。制定体育计划和组织系列活动，促进体育活动。为促进体育活动培养体育记者或卫生和科学方面的专门记者。

（5）城市规划及政策研究等部门的责任

规划大量安全可靠的自行车道。为体育活动修建开放场地、公园和设施等。

4. 呼吁：将身体活动纳入全球战略

世界卫生组织在 2004 年 5 月通过的"饮食、身体活动与健康全球战略"中指出："与缺乏身体活动相关的非传染病是世界各地多数国家中最大的公共卫生问题。迫切需要有效的公共卫生措施以改进所有人群的身体活动行为。""加强身体活动不只是个人的问题，而且是个社会性的问题。因此，需要以人群为基础的多部门、多学科和符合文化条件的措施。"

世界卫生组织认为，所谓"身体活动"，其实"系指由骨骼肌肉产生的需要消耗能量的任何身体动作"。是能量消耗的一个关键的决定因素，对能量平衡和体重控制具有根本性的作用。身体不活动（缺乏身体活动），不仅是全球第四大死亡风险因素之一（占全球死亡人数的 6%），还是造成 21%～25% 的乳腺癌和结肠癌、27% 的糖尿病和 30% 的缺血性心脏病负担的主要原因。世界卫生组织提供的调查数据表明，世界上至少有 60% 的人口的身体活动量没有达到维持健康所需的要求。

世界卫生组织在"饮食、身体活动与健康全球战略"中指出，成年人有规律和适当水平的身体活动，可减少高血压病、冠心病、卒中、糖尿病、乳腺癌和结肠癌、抑郁症以及跌倒的风险；可改善骨骼和功能性健康；是能量消耗的一个关键决定因素，因此，对能量平衡和体重控制具有根本性的作用。

世界卫生组织同时指出："身体活动"不应与"锻炼"混为一谈。锻炼是身体活动的一部分，主要指"有计划、有组织、反复和有目的的动作，目的在于增进或维持身体素质的一个或多个方面。"而"身体活动包括锻炼以及涉及身体动作的其他活动"，包括"游戏、工作、出行（不用机动车）、家务和娱乐活动"等。

身体活动缺乏的原因，一是在休闲时间参加身体活动不够；二是在职业工作中和家庭活动中久坐不动的行为有所增加；三是更多地使用"被动"的交通方式导致了身体活动水平的下降。居民缺乏身体活动在发展中国家快速发展的大城市中尤为显著。可能与都市化产生的若干环境因素,使人们不愿意进行身体活动有关。这些"若干环境因素"包括:人口过分拥挤,贫穷加剧,犯罪率上升,交通拥挤,空气质量差,缺少公园、滨水区和体育/娱乐设施等。身体活动缺乏的某些高危人群是青少年、妇女和老年人。

(二)国务院:将全民健身纳入重要工作日程

中华人民共和国国务院通过制订发布《全民健身计划纲要》、设立"全民健康日"等形式,使全民健身日益受到社会的重视和支持,并纳入了各级政府重要的工作日程。

1. 发布《全民健身计划纲要》

中华人民共和国国务院 1995 年 6 月 20 日发布的《全民健身计划纲要》,由"面临的形势""目标和任务""对象和重点""对策和措施""实施步骤"五大部分二十六款条文组成。

(1)全民健身面临的形势

在谈到中国全民健身面临的形势时,《全民健身计划纲要》指出:新中国成立40 多年来,我国体育事业取得了很大成就。群众性体育活动蓬勃开展,参加体育活动的人数不断增加,人民体质与健康状况有了很大改善,全民健身工作日益受到社会的重视和支持,群众性体育活动的内容和形式更加丰富多彩,群众体育健身的物质条件逐步得到提高,体育在提高人民整体素质,促进社会主义精神文明和物质文明建设方面发挥着越来越显著的作用。当前,我国经济建设和社会发展对人民的整体素质提出了新的更高要求。但是,全民健身工作的现状还不能适应社会主义现代化建设的需要。群众的体育健身意识还不够强,群众性体育活动的开展还不够广泛,经常参加体育锻炼的人数还不够多,现有体育场地设施在向社会开放、满足群众开展体育锻炼的需要方面还有较大差距,全民健身工作的科学技术和监测管理还比较落后,有关的法规制度还不够完善,适应社会主义市场经济体制的全民健身管理体制和运行机制还在探索之中。这些问题,应随着经济和社会事业的发展,逐步加以解决。为进一步增强人民体质,适应我国社会主义现代化建设的需要,必须采取切实有效的措施,推行全民健身计划,发展群众体育。

(2)全民健身的目标和任务

在论及今后全民健身运动的目标和任务时,《全民健身计划纲要》高屋建瓴地规划说,我国全民健身计划到 2010 年的奋斗目标是:努力实现体育与国民经济和社会事业的协调发展,全面提高中华民族的体质与健康水平,基本建成具有中国特色的全民健身体系。依据实现社会主义现代化建设第二步战略目标的要求,积极发展全民健身事业。到 20 世纪末,经济、社会和体育发展程度不同的各类地区,经常参加体育活动的人数都应有所增长,人民体质明显增强,群众参加体育活动的时间、体育消费额等逐步加大,群众体育健身活动的环境和条件有较大的改善。依据建立社会主义市场经济体制的要求,深化体育改革。到 20 世纪末,初步建立适应社会主义市场经济体制的全民健身管理体制,初步形成人民群众广泛参与、充满发展活力的运行机制,建立起社会化、科学化、产业化和法制化的全民健身体系的基本框架。

(3)全民健身的对象和重点

谈及全民健身运动的对象和重点时,《全民健身计划纲要》特别强调,全民健身计划以全国人民为实施对象,以青少年和儿童为重点。青少年和儿童的健康成长关系到国家的富强和民族的昌盛,要发动全社会关心他们的体质和健康。各级各类学校要全面贯彻党的教育方针,努力做好学校体育工作。要对学生进行终身体育的教育,培养学生体育锻炼的意识、技能与习惯。继续搞好升学考试体育的试点,不断总结完善,逐步推开。盲校、聋校、弱智学校要重视开展学生的体育活动。要积极创造条件,切实解决学校体育师资、经费、场地设施等问题。

同时,积极开展机关和企、事业单位职工、社区居民和农民的健身活动。实施《军人体育锻炼标准》,进一步发展部队体育,增强体质,提高部队战斗力。积极发展少数民族体育,重视妇女和老年人的体质与健康问题,积极支持他们参加体育健身活动。广泛开展残疾人体育健身活动,提高残疾人的身体素质和平等参与社会活动的能力。积极为知识分子创造体育健身条件,倡导和推广适合其工作特点的体育健身方法,重视对中高级知识分子进行健康检查和体质测定工作等。

(4)全民健身对策和措施

把推行全民健身计划纳入国民经济和社会发展的总体规划,坚持群众体育与竞技体育协调发展的方针,以普遍增强人民体质为重点,加强领导,统筹规划,切实抓出成效。加强宣传工作,形成全民健身的舆论导向,增强全民体育健身意识,提高对全民健身工作的重视程度。使全社会认识到,身体素质是思想道德素质和科学文化素质的物质基础,全民健身工作是社会主义精神文明和物质文明建设的重要内容,体育发展水平是社会进步与人类文明程度的一个重要标志。

加强群众体育的法制建设,认真执行现有体育法规,有计划地制定并实施社会体育督导、群众体育工作、体育社团、场地设施管理等方面的法规制度。逐步完善群众体育运动竞赛制度,加强对工人、农民、少数民族、残疾人以及各类学生运动会等的组织和管理。突出群众体育运动会和竞赛活动的群众性、健身性、民族性、趣味性和科学性。充分发挥各群众组织和社会团体在开展群众性体育活动中的重要作用,建立健全行业、系统体育协会和其他群众体育组织,逐步形成社会化的全民健身组织网络。体育部门要改善资金支出结构,逐步增加群众体育事业费在预算中的支出比重。鼓励企、事业单位、社会团体、个人资助体育健身活动。提倡家庭和个人为体育健身投资,引导群众进行体育消费,拓宽体育消费领域,开发适应我国群众消费水平的体育健身、康复、娱乐等市场。实施体质测定制度,制定体质测定标准,定期公布全民体质状况。实施《社会体育指导员技术等级制度》,加强社会体育骨干队伍建设。推广简便易行和适合不同年龄、性别、职业特点与体质状况的体育健身方法。挖掘和整理我国传统体育医疗、保健、康复等方面的宝贵遗产,发展民族、民间传统体育。加强人民体质与健康的科学研究和技术开发。要发挥体育科技队伍的作用,体育科研单位和体育院校要以群众体育和全民健身的科学研究为重点,要增加对群众体育科学研究的投入,加快科技成果向群众体育健身实践的转化。

体育场地设施建设要纳入城乡建设规划,落实国家关于城市公共体育设施用地定额和学校体育场地设施的规定。任何单位和个人不得侵占体育场地设施或挪作他用。各种国有体育场地设施都要向社会开放,加强管理,提高使用效率,并且为老年人、儿童和残疾人参加体育健身活动提供便利条件。

(5)全民健身计划的实施步骤

《全民健身计划纲要》的具体实施,采取整体规划,逐步实施的方式。从 1995 年起到 2010 年分为两期工程。第一期工程自 1995－2000 年,分为三个阶段:1995－1996 年为第一阶段,进行宣传发动和改革试点,初步掀起一个全民健身活动热潮。1997－1998 年为第二阶段,通过重点实施、逐步推进,形成崇尚健身、参与健身的社会环境和社会风气。1999－2000 年为第三阶段,全面展开全民健身计划的各项工作并普遍取得成效,建立具有中国特色的全民健身体系的基本框架。第二期工程自 2001－2010 年,经过 10 年的努力,把全民健身工作提高到一个新的水平,基本建成具有中国特色的全民健身体系。

全民健身计划纲要在国务院领导下,由国家体委会同有关部门、各群众组织和社会团体共同推行。国家体委负责组织实施。各级地方人民政府及其体育行政部门应根据当地具体情况,制定本地区的规划和实施方案。各部门、各系统也应制定相应的规划和实施方案。中国人民解放军和人民武装警察部队可根据本纲要的要求,结合部队实际参照执行。

2. 确定每年 8 月 8 日为全民健身日

经国务院批准,自 2009 年起,每年 8 月 8 日为"全民健身日"。"全民健身日"的设立,充分体现了党和国家对全民健身事业的高度重视和关怀,是党和政府坚持以人为本、重视提高全民族健康素质的重要举措,也是北京奥运遗产社会化、全民化取得的重要成果之一。因此,"全民健身日"的确定既是一个标杆,也是一个推动力,标志着全民健身活动不仅获得了政府的支持,而且将纳入长效化、制度化的运动轨道。方兴未艾的中国全民健身运动,通过"全民健身日"的宣传和带动,将成为国人生活必不可少的一部分。广大老百姓将真正享受体育运动带来的健康和快乐。

让体育运动在和谐社会构建中发挥更加积极的作用,这将是每年"全民健身日"最为闪光的亮点。从中央到地方的许多单位和部门亦纷纷表示,将通过广泛深入宣传和组织开展丰富多彩、贴近生活、方便群众参与的体育健身展示、交流、比赛、辅导、培训活动,提高全社会对国家设立"全民健身日"重大现实意义和深远历史影响的认识,增强全民体育健身意识,养成良好的体育锻炼习惯,在全社会形成崇尚健身、参与健身,追求健康文明生活方式的良好环境和氛围。同时,在使"全民健身日"活动家喻户晓、深入基层、贴近百姓的同时,力争做到人人关注、广泛参与,真正让"全民健身日"既成为"体育的节日",更成为"老百姓自己的节日"!

3. 发起"和谐我生活,健康中国人"八条倡议

中国疾病控制部门的一项调查显示,中国很多人的生活方式并不符合健康要求。调查发现的主要问题包括,人群中主动进行体育活动的锻炼者非常不理想。多数被调查对象称,在最近一个月内基本没有主动进行过锻炼。调查结果还显示,多数接受调查者每天平均静坐的时间在 5 小时以上,原因大多是"没时间、懒得动"。而且肥胖、体重超重所占的比例也较高。面对人群中不断增加的"三高"等"生活方式病",卫生部、全国爱国卫生运动委员会办公室以及中国疾病控制中心于2008 年共同发起了以"和谐我生活,健康中国人"为主题的全民健康生活方式行动。并将每年 9 月份的第一天(9 月 1 日)确定为"全民健康生活方式日"。为此,卫生部还向全国人民发出了八条倡议:①追求健康,学习健康,管理健康,把投资健康作为最大回报,将"我行动、我健康、我快乐"作为行动准则。②树立健康新形象。改变不良生活习惯,不吸烟,不酗酒,公共场所不喧哗,保持公共秩序,礼貌谦让,塑造健康、向上的国民形象。③合理搭配膳食结构,规律用餐,保持营养平衡,维持健康体重。④少静多动,适度量力,不拘形式,贵在坚持。⑤保持良好的心理状态,自信乐观,喜怒有度,静心处事,诚心待人。⑥营造绿色家园,创造整洁、宁静、美好、健康的生活环境。⑦以科学的态度和精神,传播科学的健康知识,反对、抵制不科学和伪科学信息。⑧不断强化健康意识,长期保持健康的生活方式。从中国国民健康的实际状况出发,全民健康生活方式行动的第一阶段,主要是大力倡导"健康一二一",即"日行一万步、吃动两平衡、健康一辈子"。

二、研究进展

(一)体适能与有氧运动的关系

近年来,在提倡健身运动活动中,人们经常可以听到一个名词——有氧运动。在切实了解什么是有氧运动之前,首先应该了解一个概念,它就是"体适能"。因为体适能运动与有氧运动之间有着一脉相承的关系,只要了解了什么是体适能,什么是体适能运动,什么是有氧运动便会赫然开朗,甚至不言自明。

1. 什么是体适能

根据世界卫生组织为体适能所作的定义，所谓体适能，就是一个人在应付日常工作之余，身体不会感到过度疲倦，还有余力去享受休闲及应付突发事件的能力。

通过这个定义人们不难发现，"体适能"，说白了就是身体适应日常工作生活的能力。"体适能运动"，其实就是人们为了提高身体的适应能力所进行的运动锻炼。

了解了什么是体适能和体适能运动，自然也就理解了每个人长大成人后为什么必须要进行运动锻炼。这是因为，人在成年以后，随着年龄的增长，五脏、六腑、血管、神经、肌肉、关节等器官组织的功能日渐减退，如果不进行运动锻炼，时间长了就会丧失活动所需的适应能力。许多中老年人之所以稍一活动就心跳气促、肌肉酸痛，或者关节僵硬、活动幅度远远达不到年轻时候的状态，有人甚至未老先衰，连日常行动都不能全始全终地坚持。归根结底一句话，他们的"体适能"降低了。也就是说，他们需要参加一定的"体适能运动"来提高自己的身体对各种活动的适应能力。

2. 体适能由健康体适能和技能体适能组成

美国运动医学会的专家认为：体适能由健康体适能和技能体适能组成。即体适能＝健康体适能＋技能体适能。

所谓"健康体适能"，是与健康有密切关系的体适能，又称有氧适能（俗称"有氧工作能力"）。主要是指心血管、肺和肌肉发挥最理想效率的能力。它不仅是机体维护自身健康的基础，还是机体保证以最大活力完成日常工作和降低慢性疾病危险因素出现的条件。健康体适能的主要构成要素：氧适能（也就是心、肺对人体活动的适应能力）、肌适能（肌肉适能、肌耐力适能）、柔韧素质（柔软性适能）和适当的脂肪百分比等。其中，排列在首位的、最基本的是氧适能，即心、肺对人体活动的适应能力。也就是说，最为重要的是人应当通过必要的运动来提高心肺的功能和适应能力。

所谓"技能体适能"，是指与动作、舞蹈和体操等表现有关的运动技术能力。其主要构成要素包括灵敏、平衡、协调、速度、爆发力和反应时间等。这些要素一般都受遗传的控制，是从事各种运动项目的基础。然而目前还没有证据表明上述要素与增进健康和预防疾病有直接关系。例如，并未发现身体协调性好的人比身体协调性差的人存活时间长或患病机会少。

3. 有氧适能的生理学基础及测评

（1）氧的摄取和运输

人体中，氧的摄取和运输是由氧运输系统即呼吸和血液循环系统实现的。也就是说，氧的摄取和运输能力取决于呼吸和血液循环系统的功能能力，即：①肺的通气能力：肺的通气能力愈高，机体从外界摄取氧的能力也愈大。影响肺通气能力的基础是肺的容量，判定肺通气能力的指标有肺活量、每分通气量和最大通气量等。目前在体格检查和体质测定中，肺活量被作为评价有氧适能的一个简易指标。

最大通气量与通气贮备量呈正相关,与人体劳动及运动能力有密切关系,是决定和评价有氧适能的一个重要指标。②血液的载氧能力:载氧是血液的基本功能,贫血时血液的载氧能力被削弱,所以贫血者的有氧工作能力常被大大削弱。③心脏的泵血能力:许多研究证实,心脏的泵血功能是决定氧运输能力高低的主要因素,也是决定有氧适能水平的重要因素。运动时,心排血量与活动或运动强度相匹配,是心脏一种最重要的适应,但心排血量的贮备远比肺通气功能贮备小,如:剧烈运动时,肺通气量可达静息时的 24 倍,而心排血量却不能超过静息时的 6 倍。所以,心排血量是限制人体劳动和运动能力(特别是耐力运动)最重要的因素。换言之,发展和提高耐力运动员的心泵功能,是提高耐力运动的重要方面。据报道,世界上优秀耐力运动员的每分心排血量可达 40L,即为静息时的 8 倍。④动脉血管对血液的再分配能力:人体安静或活动时心排血量都不是平均分配至各器官的,而是按各器官功能需要而分配的。运动时心脏和进行运动的肌肉血流量明显增加,内脏及不参与运动的肌肉血流量减少。运动时血流量的再分配通过减少不直接参与运动的器官血流量,以保证有较多的血液分配给积极参与运动的肌肉群,这是机体内各种调节机制整合的结果,具有十分重要的生理意义。

(2)肌肉利用氧的能力

①氧的利用率

动脉血中的氧被组织所利用的比率,称氧的利用率。肌肉利用氧的能力可由氧的利用率来衡量,其具体数值可由动静脉氧差算出。如:安静时,动脉血的氧含量每 100 毫升血约为 20 毫升,而每 100 毫升静脉血的氧含量为 14～15 毫升,动静脉血氧差为 5～6 毫升/升或 50～60 毫升/升血,此时氧的利＝[(20－14)÷20]×100＝30,则动脉血中的氧有 30% 被组织所利用。安静时,氧的利用率为 25%～30%。运动时,氧的利用率可增加到 70%,而优秀的耐力运动员可增高至 77%,研究表明,耐力训练可提高肌肉对氧的利用率。

②骨骼肌纤维的特性

骨骼肌是体内氧化生能的主要场所,氧的利用能力与骨骼肌纤维的类型及其特性密切相关。如Ⅰ型肌纤维较Ⅱ型的有氧氧化能力高、收缩速度慢、收缩力量小、力量产生效率高、抗疲劳性强。

(二)有氧运动漫谈

一个人发现自己身体适应日常工作生活的能力降低了,就会主动地通过参加适量的运动锻炼来提高身体的体适能。专家把这种为提高体适能而进行的运动称之为"体适能运动"。

体适能运动在欧美等西方经济发达国家已经盛行了半个多世纪,目前正逐渐扩展到了澳洲和亚洲。体适能运动之所以在全球各地大受欢迎,因为其运动方式是和一般的体育竞技运动有所不同的有氧运动。美国的库珀教授用 4 年的时间研究运动与健康的关系,于 1968 年出版了著名的《有氧代谢运动——通向全面身心健康之路》《12 分钟跑体能测验》等专著,前一本书被翻译成 25 种文字,发行 1 200 余万册,为世界上许多国家采用。

1. 什么是有氧运动

运动生理学研究成果使人们明白了这样一个机制:人在运动时,为身体提供所需能量的方式至少有 3 种,即:有氧代谢、无氧代谢和混合代谢。运动要达到的目的不同,为运动提供能量的方式也各异。例如,举重、短跑等竞技运动和健美训练,由于需要在短时间内通过激烈运动产生爆发力,所以主要是依靠无氧代谢这种方式来获得巨大的能量供应。无氧代谢运动虽然也能增强肌肉的力量,但因为同时会增加心肺的负荷,与有效地提高心肺的功能背道而驰,所以要想提高心肺的适应能力,只有通过有氧代谢运动的方式进行。于是,专家们便把这类体适能运动称之为"有氧运动"(也称"有氧代谢运动")。

2. 有氧运动的由来和作用

(1)有氧运动的由来

提及有氧运动,就不能不说说美国医师库珀。库珀曾经是一名从事心脏内科专业的医学博士,因为不良生活方式导致体重猛增 15 千克,最终因血压上升、全身乏力、睡眠不好而无法坚持继续工作。痛定思痛的他重新返回学校就读公共卫生学,决心寻找并理出缺乏运动、精神紧张、不良饮食习惯以及肥胖等与健康的关系。库珀通过跑步与合理饮食,体重从 95 千克降到了 77 千克。他研究出了著名的"12 分钟体能测验"与"有氧运动得分制",成为全世界推广有氧运动的第一人。20 世纪 60 年代,库珀和他的夫人一道来到美国的德克萨斯州,创办了全球第一家预防科学研究所,以有氧运动为龙头多种经营运动与健康,预防与健康等养生长寿之道。由他首先推出的有氧运动,使令人生畏的排在疾病病死率第一位的心血管疾病在 20 世纪 80 年代就得到了一定程度的有效控制。这期间(20 世纪 60—80 年代),美国人吸烟的人数减少了 1/2,患高血压的人数降低了 30% 以上,坚持日常运动锻炼的人数增加了 2 倍多,人们的平均寿命延长了 6 年。

(2)有氧运动的作用

首先推出有氧运动的库珀博士通过多年研究认为,经常做有氧运动对人体有以下作用:

①增强心脏功能

能使每次心跳输出更多的血液,从而使每分钟内心跳的次数逐渐减少,心脏因此可得到更加充分的休息。

②提高肺功能

能使肺活量增大,稍用力便可吸进大量空气,即使再从事强度较大的活动,也不会因氧气供应不足而心跳气喘。

③改善肌肉血管的弹力

能增强血管的坚韧度,有助于调控血压。

④能消耗体内更多的脂肪

除可以减肥外,并能使血液中三酰甘油的含量下降,同时因产生较多的能抵抗动脉硬化的高密度脂蛋白(HDL),具有防止动脉硬化,降低心血管疾病发生率等作用。

⑤延缓衰老

因能增加周围组织开放的血管数量,增大了血管的口径,增加了血红蛋白的数量,从而增加了全身血流量和供氧能力,提高了身体的最大耗氧量,能改善全身状态,增强抗病能力,有效地延缓衰老。

(3)有氧运动的特点

①简便易行,不需要复杂的运动技巧,室内室外随时可做。

②不属于竞技运动,不分性别,老少咸宜。每个参加者都可本着重在参与的精神,从容选择自己的运动目标。

③根本的目的是改变人们的静态生活方式,让运动锻炼像吃饭、喝水一样,成为自己日常生活必不可少的一部分。

3. 最好的有氧运动是步行

常见的适宜于在室外进行的有氧运动有:步行、慢跑、游泳、跳绳、骑自行车、跳有氧健身舞等。常见的适宜于室内进行的有氧运动有:原地慢跑、上下楼梯、骑固定脚踏车、走步行机、跳绳等。

世界卫生组织经过充分研究,尤其是从中老年人身体健康安全和保健防病的角度考虑,于1992年向全球发出建议:最好的有氧运动是步行。

(1)有氧步行运动的四种走法和四个阶段

①有氧步行运动的四种走法

均速走。速度自定,走程可设时间段20分钟、30分钟、60分钟。开始先均速走3~5分钟,然后放松走5~10分钟。均速间歇走。走程可设时间段20分钟、30分钟、40分钟。快慢间歇交替,同时注意将呼吸调整至深呼吸状态。开始先慢走1~3分钟,接着快速走5分钟或10分钟,然后放慢到开始时的速度慢走1~3分钟,再快速走5分钟或10分钟,反复3~5次。最后放松走5分钟或10分钟结束。非均速间歇走。初速自定,中速是初速的1.2倍,高速是初速的1.5倍。全程所用时间可有10分钟、20分钟、30分等不同设置。走程中每次快慢转速的间歇时间为1分钟,快速走段转速间歇时间可分为1分钟、2分钟、3分钟等。整个走程的最后放松走1~2分钟。金字塔型走。初速自定,全程所用时间10分钟。走之前先低速预走3分钟,加速段可分为1分钟1段,每段行走的速度逐次加大(每走1分钟

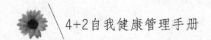

比初速提高 10％)，最高可提速 5 次。然后按原方式逐次减速，最后回归初速。即：开始先走 2～3 分钟，然后增速 10％走，再增速 10％……最后放松走 1～2 分钟。

②有氧步行运动的四个阶段

准备活动阶段。先慢走 2～4 分钟，亦可做全身柔软体操练习；然后用 5～10 分钟活动关节与肌肉。正式运动阶段。任选一种自己喜爱的有氧运动项目，进行运动锻炼。运动期间心脏搏动应控制在有效心率范围内。放松整理阶段。比较剧烈的运动锻炼结束后，不要马上静止下来，应逐继续做逐渐放慢的上肢活动，让心率慢慢降下来。补充运动阶段。可在单杠上练引体向上，也可因地制宜地做仰卧起坐、俯卧挺身，以锻炼平素活动难得充分的上肢和腰腹。

(2)有氧步行运动"八步法"

①有氧运动大步走

细分又可分为有氧运动散步走和有氧运动快步走。所谓散步走，即速度为每小时 3 千米左右的放松行走，每分钟行 60～90 步（平均 70 步）。行走时要求人上体挺直，而且眼睛不能只盯住某一个事物，为的是使心态放松。这种散步既可使人稳定情绪、消除疲劳，又有健脾胃、助消化之作用，特别适合于老年人和体弱者。所谓快步走，要求行走的步幅要比散步走加大加快一点，每分钟行 90～150 步（平均 120 步）。这样肌肉用力的模式就会有所改变，由于全身的肌肉都参与到了行走运动中，所以快步走的效果要比散步走明显得多，因此建议步行锻炼的人多采取快步走。如果嘴里哼着"雄赳赳，气昂昂，跨过鸭绿江"的曲子，脚下按曲子的节奏走，肯定感觉会更不一般。也许刚锻炼时肌肉过后有点"痛"，其实这正说明运动锻炼见了效，只要坚持下去这痛就会渐渐消失。

②"10 点 10 分"走

如果锻炼者因为颈椎病挤压神经，时常有发麻、发胀等不舒适的感觉，建议在进行走步锻炼时，增加一个动作，即让双臂向侧前方伸举到如钟表指针 10 点 10 分的位置。当"10 点 10 分"走行走到 200 步左右时，如果觉得脖子酸得厉害，说明这一走法起到了预期的作用。因为"10 点 10 分"走不仅可以缓解颈椎所受的压迫，而且可以延缓中老年人颈关节出现的退行性变化。

③呼吸锻炼走

即在行走锻炼时，心里随着步伐喊一、二、三、四，每四步为一个过程，每个过程中第一、第二、第三步行走时都是吸气，第四步是呼气。这样的呼气必然是快呼。由于呼气呼得越快，肺里的空气吐得也就越快，肺叶和肺泡张开的幅度、总量也就越大、越多，因而新鲜空气吸入的也就越深越多。总之一句话，这种锻炼会使氧和人体肺泡之间的携氧红细胞及二氧化碳交换的概率加大，从而有益人体的健康。

④扭着走

这种类似扭秧歌式的走动，相当于给腹腔里的脏器特别是肠子进行良性按摩。

不仅可以预防便秘,帮助改善排便功能,还能使髂腰肌经受锻炼。

⑤高抬腿走

就是抬高了腿来走。每天坚持高抬腿走200步,大腿根就会感觉到有些累,正是这"累"能预防老年人疝气的发生。

⑥"认真"走

就是像有些小孩子那样,行走的时候在地上寻找一条直线,认认真真地沿着直线走,有意增加行走的难度。这种走法不仅可以加大肌肉的锻炼量,而且能改善人体神经系统的功能,尤其是可以预防小脑萎缩,对遏制老年痴呆和神经系统功能低下导致的伤害非常重要。

⑦"弹"着走

就是行走的时候,两脚的脚趾尽力探向前方,每走一步两脚的10个脚趾头都要用力,让整个人弹起来。由于这种走法能使脚弓也参与锻炼,所以"弹"着走不仅能遏制脚的踇趾外翻、脚趾痛、踝关节肿胀,还能预防足部肌肉群功能下降和脚弓塌陷等。

⑧倒着走

倒着走是非常有效的一种健身、健腿运动方式。这不仅是因为许多朝前走时不参与运动的足部肌肉,在倒着走时参与了运动,经受了锻炼,而且是因为倒着走,人所有的感官都会高度集中,对锻炼人的神经系统有较大的价值。例如倒着走路比正向行走耗氧多,又如两腿交替后行,能够加强腿部和腰部肌肉的力量。所以倒着走不仅能锻炼和增强人体的平衡性,而且可以保健小脑。需要提醒的是,倒着走除一定要选择一个熟悉的环境,注意安全外,还要掌握好行走的动作要领。即:一条腿支撑地面,另一条腿弯曲向后落下,等前脚掌着地后再过渡到全脚着地。在整个倒着走过程中,手臂应随着腿的运动自然摆动,并注意保持整个身体的平衡。

4. 有氧运动注意事项

有氧运动虽然是中、低强度的运动,但是体力较差或患有某些疾病的人,并不一定很快就能达到要求的最适运动量和最低持续运动时间。也就是说,进行有氧运动须注意以下事项。

(1)循序渐进

即根据自己的体力,慢慢加大运动量,并逐步延长锻炼时间。以有氧步行为例,一般先从较慢的速度开始,锻炼一段时间,待心跳次数稍有增加后,再适当加快速度,直至使心跳次数逐渐增至最适强度。步行行走的时间亦可从10分钟开始,逐渐增加到15分钟、20分钟、30分钟……60分钟。

(2)运动锻炼时不要因急于达到最适强度而过度疲劳

有氧运动的强度不能太大,强度过大就会适得其反。尤其是患有心脏病、高血压病等疾病的人,运动锻炼必须量力而行,感到疲劳时就应及时调整。

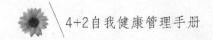

（3）运动前准备

每次进行有氧运动前要先进行四肢的准备活动，以避免肌肉关节受到损伤。运动结束时不要突然停下来。要有一个整理放松的阶段，让心率逐渐减缓下来。

（4）必须持之以恒

由于有氧运动实际上是一种日常动态的生活方式，如果不坚持下去，只是偶尔为之，便失去了它存在的意义。因此，进行有氧运动锻炼最好每天坚持 1 次，至少也应 1 周坚持 5 次左右，才能取得预期的成效。

（三）运动处方

"运动处方"这一概念最早是美国生理学家卡波维奇在 20 世纪 50 年代提出的。20 世纪 60 年代以后，随着康复医学的发展及对冠心病等的康复训练的开展，运动处方开始受到重视。1969 年世界卫生组织开始将运动处方当做常用术语使用，从而使之在国际上得到认可和通行。运动处方的完整概念是：康复医师或体疗师，对从事体育锻炼的人或患者，根据医学检查资料（包括运动试验和体力测验），按其健康、体力以及心血管功能状况，用处方的形式规定运动种类、运动强度、运动时间及运动频率，提出运动中的注意事项或建议。

运动处方实际上是健身运动者进行身体运动的一个指导性条款。它是根据参加运动者的体适能水平和健康状况，以处方形式确定其运动强度、时间、频率和运动方式。由于有点像临床医生根据病人的病情开出不同的药物和不同用量的处方，所以被称为运动处方。但是这两种处方有两个最大的不同点：一是目的不同，运动处方主要是用来提高体适能、促进健康或预防疾患；而临床药物处方则主要是用来治疗疾病。二是终点不同，临床药物处方，在病人痊愈后立即停止使用；而运动处方，为了获得相关健康及体适能的功效，在整个人生中都必须持续进行适当的运动。

1. 运动处方的特点和作用

（1）运动处方的特点

概而言之，运动处方最大的特点是因人而异，对"症"下药。具体细讲，运动处方具有以下几个比较鲜明的特点。

①目的性强

运动处方均有明确的远期目标和近期目标，换句话说，运动处方的制定和实施都是围绕运动处方要达到的目的进行的。

②计划性强

运动处方中各项锻炼活动的安排，都有较强的计划性，即都是根据每一个参加锻炼者或病人的具体情况，制定出的有具体运动锻炼进度要求的指导性运动条款。

③科学性强

运动处方的制定和实施过程是严格按照康复体育、临床医学、运动学等学科的要求进行的,有较强的科学性。按运动处方进行锻炼,一般都能在较短的时间内,取得较明显的健身和康复效果。

④针对性强

运动处方是根据每一个参加锻炼者的具体情况来进行制定和实施的,有着很强的针对性。

⑤普及面广

运动处方简明易懂,容易被大众所接受,收效快,是进行大众健身和康复的理想方法。

(2)运动处方的作用

作为有目的、有选择、有控制的科学运动锻炼的指南,运动处方具有的生理保健作用主要体现在以下几个方面。

①对心血管系统的作用

运动处方主要采用的是中等强度的有氧代谢为主的耐力运动,即:有氧运动。正常情况下,有氧运动对增强心血管系统的输氧能力、代谢产物的清除,调节做功肌肉的摄氧能力、组织利用氧的能力等有明显的作用。按运动处方锻炼可使心率减慢,血压平稳,心排血量增加,心血管系统的代偿能力增强等。需要特别提醒注意的是,在有心脏疾病的情况下进行运动一定要慎重,因为心脏病患者运动后易出现疲劳、有氧运动能力降低,如果勉强运动可发生昏厥、胸痛,少数甚至可能导致猝死的发生。

②对呼吸系统的作用

实施运动处方可增强呼吸系统的通气量、摄氧能力,改善呼吸系统的功能状态。

③对运动系统的作用

实施运动处方可增强肌肉力量、肌肉耐力和肌肉协调性的保持及恢复关节的活动幅度。还可促进骨骼的生长,刺激本体感受器,保存运动条件反射,促进运动系统的血液和淋巴循环,消除肿胀和疼痛等。

④对消化系统的作用

实施运动处方能促进消化系统的功能,加强营养素的吸收利用,增进食欲,促进胆汁合成和排出,减少胆石症的发生。并可促进胃肠蠕动,防治便秘等。

⑤对神经系统的作用

实施运动处方能提高中枢神经系统的兴奋或抑制能力,改善大脑皮质和神经-体液的调节功能,提高神经系统对各器官、系统的功能调节。

⑥对消除体内多余脂肪的作用

实施运动时间较长、运动强度中等的运动处方,能有效地减少脂肪组织,达到预防疾病、减肥和健美等目的。

⑦对代偿功能的作用

当各种伤病导致肢体功能丧失时,人体一般靠产生的各种代偿功能来弥补丧失的功能。其中有的代偿功能机体可以自发形成,如:一侧肾脏切除后,身体的排泄功能由对侧肾脏全部负担。而有的代偿功能则需在科学的指导下进行艰苦的训练,才能产生或达到所需要的功能。例如:肢体残缺后,用健侧肢体代替患侧肢体的功能。运动处方对类似的代偿功能的建立具有重要的促进作用。

⑧对人心理的积极作用

运动能有效地释放被压抑的情感,增强心理承受能力,保持心理平衡。在疾病的治疗和康复过程中,能增强患者治疗和康复的信心,有助疾病的康复。按预防、健身、健美的运动处方运动,可保持良好的情绪,使工作、学习更积极、更轻松。

2. 运动处方的种类和出具原则

(1)运动处方的种类

运动处方的种类随着康复体育的不断发展,以及运动处方应用范围的不断扩大,而不断地有所增加。

运动处方常按要达到的目的、作用,分为:以治疗疾病、提高康复效果为主要目的的治疗性运动处方;以增强体质、预防疾病、提高健康水平为主要目的的预防性运动处方;以及以提高身体素质、运动能力、健美为主要目的的健身、健美运动处方。

运动处方也可按运动锻炼指向的康复器官系统进行分类。按这种分法分类,可分为:心血管系统康复运动处方、运动系统康复运动处方、神经系统康复运动处方和呼吸系统康复运动处方等。

(2)运动处方的出具原则

运动处方的出具必须坚持因人而异、有效、安全、全面等原则。

所谓"因人而异",主要是说:出具的运动处方要从每一个参加锻炼者或病人的具体实际出发,切忌千人一面、千篇一律。尽量做到实事求是,对号入座;不同的疾病,运动处方不同;同一疾病在不同的病期,运动处方不同;同一个人在不同的功能状态下,运动处方也应有所不同。

所谓"有效"的原则,主要是指运动处方的制定和实施,应使被指导者的生理功能和健康状态均有所改善。这就要求运动处方的出具者在制定运动处方时,要科学、合理地安排各项运动内容;运动者在按处方指导的具体实践过程中,要按质、按量认真完成运动处方规定的各项训练计划和运动内容。

所谓"安全"原则,指的是运动处方布置指示的运动,必须是能够确保安全的运动。

所谓"全面"原则,指的是根据运动处方获得的健康,必须是生理的、心理的、社会的各个层面上的全面的健康。

3. 运动处方的制定与实施

任何一类运动处方都应包括下述几项内容:运动形式;运动强度;运动频率;持

续时间;以及进行运动时的注意事项或其他提醒、建议等。其中必不可缺的是运动形式;运动强度;运动频率;持续时间,故又称之为"运动处方四要素"。

(1)运动形式

依据运动时机体代谢的特点,将常见的健身运动形式分为有氧代谢运动、无氧代谢运动及混合性代谢运动。在运动处方的制定与实施过程中,最终决定运动形式选择的参考因素有五:第一、选择那些经医学检查许可其参加的某种形式的运动;第二、选择那些运动强度,运动量,符合本人体力现状的运动;第三、选择那些过去本人参加过或本人喜欢的运动项目;第四、选择那些场地、设备器材许可、具备的运动项目;第五、选择那些有运动同伴或运动指导者的运动锻炼。

可供出具运动处方选择的现代运动形式大致分为三类。第一类:有氧耐力运动项目。如步行、慢跑、速度游戏、游泳、骑自行车、滑冰、越野滑雪、划船、跳绳、上楼梯及功量车、跑台运动等。第二类:伸展运动及健身操。包括广播体操、武术、舞蹈及各类医疗体操和矫正体操等。第三类:力量性锻炼。如自由负重练习、部分健美操等。

(2)运动强度

运动强度指的是单位时间内的运动量,用一个公式表示,就是:运动强度=运动量/运动时间。规定运动强度,是设计运动处方中最重要,也最困难的一个问题。因为运动强度既是运动处方四要素中最重要的一个因素,也是运动处方定量化与科学性的核心问题。因此需要有适当的监测标准来确定运动强度是否适宜。国内外运动生理学专家通过许多研究发现,运动强度可根据训练时的心率、代谢当量(梅脱)、自感用力度(RPE)和最大吸氧量贮备百分比来进行定量化。

(3)运动频率

是指每周锻炼的次数。每周锻炼 3～4 次是最适宜的频率。但由于运动效应的蓄积作用,运动锻炼的间隔不宜超过 3 天。作为一般健身保健或处于退休和疗养状态的运动锻炼者,坚持每天锻炼一次当然更好,但前提条件是次日不残留疲倦,每日运动才是可取的,关键是要实现让运动习惯性或运动生活化。也就是说,虽然各人可根据自己的情况选择适宜的锻炼次数,但每周最低不能少于 3 次。

(4)持续时间

运动持续时间和运动强度关系密切。因为当运动强度达到阈强度后,一次运动的效果是由总运动量来决定的,而总运动量又等于运动强度乘以运动时间,即由运动强度和运动时间共同决定。在总运动量确定时,运动强度与运动时间成反比。强度较大的运动,运动的时间则应较短;强度较小的运动,运动时间则应相对较长。

(四)骨质疏松的运动防治研究

目前,全世界约有 2 亿人患有骨质疏松症,每年因骨质疏松而发生骨折的患者大约有150万。其中,椎体骨折大约占1/3,髋部骨折的大约占1/5,腕部骨折的大约占1/6,其他部位骨折的大约占1/6。大约有20％的患者在骨折后1年内死亡,骨折后卧床不起引起的呼吸、心、脑血管系统疾病是导致死亡的主要原因。

1. 什么是骨质疏松

出席1993年第四届国际骨质疏松症研讨会的绝大多数专家都认为,骨质疏松不仅是一种疾病,而且是一种状态。作为一种全身性的骨骼疾病,骨质疏松症以骨量的减少、骨的微观结构退化为特征。作为一种状态,由于骨的脆性增加,强度下降,外表看来正常的骨骼,常在不大的外力作用下也极容易发生骨折。

按病变范围,骨质疏松可分为全身性骨质疏松与局限性骨质疏松。其中全身性骨质疏松又包括原发性(生理性)骨质疏松症、继发性骨质疏松症和特发型骨质疏松症。

原发性(生理性)骨质疏松症是随年龄增长,迟早必然要发生的骨质生理性退行性病变,是最常见的一种骨质疏松症类型。其中,又可以分为Ⅰ型和Ⅱ型两种类型。Ⅰ型为绝经后骨质疏松症,主要表现为绝经后妇女因雌激素水平下降而导致的骨质疏松。Ⅱ型为老年性骨质疏松症,一般发生在65岁以上的老年人群中。Ⅰ型与Ⅱ型骨质疏松常常合并出现。

继发性骨质疏松症是由其他疾病或其他原因所诱发的骨质疏松症。例如:甲状腺功能亢进,肾上腺皮质功能亢进,糖尿病等均可导致骨质疏松的发生。

特发型骨质疏松症多见于8—14岁的青少年或成年人,患者多伴有家族遗传史,而且女性患病者多于男性。

2. 骨质疏松的发病机制

原发性骨质疏松的病因及其发病机制至今仍不十分清楚。在许多可能导致原发性骨质疏松的病因中,缺乏雌激素与钙导致的骨量减少可能是主要原因。而骨量的减少又可能是两个方面促成的:一方面是骨的形成减少;另一方面是骨的吸收增加。也就是说,只要是能导致骨的形成减少或骨的吸收增加的因素,都会导致骨质疏松症的发生。研究还发现年龄因素、内分泌因素、营养状况、生活习惯以及人的运动锻炼等,都对质疏松症的发生有着十分重要的影响。例如:原发性骨质疏松在老年人群中极为多见,女性多见于绝经后,男性多在55岁后,而且女性发病不仅比男性早且数倍于男性。由于雌性激素可以减少骨的吸收、增加骨的有机质的合成,能为钙盐沉积提供场所。因此女性绝经后,雌性激素水平下降,必然会导致体内缺钙,乃至骨质疏松的发生。雄性激素减少影响了蛋白质的形成,则是老年男性骨质疏松的主要原因之一。

研究发现体力活动对骨骼的影响极大,活动越多,对骨的牵拉力越强,就能促使破骨细胞转变为成骨细胞,有利于新骨形成。长期幽居以及各种原因导致的肢体失用,由于对骨骼的机械刺激不够,使骨的吸收多于骨的形成,因而常常导致骨质疏松症的发生。缺乏户外活动、日照不够导致维生素 D 不足也是骨质疏松的原因之一。此外,骨折和骨病治疗采取的长期固定,如果时间过长,也会导致骨质疏松。

3. 怎么通过运动防治骨质疏松

1947 年,英国一家医学杂志刊发了一篇题为《床上的危险》的署名文章。文章指出,长期不运动会导致严重的骨质丢失。后来,人们从宇航员的身上证明了这一点,因为太空中失重状态对人骨质的影响,与地球上人的不运动导致的结果十分类似。后来,科学家通过为运动员测量骨密度,发现了运动员的骨密度均高于一般的人。从另一个侧面证实了运动对骨密度确实具有积极的作用。进而坚定了医学家通过运动防治骨质疏松的设想。

实验证明,运动确实可以提高骨质的水平。具体机制是:运动对骨骼产生的应力可以导致骨组织的特异性变形;而骨组织的特异性变形能使骨细胞、成骨细胞因受刺激,而增加 DNA 和胶原蛋白的合成水平;DNA 和胶原蛋白合成多了,骨质疏松的可能性自然就少了。

此外,科学家的研究还发现,适量的运动可提高雌激素及睾酮的水平,通过调节内分泌而作用于骨,可以起到促进骨的蛋白质合成,使骨基质总量增加等作用。因此,长期适量的运动可促进骨的代谢,使骨密质增加。

(1)运动方式的选择

研究人员对从事各类运动项目的运动员的骨密度进行研究后发现,网球运动员手和前臂的骨密度明显偏高,男性游泳运动员前臂和脊柱的骨密度明显偏高,跑步和登山运动员跟骨骨密度明显偏高,举重、划船运动员前臂的骨密度明显偏高。这些发现提示,每项不同的运动对于骨密度的增加都有其各自的特定部位。这是因为骨密度的增加与某项运动所使用的主要肌群所附着的骨骼有相关性,也就是说,最常使用到的骨骼的骨密度增加较为容易。因此,通过运动预防骨质疏松,选择运动项目一定要有目的性。例如,想提高前臂或手腕处的骨密度,可以多打网球或羽毛球。如果要预防髋部骨折,登楼梯是适宜的运动项目,有研究表明,登楼梯能有效地提高股骨近端的骨密度,因为登楼梯时股骨瞬间能产生较大的应力刺激。此外,研究还发现,正规的体操训练后,腰椎的骨密度明显增高。这是由于体操进行的训练强度大,而且训练中包括有不同方向的应力。也就是说,如果想有效地预防腰椎骨折,体操训练应该是推荐的运动项目之一。

(2)运动时间的掌握

一般来说,为防治骨质疏松而进行的运动,没有统一的时间要求标准。但对一般有氧运动而言,运动强度大的话,运动持续时间可以短些;运动强度小的话,运动持续时间可以稍长一些。大多数研究者都认为,将运动时间掌握在 30～60 分钟比较适宜。

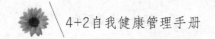

（3）运动锻炼的频率

运动锻炼的频率主要应根据受训者的主观感觉而定,不可一刀切,一般以运动后次日没有疲劳感为准绳。一般每周运动锻炼5天左右为宜。因为通过运动增加的骨矿含量和骨密度,在停止一段时间训练后,又会重新出现减少和丢失。由于为防治骨密度而进行的运动锻炼,次数安排太少,效果不佳,次数安排太多,又会产生疲劳或厌战心理。所以,坚持有计划有规律的长期运动非常重要。

三、延伸阅读

（一）中医运动养生

所谓中医运动养生,就是在中医理学论指导下,通过活动筋骨,调节气息,静心宁神等中国传统运动锻炼方式来达到疏通气血,畅达经络,和调脏腑,增强体质,益寿延年等目的。因此,中医运动养生,又称中国传统健身术。

1. 由来

从有文字记载以来中国就流传有一句俗语:"日出而作,日入而息"。表面看讲的是人民大众白天出屋劳作,晚上入房休息等生活起居琐事,事实上,凝聚的却是中国古代人民对生命之道有动有静,有劳有逸,有张有弛,须动静结合的科学认识。中医运动养生就是在这一科学认识萌芽的基础上(沃土中)开放出的一朵奇葩。

中医养生自古就有主张以动为主和主张以静为主两个学派。春秋时代一个名叫子华子的人,是主动派最早的代表人物之一,他用"流水不腐,以其游故也;户枢之不蠹,以其运故也"(《子华子·北宫意问》)作比喻,第一个阐发了关于要想健康长寿,就得尽可能地多运动的思想。几百年后,战国时代秦国的丞相吕不韦在他主编的《吕氏春秋》一书中,对这一思想进行了进一步的阐发,正式打出了以动为主保健养生的旗帜:"流水不腐,户枢不蠹,动也。形气亦然,形不动则精不流,精不流则气郁,郁处头则为肿为风,处耳则为损为聋"(《吕氏春秋·尽数》)。从此这一主张最终成为了中医运动养生重要的一派。

汉代名医华佗,在对"流水不腐,户枢不蠹"这一以动为主的养生理论进行发扬光大的同时,通过个人的挖掘整理,使失传已久的古人创制的一套导引养生功终于又重见天日。他在将这套被后来人称之为"五禽戏"的导引养生运动传授给徒弟吴普时,反复强调说:人体需要经常不断地运动,但是要将这种运动控制掌握在适当的范围内,不使其过分。为此古代的养生家创造了我传授给你的这套导引养生"五禽戏",为的是"动摇则谷物得消,血脉流通,病不得生,譬犹户枢不朽是也"(《后汉书·华佗传》)。这些所谓的导引"五禽戏",就是仿照熊、鹞等动物的动作,活动、引伸肢体,以达到运动锻炼之目的。吴普遵循华佗传授的功法坚持锻炼,受用终身,一直活到 90 余岁还"耳目聪明,齿牙完坚"。

1975 年湖南长沙马王堆汉墓出土了一大批古代文物,其中有一幅帛书"导引图",44 个人体活动图画下面标注有"鸟申(呻)""猨□(呼)""熊经""龙登"等字样,考古学家分析,这可能就是华佗所谓的古代养生学家发明的"导引养生功"的原形。由此可知,模仿动物运动姿态养生保健早在 2000 多年前的秦汉时期就已经十分普遍了,不然人们不会将其作为陪葬放进墓穴中。华佗之后,主张以动养生者,大有人在,并发展创制出了太极拳、八段锦、十六段锦等各种不同的以动为主的养生功法。

与此同时,另一种强调以静为主的养生学派也同时崛起。这一派的代表人物就是被奉为道家始祖的老子和道家的另一位著名代表人物庄子。老子在《道德经》中说:"致虚极,守静笃""归根曰静"。庄子在《庄子·刻意》中也说:"纯粹而不杂,静一而不变,淡而无为,动而以天行,此养生之道也。"于是,明显接受道家思想影响的中医经典《黄帝内经》便将老庄的论述与防病治病联系到了一起:"恬淡虚无,真气从之;精神内守,病安从来!"

2. 机制

中医将精、气、神称之为与人体生命息息相关的"三宝"。中医运动养生的机制,主要是紧紧围绕精、气、神这三个关键环节,通过合理运动以实现健康保健之目的。具体运动的内容包括:①通过自我意识调控来养神;②通过自我调控呼吸来练气;③通过运动形体、筋骨、关节来促进周身经脉畅通。沿着以意识统领气,以气推动血脉运行,让精气神共同营养护卫整个机体之顺序。最终达到整个机体的形神兼备,百脉流畅,内外相和,脏腑谐调等最佳状态(即"阴平阳秘"状态),从而实现健康长寿之目的。

现代科学研究虽然没有寻找到精气神运行的具体"通道",但是却发现并证实了,经常运用传统的体育运动方式进行适度的锻炼,对机体确有如下好处:一是可促进血液循环,改善大脑的营养状况,促进脑细胞的代谢,使大脑的功能得以充分发挥,从而有益于神经系统的健康,有助于保持旺盛的精力和稳定的情绪。二是能使心肌发达,收缩有力,促进血液循环,增强心脏的活力及肺脏的呼吸功能,改善末梢循环。三是能增加膈肌和腹肌的力量,促进胃肠蠕动,防止食物在消化道中滞留,有利于消化吸收。四是可促进和改善体内脏器自身的血液循环,最大限度发挥脏器的生理功能。五是可提高机体的免疫功能及内分泌功能,使人体的生命力更加旺盛。六是能增强肌肉关节的活力,使人动作灵活轻巧,反应敏捷、迅速。

3. 特点

中医传统运动养生,归纳起来,大致有三个主要的特点。

第一、都是在中国传统医学理论指导下的健身运动。无论是哪一种传统健身功法,其健身运动的每一招式,都是与中医理论密切相关。都是以中医的阴阳、脏腑、气血、经络等理论为基础,以养精、练气、调神为基本要点,以形体运动为基本锻炼形式。也就是说,中国传统养生都是在阴阳理论指导下的虚、实、动、静、开、阖、升、降乃至屈伸、俯仰运动。

第二、都注重意守、调息和动形的谐调统一。即都强调意念,呼吸和躯体运动的配合。意守,指意念专注;调息,指呼吸调节;动形,指形体运动;统一,指的是三者之间的谐调配合,要达到形、神一致,意、气相随,形、气相感,使形体内外和谐,动静得宜。因为惟有机体形、神、气、血、表、里的协调统一,方能起到养生、健身等作用。

第三、都强调融导引、武术、医理为一体。中国传统的运动养生法是中国劳动人民养生保健智慧的结晶。千百年来,人们在养生实践中总结出许多宝贵的经验,使运动养生不断地得到充实和发展,形成了融导引、武术、医理为一体的具有中华民族特色的养生方法。其中源于导引的功法有五禽戏、八段锦等;源于武术的功法有太极拳、太极剑等。无论哪种功法,运用到养生方面,都以中医基本理论为基础,讲求调息、意守、动形,都是以畅通气血经络、活动筋骨、和调脏腑为目的。融汇诸家之长为一体,则是中医运动养生的最大的特点。

(二)中国传统健身术

在中国,流传时间较长、较受人民群众欢迎的健身方法有五禽戏、八段锦、六字诀、太极拳等,现将这些传统健身术的养生原理及方法简单介绍如下。

1. 五禽戏

五禽戏作为中国民间流传时间最长的健身方法之一,由五种模仿动物的动作组成。故又称"五禽操"。传说由东汉末年著名医学家华佗创制。早在1982年,当时的国家卫生部、教育部、国家体委就曾发出通知,把五禽戏作为在医学类大学中推广的"保健体育课"的内容之一。2003年,中国国家体育总局把重新编排后的五禽戏等健身法作为"健身"的一项内容再次在全国范围内进行了推广。

(1)养生机制

练五禽戏,要求意守、调息和动形谐调配合。意守可以使精神宁静,神静则可以培育真气;调息可以行气,通调经脉;动形可以强筋骨,利关节。由于是模仿五种禽兽的动作,所以,意守的部位有所不同,动作不同,所起的作用也有所区别。虎戏即模仿虎的形象,取其神气、善用爪力和摇首摆尾、鼓荡周身的动作。要求意守命门,命门乃元阳之所居,精血之海,元气之根,水火之宅,意守此处,有益肾强腰,壮骨生髓的作用,可以通督脉、去风邪。鹿戏即模仿鹿的形象,取其长寿而性灵,善运尾闾,尾闾是任、督二脉通会之处,鹿戏意守尾闾,可以引气周营于身,通经络、行血脉、舒展筋骨。熊戏即模仿熊的形象,熊体笨力大,外静而内动。要求意守中宫(脐内),以调和气血。练熊戏时,着重于内动而外静。这样,可以使头脑虚静,意气相合,真气贯通,且有健脾益胃之功效。猿戏即模仿猿的形象,猿机警灵活,好动无定。练此戏就是要外练肢体的灵活性,内练抑制思想活动,达到思想清静,体轻身健的目的,要求意守脐中,以求形动而神静。鸟戏又称鹤戏,即模仿鹤的形象,动作轻翔舒展,练此戏要意守气海,气海乃任脉之要穴,为生气之海;鹤戏可以调达气血,疏通经络,活动筋骨关节。总之,五禽戏的 5 种功法各有侧重,但又是一个整体,又是一套有系统的功法,如果经常练习而不间断,则具有养精神、调气血、益脏腑、通经络、活筋骨、利关节等作用。神静而气足,气足而生精,精足而化气动形,达到三元(精、气、神)合一,则可以收到祛病、健身的效果。用华佗的话说:除了治病,还可强身("亦以除疾,兼利蹄足")。

(2)要领

五禽戏由 5 种动作组成,分别为虎戏、鹿戏、熊戏、猿戏和鹤戏,每种动作都是模仿相应动物的动作。五禽戏锻炼要做到:全身放松,意守丹田,呼吸均匀,形神合一。练熊戏时要在沉稳之中寓有轻灵,将其剽悍之性表现出来;练虎戏时要表现出威武勇猛的神态,柔中有刚,刚中有柔;练猿戏时要仿效猿的敏捷灵活之性;练鹿戏时要体现其静谧恬然之态;练鸟戏时要表现其展翅凌云之势,方可融形神为一体。常练五禽之戏,可活动腰肢关节,壮腰健肾,疏肝健脾,补益心肺,从而达到祛病延年的目的。

(3)具体练法

每种动作都左右对称地各做一次,并配合气息调理。具体练法如下。

①熊戏

身体自然站立,两脚平行分开与肩同宽,双臂自然下垂,两眼平视前方。先右腿屈膝,身体微向右转,同时右肩向前下晃动、右臂亦随之下沉,左肩则向外舒展,左臂微屈上提,然后左腿屈膝。其余动作与上左右相反。如此反复晃动,次数不限。

②虎戏

脚后跟靠拢成立正姿势,两臂自然下垂,两眼平视前方。左式:两腿屈膝下蹲,重心移至右腿,左脚虚步,脚掌点地、靠于右脚内踝处,同时两掌握拳提至腰两侧,拳心向上,眼看左前方;左脚向左前方斜进一步,右脚随之跟进半步,重心坐于右腿,左脚掌虚步点地,同时两拳沿胸部上抬,拳心向后,抬至口前两拳相对翻转变掌向前按出,高与胸齐,掌心向前,两掌虎口相对,眼看左手。右式:左脚向前迈出半步,右脚随之跟至左脚内踝处,重心坐于左腿,右脚掌虚步点地,两腿屈膝,同时两掌变拳撤至腰两侧,拳心向上,眼看右前方。与左式 2 同,唯左右相反。如此反复左右虎扑,次数不限。

③猿戏

脚跟靠拢成立正姿势,两臂自然下垂,两眼平视前方。左式:两腿屈膝,左脚向前轻灵迈出,同时左手沿胸前至口平处向前如取物样探出,将达终点时,手掌撮拢成钩手,手腕自然下垂;右脚向前轻灵迈出,左脚随至右脚内踝处,脚掌虚步点地,同时右手沿胸前至口平处时向前如取物样探出,将达终点时,手掌撮拢成钩手,左手同时收至左肋下;左脚向后退步,右脚随之退至左脚内踝处,脚掌虚步点地,同时左手沿胸前至口平处向前如取物样探出,最终成为钩手,右手同时收回至右肋下。右式:动作与左式相同,唯左右相反。

④鹿戏

身体自然直立,两臂自然下垂,两眼平视前方。左式:右腿屈膝,身体后坐,左腿前伸,左膝微屈,左脚虚踏;左手前伸,左臂微屈,左手掌心向右,右手置于左肘内侧,右手掌心向左。两臂在身前同时逆时针方向旋转,左手绕环较右手大些,同时要注意腰胯、尾骶部的逆时针方向旋转,久而久之,过渡到以腰胯、尾骶部的旋转带动两臂的旋转。右式:动作与左式相同,唯方向左右相反,绕环旋转方向亦有顺逆不同。

⑤鸟戏

两脚平行站立,两臂自然下垂,两眼平视前方。左式:左脚向前迈进一步,右脚随之跟进半步,脚尖虚点地,同时两臂慢慢从身前抬起,掌心向上,与肩平时两臂向左右侧方举起,随之深吸气;右脚前进与左脚相并,两臂自侧方下落,掌心向下,同时下蹲,两臂在膝下相交,掌心向上,随之深呼气。右式:同左式,唯左右相反。

2. 八段锦

八段锦系中国古代流传下来的一种动功功法。由八节组成,体势动作古朴高雅,故名。八段锦形成于12世纪,后来在流传中形成了许多练法和风格各具特色的流派。

(1)养生机制

八段锦每一段都有一个运动锻炼的重点,综合起来,对五官、头颈、躯干、四肢、腰、腹、背等全身各个部位都依次进行了一遍运动锻炼,而且对相应的内脏以及气血、经络起到了按摩、调节、保健作用,属进行机体全面调养的健身功法。

(2)要领

一是呼吸应均匀、自然、平稳,采取腹式呼吸。二是要意守丹田,精神放松,将意念集中于脐部。三是柔刚结合,全身放松,用力轻缓,切不可用僵力。四是按练功口诀指示锻炼。

(3)具体练法

八段锦的具体锻炼体势有坐势和站势两种。坐势练法恬静,运动量小,适于起床前或睡觉前穿内衣锻炼。站势运动量大,适于各种年龄、各种身体状况的人锻炼。

①坐式八段锦口诀

闭目冥心坐,握固静思神。叩齿三十六,两手抱昆仑。

左右敲玉枕,二十四度闻。微摆撼天柱,动舌搅水津。

鼓漱三十六,津液满口生。一口分三咽,以意送脐轮。

闭气搓手热,背后摩精门。尽此一口气,意想体氤氲。

左右辘轳转,两脚放舒伸。翻掌向上托,弯腰攀足频。

以候口水至,再漱再吞津。如此三度毕,口水九次吞。

咽下汨汨响,百脉自调匀。任督慢运毕,意想气氤氲。

名为八段锦,子后午前行。勤行无间断,去病又强身。

②坐式八段锦方法

宁神静坐:采用盘膝坐式,正头竖颈,两目平视,松肩虚腋,腰脊正直,两手轻握,置于小腹前的大腿根部。要求静坐3～5分钟。手抱昆仑:牙齿轻叩二三十下,口水增多时即咽下,谓之"吞津"。随后将两手交叉,自身体前方缓缓上起,经头顶上方将两手掌心紧贴在枕骨处,手抱枕骨向前用力,同时枕部后用力,使后头部肌肉产生一张一弛的运动。如此行十数次呼吸。指敲玉枕:接上式,以两手掩位双耳,两手的示指相对,贴于两侧的玉枕穴上,随即将示指搭于中指的指背上,然后将示指滑下,以示指的弹力缓缓地叩击玉枕穴,使两耳有咚咚之声。如此指敲玉枕穴十数次。微摆天柱:头部略低,使头部肌肉保持相对紧张,以左右"头角"的颈,将头向左右频频转动。如此一左一右地缓缓摆撼天柱穴20次左右。手摩精门:作自然深呼吸数次后,闭息片刻,随后将两手搓热,以双手掌推摩两侧肾俞穴20次左右。左右辘轳:接上式,两手自腰部顺势移向前方,两脚平伸,手指分开,稍做屈曲,双手自胁部向上划弧如车轮形,象摇辘轳那样自后向前做数次运动,随后再按相反的方向前向后做数次环形运动。托按攀足:接上式,双手10指交叉,掌心向上,双手做上托劲;稍停片刻,翻转掌心朝前,双手做向前按推劲。稍作停顿,即松开交叉的双手,顺热做弯腰攀足的动作,用双手攀两足的涌泉穴,两膝关节不要弯曲。如此锻炼数次。任督运转:正身端坐,鼓漱吞津,意守丹田,以意引导内气自中丹田沿任脉下行至会阴穴接督脉沿脊柱上行,至督脉终结处再循任脉下行。

③站式八段锦口诀

双手托天理三焦,左右开弓似射雕。

调理脾胃须单举,五劳七伤往后瞧。

摇头摆尾去心火,两手攀足固肾腰

攒拳怒目增力气,背后七颠百病消。

④站式八段锦方法

双手托天理三焦:自然站立,两足平开,与肩同宽,含胸收腹,腰脊放松。正头平视,口齿轻闭,宁神调息,气沉丹田。双手自体侧缓缓举至头顶,转掌心向上,用力向上托举,足跟亦随双手的托举而起落。托举数次后,双手转掌心朝下,沿体前缓缓按至小腹,还原。左右开弓似射雕:自然站立,左脚向左侧横开一步,身体下蹲成骑马步,双手虚握于两髋之外侧,随后自胸前向上划弧提于与乳平高处。右手向右拉至与右乳平高,与乳距约两拳许,意如拉紧弓弦,开弓如满月;左手捏剑诀,向左侧伸出，顺势转头向左，视线通过左手示指凝视远方，意如弓箭在手，等机而射。稍作停顿后，随即将身体上起，顺势将两手向下划弧收回胸前，并同时收回左腿，还原成自然站立。此为左式，右式反之。左右调换练习十数次。调理脾胃须单举：自然站立，左手缓缓自体侧上举至头，翻转掌心向上，并向左外方用力举托，同时右手下按附应。举按数次后，左手沿体前缓缓下落，还原至体侧。右手举按动作同左手，惟方向相反。五劳七伤往后瞧：自然站立，双脚与肩同宽，双手自然下垂，宁神调息，气沉丹田。头部微微向左转动，两眼目视左后方，稍停顿后，缓缓转正，再缓缓转向右侧，目视右后方稍停顿，转正。如此十数次。摇头摆尾去心火：两足横开，双膝下蹲，成"骑马步"。上体正下，稍向前探，两目平视，双手反按在膝盖上，双肘外撑。以腰为轴，头脊要正，将躯干划弧摇转至左前方，左臂弯曲，右臂绷直，肘臂外撑，头与左膝呈一垂线，臀部向右下方撑劲，目视右足尖；稍停顿后，随即向相反方向，划弧摇至右前方。反复十数次。两手攀足固肾腰：松静站立，两足平开，与肩同宽。两臂平举自体侧缓缓抬起至头顶上方转掌心朝上，向上做托举劲。稍停顿，两腿绷直，以腰为轴，身体前俯，双手顺势攀足，稍作停顿，将身体缓缓直起，双手右势起于头顶之上，两臂伸直，掌心向前，再自身体两侧缓缓下落于体侧。攒拳怒目增力气：两足横开，两膝下蹲，呈"骑刀步"。双手握拳，拳眼向下。左拳向前方击出，顺势头稍向左转，两眼通过左拳凝视远方，右拳同时后拉。与左拳出击形成一种"争力"。随后，收回左拳，击出右拳，要领同前。反复十数次。背后七颠把病消：两足并拢，两腿直立、身体放松，两手臂自然下垂，手指并拢，掌指向前。随后双手平掌下按，顺势将两脚跟向上提起，稍作停顿，将两脚跟下落着地。反复练习十数次。

3. 六字诀养生法

六字诀养生法，为吐纳法。它的最大特点是：通过呼吸导引，强化人体内部的组织功能，充分诱发和调动脏腑的潜在能力来抵抗疾病的侵袭，延缓随着年龄的增长而出现的衰老。

（1）由来

通过呼吸吐纳治疗预防疾病，秦汉以前就有过不少论述，例如《吕氏春秋》和《庄子》中就有关于用导引呼吸治病的记载和论述。西汉时期《王褒传》一文中，也有关于"呵嘘呼吸如矫松"的记载。南北朝时代著名的医学家陶弘景在其编著的《养性延命录》一书中，首先提出"六字诀"养生学说："凡行气，以鼻纳气，以口吐气，微而行之名曰长息。纳气有一，吐气有六。纳气一者谓吸也，吐气六者谓吹、呼、嘻、呵、嘘、呬，皆为长息吐气之法。时寒可吹，时温可呼，委曲治病，吹以去风，呼以去热，嘻以去烦，呵以下气，嘘以散滞，呬以解极。"隋代天台高僧智顗大法师，在他编著的《修习止观坐禅法要》一书中，也提出过六字诀治病方法。他所说的六种气是：一吹、二呼、三嘻、四呵、五嘘、六呬。唐代名医孙思邈，按五行相生之顺序，配合四时之季节，编写了一首卫生歌："春嘘明目夏呵心，秋呬冬吹肺肾宁。四季常呼脾化食,三焦嘻出热难停"最终奠定了六字诀治病功法的基础。此后,应用六字诀养生法防病治病者代不乏人。其中明代太医院太医、养生学家龚廷贤在他编著的《寿世保元》中,曾大谈特谈用六字诀防病治病的收获和体会。他说:"不炼金丹,且吞玉液,呼出脏腑之毒,吸入天地之清。"并将六字诀养生法的发明和应用说成是上天对其子民的一种恩赐:"六欲七情,积久生病,内伤脏腑,外攻九窍,以致百骸受病,轻则痼癖,甚则盲废,又重则伤亡,故太上悯之,以六字诀治五脏六腑之病。"

(2)机制

六字诀是根据中医学天人合一、生克制化的理论,按春、夏、秋、冬四时节序,结合五脏(肝、心、脾、肺、肾)属性,与角、徵、宫、商、羽五音的发音口型,配似呼吸、意念和肢体导引,引地阴上升,吸天阳下降,吐出脏腑之浊气,吸入天地之清气,结合后天之营卫,推动真元,使气血畅行于五脏六腑之中,以达到通瘀导滞,散毒解结,调整虚实,修残补缺,身心保健,益寿延年之功效。

(3)特点

六字诀养生法至少具有以下 4 个特点:第一、简便易学。六字诀的发声和口型,只要按照汉语拼音发声即可。腹式呼吸要求小腹起伏。导引的动作也比较简单。一般 1～2 天就可掌握六字诀的练习要领;1～3 个月,就可见到比较明显的治疗效果。第二、运用灵活。六字诀既可以按顺序练习,也可以有针对性地练某 1 个或某几个字;既可以长年坚持连续练习,又可以按季节单独练习某 1 个字;还可根据个人身体条件和所患疾病的病情及虚实需要进行补泻。第三、不出偏差。练功的人只要按照要求去做,只要由简到繁,按照读字、口型、呼吸、动作、意念,一步一步地进行操练,循序渐进,就不会出偏差。第四、由于六字养生防治的疾病遍及一年四季,五脏六腑,所以治疗范围广且疗效可靠。

(4)六字诀吐纳健身的具体方法

①预备式

两足开立,与肩同宽,头正颈直,含胸拔背,松腰松胯,双膝微屈,全身放松,呼吸自然。

②呼吸吐纳的方法

取腹式呼吸,先呼气后吸气,呼气时读字,同时提肛缩肾,将体重移至足跟。每个字呼读 6 遍后,调息一次,稍事休息,待恢复自然,再呼读下一个字。

"嘘"字功:平肝气。主治目疾、肝大、胸胁胀闷、食欲缺乏、两目干涩、头目眩晕等症。"嘘",读(Xū)。口型为两唇微合,有横绷之力,舌尖向前并向内微缩,上下齿有微缝。呼气念嘘字,足大趾轻轻点地,两手自小腹前缓缓抬起,手背相对,经胁肋至与肩平,两臂如鸟张翼向上、向左右分开,手心斜向上。两眼反观内照,随呼气之势尽力瞪圆。呼气尽吸气时,屈臂两手经面前、胸腹前缓缓下落,垂于体侧。再做第二次吐字。如此动作 6 次为一遍,做一次调息。

"呵"字功:补心气。主治心悸、心绞痛、失眠、健忘、盗汗、口舌糜烂、舌强语言塞等心经疾病。"呵",读(Kē)。口型为半张,舌顶下齿,舌面下压。呼气念呵字,足大趾轻轻点地;两手掌心向里由小腹前抬起,经体前到至胸部两乳中间位置向外翻掌,上托至眼部。呼气尽吸气时,翻转手心向面,经面前、胸腹缓缓下落,垂于体侧,再行第二次吐字。如此动作6次为一遍,做一次调息。

"呼"字功:培脾气。主治腹胀、腹泻、四肢疲乏,食欲缺乏,肌肉萎缩、皮肤水肿等脾经疾病。"呼",读(hū)。口型为撮口如管状,舌向上微卷,用力前伸。呼字时,足大趾轻轻点地,两手自小腹前抬起,手心朝上,至脐部,左手外旋上托至头顶,同时右手内旋下按至小腹前。呼气尽吸气时,左臂内旋变为掌心向里,从面前下落,同时右臂回旋掌心向里上抬,两手在胸前交叉,左手在外,右手在里,两手内旋下按至腹前,自然垂于体侧。再以同样要领,右手上托,左手下按,作第二次吐字。如此交替共做6次为一遍,做一次调息。

"呬"字功:补肺气。呬,读(sì)。口型为两唇微后收,上下齿相合而不接触,舌尖插上下之缝,微出。呼气念呬字,两手从小腹前抬起,逐渐转掌心向上,至两乳平,两臂外旋,翻转手心向外成立掌,指尖对喉,然后左右展臂宽胸推掌如鸟张翼。呼气尽,随吸气之势两臂自然下落垂于体侧,重复6次,调息。

"吹"字功:补肾气。主治腰膝酸软,盗汗遗精、阳萎、早泄、子宫虚寒等肾经疾病。

"吹",读(chuī)。口型为撮口,唇出音。呼气读吹字,足五趾抓地,足心空起,两臂自体侧提起,绕长强、肾俞向前划弧并经体前抬至锁骨平,两臂撑圆如抱球,两手指尖相对。身体下蹲,两臂随之下落,呼气尽时两手落于膝盖上部。下蹲时要做到身体正直。呼气尽,随吸气之势慢慢站起,两臂自然下落垂于身体两侧。共做6次,调息。

"嘻"字功:理三焦。主治由三焦不畅而引起的眩晕、耳鸣、喉痛、胸腹胀闷、小便不利等疾病。"嘻",读(Xī)。口型为两唇微启,舌稍后缩,舌尖向下。有喜笑自得之貌。呼气念嘻字,足四、五趾点地。两手自体侧抬起如捧物状,过腹至两乳平,两臂外旋翻转手心向外,并向头部托举,两手心转向上,指尖相对。吸气时五指分开,由头部循身体两侧缓缓落下并以意引气至足四趾端。重复6次,调息。六字诀全套练习每个字做6次呼吸,早晚各练3遍,日久可见功效。

4. 太极拳

太极拳的发祥之地在中国河南省温县陈家沟。数百年来代有传人,绵延不绝,名手辈出,流派纷呈(有陈、杨、武、吴、孙等派)。太极拳动作刚柔相济,虽然在套路、推手架势等方面各派不尽相同,但都具有疏经活络、调和气血、营养脏腑、强筋壮骨等养生保健功效。是中华民族辩证的理论思维与武术、艺术、的完美结合。故又被视为"国粹"。其拳理来源于《易经》《黄帝内经》《黄庭经》《纪效新书》等中国传统哲学、医术、武术等经典著作,并在长期的发展过程中吸收了道、儒、释等文化的合理内容。

新中国成立后,太极拳发展很快,通过打太极拳养生的人遍及全国。太极拳在国外,也受到普遍的欢迎。欧美、东南亚、日本等国家和地区,都流行太极拳运动。据不完全统计,仅美国就出版有 30 多种太极拳书籍。许多国家还成立有太极拳协会等健身团体,并积极与中国进行交流活动。

(1)养生机制

太极拳是一种意识、呼吸、动作密切结合的运动,"以意领气以气运身",用意念指挥身体的活动,用呼吸协调动作,融武术、导引于一体,属"内外合一"的内功拳。

太极拳的运动特点:中正安舒、轻灵圆活、松柔慢匀、开合有序、刚柔相济,自然而高雅。练功者常在优美的音乐韵律,高深的哲学内涵,美的造型,诗的意境中,通过练功告别疾病,获得身心健康。

(2)要领

一是始终要保持全神贯注,练功时要排除一切思想杂念。因为只有神静才能以意导气,才能实现气血周流。二是要做到"含胸拔背""气沉丹田"。所谓"含胸",即胸略内收而不挺直;所谓"拔背",即脊背尽量伸展。只有含胸才能拔背,才能使气沉于丹田。三是肢体不得紧张,尽量放松。上身要做到沉肩坠肘,下身要做到松胯松腰,主要是为了促进经脉畅达,气血周流。四是练太极拳要手、足、腰协调一致,浑然一体。只有做到神为主帅,身为驱使,内外相合,才能达到意到、形到、气到的效果。五是练太极拳要以腰为各种动作的中轴。因为各种虚实变化都要通过腰的转动来完成。六是整个练功动作要轻柔自然,连绵不断。七是练功时呼吸始终保持深长均匀,气沉丹田。

(3)具体练法

太极拳的流派很多,各有特点,架势也有新式简化太极拳和老式传统太极拳之分。当前,比较简便易学的,首推"简化太极拳",俗称"太极二十四式"。其各式名称为:①起势;②左右野马分鬃;③白鹤亮翅;④左右搂膝拗步;⑤手挥琵琶;⑥左右倒卷肱;⑦左揽雀尾;⑧右揽雀尾;⑨单鞭;⑩云手;⑪单鞭;⑫高探马;⑬右蹬脚;⑭双峰贯耳;⑮转身左蹬脚;⑯左下势独立;⑰右下势独立;⑱左右穿梭;⑲海底针;⑳闪通臂;㉑转身搬拦捶;㉒如封似闭;㉓十字手;㉔收势。

多学科的综合研究证明,太极拳对防治老年疾病、高血压、心脏病、肺病、肝炎、关节病、胃肠病,神经衰弱等慢性病均有很好的疗效。

5.易筋经

易筋经是我国古代流传下来的健身养生方法之一,在我国传统功法和民族体育发展中有着较大的影响,千百年来深受广大群众的欢迎。

易筋经到底为何人所创,历来众说纷纭。从现有文献看,很可能是中国佛教禅宗的创始人菩提达摩最先传授,并使之成为受人欢迎的一种健康保健养生功。在易筋经流传过程中,少林寺僧侣起到了重要作用。达摩原为南天竺国(南印度)人,公元 526 年来我国传经,并落脚嵩山少林寺,成为我国佛教禅宗的第一代宗师。而禅宗的修持大多以静坐为主,坐久则气血瘀滞,须以武术、导引术来活动筋骨。因此,少林寺僧侣也常借此来活动筋骨,习武健身,并在修持过程中不断对其进行修改、完善、补充,使之成为一种独特的习武健身方式。最终定名为"易筋经",并在习武僧侣中秘传。故"易筋经"动作多以伸腰踢腿等通血脉、利筋骨的动作为主,且多仿效古代的各种劳动姿势。

自古以来,《易筋经》典籍与《洗髓经》并行流传于世,并有《伏气图说》《易筋经义》《少林拳术精义》等其他名称。从有关文献资料看,宋代托名"达摩"的《易筋经》著述并非一部。而且在民间还广泛流传有"通过修炼可以'易发''易血'"等说法。由此推测,经少林寺僧侣改编的易筋经不会晚于北宋时期。因为,宋代以后的导引类典籍大多夹杂有"禅定""金丹"等说法,而流传下来的少林寺《易筋经》并没有此类文句。流传至今的最早的易筋经十二势版本,刊载于清代咸丰八年辑录的《内功图说》中。中华人民共和国成立后,曾出版过《易筋经》的单行本。

(1)养生机制

易筋经也是一种意念、呼吸、动作紧密结合的运动功法,尤其重视意念的锻炼。练功中不仅要求排除杂念,通过意识的专注,力求达到"动随意行,意随气行",而且强调通过意念调节筋骨、肌肉的紧张力。其独特的"伸筋拔骨"运动形式,能让肌肉、筋骨在柔、缓、轻、慢的运动中,得到随意的抻、拉、收、伸。长期坚持练易筋经,不仅能增强肌肉、韧带的收缩能力和舒张能力,使之更具弹性,而且可以改善肌肉、筋骨的营养状况,健体强身。

(2)主要特点

目前流行的易筋经健身功继承了传统易筋经十二势的精要,融科学性与普及性于一体,格调古朴,蕴涵新意,具有以下几个主要特点。

①动作舒展,伸筋拔骨

该功法中的每一势动作,不论是上肢、下肢还是躯干,都要求有较充分的屈伸、外展内收、扭转身体等运动,从而使人体的骨骼及大小关节在传统定势动作的基础上,尽可能地呈现多方位和广角度的活动。其目的就是要通过"拔骨"运动达到"伸筋"之目的。通俗地说就是:通过牵拉人体各部位的大小肌群和筋膜以及大小关节处的肌腱、韧带、关节囊等结缔组织,促进活动部位软组织的血液循环,改善软组织的营养代谢过程,提高肌肉、肌腱、韧带等软组织的柔韧性、灵活性和骨骼、关节、肌肉等组织的活动功能,达到强身健体的目的。

②柔和匀称,协调美观

该功法是在传统"易筋经十二定势"动作的基础上进行了改编,增加了动作之间的连接,每势动作变化过程清晰、柔和。整套功法的运动方向,为前后、左右、上下;肢体运动的路线,为简单的直线和弧线;肢体运动的幅度,是以关节为轴的自然活动角度所呈现的身体活动范围;整套功法的动作速度,是匀速缓慢地移动身体或身体局部。动作力量上,要求肌肉相对放松,用力圆柔而轻盈,不使蛮力,不僵硬,刚柔相济。每势之间无繁杂和重复动作,方便于中老年人学练。同时,对有的动作难度作了不同程度的要求,也使之适合青壮年习练。整个练功过程动作舒展、连贯、柔畅、协调,动静相兼,给人以一种健与美的享受。

③注重脊柱的旋转屈伸

脊柱是人体的支柱,又称"脊梁"。由椎骨、韧带、脊髓等组成,具有支持体重、运动、保护脊髓及其神经根的作用。神经系统由位于颅腔和椎管里的脑和脊髓以及周围神经组成。因此,脊柱旋转屈伸运动有利于对脊髓和神经根的刺激,以增强其控制和调节功能。易筋经的主要运动形式是以腰为轴的脊柱旋转屈伸运动,如"九鬼拔马刀势"中的脊柱左右旋转屈伸动作,"打躬势"中椎骨节节拔伸前屈、卷曲如勾和脊柱节节放松伸直动作,"掉尾势"中脊柱前屈并在反伸的状态下做侧屈、侧伸动作。因此,本功法是通过脊柱的旋转屈伸运动以带动四肢、内脏的运动,在松静自然、形神合一中完成动作,最终达到健身、防病、延年、益智的目的。

(3)功法(国家版《易筋经》)简介

韦驮献杵第一势

口诀:立身期正直,环拱手当胸,气定神皆敛,心澄貌亦恭。

动作姿势:①预备桩功:两脚平行站立,与肩等宽,双膝微屈,两臂自然下垂于身体两侧,五指自然并拢微屈,两眼平视前方,继而放松,轻轻闭合,眼若垂帘。心平气和,神态安详,洗心涤虑,心澄貌恭。全身自上而下头颈、肩、臂、平、胸、腹、臀、大腿、小腿、脚依次放松,躯体各关节及内脏放松,做到身无紧处,心无杂念,神意内收。继而再做内观放松,神意内收,导引气血内观泥丸,自觉头脑清新,清莹如晨露。引气下行,内观咽喉,自觉颈项放松;引气下行,内观小丹田,自觉心胸开阔,神清气爽;引气下行,内观脾骨,自觉中焦温润,胃脘舒适;引气下行,内观下丹田,自觉命门相火温煦,元气充沛,腹内暖意融之;引气下行,内观会阴,自觉会阴放松;引气沿两腿内侧下行,内观涌泉,自觉无限生机自足下涌出。②拱手当胸:两臂徐徐前手举,掌心相对与肩等宽,两臂平直,再屈肘,肘节自然向下提坠,两手慢慢内收,距胸约一拳后,两手指尖相叠,拇指轻触,掌心向内。此时要求沉肩坠肘,含胸拔背,气沉丹田,舌抵上腭,面带微笑。

韦驮献杵第二势

口诀:足趾挂地,两手平开,心平气静,目瞪口呆。

动作姿势:接上势,翻转掌心向下,指尖相对,在体前缓缓下接至小腹前,同时引气下导。两掌左右分开,翻转掌心朝上,缓慢上抬呈侧平举,意念在无限远处。

两手微高于肩,两眼平视前方,极目远眺,舌尖放下平铺,松腰松胯,两足趾抓地,似要生根之状,全身放松,心平气和,排除杂念,摒弃诸缘。

韦驮献杵第三势

口诀:掌托天门目上观,足尖着地立身端,力周腿胁浑如植,咬紧牙关不放宽;舌可生津将腭抵,鼻能调息觉心安,两拳缓缓收回处,用力还将挟重看。

动作姿势:①掌托天门目上举:接上势,两臂上举,掌心相对,翻转掌心向上,十指相对,舌抵上腭,仰面观天,眼看九天之外,脚跟提起,足尖着地。②俯掌贯气:两掌心翻转朝下,肘微屈,头正,眼平视前方,舌尖放下,两身在身前缓缓下按至小腹前,神意自九天之外收回,自头顶百会穴透入,径咽喉,脊髓至尾间,沿两腿直达涌泉。下导时,足跟随之着地。

摘星换斗势

口诀:双手擎天掌覆头,再从掌内注双眸,鼻端吸气频调息,用力收回左右眸。

动作姿势:①双手擎天掌覆头:右手径身体右侧缓缓向上举起,掌心朝天,五指朝左弓,松肩直臂左手臂外劳宫紧贴命门。舌抵上腭,仰面上观手背,透过手背看九天之上,身体自命门起上下双向伸展。②俯首贯气:右掌翻转向下,伸屈肘,头正,舌尖自上腭自然放下,眼平视前方或轻闭,同时"神返身中"。久练后与双手擎天连续练习时有"人在气中,气在人内",内外一气的感觉。松腰,则左掌劳宫穴发气,与上式"俯掌贯气"同,可参阅。左手动作与右手动作相同,唯左右相反。

倒拽九牛尾势

口诀:两腿后伸前屈,小腹运气放松,用力在于两膀,观拳须注双瞳。

动作姿势:①左脚向左侧迈出一步成左弓步。同时,左手握拳上举,拳稍过头顶,拳心向内,屈肘。前臂与上臂所成角度略大于直角。肘不过膝,膝不过足,成半圆形,两眼观左拳。右手握拳,直肘向后伸展,拳心向后,前后两拳成绞绳状,称为螺旋颈。松肩,两肩要平而顺达。背直,塌腰收臀,胸略内含,藏气于小腹,鼻息调匀,舌尖轻抵上腭。②导气下达两拳放松成半握拳状。舌尖自上腭放下,肩、腰放松,左手劳宫穴发气,闭目。气自天目穴遂入,依次贯穿脑髓,脊髓、两腿骨髓,直达两脚涌泉穴。③转身向右,与前式相同,唯左右相反。

出爪亮翅式

口诀:挺身兼怒目,握手向当前,用力收回处,功须七次全。

动作姿势:①握拳护腰同第一势预备桩功,上身前俯,两臂在身前松垂,两手握拳,由身前缓缓提起,置于腰间,拳心朝上。同时配合顺气,身直胸展,舌尖轻抵上腭,青少年,年轻力壮或以增强力量为目的者,提起握紧拳。②两拳变掌,缓缓向前推出,至终点时掌心朝前,坐腕屈指,高与肩平,两眼平视指端,延展及远。③松腕,虚掌,十指微屈,屈肘,两手缓缓向胸胁收回,势落海水还潮,两眼轻闭,舌尖轻抵上腭,配以缓缓吸气。

九鬼拔马刀势

口诀:侧首弯肱,抱顶及颈,自头收回,弗嫌力猛,左右相轮,身直气静。

动作姿势:①右手后背,掌心朝外,置于腰部。左手上举过头,屈肘贴枕部抱头,手指压拉右耳,左腋张开。同时头颈腰背拧转向左后方,眼看右足跟。舌尖轻抵上腭,稍停片刻。②拧身复正,侧头上观。两眼延展及远。舌尖轻抵上腭,身直气静。两手沿体前缓慢下落,恢复预备桩功。动作③、④与①、②同,唯左右相反。

三盘落地势

口诀:上腭坚撑舌,张眸意注牙,足开蹲似踞,手按猛如拿,两掌各翻起,千斤重有加;瞪睛兼闭口,起立足无斜。

动作姿势:同第一式预备桩功,屈腰下蹲,同时两掌分向身侧胯旁,指尖朝向左右侧方(微微偏前),虎口撑圆,眼看前方,延展及远。上虚下实,空胸实腹,松腰敛臀,气蓄小腹。要做到顶平、肩平、心平气静。练虚静功者可闭目敛神,铜钟气功即脱胎于比式,故亦可做单独桩法练之。两腿伸直,翻掌托起,如托千斤。同时及气,舌抵上腭,眼向前平视,全身放松。俯掌屈膝下按(恢复马步蹲按),配以呼吸,如此反复蹲起3次。年轻体壮者则宜全蹲,站起时宜缓,同时握拳上提。

青龙探爪势

口诀:青龙探爪,左从右出,修士效之,掌平气实,力周肩背,围收过膝,两目平注,息调必谧。

动作姿势:上身微俯,两手握拳,缓缓自身前提起,置于腰间,拳心朝上,同时配合吸气。舌尖轻抵上腭。右拳以拳面抵于章门穴,左拳变掌上举过头,腰身缓缓屈向左侧,使左腰充分收缩,右腰极度伸展。掌心朝下,舌尖轻抵上腭,自然呼吸,眼看左掌。

屈膝下蹲,左手翻转掌心朝上,手背离地面少许,沿地面自左方,径前方划弧至左脚外侧;右拳变掌落下,同时身体亦随之转正,两握拳。直立,左掌同时提置左章门穴。右手动作与左手动作同,唯左右相反。

卧虎扑食势

口诀:两足分蹲身似倾,屈伸左右腿相更,昂头胸作探前势,偃背腰还似砥平,鼻息调元均出入,指尖着地赖支撑,降龙伏虎神仙事,学得真形也卫生。

动作姿势:上身微俯,两手握拳,缓缓自身前提起,径腰间肘掌心朝上,身直胸展。不停,两拳顺着胸部向上伸至口平,拳心转向里,同时屈膝、屈胯、微蹲蓄势,配以深长吸气。左脚踏前一步,顺势成左弓步,同时臂内旋变掌向前下扑伸,掌高与胸齐,眼视两手。在扑伸的同时发"哈"声吐气。不停,身体前倾,腰部平直,将胸中余气呼尽,顺势两手分按至左脚两侧。头向上略抬,两眼平视及远。极目远眺。前两个动作要协调一致。两脚不动,起身后坐,同时两手握拳,沿左腿上提。其他动作与前述之动作同。如此共扑伸3次,左脚收回,右弓步动作与左弓步同,唯左右相反。

打躬势

口诀:两手齐持脑,垂腰直膝间,头惟探胯下,口更啮牙关,掩耳聪教塞,调元气自闲,舌尖还抵腭,力在肘双弯。

动作姿势:两臂展直,自身侧高举过头,仰面观天,头颈正直,屈肘两手抱后脑,掌心掩耳,两肘张开,与肩平行。上身前俯成打躬状,头部低垂,大约至两膝前方。两膝勿屈,微微呼吸,掌心掩耳。两手以指(食、中、无名指)交替轻弹后脑(风池穴附近)各36次。缓缓伸腰站直,先左侧拧腰侧转,再向右侧拧腰侧转,往返7次,两脚勿移,腰直目松,膝直不僵,舌尖自然放下,面带微笑。在身体转至正中后,抬起脚跟,同时两手自脑后高举过头,仰掌呈擎天状,躯体充分舒展,并配合吸气。

掉尾势

口诀:膝直膀伸,推手自地。瞪目昂头,凝神一志,起而顿足,21次,左右伸肱,以七为志,更坐作功,盘膝垂眦,口注于心,息调于鼻,定静乃起,厥功维备。

动作姿势:两手分别自身侧高举过头。两掌相合,提顶、伸腰、展臂、提起脚跟极力高举。脚跟落地,两脚踏实,同时两掌落至胸前。十指交叉翻转,掌心朝外,两臂也随之前伸,展直。翻掌朝下,在身前徐徐下降至裆的部位后,弯腰前俯,继续下按至地。膝不可屈,如有未达,不可勉强。下按至终点时,昂头,舌抵上腭。如此俯仰躬身重复举按3~5次。天长日久,掌可逐渐靠近地面,则腰身柔若童子。转腰向左方,两脚不移,仅左脚步变虚,右腿变实,右膝微屈。同时两手保持交叉状态,沿地面划弧移至左脚外侧。两臂保持伸展,自左方高举转头,掌心朝上,仰面观天,拧腰180°转向右方,徐徐弯腰右方俯身,下按至右脚步外侧,如未达到,不可勉强,可继续俯仰3~5次,以后逐渐靠近地面。最后一次下按右脚外侧时,伸舒腰身两臂随之高举过头。继之拧腰转身至正前方。两掌相合,徐徐降至胸前。两掌缓缓分开,十指相对,下按,两手分开,自然下垂于两胯旁,恢复成预备桩功势。两脚跟起落顿地3~21次。

(4)练习要领

①精神放松,形意合一

习练易筋经要求精神放松,意识平静,不做任何附加的意念引导。通常不意守身体某个点或部位,而是要求意随形体动作的运动而变化。即在习练中,以调身为主,通过动作变化导引气的运行,做到意随形走,意气相随。同时,在某些动作中,需要适当地配合意识活动。如"韦驮献杵第三势"中双手上托时,要求用意念观注两掌;"摘星换斗势"中要求目视上掌,意存腰间命门处;"青龙探爪"时,要求意存掌心。而另一些动作虽然不要求配合意存,但却要求配合形象的意识思维活动。如"三盘落地势"中下按、上托时,两掌有如拿托重物;"出爪亮翅势"中伸肩、撑掌时,两掌有排山之感;"倒拽九牛尾势"中拽拉时,两膀如拽牛尾;"打躬势"中脊椎屈伸时,应想象上体如"勾"一样地在做卷曲伸展运动,这些都要求意随形走。但用意要轻,似有似无,切忌刻意、执著。

②呼吸自然,贯穿始终

习练易筋经时,要求呼吸自然、柔和、流畅,不喘不滞,以利于身心放松、心平气和及身体的协调运动。相反,如果不采用自然呼吸,而执著于呼吸的深长绵绵、细柔缓慢,则会在与导引动作的匹配过程中产生"风""喘""气"三相,即呼吸中有声(风相),无声而鼻中涩滞(喘相),不声不滞而鼻翼扇动(气相)。这样,习练者不但不受益,反而会导致心烦意乱,动作难以松缓协调,影响健身效果。

③刚柔相济,虚实相兼

易筋经功法动作有刚有柔,而且刚与柔是在不断相互转化的;有张有弛,有沉有轻,是阴阳对立统一的辩证关系。如"倒拽九牛尾势"中,双臂内收旋转逐渐拽拉至止点是刚,为实;随后身体以腰转动带动两臂伸展至下次收臂拽拉前是柔,为虚。又如"出爪亮翅势"中,双掌立于胸前呈扩胸展肩时,肌肉收缩的张力增大为刚,是实;当松肩伸臂时,两臂肌肉等张力收缩,上肢是放松的,为柔;两臂伸至顶端,外撑有重如排山之感时,肌肉张力再次增大为刚,是实。这些动作均要求习练者在用力之后适当放松,松柔之后尚需适当有刚。因此,习练本功法时,应力求虚实适宜,刚柔相济。既有刚和柔、虚与实之分,又不能绝对地刚或绝对地柔,应做到刚中含柔、柔中寓刚。否则,用力过"刚",则会出现拙力、僵力,以致影响呼吸,破坏宁静的心境;动作过"柔",则会出现疲软、松懈,起不到良好的健身作用。

④循序渐进,个别动作需配合发音

习练易筋经时,不同年龄、不同体质、不同健康状况、不同身体条件的练习者,可以根据自己的实际情况灵活地选择各势动作的活动幅度或姿势,如"三盘落地势"中屈膝下蹲的幅度、"卧虎扑食势"中十指是否着地的选择等,应遵循由易到难、由浅到深、循序渐进的原则。另外,该功法在习练某些特定动作时还要求有呼气时的发音(但不需出声)配合。如"三盘落地势"中,当身体下蹲、两掌下按时,要求配合动作口吐"嗨"音,目的是为了下蹲时气能下沉至丹田,而不因下蹲造成下肢紧张,引起气上逆至头部。而且口吐"嗨"音,气沉丹田,还可起到强肾、壮丹田的作用。配合吐音、呼气时,还要注意口型,例如吐"嗨"音时,口应微张,让音从喉发出。

(三)合理运动纵横谈

1. 零敲碎打也可起到很好的运动锻炼效果

针对很多人存在的运动锻炼一定要花用整块时间,必须到健身房、公园里锻炼才能起到好的健康效果等认识误区,国内有关专家指出,只要抓住生活中的每一个瞬间,"零打碎敲"地进行运动锻炼,同样也能收到很好的健身效果。这是因为一个人只要每天(至少每周5天)能累计进行30分钟以上中等强度的活动(例如快走或其他相当于步行4 000步的活动),就足以产生促进健康的作用。其发生心血管病、糖尿病和肿瘤的概率就会比不运动的人减少2～3成。而且每天的运动量并不一定要一次完成,因为许多活动,例如做家务、爬楼梯、骑自行车等都可以换算成运动量,只要经常参加能够消耗一定体力的活动,"集腋成裘"亦可以起到很好的运动锻炼效果。

例如专家提倡日行万步运动,并非一定要专门集中时间每天走一万步,人们可以以中速步行1千步作为一把尺子,来度量自己每天的身体活动量。因为日常生活中一个人以中等速度步行,走完1千步大约需要10分钟,所以各种活动都可以据此换算为1千步的活动量。从事不同活动,完成相当于1千步活动量的时间也各不相同。例如步行1千步可以换算成约等于熨烫衣物15分钟、照看孩子13分钟、中速步行10分钟、拖地吸尘8分钟、中速骑车7分钟、健身操6分钟、负重快走5分钟、慢跑3分钟、中速游泳3分钟。只要每天零敲碎打所做的各种活动量加在一起与步行一万步相等,这个人的运动量也就实现了日行万步。

需要指出是,由于每个人的身体状况各不同,所以运动起点不能强求一致,应因人而异,循序渐进,避免因为突然增加活动量而造成意外伤害。

2. 生命在于运动的八大理由

第一个理由:运动可以改善心肺功能。运动锻炼,特别是有氧运动,可以提高心血管血液的输出量,增强心肌的收缩力,改善全身的血液供给。由于全身的血管在运动中得到了有节奏地收缩和扩张,所以运动能增强血管的弹性,减少动脉硬化。虽然在运动过程中,心脏为了使身体得到足够的血液供应,心跳加快,以便在单位时间内搏出更多的血,但是当运动停止以后,心跳反而比正常为慢,而这种慢心率对健康长寿大有益处。加上运动需要消耗能量,促进脂肪的燃烧和利用,因而可减少肥胖和高脂血症,也就减少了心血管疾病的危险性。一个经常运动的人与一个不经常运动的人相比,心脏供血的能力要强得多,而且在紧急的情况下会爆发出更大的生命潜力。

第二个理由:运动可以增强肌肉和骨骼的功能。骨质疏松是威胁中老年人的一种多发病,而运动是增强钙吸收的最有效办法。美国骨科专家Frost提出了一个新观点,即在骨质疏松的发病机制中,非机械因素(钙、维生素D、激素等缺乏)并非是最主要的,神经系统调控下的肌肉质量(包括肌块质量和肌力)才是决定骨强度(包括骨量和骨结构)的重要因素。缺钙的人只有参加适量的体育锻炼,使骨骼承重,才能提高补钙的效果。研究者认为,通过运动锻炼,增强骨承受负荷及肌肉牵张的能力,结合使用骨合成性药物等,可达到刺激骨生成,恢复被丢失的骨质及维持一定骨强度水平的目的。所以,补钙结合适当的负重运动,是防止骨质疏松最有效的方法。

第三个理由:运动可防治糖尿病。与其说糖尿病是一种富贵病,不如说糖尿病主要是由于缺乏运动而所致的疾病之一。中国、芬兰和美国等许多国家的研究都发现,即使中等程度的体力活动,也几乎足以防止 60％ 2 型糖尿病病例的发生。缺乏锻炼为什么会导致糖尿病的发生呢? 简单地说,运动可刺激胰岛素的分泌,加速细胞对糖的氧化和利用。当肌肉缺乏运动锻炼时,便会抑制胰岛素的分泌,长久下去,便会导致糖代谢的紊乱,从而诱发糖尿病。此外,运动也能加速脂肪的氧化,故而经常进行运动锻炼的人很少得肥胖症。在糖尿病的发病过程中,肥胖也扮演着重要的角色,这是因为脂肪细胞,尤其是大脂肪细胞能分泌一种脂抑胰岛素,可降低胰岛素的活性,使细胞不能很好地利用糖,从而引致糖尿病的发生。

第四个理由:运动可提高机体免疫力,甚至能防止癌症的发生。有关研究指出,经常性的运动锻炼可使大肠癌的罹患率减少 50％。因为久坐不动必然导致肠蠕动缓慢,形成便秘,而宿便中的毒素,主要是蛋白质的分解产物、细菌毒素以及重金属离子等,它们对肠壁的刺激能引起肠黏膜细胞的突变诱发癌症。运动能增强肠蠕动,有利于这些毒素的及时排出,故而可预防或减少癌症的发生。此外,由于大便畅通了,减少了毒素的再吸收,也减少了女性的乳腺癌、肺癌和其他癌症的发病概率。

第五个理由:运动可健脑。关于运动锻炼具有增强记忆力、活跃思维等功效,美国加利福尼亚大学一位神经学教授发表了一篇比较性论文。他对近 6 000 名 65 岁以上的妇女进行了 8 年的脑功能状况跟踪测试,发现经常锻炼的人,出现记忆力减退的可能性最小。许多研究表明,运动还能促使大脑本身释放脑啡肽等有益的生化物质,这种物质对促进人的思维和智力大有益处。运动还能改善不良情绪,有效地预防和治疗神经紧张、失眠、烦躁及忧郁等神经性不良症。而这些疾病(或不良情绪)最易导致思维滞涩、注意力减退和反应迟钝。因此,有人称运动是很好的神经安定剂,它能使人的心理更健康、头脑更聪明。

第六个理由:运动能使人的体态更健美。科学的适量地运动,能消耗更多的热量卡,减少体内脂肪的堆积,在达到控制体重目的的同时,能使人的体态更趋健美。因此热爱运动的古希腊人用如下的格言劝告世人:"如果你想强壮,跑步吧! 如果你想健美,跑步吧! 如果你想聪明,跑步吧!"尤其是融体操、音乐、舞蹈、美育等多种社会文化功能于一体的人体健美运动项目,在塑造运动者体型、控制体重方面功效尤为明显。

第七个理由:运动可消除疲劳。科学家做过这样一个实验:让脑子连续思考 2 小时,然后停下来单靠什么也不想安静地休息,至少需要 20 分钟才能消除疲劳,而通过运动的方式来休息,则只需 5 分钟疲劳就消除了。这说明运动确实具有能使大脑的紧张状态得到缓和,防止大脑过度疲劳的作用。美国乔治亚大学的一项研究发现,经常从事低强度运动能够使人体的活力提高 20％,疲劳减少 65％。科学研究还发现,目前在某些人群中流行的"反序运动"(主要指与人们日常生活中的习惯动作完全相反的运动,比如倒着走、倒立、单杠悬垂、爬行、向后立定跳远、向后立定跳高、篮球后抛投篮动作等），由于运动时机体承受的重力、阻力和受力角度基本上都是与传统"反其道而行之"，在运动者的大脑中枢建立了新的兴奋区，给人带来了新鲜感，所以在消除机体疲劳方面具有更加明显的功效。

第八个理由：运动锻炼可促进心理健康。运动锻炼对心理健康的影响和促进主要表现在以下几个方面：①运动锻炼可为心理健康发展提供坚实的物质基础。人的心理实际上就是人脑的活动。而人的神经系统和大脑的正常运行，必须以身体完全的健康为基础。而运动锻炼则加固了这一基础。②运动锻炼为心理发展增添了新的动力。由于运动锻炼与日常身体自然的活动，从内容到形式都不尽相同。所以，运动锻炼可使运动者原有的心理水平因适应了运动锻炼的需要而得到前所未有的提高。例如，短跑要求较短的反应潜伏期、良好的运动距离知觉和运动速度知觉；又如，篮球比赛中的带球上篮，由于要了解球员位置，要求运动参与者有较大的注意范围，既要带球前进，又要防止对方拦劫，而且需要善于分配注意力等。③运动锻炼有助于消除孤独心理，冲破"闭关自守"的生活方式，推动自我意识的发展。运动锻炼，尤其是竞技运动和中老年人运动，大多是竞争性、集体性活动，个人能力的高低、修养的好坏、魅力的大小，都会相对明显地表现在一定的场合，这就促使每个参与者自觉或不自觉地不断修正自己的认识和行为，培养和提高自己的心理品质和各种能力。④运动锻炼能培养良好的意志品质。人们在参加运动锻炼时，多多少少总伴随有一定的情绪体验和明显的意志努力。因此、运动锻炼有助于增进参与者勇敢顽强，吃苦耐劳，坚持不懈，克服困难的精神风貌和意志品质。

3. 合理运动的原则和标准

(1)合理运动的原则

①适应本人，量身定做

这里说的"适应"包括两个方面：一是身体体质不同的人或每个人的不同时期，要采取不同的运动方式和运动量；二是同一个人要通过积极的锻炼适应不同的运动方式和运动量。换个说法就是：运动养生既要根据本人身体状况，量身定做选择适合自己的运动方式，如步行、慢跑、骑车、游泳、跳舞等；也要通过一段时间的积极锻炼让不同的锻炼方式都能为增进自己的健康服务。

②由弱到强，循序渐进

即运动健身应该是有目的、有计划、有步骤地实施，要从小运动量开始，先易后难、由浅入深、从简到繁，由慢到快，循序渐进。运动上的突飞猛进和浅尝辄止都不可取。

③脑体并健，心率达标

所谓脑体并健，是说运动养生大脑和身体必须同时进行锻炼，因为健体和健脑两者密不可分，并且互相促进。肌肉不活动会萎缩，大脑不用则反应迟钝。所谓心率达标，是指运动锻炼要达到有效心率，比较精确的计算方法是运动时最大心率应达到(170减去年龄)。达到有效心率范围后,在该区域必须保持20分钟以上。也就是说,每次运动应不少于30分钟,每周至少运动4~5次。

④动静结合,避免力竭运动

由于生命现象从某种意义上讲是动与静、兴奋与抑制、紧张与松弛的交替,所以为达到健康保健之目的,运动锻炼也应该遵循动与静相结合的原则。这里说的动静结合,主要指不同的锻炼运动形式的交替。因为交替既是休息,也是保护。脑力劳动累了,做些体力锻炼活动,既锻炼了筋骨,又休息了大脑。所谓力竭运动指短时间内大量消耗氧的爆发性体育运动,如举重、投掷等。中老年人不适宜做力竭运动。

⑤用进废退,坚持不懈

生物进化的过程告诉人们,组织器官或机体的功能都是不用则退。要想保持和强化机体的各种功能,就要坚持经常运动。绝不能"三天打鱼两天晒网"。

(2)合理运动的标准

①能促进睡眠

睡眠是大脑的一个暂时性休息过程,是一种保护性抑制。人体免疫系统在睡眠过程中可以得到某种程度的休整和加强,从而增强了人体抗御疾病的功能。如果睡眠不足,人体的免疫功能就会降低,人也就容易得病。所以为了让人不得病或少得病,就要保证和增进人的睡眠。美国医生怀特说:"运动是世界上最好的安定剂。"这是由于体力运动在一张一弛,逐渐缓和放松人体肌肉紧张的同时,还可促进人脑的血液循环,改善大脑细胞的氧气和营养供应,对情绪抑郁、失眠及各种神经官能症均具有良好的治疗和抚慰作用。而睡眠的改善,反过来又能促进人体精神、肢体疲劳的恢复和健康的促进。因此,运动后是否促进了一个人的睡眠,是检验这个人所选择和进行的运动是不是合理的重要标准之一。

②能增强食欲

人体生长发育所需的一切营养物质,都要靠脾胃供给。中医所谓的"胃为后天之本"胃为六腑之海,说的都是胃的贮运消化功能的好坏和身体的健康状况休戚相关。东汉末年著名医学家、养生学家华佗指出:"动摇则谷气得消,血脉流通,病不得生。"讲的正是运动锻炼能够增强脾胃的运输、贮藏、消化等健运功能,促进食物的消化、吸收。而运动锻炼本身导致的体能消耗,也需要及时地得到补充。因此,一个人运动锻炼后食欲是否增强,自然也就成了检验这个人所进行的运动是否合理的又一个标准。

③能预防疾病或促进疾病的康复

有病治病,无病防病,是养生活动争取达到的最佳、最高目标。运动养生自然也不例外。人体运动主要围绕肩、腰、髋、膝、踝等关节进行。而上述每一处关节的四周都分布有若干组肌肉群。坚持运动,既能增强这些肌肉的力量,又可以消除多余的脂肪。

(四)特殊人群的运动处方

这里所说的特殊人群的运动,主要指 60 岁以上的老年人群和冠心病、高血压病、糖尿病等慢性病患者进行的运动锻炼。

1. 老年人的运动处方

(1)老年人应特别重视进行必要的有助于心血管健康的运动,如:游泳、慢跑、散步、骑车等。每周至少 3 次。

(2)针对以往存在的老年人并不适宜从事力量训练,最好待在家里"静养"的观点,世界卫生组织认为,适度的力量训练对减缓老年人骨质丧失、防止肌肉萎缩、维持各器官的正常功能亦能起到积极作用。建议也应当重视老年人的力量训练。当然,老年人的力量训练,应选择轻量、安全的方式方法,如举小沙袋,握小杠铃,拉轻型弹簧带等,而且每次时间不宜过长,以避免导致可能发生的受伤。

(3)注意维持体能运动的"平衡"。即进行包括肌肉伸展、重量训练,弹性训练及心血管运动等各个方面的运动。即使是高龄老人和体质衰弱者也应适当参与力所能及的适度运动,如散步、做早操等。

(4)关注与锻炼相关的心理因素。即要求健身者在制定科学的健身计划时,还须同时关注自己可能出现的负面情绪,并有的放矢地使其得到解决克服。

2. 冠心病患者的运动处方

(1)冠心病患者的运动锻炼方式

以有氧训练为主,包括步行、骑车、爬山、游泳、打门球、打乒乓球和羽毛球等。有节律的舞蹈、中国传统的拳操等也是合适的运动方式。

(2)每次锻炼必须要有三个阶段

即准备活动、训练活动和结束活动。准备活动又称为热身,活动强度比较小,其目的是充分活动各个关节、肌肉和韧带,也使心血管系统得到准备。训练活动又分持续训练和间断训练,后者更适合冠心病患者。结束活动又称为整理,目的在于使高度活跃的心血管系统逐步恢复到安静状态,一般采用小强度放松性运动。准备活动和结束活动不充分是造成锻炼意外最常见的原因。

(3)严格坚持三五七步行运动法

"三":指每天要步行 3 000 米以上,而且每次坚持 30 分钟。"五":指每星期要运动 5 次以上。"七":指运动后心率＋年龄＝170,太快心功能容易超负荷。运动量太轻只能起到安慰作用,不能改善心脑血管功能。患者可根据自己年龄、性别、体力、病情等不同情况逐步增加锻炼时间和运动强度。锻炼的时间可从 15 分钟逐渐增加,身体状况较差的老年病人,可采用间歇运动方法,即运动 2～3 分钟休息 2～3 分钟,循序渐进地进行锻炼。

3. **高血压病患者的运动处方**

(1)适宜高血压患者的运动项目

①建议轻度高血压患者适度进行下肢中等强度的节律性运动,例如步行或骑车 50～60 分钟/次,3～4 次/周,因为这种运动方法降压作用优于剧烈运动,而且副作用很少见。其他运动项目还有太极拳(剑)、步行、慢跑、爬山、游泳、舞蹈、骑自行车(功率自行车)、扭秧歌、打乒乓球、徒手体操、健美操、瑜伽、小力量训练及各种放松训练等,运动者可依据个人兴趣、爱好选择 2～3 项交替进行。

②建议运动锻炼应该作为需要药物治疗的高血压患者的辅助治疗,特别是对那些不能接受 β 受体阻滞药治疗的患者更为必要。

(2)高血压患者体疗时应注意的事项

①明确诊断,定期检测,循序渐进。

②体疗适合轻度高血压。近期研究表明:锻炼对于有较重并发症者也可以酌情应用。

③锻炼时要有意识的使全身肌肉放松,勿紧张用力,避免憋气动作,在血压没有得到控制或者对锻炼还不适应时,注意不要做弯腰低头的动作,头的位置不要低于心脏水平。

④运动量不宜过大。一般以靶心率不超过最大心率的 70% 为宜。年龄在 50 岁以上者,可用"170－年龄"作为靶心率。

⑤在锻炼中,特别是锻炼后,应对机体的反应继续保持警惕。因为高血压病人在运动过程中和运动刚结束时更容易引起心血管意外,如心绞痛、心肌梗死、脑卒中等。

⑥重视准备活动。突然的大强度运动,可导致血压暴发式增高而导致冠状动脉血流量的减少。

⑦其他生物行为疗法也是值得推荐的锻炼方法。

4. **糖尿病患者的运动处方**

(1)运动疗法的目标

①通过运动抑制不运动的肌肉对糖的利用。

②通过运动促进局部血流增加,使胰岛素在深度较低的情况下就能保持较正常的血糖代谢,使紊乱的糖代谢得到改善。临床观察表明:进行 30 分钟的活动后,血糖可降低 12%～16% 并可减少胰岛素的分泌量,减轻胰岛的过度负担从而提高临床疗效。

(2)运动疗法的形式

糖尿病患者运动疗法的形式有步行、慢跑、游泳、太极拳等。患者可根据自身的情况任选 1～2 项,其中步行应作为首选。

①步行

每次散步 30 分钟,每日 2 次。(糖尿病患者经 6 小时的徒步旅行后,血糖可降

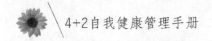

低80毫克/升。)

②进行运动练习

平时在家里,糖尿病患者也可作运动练习。方法一:踮脚尖。将手扶在椅背上踮脚尖(左右交替提足跟)10~15分钟;方法二:爬楼梯。上楼梯时,背部要伸直,速度要依体力而定;方法三:坐椅运动。屈肘,两手叉腰,背部挺直,椅上坐、立反复进行,时间以自己体力而定;方法四:抗衡运动。双手支撑在墙壁上,双脚并立使上体前倾,以增加肌肉张力,每次支撑15秒左右,做3~5次;方法五:床上运动。平躺床上,将脚抬高(可用棉被或枕头将脚部垫高),等脚发麻时再慢慢坐起来,如此反复。以上5种运动形式,可任选其一,也可交替进行。

③运动要点

一是适度,即全身锻炼运动的强度应控制在中等,适度的运动量应是全身出汗,心率在130以下,每次持续20~30分钟,逐渐延长至1小时。使全身的肌肉都得到锻炼。这样有利于肌肉对葡萄糖的利用。二是要选择耐力性的全身运动。

(3)注意事项

①每次运动前都要有10分钟准备活动。

②注意运动疗法应和饮食控制及药物治疗相结合,待血糖和尿糖基本稳定后,再开始运动疗法。

③不在空腹情况下和注射药物60~90分钟时运动,以免发生低血糖。

④避免在腿部注射胰岛素等,以免影响运动锻炼。

5. 肥胖症患者的运动处方

由于运动的能量消耗由运动的强度、时间和方式决定。所以只有科学合理地进行运动,才能够有效地去除肥胖症患者过多的身体脂肪。在制定减肥运动处方时,必须确定肥胖的原因及机体的健康状况,判定有无合并症。有合并症者可分别按冠心病、高血压病、糖尿病运动处方锻炼,并且最好在医生和体育指导员的指导下进行。

(1)运动减肥期间,要科学地控制饮食

运动不可避免地会引起食欲的增加,消化功能增强,如不加以控制,则达不到运动减肥的目的。因此运动减肥期间在饮食上一是要限制膳食的总热量,即要控制脂肪、糖类食物和进食量,二是要注意保证膳食的均衡,防止营养不良、代谢紊乱等副作用的发生,即适量摄入脂肪。因为适量摄入脂肪会使人产生饱腹感,使减肥者也较自然地接受低热量膳食,而不觉得饥饿难耐。三是在减肥期间,应多食新鲜瓜果、蔬菜及海产品,因为当总热量的摄入减少时,常伴有无机盐和维生素的摄入不足。此外,富含纤维的食品(如全麦制品、燕麦等)既有饱腹感又能减少热量的吸收,所以是肥胖者最好的减肥食品。

(2)运动方式

应以动力性有氧运动为主。由于有氧运动供氧充分,糖原可以完全分解,释放大量能量,因而有氧运动不仅持续时间较长,而且各大肌肉群均参与运动。跑步、骑自行车、爬山、游泳、健美操、交际舞、球类活动、太极拳等都属于这类运动。各人可根据自己爱好或从实际出发选择 1 至数种运动方式,持之以恒地进行运动锻炼。

(3)运动强度

肥胖者运动减肥,并不是运动强度越大越有效。因为运动强度过大时,运动所消耗的能源物质并不是脂肪,而主要是磷酸原和糖类物质。但是运动强度过小,机体消耗的热量不足,也达不到减肥的效果。所以,运动减肥应选择中等强度的运动,即:①在运动中将心率维持在最高心率的 60%～70%(最高心率＝220－年龄)。②进行锻炼的时间要足够长,一般每次锻炼不应少于 30 分钟。③由于脂肪的储备和动用是一种动态平衡,因此要经常参加运动,切不可一劳永逸。所以减肥运动最好每日进行,至少每周运动 3～5 次,不要间断。

(4)运动减肥应避免的误区

①多出汗可以帮助减肥

事实是增加出汗只能使体内失水快些,这样在运动后称量体重时便可能出现体重减轻的现象。可是,经过运动后补水,过不了一天,体重又会恢复正常,所看到的体重减轻只是暂时现象。另外,机体脱水过多可能会引起危险。

②游泳会越游越胖

游泳锻炼与其他锻炼方式比,可以消耗更多的热量,加速肝糖原的分解和脂肪的氧化,加速能量消耗,有利于减少多余的脂肪。

③桑拿浴能够减肥

桑拿浴导致的流汗与体内脂肪的燃烧并没有关系,所以说,桑拿浴并不能真正有效地减肥。

④多食植物油不易发胖,吃动物油易胖

植物油和动物油都属于脂类,两者都是高能量食物,如果过多食用,均可导致人的肥胖,在这一点上他们有着相同的作用。事实上,无论食用什么东西,只要摄入的能量大于消耗的能量,都会导致肥胖。

(五)国内外新锐健康运动掠影

1. 西胜造式健康法

西胜造式健康法的创始人西胜造是个日本人,自幼体弱多病,虽经现代医学多方调治,仍未见效。西胜造久病成医,于是自辟蹊径,研究出一套别具特色、自成一家的保健方法。

西胜造式健康法在对人体和疾病的认识方面,认为人体是一个统一的整体,某一局部的异常,都会影响全身的功能,以致发生各种各样的病症。西胜造式健康法同时认为,人体本身具有一定的自然治愈能力,发生疾病时所出现的各种症状,就

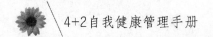

是其自然治愈能力在起作用的表现,因此在疾病治疗方面,强调从整体观念出发,反对头痛医头、脚痛医脚;强调提高人体的自然治愈能力,反对一味依赖药物。

西胜造式健康法的基本思想,可概括为四原则、八个字:皮肤、营养、四肢、精神。具体地说就是:机体皮肤的生理作用要充分发挥;所需营养的摄入补充要综合均衡;人体四肢的运动不可废止;一个人精神的支柱要永葆长青。

根据上述原则,西胜造式健康法主张:衣服要少穿,以充分发挥皮肤具有的呼吸、吸收、排泄、体温调节等功能和作用;饭要少吃,以有利于胃肠的休养生息和减少宿便的潴留;四肢要经常运动,以促进血液的循环。西胜造还自创了四肢运动保健的六条具体法则。总之西胜造式健康法理论古朴浅显,方法简便易行。

之所以说西胜造式健康法的理论古朴浅显,因为这些运动法则的制定依据都可归结为顺应自然、师法造化这两点。例如,西胜造在观察研究中发现,野生动物在行走时,不仅背臀部左右摆动,而且腹部亦不停地上下波动,且很少便秘,也很少腹泻,这是因为脊柱的左右伸屈和腹部的呼吸运动,增强了肠道的功能,使肠内容物得以充分消化吸收。于是他师法造化,自创了背腹运动,以防治便秘,因为便秘能够加速衰老的进程。又如,西胜造在研究中发现,由于衣裳的发明,物质的丰富,人们锦衣厚食,不仅使皮肤先天具有的呼吸、排泄等作用逐渐淡化,而且由于高蛋白、高脂肪、高能量食物无限制的摄入,导致了因营养过剩而引起了许多继发疾病。于是,西胜造式健康法主张少穿衣服,甚至主张通过裸疗法(即大气浴),让皮肤挣脱衣裳的束缚,以便充分地和大自然拥抱,充分地发挥其排泄体内一氧化碳的作用。因为按照西胜造的观点,人体内一氧化碳的积滞,正是致癌的原因之一。

之所以说西胜造式健康法方法简便易行,主要是因为四肢运动的六大法则都可在床上施行。西胜造式健康法四肢运动的六大法是:平床、硬枕、金鱼运动、毛管运动、合掌合肢运动、背腹运动。持之以恒地施行这六种保健方法.不仅可以强体身,而且可以治疗心血管系统、便秘等疾病,延缓衰老。以下为四肢运动六大法则的具体施行方法及要求。

(1)平床

所谓"平床",就是主张人平时休息、睡觉应躺在硬板床上。该种运动(睡法)不仅能扩展胸廓,有益肺部,而且具有纠正脊椎前后扭曲之功效。并能把肾脏从不自然的压迫中解放出来。此外,睡平板硬床,还可增强皮肤功能,治疗皮肤疾病,并通过床板对皮肤的刺激,改善肝肾胃肠等脏器的功能,防治便秘、肠癌、脑出血等多种脏腑疾病。

睡平板硬床,首先要求床板要平,不能有弯曲变形。其次强调床板上的铺垫物要少,保持床铺的硬度,而且睡觉时盖的被子也不宜过厚。

(2)硬枕(木枕)

硬枕,又称木枕。就是在一定时间内,用木枕等硬枕头垫在颈部睡觉。西胜造博士认为硬枕能够纠正睡觉者扭曲的脊背。自古以来,人们睡觉的枕头就没有统一的模式,因此究竟怎样的枕头最适合人体健康需要,至今尚无定论,但是,西胜造推荐的半圆形的硬木枕,确实是一种较为理想的枕头。因它正好与人体在仰卧时的颈椎生理弯曲相适应。木枕的高度一般与睡觉者个人环指的长度相当。长期使用硬木枕睡觉,不仅能够矫正白天活动等造成的颈椎不全脱位,治疗颈部神经痛、肩周炎等病症,而且对头、面部疾病,如慢性鼻窦炎、中耳炎、各种牙病等,均有很好的治疗效果。甚至对于脑动脉硬化以及外伤引起的脑震荡都有很好的辅助治疗效果。

西胜造推荐的健康木枕的制作十分简单:选一根圆木(桐木最佳),以自己环指的长度为半径,一劈两半,就可以了。类似高矮的半圆形瓷枕也可以。硬枕时,人体应采取仰卧位,将半圆枕的平面放在床上,以求稳固,圆的一面朝上,恰好地放在颈弯曲(第3、4颈椎)处(注意:千万不要像枕软枕头那样,用枕骨去枕半圆形的硬枕,以免引起颈部疼痛或颈部损伤)。刚开始的时候也许会感到颈部、头部疼痛,长期使用不舒适感就会渐渐消失。为减少不舒适感,初枕时可以用一块毛巾将硬枕裹起来,并只在入睡前枕10分钟、20分钟。习惯以后,再逐渐延长时间,直至垫睡到起床。一般来说,使用硬枕习惯后依然感觉颈项疼痛或麻木的人,多半是因为颈椎有不完全脱位所致。而且,这样的人,体内往往存在有某种未被发现的疾病。因此,硬枕对于疾病的预防治疗诊断都具有一定的积极意义。

(3)金鱼运动

所谓"金鱼运动"其实就是西胜造模仿金鱼游泳的动作而编创的一种床上健身运动。长期练习这种运动,不仅能自我纠正脊背弯曲、治疗脊柱左右错位,还可调整脊髓神经和自主神经的功能,防治脊椎侧弯,消除脊髓神经受压引起的身体疼痛和麻痹等症状。并能增强胃肠蠕动,促进肠内容物的排泄,防治便秘。其具体练习姿势有仰卧式、俯卧式和膝立式等。

①仰卧式

练习时去掉枕头,仰卧在平板床上,身体尽可能伸展成一条直线,双脚尖一起向膝盖方向尽量仰弯(跟腱伸长),使其与小腿的角度尽量小于直角,形成锐角状态,两脚掌要处于同一平面,不能参差不齐。双手十指交叉,掌心朝上,放于颈后第3、4颈椎处,两肘平撑于床面。身体模仿金鱼游泳的动作,迅速地做左右颤动摇摆(水平地向左右两侧交替摆动)。一日练习2次,每次运动1~5分钟,可在早晨起床前和晚间上床后进行。

②俯卧式

练习时两手十指交叉,掌心朝上,垫于额部。用两肘与双脚尖作支撑,使身体左右摆动。

③膝立式

练习时仍然用仰卧体位,双手十指交叉,掌心朝上,放于颈后,两腿并拢竖起,膝盖朝上,脚后跟尽量靠近臀部。双膝一起向左右两侧交替摆动,以带动脊椎向左右两侧交替扭转。一开始时,摆动的幅度可以小些,频率可以慢些,次数也可少些,以后可逐渐加大幅度,加快频率,增加次数。

(4)毛细血管运动

所谓"毛细血管运动"其实就是通过运动四肢,以促进血液循环。现代医学理论认为,血液循环的原动力来自心脏的推动作用,而西胜造则认为,血液循环的原动力在于全身"饥饿"的细胞对于血液的渴求汲取作用。而这种渴求汲取作用又是通过全身的毛细血管网来实现的。人体约有51亿条毛细血管,其中40％的毛细血管分布在四肢,毛细血管运动正是在这一全新的血液循环理论的基础上创立的。

进行毛细血管运动时,运动者枕着硬枕仰面朝天躺在平板床上,两手和两脚尽量垂直向上举起,手指伸直,掌心相对,脚尖向膝盖方向反弯,使脚掌伸平。双手与双脚同时微微颤动。为的是让四肢毛细血管中的血液无法再继续向前通行,使四肢的组织细胞不能通过毛细血管网获得营养,暂时处于"断食"和"饥饿"状态。当毛细血管运动结束后,四肢放下恢复原状,"饥饿"的细胞渴求氧气和营养,拼命汲取血液,使毛细血管处形成一个"真空"环境。而这真空环境,便成为血液循环的原动力,进一步促进血液循环。所以,经常练习毛细血管运动,可以明显改善全身的血液循环,促进静脉血液和淋巴液的回流,消除疲劳,可防治高血压、心脏病、肾脏病、脉管炎、下肢静脉曲张、小腿溃疡、象皮肿、手足发凉及麻木、皲裂、冻疮等多种疾病。并可有效地预防癌症的发生和延缓衰老。此外,毛细血管运动训练,还能促进体内毛细血管动静脉之间侧支循环的形成,对于疾病预防、健康保健也具有十分积极的意义。毛细血管运动每次1～2分钟,早晚各进行一次。

(5)合肢运动(合掌合跖运动)

合肢运动又称合掌合跖运动。进行合肢运动的人,枕着硬枕仰面朝天躺在平板床上,双手抬至胸部,手指指尖用力挤压相合,以两前臂为长轴,将两手腕旋转数次。然后,两手手掌相合,静止不动。在上述姿势的基础上,再将两膝分别向外弯曲,尽量贴近床面,使两脚掌(跖)紧密相合。继而,以合掌和合跖的状态,像蛙泳一样,同时做上下肢运动,即:将两手向头顶方向伸展,与此同时,两脚向下移动(移动的距离,约为脚的长度的1.5倍),然后,将两手和两脚收回原状。每次合肢运动少则反复动做10次左右。多则反复动做50～100次。无论做多少次动作,两手和两脚上下移动时,应始终处于相合的状态,切不可分开。

经常坚持合肢运动锻炼,不仅能使股关节灵活,能让身体左右两侧保持对称平衡,还能治疗股关节脱臼,矫正骨盆畸形和脊椎弯曲歪斜,同时可防治多种内脏疾病,特别是妇科疾病,如子宫发育不良、子宫后倾、子宫肌瘤、宫外孕、不孕症等。

运动结束后,不可立即站立。应保持合掌合跖状态,安静地躺着休息5～10分钟。此运动可以每天早晚各练习 1 次,也可一日练习 3 次。

(6)背腹运动

背腹运动是自我纠正、改善脊背扭曲的一种运动方法。由于以上身左右摇摆为主要特点,故背腹运动又称左右摇摆运动。这个运动由准备运动(约需时间 1 分钟)、正式运动(约需时间 10 分钟)和运动期间的自我暗示组成。练习时着衣宜尽可能地少。若能逐渐达到在裸体状态下进行练习,效果更好。

准备运动

做正式运动以前,首先要做以下 11 项准备运动,其具体动作要领与功效如下:①两肩同时大幅度地上耸下落活动 10 次(一上一下为一次)。此运动能促进肩部的血液循环,消除肩部疲劳,防治肩周炎及肩背酸沉疼痛。②头向右侧肩部尽力侧曲 10 次。③头向左侧肩部尽力侧曲 10 次。平时过于饱食的人,右侧颈部到右肩部的肌肉常常发生拘挛,头向左侧弯曲时,会引起右颈部疼痛,影响向左侧弯曲。因此,遇到这种情况,对判断是否过食有一定的意义。④头向前俯曲 10 次,下巴尖尽量接触胸部。下巴尖难以接触胸部,说明颈部的肌肉有拘挛硬化。如果不很好练习,在颈部遇到突然冲击时(如撞车事故等),就会造成极大的损伤和痛苦。⑤头向后倾 10 次,下巴尖不可扬起,而应当贴近喉结。⑥头尽力向右后方旋转(眼睛能够看到背后之物)10 次。⑦头尽力向左后方旋转(眼睛能够看到背后之物)10 次。以上⑥和⑦的动作,可以改善颈部静脉循环功能,缓和眼部肌肉紧张,消除眼睛疲劳,促进胸部肌肉发达。⑧两臂迅速由胸前向左右平展,双手手指并拢伸直,掌心向前,头向右侧和左侧各转动一次。此项动作可改善上肢静脉循环功能。⑨两臂垂直上举,双手手指并拢伸直,掌心相对,头向右侧和左侧各转动一次。此动作可使胸部的肌肉达到伸展,增强腋下淋巴结的功能。⑩在⑨所述两臂上举的基础上,将拇指尽量屈入掌中,其余四指包住拇指,用力握拳,然后两臂屈曲下落,上臂与肩部同高,肘部曲成直角。此动作可增强两手的握力。握力由弱变强,说明第 7 对脊髓神经功能得到改善。⑪在⑩姿势的基础上,肘部保持与肩同高,将臂尽力向后撑,同时,头尽量向后仰,下巴颏朝上。此动作可增强胸部淋巴结、甲状腺和迷走神经的功能。

正式运动

①取姿:通常为在平板床上或地板上的跪坐姿势,两脚大踇趾互相抵触或重叠,两膝八字分开,身体重心放于尾骨部位,上身尽量伸直坐正,使上身从尾骨到头顶形成一条直线(也可以坐在凳子上进行,但不可站着进行)。②摇摆:在取好运动姿势的基础上,将上身向左右两侧交替摇摆。摆动时,腰部不可弯曲,要使整个上身像一根直棍一样,整体摆动,这样从尾骨至头顶就可始终保持一条直线。否则,腰部弯曲,容易压迫肾脏,反而对身体不利。摆动的幅度,以上身倾斜至与中心线呈 40°最为适宜。也可用肩膀移动距离来确定摆动幅度。一般来说,肩外缘移至原

来身体中心线时就可以了。③鼓腹与缩腹：在上身向左或向右摆动的同时，还要尽量用力使下腹外鼓，但在上身复原至正中时，要停止用力，使下腹部回缩。注意：这样的腹部外鼓和回缩，与呼吸没有关系。④摆动速度及时间：每分钟摆动 50～55次（一左一右为一次），摇摆 10 分钟。正式运动也像准备运动一样，每天早晚各做 1次。⑤自我暗示：在做背腹运动（包括准备运动和正式运动）的同时，进行自我暗示，可促进疗效的发挥。例如自言自语地说："改善了！恢复了！成功了！"等。⑥功效：坚持背腹运动，特别是裸体练习，不仅可以使全身皮肤得到锻炼，增强身体的抗寒能力，而且还能矫正脊椎弯曲歪斜，促进腹部的血液循环和胃肠的消化、吸收和排泄功能。并能有效地改善体质，增进健康，预防和治疗多种疾病。

此外，为了让皮肤返璞归真，充分拨挥皮肤在健康保健中的作用，西胜造式健康法还主张人要经常进行温冷浴（洗澡时热水和凉水间隔 1 分钟交替沐浴）。为了减少宿便（即长期停滞黏附在人体肠壁上的陈旧粪便，可引致脑出血等疾病）的产生和滞留，西式健康法主张每个人平时应以食生菜为主，少食，必要时甚至可以在一段时间内实行断食疗法。因为生菜中丰富的纤维素，可帮助消化；少食可使肠壁不至于因内容物积滞而抻长变形；断食则可使胃肠得到充分的休息，从而有利于身体内环境污染的排除和清理。

行家们认为，西胜造式健康法由于注重从顺应自然、师法造化中寻求健康长寿之路，和中国传统医学的健康观有异曲同工之妙，所以引起了人们普遍的兴趣和关注。

2. 北欧越野行走

北欧越野行走是健身场上异军突起的一种比散步更有效，比长跑更安全，介乎于走与跑之间的有氧运动新方法。它的特点是同时借用两支特制的手杖来帮助行走和锻炼。

(1)由来

北欧越野行走（Nordic Walking）起源于芬兰，最早肇始于 20 世纪 30 年代的滑雪有氧运动。但由于冬季的雪期只有几个月，于是滑雪教练在夏天也让运动员穿着滑雪板，拿着滑雪杖，在沙地或者草原上进行训练。但由于这样的训练不仅太难，也太累。于是有人就想到不穿滑雪板，只穿跑鞋，加上手握滑雪杖行走，以锻炼人的上肢和腿部肌肉，或者借助手里的滑雪杖加快行走的速度。这就是现在越野行走的雏形。后来，芬兰的 EXEL 公司率先把滑雪杖改制成了既适合步行又可以登山的手杖，从而开创了北欧越野行走运动锻炼的先河。改制的手杖是在对滑雪杖的手柄、腕带以及杆体材质调整、改进后设计制造的，更加适合于快步行走和登山使用。从 1997 年迄今的短短十几年时间里，越野行走运动先是风靡北欧，继而吸引了全世界的眼球，成为目前世界上发展最快的大众健身娱乐项目。

据不完全统计，目前全球开展越野行走运动的国家已经超过了 30 个，每周至少锻炼一次的人,已经多达 500 余万。中国国家体育总局从 2005 年起将它作为优秀健身项目在全国范围进行了推广。

(2)好处

①健身效果大大加强

由于北欧越野行走借助两支特制的手杖,使人在行走过程中实现了四肢及肩、背、腰同时都得到锻炼,其健身效果为普通行走锻炼和徒手登山所望尘莫及。开始时有人以为手握两根手杖行走主要是为减轻行走中体重的负担,当真正借助它行走起来以后才发现,手杖不仅是一个支撑,而且有一个向前的助力,可以使行走的动作更大,行走的速度更快,不用跑,就可达到接近于跑的锻炼效果。据国际越野行走联合会的专家测试,与普通行走相比,越野行走者的心律至少可以提高 13%,热量可多消耗 30%~46%。并可使颈部、肩部得到放松,增强手臂、胸背肌肉的力量,能有效地消耗腰、腹、臀部多余的脂肪,达到减肥、预防和治疗肩周炎的目的。许多越野行走者不约而同地发现,越野手杖有一个独具的特点,那就是:你如果不持手仗走上一两小时,十个手指头就会感觉非常胀,需要抓一抓、动一动。如果你持杖行走 5 小时,手会感到非常舒服。

②老少皆宜尤其适宜女性

由于有两根特制的越野行走杖支撑、保护,安全系数较高,所以北欧越野行走是一项老少皆宜的运动。从普通健身爱好者、户外运动者,到耐力项目运动员、各种运动团体、运动俱乐部、康复中心,到中老年人、缺乏运动者、孕妇等,都可在这项运动中找到适合自己的运动目标和价值取向。北欧越野走尤其适合女性,因为女同胞一般来说上肢得到锻炼的机会很少,而越野行走能在步行锻炼的同时锻炼上肢和躯干,而且简易、方便、易行,加上能利用手杖做健身操,对女性减肥、塑造体形,作用尤为明显。孕期和产后的妇女利用手杖行走,对保护胎儿和体形的恢复,具有意想不到的好效果。

③回归大自然别有天地

北欧越野行走运动锻炼的具体方式有 3 种。一是手持两支手杖在平路行走,二是借助两根手杖登山,三是借助手杖做器械健身操。与普通行走相比,在平路上越野行走不用走得很快,就可达到通过有氧运动提高心律的锻炼目的,解决了许多人由于步行运动量小,锻炼效果不尽如人意等老大难问题。借助两根手杖登山,使许多视登山为畏途的人,圆了自己回归大自然的登山梦。登山时,有两根手杖支撑,不仅提高了安全性,更重要的是减轻了下肢的压力,有效地保护了登高者的膝关节,为喜好登山运动,又担心膝关节受损的人们,解除了后顾之忧。值得一提的是,由于登山比一般走路的步伐要大,尤其遇到坡滑路陡时,对中老年人具有一定风险。而且下山的时候,下肢关节,尤其是膝关节由于承载的压力巨大,登山者感觉常常很不舒服。而借助手杖上下山,不仅增加了安全系数,而且有效地缓解了膝

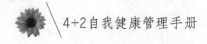

关节的压力。

(3)练习要点

北欧越野行走入门练习大致可分为4个步骤。

①步骤一：双手分别握住越野行走杆的中部，带杆行进。

②步骤二：步行者右臂带杆向前，与杆成为一个角度，左臂带杆后展。手不握杆，只通过杆上人造手带拉动两根越野行走杆随手臂分别运动。注意双腿与带杆的手臂协调进行。

③步骤三：右手腕向后推杆，右臂完全完全伸展，手掌向外轻轻打开。左臂向前通过杆上人造手带完成对杆的拉动。注意手臂在肘部弯曲时，左手拳头向上握住把手向前轻举。双腿配合双臂完成行走。

④步骤四：保持步骤三的手部姿势，左腿起步时，重量随之转移到右腿，身体显著向前倾斜。

(4)执越野行走手杖跳健美舞要点

①第一个动作：上肢运动。双脚分开与肩同宽，双手紧握杆的两端，伸直双臂至身体前方，左右横向大幅度摆动双臂。

②第二个动作：上肢肩运动。双手紧握杆的两端，上下摆动手臂，成扇形状。

③第三个动作：右手背至脑后，握住杆的一端，左臂紧贴身体向前对杆的另一端使劲，右臂肩部肌肉充分拉长，可以缓解肩部病痛。

④第四个动作：拉伸大腿后部肌肉，左手扶杆，左腿弯曲，右腿后脚跟着地，用力向上绷紧脚尖，臀部向下用力，起到有效拉伸肌肉的作用。

⑤第五个动作：金鸡独立，左手继续扶杆，右小腿弯曲使劲去接触臀部，可以使用右手帮助。

⑥第六个动作：全身运动。左右两手臂握杆分别在身前伸直，前腿弓后腿绷，把髋关节骨头拉大，可有效阻止髋关节功能下降以及预防髋关节骨折。

3. 日益普及的几项新锐健康运动

(1)滑雪

随着全球气温的升高，冰天雪地的景象越来越少见，然而人们对于滑雪的热爱却并未因此而有丝毫消减。现在中国北方不仅有许多天然和人工的滑雪场，而且南方(例如上海)还建设有特大号的室内滑雪场。滑雪已经成为人们喜爱的一项新锐健身运动。

(2)登山

现代登山运动始于欧洲，发展至今虽然只有100多年的历史。但登山运动已经普及到世界各地。2003年，为纪念人类攀登世界最高峰珠穆朗玛峰成功50周年，中国、英国、美国、新西兰、意大利等20多个国家的登山队进行攀登珠穆朗玛峰活动。

（3）潜水

喜爱潜水或许是为了完成做一条自由自在的鱼的梦想,或许是想尝试一下人类开天辟地之前的生存状态,或许什么也不为只是为了追赶一回时尚,但有一点是无可置疑的:参与潜水运动的人越来越多了。

（4）滑翔

1984年法国登山家菲隆从阿尔卑斯山的勃朗峰上成功地飞出,使滑翔伞名声大噪,迅速在世界各地风行起来。据统计,到2003年年底,全世界滑翔伞爱好者已经多达数十万之众。在社会、经济、科技和各项事业飞速发展的今天,滑翔伞成了人们体验"起飞"的一条捷径。

（5）壁球

壁球是一项乐趣无穷的运动,它在室内活动,不像室外网球那样受天气的影响较大,而且在封闭的环境中练习,有利于集中精力,全身心投入。

（6）健身球

起源于瑞士的健身球原本是医院中的一种康复用具,因其新奇、有趣和具有的实用功效成为新时代女性难以抗拒的新锐健身项目。千万不要把它当成杂技团里的道具或供小孩子游戏的玩具,在"玩"健身球时配合以适当的动作,能为喜好运动的女性增添塑身的功效。因此,现代的健身球不再仅仅是一种体疗工具,而成为一项与时俱进的新兴体育健身运动。

（7）跆拳道

跆拳道原本是赤手空拳与敌手格斗保护自身的武术。练习者(尤其是女孩子)最初接近它的原因就是想用其进行个人正当防卫。但它最终成为当今世界颇受人们青睐的新锐健康运动的主要原因,却是因为它具有严格的纪律,能培养人的刚毅、果敢等品质。它不仅能让人健体强身,还能让人学会思考和生活。

（8）攀岩

"会当凌绝顶,一览众山小"。攀岩运动以其独有的兴味征服吸引了无数的爱好者。攀岩运动是从登山运动中派生出来的新项目,也是登山运动中一项很有特色的竞技体育项目。

（9）瑜伽

瑜伽在美国被认为是东方文化的精髓,许多美国人把练习瑜伽作为了解东方文化的渠道之一。这项运动,既可以让人在轻松悠扬的音乐中舒展身体,放松心情,又可以调节人的体重,有效地消除腰、腿、臀、背等部位的脂肪,健美体形;同时对许多慢性疾病(例如肥胖、便秘、失眠、内分泌失调、颈椎病、肩周炎等)有着较好的辅助治疗作用。

（10）舍宾

舍宾形体运动是塑造女性形体的过程,舍宾舞蹈是表现形体语言的过程。国内外许多选美小姐、影视明星、模特、节目主持人等都通过舍宾形体运动和舍宾舞蹈来改善体形。

(六)走出运动养生的误区

1."重阳登高"≠爬山运动最好

"重阳登高"是中国人历史悠久的一个传统运动项目,但"重阳登高"并不意味着爬山运动对中老年人来说是首选的运动健身项目。无可否认,登山对人的呼吸系统、心血管系统功能的改善确实具有很好的促进作用,但是对中老年人的膝关节却存在有较大的不利隐患。这是因为"人老先老腿",年过50岁的人大多都存在髌骨软骨软化现象。据调查,55—64岁的人群中85%的人都不同程度地患有一个关节或多个关节的老年性骨关节病。发病原因都是因为关节软骨的老化和磨损,在负重和屈伸活动过多时,软骨中的胶原纤维断裂,碎段落入关节腔所致。这种病平时大多无症状,只有在膝关节过多负重和做屈伸活动时才出现疼痛症状。因此,中老年人在选择运动方式时,最好不要选择爬山运动。

2."闻鸡起舞"≠早晨锻炼最佳

祖狄"闻鸡起舞"是在中国流传了上千年的一段名人励志佳话。许多人由此误以为早晨是运动锻炼最好的时间。其实运动时间的选择最好不要在早上,这是因为①早上太阳出来以前,人的基础血压高,基础体温高,肾上腺分泌比傍晚高4倍左右。因此也是中老年人卒中、心肌梗死多发的时间。此时进行运动量比较大的锻炼,不利身体健康。②早晨树木"吐出来"的几乎全是二氧化碳气,因为只有在太阳出来后,日光和叶绿素发生化合作用后树木才会产生氧气。因此,早晨运动吸进的气体含氧量常常不足。③由于夜间逆温层出现较多,致使清晨的空气因对流不好而质量较差,再加上清晨寒冷的刺激常可诱发血管痉挛,所以早晨锻炼可导致血管栓塞的发生。④由于一夜睡觉基本没有饮水,所以早晨人体的血液黏稠度比较高,此时锻炼也可增加发生血栓塞的危险性。

3. 春秋气候适宜≠春秋是首选的运动季节

由于一年四季中春秋两个季节气温波动幅度最小,所以有些人便误以为气候适宜的春季和秋季是进行运动锻炼的首选季节。其实,冬季才是健身运动的最有利季节。这是因为人体常在冬季储备能量,此时机体最容易囤积脂肪,人最容易发胖。健身专家提出,冬季坚持健身,无论是进行有氧运动还是无氧运动,只要掌握了正确的练习方法和运动频率,就能起到很好的健身和减肥降脂的作用。因此,从运动健身的角度讲,从每年的11月至来年的2月,是一年之中首选的最佳锻炼时期。如果在这4个月中,一直坚持锻炼健身,当来年春天到来的时候,锻炼者就会发现不仅身上的脂肪少了,而且自己的体格也强壮了许多。

4. 运动塑身误区多

许多试图通过运动减肥、塑身的人常常抱怨说,自己已经付出了很多艰辛的努力,却总是看不到运动带来的神效。也许这时的他(她)可能正在运动塑身的误区中彷徨而不自知。所以,要想运动塑身有成效,就必须首先知道运动塑身存在有哪些误区。

误区之一:没有确定的健身目标。很多人今天练腰,明天练腿,结果练了很长时间,腰围没缩小,腿也没朝着健美方向有所迈进。因此,健身者首先要根据自身的情况,为自己设定一个可以期待的塑身目标。

误区之二:忽视力量训练。许多人都知道跑步能健美小腿,游泳能让体形匀称,但是他们并不知道练哑铃等力量训练对于塑身具有十分重要的作用。因为力量训练不仅有利于瘦肌肉群的建立,而且瘦肌肉群每天消耗的热量要比脂肪高得多。因此在健身时如能把有氧运动和力量训练结合起来,所取得的塑身效果将会成倍地增加。

误区之三:健身项目难度过高。很多人以为运动的难度、强度越大,取得的效果越好,事实并非如此。高难度的训练不仅会让人产生强烈的挫败感,还可能使练习者在运动中受伤。

误区之四:以出汗量来衡量运动效果。尽管出汗是运动的必然结果,但排汗量并不足以作为衡量运动强度的指标。心率、耗力程度才是更重要的标准。

误区之五:喜欢与别人比较。总认为别人比自己的锻炼效果更明显,这是没有根据的。一是各人的情况不同无可比性,二是你不可能知道他人的身体状况,比也是无的放矢。因此不要左顾右盼,应专注于完成自己的运动计划。

误区之六:忽视身体发出的疼痛或疲劳等信号。导致身体疼痛和疲劳的原因很多,可能是受伤或生病,也可能是由于缺少睡眠。弄清原因后均需从实际出发尽可能地加以调整,例如及时地改换健身项目,让身体虚弱的部分得到休息等。

误区之七:只关注生理改变,忽视心理感受。运动锻炼的成效,不仅体现在体能的增强上,而且体现在心情愉悦程度和心理素质的改善方面。例如10分钟的适度训练,还可改善人的情绪,让人心情愉快。又如,运动锻炼既能改善睡眠质量,还能提高排解压力的能力。

误区之八:运动后无节制地大吃。运动的消耗能让人饥饿感倍增,但是如果因此就认为运动后可以毫无顾忌地任意吃喝,那就大错特错了。运动锻炼的确需要更多的能量支持,但把食物当成对运动的奖赏,最终的结局很可能是因小失大,前功尽弃。

误区之九:运动时饮水不足。充足的水分摄入,除可以增加能量的运送、代谢废物的排泄外,还能减少食欲。除每天必须喝足的8杯水外。在运动的时候,每隔15分钟还要再多喝200～300毫升的水。

误区之十:运动前不补充能量。运动前的一个小时,可吃一点酸奶、香蕉和全麦饼干等小零食,它们能帮助运动者尽快进入最佳运动状态。

(七)安全运动与运动安全

1. 极限运动危险多

(1)徒手攀岩

攀岩运动原本是起源于欧洲的一项国际性体育项目,对攀岩人的体能、胆量,对人的身体协调性、柔韧性要求均极高,到今天已成为大众性的户外极限运动选择,但对于那些没有经过专业训练的人,无疑是危险重重,所以并非人人均可一试。

(2)死亡蹦极

蹦极起源于太平洋的瓦努阿图群岛,是当地青年的成年礼,原意是考验其胆量,作为判断是否有资格成为能面对危难的成年人,对于现在热衷于此类死亡游戏的人们来说,除需要强壮的心脏、良好的血管、稳定的心理外,还需要不错的运气。

(3)低空跳伞

低空跳伞应属于极限运动中的滑翔项目,不久前,在上海举行的第二届国际跳伞节上,发生了一幕大家都不愿意看到的悲剧,一位有 2 000 次跳伞经历的跳伞专家在设备良好的情况下发生了意外,而"凶手"只是一阵突如其来的风。

(4)高空飞越

自亚洲第一飞人柯受良先生 1997 年驾三菱跑车飞越黄河以来,高空飞跃似乎已经成为了一项热门职业,有飞越壶口瀑布的,也有飞越楚汉鸿沟的,其中一位勇士壮烈地倒在了飞越长城的过程中。

(5)高速赛车

能驾驶时速 300 千米的赛车在跑道上驰骋,自然是人与机械一种完美的契合,在高速赛车运动中,驾驶者在挑战速度的同时,也在挑战着死神。因此高速赛车只是一项明星者的运动。

(6)潜水运动

属极限运动九大项目之一,也是一项明星者的运动。它挑战的是测试一下人类在水底世界里到底能走多远。作为极限运动它与前面介绍过的日常生活中人们的潜水休闲方式并不是一回事。但是,运动者面临的危险是同样的,因为"水火无情"。

(7)登山运动

登山运动作为人类对自然的挑战方式之一,也属于极限运动。登山英雄的登顶成功与他们接受的系统而专业的训练密不可分,那些想绕开这一过程而一览险峰无限风光的登山运动爱好者,毫无疑问将面临巨大的危险。

(8)野外生存

野外生存应该是一种能力而不应该是一项运动。因为体育运动爱好者毕竟不是"加里森敢死队"。人在野外陷入困境,遇到危急,只有两种选择,要么等待救援,要么面对死亡。因此对大多数运动者和旅游爱好者来说,重要的是知道怎么寻求救援、等待救援,如何直面死亡并战胜恐惧。

(9)速降滑雪

对绝大多数人来说速降滑雪只是一种可供观赏而不可亲自去实践的危险运动。

(10)忍饥耐寒

虽然极限运动中并没有这个项目,但随着地震等突发自然灾害的频频发生,挑战饥饿和严寒似乎也成了一种时尚。虽然忍饥耐寒是唯一很少生命危险的"游戏",但无须专门去刻意进行这一锻炼。这是因为,一个人只要平素坚持运动锻炼,有比较健康强壮的体魄,其忍饥耐寒的能力就一定会比平素不运动,身体瘦弱的人强得多。

2. 幼儿不宜进行的运动

绝大多数的年轻父母,都像重视早期教育那样,想让自己的孩子从小就经受运动锻炼,为的是让孩子能有个健壮的体魄。但是儿童保健专家指出,过早地让儿童从事某些运动项目不仅无益于孩子身体的健康,反而容易造成意外伤害。因为人在过量运动时,为防止能量进一步消耗,身体会通过让人感觉疲劳,浑身无力,大脑反应减慢等保护性抑制来实现运动的中止。但是儿童如果不到极度疲劳、极度感觉无力,往往不会主动停止其正"玩耍"得十分来劲的运动(游戏)。因此,儿童如果过早地从事某些消耗体力的运动,常会因大脑功能受损,导致注意力不集中、健忘,甚至缺氧等现象的发生。下列运动儿童不宜或应少玩。

(1)儿童不宜参加拔河比赛

首先,拔河比赛很可能让孩子"伤心"。因为从生理学角度来讲,幼儿心脏正处在发育过程中,自主神经对心脏的调节功能尚不完善,一旦肢体负荷量增加时,主要依靠提高心率来增加血量的供应。而拔河运动常需通过屏气来用力,有时一次憋气长达十几秒钟,当拔河者由憋气状态突然变成开口呼气时,静脉血流也会同时突然涌向心房,极易损伤幼儿柔薄的心房壁。医学研究者曾对 250 名 5—6 岁的儿童在拔河比赛中的生理数据进行过测量,结果发现拔河可使儿童的心率普遍增高,甚至在赛后 1 小时尚有 30%的儿童心率依然未能恢复到正常水平。其次,拔河还可能给孩子的"筋骨"造成损伤。因为儿童时期身体骨骼的弹性大而硬度小,肌肉主要为纵向生长,固定关节的力量很弱,用力拔河极易引起关节脱臼、软组织损伤或抑制骨骼的生长,严重的还可能导致肢体变形,影响儿童体形的健美。另外,拔河是一项对抗性较强的运动,儿童争强好胜,集体荣誉感强,比赛中往往难以控制和保护自己,也容易导致意外损伤的发生。

(2)儿童不宜进行力量锻炼

儿童的生长发育一般都是先长身高,后长体重,也就是说,幼儿的身体发育以骨骼生长为主,还没有进入肌肉生长的高峰期。由于肌肉力量弱,所以极易疲劳。此时如果让孩子过早进行肌肉负重等力量锻炼,一是会让幼儿的局部肌肉过分强壮,影响身体各部分的匀称发育;二是会使肌肉因过早接受刺激变得格外发达,给心脏等器官造成较重的负担;三是力量锻炼还可能使局部肌肉僵硬,失去正常弹性。所以,父母切不要让幼儿像大人那样经常做引体向上、俯卧撑、仰卧起坐等力量练习。即使要练习肌肉力量,也要等到孩子长大上初中后再开始比较合适。

(3)儿童不宜练长跑、负重跑

长跑属于典型的撞击运动,对人体各关节的冲击力度很高。幼儿经常长跑锻炼,对关节处骨骺的发育不利。尤其是冬季在坚硬的马路上进行长跑时,对关节冲击力更大,骨骺容易出现炎症,从而影响幼儿长个子。长跑还是一项心脏负荷运动,儿童过早练长跑,会使心肌壁厚度增加,限制心腔扩张,影响心肺功能发育。另外,儿童时期体内水分占的比重相对较大,蛋白质及无机物的含量少,肌肉力量薄弱,经常参加能量消耗大的长跑运动,常会使营养入不敷出,妨碍正常的生长发育。

(4)儿童不宜掰手腕

儿童四肢各个关节的关节囊比较松弛,坚固性较差,掰手腕容易发生扭伤。如同拔河一样,屏气也是掰手腕时必然出现的现象,屏气会使胸腔内压力急剧上升,静脉血向心脏回流受阻,而后,静脉内滞留的大量血液会猛烈地冲入心房,对儿童心壁产生过强的刺激。此外,长时间用一侧手臂练习掰手腕,也可能造成一个人两侧肢体发育的不均衡。

(5)儿童不宜尝试极限运动

专家认为,少年儿童的体育锻炼,一是要遵循儿童自身身体生长发育的规律;二是要考虑儿童少年身体的解剖生理特点。幼儿处于生长发育期,身体器官等各方面还都没有发育成熟,不仅很难承受极具"挑战性"的极限运动,而且很容易造成损伤,留下运动损伤后遗症。另外,正在生长发育的孩子,关节中的软骨还没有完全长成,长时间过度磨损膝盖软骨,容易导致日后关节炎的发生。研究表明,儿童时期膝盖受损,成年后患关节炎的可能性将增加3~4倍。

(6)儿童不宜兔子跳

人在做兔子跳运动时,人体重心所承受的重量相当于自身体重的3倍,每跳一次膝盖骨所承受的冲击力相当于自身体重的1/3,这样大的冲击力,对骨化过程尚未完成的孩子来讲,很容易造成韧带和膝关节半月板损伤。

(7)儿童不宜倒立

尽管儿童的眼压调节功能较强,但如果经常进行倒立或每次倒立的时间过长,都可能会损害眼睛对眼压的调节。

(8)儿童少玩"碰碰车"

专家告诫说,10岁以下的儿童不宜多玩碰碰车。因为幼儿的肌肉、韧带、骨质和结缔组织等均未发育成熟,非常脆弱,受到强烈震动时容易造成扭伤和碰伤。

（9）儿童少玩滑板车

8岁以下儿童不宜多玩滑板车。儿童身体正处于生长发育的关键时期,如果长期玩滑板车,会出现腿部肌肉过分发达,影响身体的全面发展,甚至影响身高发育。此外,玩滑板车时腰部、膝盖、脚踝需要用力支撑身体,这些部位非常容易受伤,所以即使要玩,也一定要做好防护,最好有父母陪护,并且找平坦宽敞的非交通区域玩耍。

（10）儿童不宜借用大人的健身器材

随着全民健身运动的开展,各种各样的公共健身器材频频现身街头和居民住宅小区。其中有些公共健身器材对安全使用有着很高的要求。例如常见的"太空漫步器",按照其两脚间的规格,明显地只能适合成年人使用。但大多数公共健身器材在使用说明或警示标志上,只对运动的形式、健康禁忌做有规定,对于使用者的年龄并没有特别明确的限制。由于很多少年儿童都把这些器材当成"玩具",用之进行"活动",导致儿童因使用健身器材不当所致的伤害不断增多,甚至出现了重伤、残疾等现象的发生。考虑到目前社区的健身器材原则上是为中老年人配备的,因此,应特别强调儿童不宜借用大人的健身器材来进行运动锻炼。

一些儿童保健专家认为,针对少年儿童身体发育的特点,父母可以引导孩子进行跳绳、跳皮筋、拍小皮球、踢小足球、打小篮球、游泳等体育运动,这些项目既有助于增加少年儿童的身高,又不会伤害身体。另外,对于尚未发育成熟的儿童,每次运动时间最好不要超过一个小时,期间,每间隔十几分钟可休息一次,然后再接着运动。每天的运动量不能过大,以运动后孩子不感到疲劳为限。

四、适量运动例话

（一）陆游的运动养生

陆游（1125－1210年）,字务观,号放翁,不仅是中国历史上多产且享年最长的著名诗人,而且是中国文人中知名度很高的养生学家。陆游的养生之道,广博而不拘一格,其中最为人称道的是他对饮食的节制,对运动的坚持和对心理的调适。例如在饮食方面,陆游不愿食啖甘肥,只爱多吃蔬菜、米粥;在日常生活方面,陆游勤于运动,热爱劳动,常常让身体通过"小劳"而得到锻炼。此外,他还养成有睡前洗脚、饭后散步等许多良好的卫生保健习惯。以下主要通过陆游本人的诗作记录,管窥探索其运动养生之道留给后人的启迪与教益。

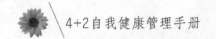

1. 喜爱旅游："平生乐行役，不耐常闭户"

陆游深知生命在于运动的道理，毕生坚持户内户外各种运动，特别是户外运动。他在两首题为《春游》和《秋思》的诗中分别自我回顾道："平生乐行役，不耐常闭户""老怀不惯著闲愁，信脚时为野外游"。他是这么说的，也是这么做的。青壮年时期陆游，因为曾投笔从戎，经历过一段铁马冰河的军旅生活。所以十分喜爱骑马、击剑、蹴鞠（踢足球）、围猎、登山等比较激烈的运动。在四川剑南抗金前线组织的一次围猎活动中，陆游甚至射杀过一只斑斓猛虎。因此，他在诗中深有体会地告诫那些躲在京都等大后方，只知宴饮冶游的纨绔子弟说："寄语长安众年少，妓围不似猎围豪"（《城东马上作》）。

随着年龄的增长，十分讨厌把自己关在家里（"不耐常闭户"）的陆游，虽然从事剧烈运动少了，但热爱运动的习惯并没有丝毫改变。中年后，陆游乐此不疲的一项运动活动就是浪迹于山水之间，四处旅游。"老来百事不入眼，惟爱看山如旧时""八十可怜心尚孩，看山看水不知回""兰亭绝境擅吾州，病起身闲得纵游"。翻阅陆游的诗作，类似记录旅游所见和快乐感受的诗句随处可得。下面抄录的是陆游《出游（二首）》中的一首，字里行间流淌着旅游活动带给诗人身心的愉悦和康乐。这种愉悦和康乐甚至可以"传染"给千百年后喜爱他诗歌的读者，让读者的身心也跟着一起运动，一起欢快：

行路迢迢入谷斜，系驴来憩野人家。山童负担卖红果，村女缘篱采碧花。

篝火就炊朝甑饭，汲泉自煮午瓯茶。闲游本自无程数，邂逅何妨一笑哗。

从诗中可以发现，陆游的旅游运动主要有以下几个特点：一是大多选在山清水秀远离尘世喧嚣的地方，所以旅游出行的行程一般比较远（"行路迢迢"）；二是出游时大多有代步的交通工具随行（或乘车或骑驴）；三是出行期间大多食住在所到之处的农家院（"系驴来憩野人家"），把体味农家生活也作为旅游要达到的目的之一；四是对出行的日程不作死板僵硬的主观规定，常根据所游历处的具体情况和旅游者届时的身体状况灵活掌握（"闲游本自无程数"）；五是在可能的情况下不妨邀一、二知己一同出行，以减少旅途中的寂寞（"邂逅何妨一笑哗"）；六是在整个旅游过程中要善于发现平时很少见到的生活情趣和感悟，让自己也融进这美丽的山水"画卷"中，成为其中的一个组成部分（"汲泉自煮午瓯茶"）。陆游爱游历的兴致，至死不疲，直到他去世的前一年（84岁时），他仍然写诗曰："春风桃李方漫漫，飞栈凌空又奇观，但令身健能强饭，万里只作游山看。"

2. 小劳养生："小劳君勿辞，是中有真乐"

"据鞍千里何曾病？闭户安眠百病生"。深知"生命在于运动"的陆游，随着老年退休闲居生活的来临，极力推崇和提倡小劳养生。他提倡的"小劳君勿辞"中的小劳养生，就是通过扫地、锄园、散步等看来算不上运动锻炼的日常生活起居和身体劳作及活动，"润物细无声"地达到延缓机体衰老之目的。

关于通过扫地小劳养生,陆游在《冬日斋中即事》一诗中有过这样的描述:"一帚常在傍,有暇即扫地。既省课童奴,亦以平血气。按摩与引导,虽善亦多事。不如扫地法,延年直差易。"陆游认为,手执扫把扫地,其健身延年之功效甚至可以胜过按摩。因为扫地既可消除疲劳,又能在多次弯腰、直立、运腕、移步的过程中,协调全身运动,平和气血。

关于陆游种菜、浇水、锄园、养花等小劳养生的细节,诗人在他的闲适诗作中多有不经意的透露:"小园烟草接邻家,桑柘阴阴一径斜。卧读陶诗未终卷,又乘微雨去锄瓜"(《小园》)"八十身犹健,生涯学灌园。午窗无一事,梨枣弄诸孙"(《灌园》)"五亩畦菜地,秋日来荷锄"(《荷锄》)"芸兰移取偏中林,余地何妨种玉簪。更乞两丛香百里,老翁七十尚童心"(《种花》)。这些描述,为后人研究中国传统养生文化留下了难能可贵的第一手资料。

3. 坚持良好的卫生习惯

从陆游的诗词中人们可以发现,陆游在日常起居生活中,养成和保留有许多良好的、与运动有关的卫生习惯,例如没事常梳头,吃罢饭后按摩腹部、散步,上床睡觉前洗脚等。

(1)没事常梳头

陆游自己在诗中记载说,他每天早上起床后的第一件事就是梳头:"觉来忽觉天窗白,短发萧萧起自梳。"除此之外,平时只要没客人打扰,一有闲暇或心情郁闷,陆游都会及时地拿起梳子反复梳拢自己的头发,用他写的诗句形容就是:"客稀门每闭,意闷发重梳"(《述闲》)。在陆游创作的诗词中,述及梳头的诗句还有"两眦神光穿夜户,一头胎发入晨梳"(《养生》)"病观周易闷梳头"(《遣怀》)等。关于梳头的养生作用,陆游专门写过一首梳头诗:"羽虫见月争翩翻,我亦散发虚明轩。千梳冷快肌骨醒,风露气人霜蓬根。"大意是说,如同飞蛾小虫看见月光便争相飞舞趋附那样,披散开的头发就像推开的窗扇,也可以把明亮的月光引进入昏昏欲睡的头脑。传统医学理论认为头发是血之末梢,反复梳理头发不仅可以疏通血脉,散发风湿,还能让头部皮肤松弛、全身筋骨轻松、头脑清醒,沟通人体和自然界的联系,从而提高机体的免疫力,具有消除烦闷,防治多种疾病之作用。

(2)饭后多扪腹

陆游把饭后扪腹作为重要的养生手段,这一点可以从他留下的大量诗作得到印证。例如:"粳粒微红愧食珍,姜芽初白喜尝新。摩挲便腹无忧责,我是人间得计人"(《秋日出游戏作》)"解衣摩腹西窗下,莫怪人嘲作饭囊"(《早饭后戏作》)"贮药葫芦二寸黄,煎茶橄榄一瓯香。午窗坐稳摩痴腹,始觉龟堂日月长"(《午坐戏咏》)"饭已频摩腹,儿来暂解颐"(《老态》)"桂冠湖上遂吾初,扪腹逍遥适有余"(《新晴》)"披衣按摩罢,据榻欠伸余"(《述幽》)。所谓扪腹、摩腹,就是对人体腹部肚脐附近区域进行按摩。中医学认为,肚脐附近的"丹田"是人体能源的储备库(一身元气之本);而肚脐与人体的五脏六腑、十二经络、奇经八脉、四肢百骸,息息相通,有着千丝万缕的联系。饭后扣腹除了可以促进胃肠蠕动,有益消化和排便外,还能增加肝肾精气的产生和运行,促使阴阳失衡的机体内环境重归平衡。腹部自我按摩,方法简单,无师自通,随时随地均可进行。现代医学临床研究证实,长期坚持恰如其分地按摩腹部,对高血压病、冠心病、肺心病、肾炎等慢性病的康复,都具辅助治疗作用。

陆游还有一个好习惯,那就是睡觉起来按摩眼睛:例如他在《午睡初起》一诗中记载曰:"曲腰桑上午鸡鸣,喔喔还如报五更。睡起展书摩病眼,油窗喜对夕阳明。"从"睡起展书摩病眼"一句分析,陆游的眼部按摩类似现代的眼保健操,主要是为了预防和治疗近视、老眼昏花等眼部疾病;陆游按摩眼睛的时间,多为睡觉醒来后,看书前或者看书后。

(3)饭后百步走

俗话说:"饭后百步走,能活九十九"。陆游也很喜欢散步,他把散步称之为"行饭",用现在的话说就是"为促进食物消化而进行的运动""一榻有腰卧,四廊摩腹行"(《饭后自嘲》)"饱来扪腹绕村嬉,北陌东阡信所之"(《晚行湖上》)"徐行摩腹出荆扉,掠面风尖酒力微"(《晚饭后步至门外并溪而归》)。读罢陆游的这些诗句,我们发现陆游经常把散步与摩腹结合起来,散步、扪腹两不误。如果几个好朋友凑在一起,大家酒足饭饱,一边散步、一边扪腹、一边闲聊、观景、看花,那就更加有意思了!"笑唤筇枝扶蹇步,聊凭村酒借朱颜"(《行饭暮归》)"有人叩户皆吾友,得屋施床即我家。缓步东西行饭尔,无非看竹探梅花"(《即事》)。需要说明的是饭后休息20~30分钟再百步走。

(4)睡觉前洗脚

"洗脚上床真一快,稚孙渐长解烧汤"。从陆游800多年前留下的这两句诗,人们大致可以了解到以下这样两个事实:一个是每天上床睡觉前用热水洗脚,不仅主观感觉舒服痛快,而且有益身体健康,因为热水对脚部皮肤和穴位的刺激,能舒筋活络,解除疲劳,促进睡眠及全身气血的畅通,有益健康。另一个是陆游每天睡觉前洗脚的习惯,已经保持了许多年。如果这习惯不是坚持了多年,陆游还没有长大成人的孙子,不会刚懂点儿事就无师自通地知道,每到陆游晚上睡觉前烧一锅开水来给爷爷烫脚。陆游睡觉前用热水洗脚的习惯雷打不动,并不因出门在外,或居住条件限制而有所变更。这从陆游的其他诗作,以及长途跋涉从江浙到四川赴任途中写的日记——《入蜀记》中的有关记载,都可找到佐证。例如《僧房假榻》一诗有句云:"晚窗洗脚卧僧毡"。连借宿僧房都不改睡觉前洗脚的习惯,可见要让陆游放弃睡觉前洗脚的习惯几乎是不可能的。

4. 读书和写作养生

"万卷古今消永日,一窗昏晓送流年""损食一年犹可健,无诗三日却堪忧"。在陆游看来,读书、写作也是一项增进健康的健身运动。陆游酷嗜读书,自称"书痴"。关于读书有益健康的体会,在陆游的诗词文章里是处可见。"未忘尘尾清谈兴,常读蝇头细字书"是说:尽管甩着尘拂清谈议论兴味盎然,但也不能代替阅读蝇头细字的诗书带给人的神益。"香烟袅袅闲熨几,书卷纷纷静满床""旧业虽衰犹不坠,夜窗父子读书声"是说:阅读养生既要有幽雅的环境,还须有持之以恒的毅力。正是因为陆游"少年喜书策,白首意未足。幽窗灯一点,乐处超五欲"(《灯下读书》),他才能在坎坷的人生际遇中始终不折不挠,成为中国诗歌创作史上最长寿的第一流诗人。

陆游一生笔耕不辍。他可以节衣缩食一年,但不可三日不写作不吟诗。在诗词创作中写作吟诗不仅是陆游快乐的源泉,也是他之所以能常葆青春的秘诀之一。用他自己的话说就是"偶尔得一语,快于疏九河"(《数日不作诗》)。

陆游不仅善于苦中作乐,丑中见美,而且十分善于将生活诗意化,通过读书和写作开拓胸心,陶冶情操。许多在别人看来很可能是视为畏途的苦行僧似的孤独无聊的生活,在他的笔下却常常显得十分幽雅、从容、并极富生活情趣。例如下面这首题为《病中杂咏》的七律,虽然也夹杂有"出家""头陀""寒窗""残药"以及"离""愁""老"等词语字眼,但从整体上看却像一幅生机盎然的闲适生活水墨画,令人神往,引人振奋,教人长寿:

身似头陀不出家,杜陵归老有桑麻。茶煎小鼎初翻浪,灯应寒窗自结花。

残药渐离愁境界,乱书重理淡生涯。等闲一事还超俗,断纸题诗字乱斜。

陆游不仅通过读书写作养生,还常常把书籍和自己创作的诗词当做保健医生来为自己和旁人治病。陆游终生"犯小人",29岁那年到临安参加科举考试,因为主考官为了录取同科参加考试的秦桧的孙子,本来应是第一名的陆游最终却名落孙山;53岁那年在江西当地方官的陆游由于开仓赈济遭受水患的灾民,被安上"擅权"的罪名,罢职闲居了6年……类似的遭遇几乎贯串了诗人的一生。"病须书卷作良医""自从病后辜风月,未免愁中读老庄"。于是,阅读《老子》《庄子》《周易》等古圣人的经典著作消解忧愁烦恼,便成了帮助陆游度过逆境的灵丹妙药。"储积山崇崇,探求海茫茫。一语笑儿子,此是却老方"。他不仅自己把书当药,还把自己读书治病的经验心得传授给儿子,既是一种自嘲,也是一种无奈!

陆游除了诗写得好,还是当时著名的文学家和书法家。书法家长寿是古往今来大家一致承认的事实。书画为何有益于养生?书画家为什么长寿?清代学者王国维说:那是因为艺术美使人超出利害,艺术美使人忘却物我。一个埋头、甚至献身于书画艺术的大师,整天沉浸在艺术宁静的境界,远离世俗利害冲突的侵扰,忘却人世间的种种不如意,能不长寿吗?王国维所述有一定道理,但并不完全。书画家长寿还有一个主要的原因:书法和绘画活动类似于轻微的体育锻炼和体力劳动,对人的身体是一种很好的磨炼,可纳入陆游一向提倡的"小劳养生"的范畴中。为了挥洒自如,书画家创作时一般都取立姿,并悬腕、悬肘。为了力透纸背,写字画画时不仅要运用腕力、臂力、指力,而且要运用腰力,"以一身之力以送之"。这还不算,创作大字大画作者要爬上爬下;外出写生,画家还要跋山涉水。古人说的画有三病——板、刻、结,几乎都与书画家充分运动手腕、手臂、腰,腿不够有关。现代医学研究告诉我们,腰腿和人的健康关系很大。人的衰老几乎无一例外都是从腰腿先开始的。经常使腰腿处于活动状态的书画家由于腰腿比别人老的慢,寿命自然也就活得长些。

"此时驱尽胸中愁,捶床大叫狂坠帻"。通过陆游的诗作,读者可以发现,陆游写字画画,不仅凝神定气,运用腕力臂力指力和腰力,还借此抒发胸中的郁闷,人一旦将胸中的愤懑发泄出来,那一刻常常会表现出大异平素的"狂态",如大呼小叫,怒发冲冠等。针对有人借此攻击他"狂放""不拘小节",陆游干脆自号"放翁",以表示自己不向邪恶势力妥协。

正像陆游的一句诗"读书有味身忘老"描绘的那样,读书、写诗不仅成为陆游几十年持之以恒的健康保健之道,而且他还经常用自己创作的诗歌,为周围的群众疗疾治病。下面这首收载于陆游所著《剑南诗稿》中的七言绝句:"儿扶一老候溪边,来告头风久未痊。不用更求芎芷汤,吾诗读罢自醒然。"记录了陆游退休后的一次亲身经历:一生仕途坎坷,郁郁不得志,但又从不认输,永葆乐观精神的陆游,晚年退休隐居故乡山阴后,很快适应了人生角色的又一次转换,过着恬静的田园生活,到85岁高龄辞世前一直笔耕不辍。由于陆游平素对医药很有研究,而且家传有治疗疑难病症的良方验方,因此,乡亲四邻,谁家有人患病,总是首先来找陆游求医问药。一天傍晚,陆游沿着山村小径散步归来,远远看见邻村的一个老翁,在儿子的陪伴下,正立在前面不远的小溪边焦急地迎候他。走近细问才知道,原来老翁久治不愈的头痛病又发作了。让患者及其家属感到惊讶的是,这次陆游吩咐患者"服用"的药物,居然是他自己新近编成的一部诗集,自然更没有川芎、白芷等那些平素常吃的治疗头痛的药物。老翁半信半疑地拿着陆游的诗集回到家中,遵嘱每日静心诵读几首,没想到吃药没治好的头痛病,居然真的被一部诗集治愈了。

(二)国学大师的运动养生

仁者高寿,德者延年。许多在国学研究领域中辛勤耕耘,硕果累累,声名卓著的国学大师,在用自己的生命采撷、传播中华传统文化精髓要义的同时,他们对人生的深刻体味和感悟,也铸就了他们个人生命之舟航行里程的悠远绵长。他们从各人实际出发践行的运动养生之道,虽然异彩纷呈,互不相同,却百川归海,各有千秋,是人们在进行运动锻炼时,不可多得的参考"教材"。

1. 赵朴初:按摩益寿

赵朴初,1907年出生于安徽省太湖县一个"四代翰林"的书香世家,2000年在北京病逝。享年 93 岁,是中国国学大师中又一个妇孺皆知的长寿老人。关于赵朴初的养生长寿之道,他个人在一封写给友人的信中曾有明确的宣示:"弟今年九十有二,在同辈人中,堪称健者。蔬食已七十年,每日两菜一汤,饭二两左右;每晨起床前摩腹 200 次左右,消化系统良好,所谓养生之道唯此而已。"纵观赵朴初的养生之道,有人总结为三点:一是蔬食,即吃饭以蔬菜为主,用赵朴初的一句诗说就是"不知肉味七十年";二是按摩,即运动;三是"梦想",主要是说精神支柱是健康长寿的前提。这里主要介绍赵朴初的按摩益寿。

赵朴初自言,他每天早上起床前都要摩腹 200 次左右。通过腹部按摩进行健康保健疾病预防,并非赵朴初先生个人的发明,因为腹部是人体上下连结的枢纽,也是许多血脉经络循行汇聚的地方,亦是五脏六腑所在的主要区域及水谷精微供给之发源地。因此,中医理论素有"腹为万病之机,治疗万病全在治疗腹部"之说法。在中国古代,腹部按摩亦被称为摩腹或摩生门。唐代名医孙思邈曾言:"腹宜常摩,可祛百病";宋代大诗人苏东坡也吟唱说"一夜丹田手自摩"。可见他们都是腹部按摩的积极倡导者和身体力行者。

腹部按摩不仅在局部可起到促进胃肠蠕动,防止便秘发生,增加胃肠道黏膜对脂肪的运输和吸收等减肥保健目的,还可对全身组织、器官起到调节作用,促使其功能加强。例如,经常按揉腹部可增加腹肌和肠平滑肌的血液供应,能增强胃肠内壁肌肉的张力,使淋巴系统的防卫功能和保健作用因此得到加强。此外,睡觉前按摩腹部,还能帮助入睡,防治失眠。总之一句话,腹部按摩看起来虽然不起眼儿,却简单易行,实用有效。

2. 蔡尚思:独创健身运动法

出生于 1905 年百岁老人蔡尚思,是中国著名的史学家、哲学家和社会活动家。他以自己的勤奋和率真不仅创造了学术生命的辉煌,还创造了肉体生命的奇迹,成为当代中国硕果仅存的享年超过百岁的国学大师。蔡尚思的健康长寿和他学而不已的生命动力、乐观向上的人格精神,以及独特的运动保健健身方法都有着千丝万缕的联系。这里主要介绍他个人独创的"蔡氏健身运动法"。

蔡尚思自称"忘年人",用他自己的话解释这一"雅号"的来历就是:大自然让他活到什么时候就活到什么时候;寿长些不喜,寿短些不悲;与其记住过去的岁月,不如忘掉它,永远向前看。但是,顺应自然不等于不进行身体锻炼。和众多国学大师一样,蔡尚思也喜欢游山玩水,他的足迹几乎踏遍了祖国的名山大川。他坚持冷水浴 30 年如一日,每天清晨都要跳进家里特制的大陶缸里泡冷水澡,直到 96 岁那年,在家人的劝说下,才改为早晚在宿舍周围散步。老人家一直坚持晚上开着窗户,在空气流通的屋子里睡觉。此外,蔡尚思还自创了一套"蔡氏"健身运动法。并改进了推拿、十面操等健身功法。这些运动法不仅增进了他的健康,而且治好了他的热肩风、手颤抖、腰骨酸痛、咳嗽等病痛。从进入 80 岁左右开始,蔡尚思有过几次骨折,87 岁那年又接受了一次胃大部切除术。但经过治疗和自己的坚持运动,这些病痛很快都康复了。据蔡尚思自己介绍,他自创的"蔡氏"健身运动法主要由"开关功""重点按摩""桔槔功""全面操"和"冷水浴"五部分运动锻炼组成。

(1)开关功

清晨醒来平躺在床上,先是腹部朝上起伏;继而双肩朝上动又放平;后又分别双手紧握又放松;然后双脚并拢,脚趾朝下压又放松。按上述动作,时开时关,时紧时松,张而有弛地各做 100 次,让呼吸增强、关节活动、气血通畅。

(2)按摩

对头部、眼睛、两手、两肾、脊椎、腿弯、足心等处进行按摩。足心是重点中的重点。按摩的结果,能让全身经络通畅,气血流通。

(3)桔槔功

平躺于床,双臂、双腿不断使劲地朝头部振动,形似后滚翻。在强烈的振动中,肢体得到了活动。

(4)全面操

起床后,走出卧室进入客厅或小会议室,做双手、双肩、腰背、跳跃等活动,并不停地做向内外、左右、前后、俯仰、上下,面面俱到的全面操。

(5)冷水浴

跳进浴缸,在冷水中静浴几分到一刻钟。

3. 启功:健康长寿出笔端

启功,满族,清代雍正皇帝第五子的后裔,1912 年生于北京,2005 年逝于北京,是现代中国国宝级的书法大家。总结启功的健康长寿之道,有两条居功甚伟,一是寿向乐中求,二是健康出笔端。这里主要介绍书法创作给启功健康长寿带来的好处。

书法与养生的关系自古以来就受到人们的重视。早在杜甫哀叹"人生七十古来稀"的中世纪,人们就已经发现,书画家的平均寿命要比普通人长很多。有人曾对从东汉至清末的 152 位著名书法家和画家的享年进行过一次统计,结果显示中国古代书画家的平均寿命为 78 岁。其中:唐代的虞世南 81 岁,欧阳询 85 岁,柳公权 88 岁,颜真卿 79 岁,王蒙 88 岁。元代的杨维桢 75 岁,黄缙 81 岁,王恽 87 岁,王馨 92 岁。明代的文征明 90 岁,董其昌 87 岁,朱耷 82 岁。清代书画家"四王"(王时敏、王鉴、王翚、王原祁)的平均寿命为 84 岁,包世臣 81 岁,刘墉 86 岁,梁同书 93 岁。还有人曾将明清两个朝代著名书画家的平均寿命与同时代的帝王和高僧进行了比较,结果发现:书画家平均寿命最高,为 80 岁;高僧次之,为 66 岁;帝王最短,只有不到 40 岁。中国历史上有 4 个享年超过 80 岁的皇帝:梁武帝 86 岁,武则天 82 岁,宋高宗 81 岁,清高宗 89 岁,有意思的是,偏偏这四位帝王都是书法爱好者。至于近代、当代长寿的书画家,更是不胜枚举,书坛大腕"南仙北佛"中的苏局仙、孙墨佛,享年分别为 106 岁和 103 岁。朱屺瞻 105 岁,李泳森 102 岁,晏济元 102 岁,李剑晨 101 岁,王康乐 100 岁,刘海粟 98 岁,何香凝 95 岁,齐白石 94 岁,林散之 92 岁,陆抑非 90 岁,黄若舟 90 岁,关山月 88 岁,谢稚柳 87 岁,程十发 86 岁……而且上了年纪的书画家们,大多数在晚年都能保持有清楚的头脑和超群的记忆力,几乎没有患老年痴呆症者。他们中的许多人在 90 高龄居然还能整篇、大段地背诵唐诗宋词。

受祖父的影响,启功自幼喜爱绘画,随着画技的提高,向他求画的人一天比一天多。启功发现,许多求画者常常叮嘱他画好后不要题字,然后又去请别人在他的画上题字,他由此发现人家是嫌他的字写得不好,由此开始了锲而不舍的练字生涯,在成为书法大师的过程中,也一点一点地体会到了书法对他个人身心健康潜移默化的促进。根据中医经络学说,书法家常用的五指执笔法,非但可以把字写得刚健有力,而且通过手指的活动能调和气血,活络关节,平衡阴阳,促进生命活力。类似清代书法家周星莲在《临池管见》中所说的"作书能养气,亦能助气。静坐作楷书数十字或数百字,便觉矜躁俱平;若行草,任意挥洒至痛快淋漓之时,又觉灵心焕发"等感受,启功也常常可以深切地体味到。当他心中有所郁闷时,写字能使他解脱;每逢遇到他情绪有所激动时,书法能令其冷静。正像启功在一首诗中描述的那样:"用笔何如结字难,纵横聚散最相关。一从证得黄金律,顿觉全牛骨隙宽。"启功自谦自己的字还写得不够好,"字不如画,画不如文物鉴赏",还须活到老学到老。正是这种永不满足的态度,促使他直到去世前还在每天挥毫不止,也使他 93 年绵延宁静的生命之河,泽被后世,成为除书法绘画诗词等有形瑰宝外,留给后人的又一个宝贵遗产。

(三)蒙古民族的运动养生

科学家对家养动物和野生动物的心脏进行过一次比较研究,结果发现,在相同体重的情况下,野兔的心脏是家兔心脏的 3.2 倍;猎狗的心脏是家狗心脏的 2.2 倍。它们的寿命也因此比家养动物长 2～3 倍。为什么野生动物的寿命会比家养动物的寿命长那么多? 主要原因是因为它们长期在野外奔跑运动。动物需要运动,作为高级动物的人更离不开运动。因为只有运动,才能使人的心、肺等器官,血液循环、消化、内分泌等系统得到锻炼;只有运动,才能使神经系统反应敏捷、动作协调,肌肉、骨骼系统强健有力;只有运动,才能促进机体的新陈代谢,增强整个机体的活力,从而提高身体的防病抗病能力,延缓衰老的进程。更何况,"动"还是游牧文明的本质和灵魂。离开了永无休止的迁徙和运动,不仅游牧人群难有健康与长寿,整个草原都会失去生机与活力。因此,从古至今,体育运动一直是蒙古民族中最具群众基础的一项社会生活内容。其中被各种史籍记载的蒙古族传统运动项目就有六大类 20 多种。

1. 狩猎运动

每年冬春之际外出狩猎,是蒙古民族自古养成的一项传统性节令游乐活动。其目的不单是为了猎取野兽,更主要的是通过狩猎来锻炼身体并培养人们吃苦耐劳的意志。因此,《蒙鞑备录》记载说,蒙古人"生长鞍马间,人自习战,自春徂冬,旦旦逐猎,乃其生涯"。在蒙元帝国建立初期,围猎实际上又是成吉思汗训练军队的一种特殊方式。据《多桑蒙古史》记载,在公元1224年进行的一次大规模围猎活动中,成吉思汗的两个孙子,11岁的忽必烈和9岁的旭烈兀不仅都参加了狩猎,而且各自猎获一兔一鹿。忽必烈和旭烈兀后来戎马一生,一个成为大元帝国的开国皇帝,另一个成为伊利汗国雄才大略的创立者。与他们从小经常参加狩猎等体育运动是分不开的。尤其是忽必烈,活了80多岁,是蒙元可汗皇帝中独一无二的长寿者。社会发展到近代,上述大规模的狩猎活动虽然已经不可能再有,但在现代蒙古人的狩猎方式中依然可以找到古时候蒙古狩猎方式的遗存。例如《郭氏蒙古通》介绍的"乌审网猎""巴林围猎""苏尼特奇猎""兴安岭猎熊""乌拉特猎狼"等狩猎方法,无论是布设网套,还是埋设陷阱、布置疑阵,其基本捕猎手段,万变不离其宗,都和古代蒙古人狩猎经常采用的方法如出一辙。20世纪70年代,考古工作者在内蒙古东部的昭乌达盟(赤峰市)宁城县南山根夏家店文化遗址上层第3号石椁墓中发现了一件"骑兵猎兔铜扣环",扣环外铸有两个骑马的人像,其中一匹马前铸有一只奔兔,说明当时狩猎运动已经十分普及。

从某种意义上讲,狩猎实际上是人和动物之间展开的一场智力与体力的全面竞技与拼搏;是人体各项运动的一次总荟萃和大检阅。在狩猎活动中,奔跑、投掷、跨越、跳高无所不包,攀山、涉水、竞速、斗智无所不有。从体力运动强度看,人身所有的组织、器官在狩猎过程中都经受了激烈运动的考验;从智力拼搏角度言,狩猎的成功,对狩猎者精神的鼓舞和情绪的抚慰所起到的积极作用,都大大超过了狩猎的物质所得。从运动项目之全面讲,举办一场大规模的狩猎活动,无异于举办一届小型的"奥运会"。但是,运动养生(体育锻炼)毕竟不同于体育竞技,更不能像狩猎时那样,竞技者(猎人和猎物)之间举行激烈的生死拼搏。体育运动要想达到养生防病的目的,必须要运动适度、适量,恰到好处。不适宜、不恰当的运动,不仅达不到强身健体的目的,还可能引起种种疾病或意外的发生。所以成吉思汗、耶律楚材等有识之士曾不厌其烦地劝诫人们慎于狩猎。大型的狩猎活动随着时代进步日渐减少,到今天几乎已经绝迹。原因除了因其容易发生意外并有一定的副作用外,还与现代人日益认识到环境保护与保护野生动物的重要性有直接关系。

2. 球类运动

篮球、排球、足球和冰球等现代球类运动,具有运动强度较大,能量消耗高,能量转换率高且运动持续时间长等特点。可以增强运动员具备的力量、灵敏、速度、技巧等多方面的健康素质。古代蒙古民族经常进行的蹴鞠、马球、步打球等球类运动,和现代球类运动有着这样或那样的联系,它们共同的特点是组织严密,有各自的竞技规则。运动员只有在激烈的对抗中充分发挥自己的体能和技能,并灵活地运用恰当的技战术相互进行配合,才可能争取最终的胜利。由于球类运动身体各部分运动量都比较大,因此其不仅能促进身体的全面发展,而且还可以培养集体主义精神和勇敢、机智等品质。

(1)蹴鞠

古时候所谓的蹴鞠,就是现在的足球。"蹴"者,用脚踢也;"鞠"者,球也。这种球外面用皮革制成,使用时吹气使之膨胀即可踢。传说蹴鞠是4 000多年前轩辕黄帝发明的。当时,黄帝领导的部落和蚩尤领导的部落发生了一场激烈的战争,蚩尤领导的部落以失败而告终。黄帝部落为庆祝胜利,便将蚩尤的胃塞满了毛发,做成球让士兵们踢。虽然这只是一个古老的传说,但它至少传达了一个信息:中国的足球运动始源甚早。只不过,在唐代以前人们踢的蹴鞠是实心的,充气的球是唐代以后才发明的。蹴鞠运动在宋朝达到巅峰,《水浒》中的高俅因会蹴鞠而爬上太尉的高位,就是一个证明。到了元代,蹴鞠仍流行不辍。据《元史》《阿沙不花传》记载,元武宗海山特别爱看近臣蹴鞠,一次看得高兴,命令奖给踢球者十五万贯钱,宰相阿沙不花恰好在场,反对说:"以蹴鞠而受上赏,则奇技淫巧之人日进,而贤者日退矣,将如国家何。臣死不敢奉诏。"于是作罢。阿沙不花将一种体育运动、养生举措看作是奇技淫巧,现在看来太过偏颇,可他劝元武宗重视人才,节约经费还是可取的。

(2)马球

马球,又称"击鞠""打球",是一种骑马持杖击球的体育运动。兴起于唐代,历辽、宋、金而不衰,到元代依然相当流行。打马球时,采用两队对抗的办法,参赛者骑在马上,手执木制的球杖往来奔驰,能用球杖将木制的球打入球网,便取得胜利。从现有的记录看,生活在草原上的蒙古人原来并不知道打马球。进入中原后,由于他们原本就习惯马上生活,很自然便喜欢上了这项运动。元朝统一全国后,打马球作为宫廷每年都要举办的大型体育运动,一般在端午和重阳时举行。比赛的热烈与精彩,在元代诗人留下来的诗篇中有详尽而又传神的描绘。元人爱打马球的风尚一直影响到明代,明朝初年宫廷中依然盛行在端午节这一天举办打马球活动。虽然到了明朝晚期,马球运动渐趋消沉,但这种传统的运动养生方法还是点点滴滴地流传下来,直到清代中叶仍为国人所羡赏。

(3)步打球(捶丸)

元朝时候的步打球又名"捶丸",是从起源于唐代的木射发展而来的。所谓"木射",有点类似现代的保龄球,立木柱为靶,以木球为矢,用木球击射木柱。木柱共15根,笋形平底,每根木柱上用红、黑颜色各写一字,红字为"仁、义、礼、智、信、温、良、恭、俭、让"共十柱;黑字有"傲、慢、佞、贪、滥"共五柱。这15根木柱红黑相间,放在场地的远端作为目标,参赛者用手抛木球击向木柱。击中写有红字的木柱为胜,击中写有黑字的木柱为负。在唐代,木射很受老年人欢迎和喜爱。到了唐代中后期,木射又衍变出一种"步打"运动。唐宋时代的步打规则与马球相近,只是徒步持杖,可以不使用专门场地,随意趋打。花蕊夫人诗:"殿前铺设两边楼,寒食宫人步打球",歌咏的便是宫女们在楼前空地玩步打球的情景。到了元代,步打球演变成"捶丸",其击打方式也略有改变,主要是将球击打入地穴之中,有点类似于现代的高尔夫球。因为捶丸是在一个地势凹凸不平的空旷地上进行,击球者除了首先必须审时度势仔细观察地形,以便设置球基外,还必须要想方设法将球击入球窝(穴)。这就要求参加者不能气急浮躁。也就是说该运动不仅可以活动体魄,还能够锻炼脑力。难怪能获得那么多人的垂青。

3. 射箭类运动

作为具有悠久历史的一项传统运动,古代蒙古人的射箭活动,曾以射箭、射柳、射圃等不同的竞技形式表现出来。它们在运动养生中共同的作用是,都能较好地锻炼上肢、胸部、背部和腰腿部的肌肉力量,增强心肺功能,而且还可以锻炼和增强目力。

(1)射箭

射箭是中国北方草原地带游牧民族传统的技能之一,也是蒙古族男子三项竞技活动之一。它起源于远古时期的狩猎和战争,从这个角度讲,射箭的出现比蒙古民族形成的历史要久远。由于射箭对古代蒙古人来说,既是防身自卫的武器,又是谋生的手段和工具,所以,蒙古人自幼在练习骑马的时候也要同时练习射箭。实践证明,经常从事射箭运动可以促进运动器官的发展,加强新陈代谢,提高和促进肌肉的性能。由于它可以使肌纤维增粗、肌肉体积增大,因而可以让肌肉显得更加发达结实、匀称有力。随着斗转星移,世事变迁,弯弓射箭也一步步完成了从狩猎工具到战争武器,再到体育运动器械的历史性转化。但是,它在蒙古人的心目中依然占有十分重要的地位。不仅每年的那达幕都安排有射箭比赛,有的部落每逢家庭中举办重要的礼仪活动,都要把射手请到门前进行射箭表演,来个"开门见喜"。至今鄂尔多斯的小伙子迎娶新娘子,仍要像他们的先人出征那样,乘马佩箭。来到新娘家门口后,女方还要在新郎的箭囊里投进一支白箭。

(2)射柳

所谓"射柳"其实也是射箭运动的一种翻版。即以柳条为目标,参赛者骑在马上用箭射之,射中者为胜。该项运动在辽、金、元、明四朝曾极为流行。元代射柳常在每年的春末夏初时节举行。比赛时,人们把柳枝插在场外,柳枝中间的一小段被削去了枝皮,露出白色的内杆,这段柳枝便被当作箭靶。射柳之人持弓上马,用无羽横镞箭射向柳枝,必须从白杆处射断,并且要在断柳坠落之时用手接住。如果没在白杆处射断柳枝,或者虽然射断了但未在其落地前用手接住,都算告负。由于射柳属于比较高难度的一种体育竞技,参赛者除箭法高超,身手还得敏捷。所以,每次比赛观者如云,场面十分热烈、壮观。

4. 田径类运动

田径运动实际上是从人们日常生活技能中发展起来的一类竞技性运动的总称。田径运动是以走、跑、跳跃、投掷等身体基本练习组成的运动形式,其练习的主要目的是开拓和发展人体的基本活动能力。古往今来,蒙古民族经常举办的田径类竞技运动有蒙古式摔跤、竞走、跳驼等。这些运动对提高和发展速度、灵敏、力量、耐力等身体素质和能力具有良好的促进作用。不仅能增强体质、增进健康、提高劳动能力,而且能为其他运动项目打好身体训练和技术训练的基础。实践证明,经常坚持田径运动不仅能促进人的身心健康,还能有效地改善人的精神面貌,塑造健康的形体,促进高雅气质的形成。

(1)蒙古式摔跤

摔跤,是蒙古族男子三项竞技运动之一。蒙古人非常喜爱摔跤运动,在《元史》中,草原上出名的摔跤手被称为"字可"(力士),又称"布库"。当时的蒙古式摔跤主要是为了显示力量,娱乐性不是很强。从窝阔台登上汗位时起,这种摔跤运动逐渐朝着娱乐和强身方向发展。因此蒙元帝国的宫廷中经常举行大型的摔跤比赛。比赛的优胜者常常得到非常丰厚的奖励。公元1319年,即元仁宗延佑六年,元廷"置校署,以角抵者隶之"。专门为摔跤者成立了一个管理机构,既说明当时摔跤运动的盛行,也说明摔跤比赛的规则已经制度化规范化。进入清代以后,蒙古族的摔跤运动更是发展迅速,并出现了名为"善扑人"的职业摔跤手。蒙古式摔跤不仅是力量的拼搏,而且是智慧的较量。它有一系列完整而科学的技术技巧。

(2)竞走

竞走运动在元朝被称之为"放走"。据《山居新话》等史籍记载,元代的竞走比赛有以下几个特点:①运动员全部赤脚参加比赛;②参加比赛的人都有编号或识别标志,只不过其识别标志与现代运动员不同,不是标写在上衣前后,而是封记于头发之上;③比赛分别在大都和上都举行,行程在200里左右,大约需要三个时辰;④现代径赛是在终点撞线,而元朝的竞走比赛却把线绳放在起点,使其成为名副其实的"起跑线";⑤参加比赛人员人人有奖,尤其是前三名赏赐不菲;⑥从比赛分别在大都和上都举行,终点都安排在皇宫前,参加比赛者人人有奖,可以看出元朝官方对竞走运动不仅重视,而且十分鼓励和支持。

(3)跳驼

据赵翼《簷曝雜记》记载,清代帝王木兰巡幸时举办的文体娱乐活动中,有一种名为"跳驼"的表演,似乎也可以列入田径类运动之中(或称之为"驼术")。该项表演具体的运动方法有点类似现代体操中的跳鞍马:"牵驼高八尺以上者立于庭,捷足者在驼旁,忽跃起越驼背而过,到地仍直立不仆,亦绝技也。"

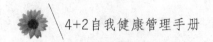

5. 骑术类运动

这里所谓的"骑术",泛指"骑马的技术",也称为"马术",中国古代又称之为"御",在中国古代是一项比较普及的重要体育运动,不仅包括赛马、马术,还包括马戏等。骑术的发明最初是为了狩猎,后来应用到军事行动中。由于骑术在狩猎和军事中的重要作用,历来受到人们的重视,并逐渐发展为一项体育运动。

骑术在中国出现较早,据考古资料证实,中国最早发明骑术的应该是生活在北方草原地带的包括蒙古族先民在内的氏、羌、大月氏、突厥、匈奴、东胡、鲜卑、回鹘等游牧民族。从阴山、贺兰山山脉,到河西走廊的许多山崖上至今留有大量原始先民雕刻的岩画。据考古学家研究,这些岩画大都刻画于4000至1万年前,是远古时候聚居活动在这一带的游牧部落先民的文化遗存。其中不少岩画描绘的是上述民族狩猎、赛马和作战等场景。

（1）赛马

赛马,蒙古族男子三项竞技运动之一。靠游牧为生的蒙古族牧民,从小在马背上成长,精骑术,驯烈马,是一个蒙古族优秀男子汉的主要标志。因此,早在蒙元帝国建立以前,蒙古人就经常举行以竞速和套马为主要内容的赛马活动,俗称为"诈马"。这种带有游牧风格的竞技活动,一直贯穿并影响了明清两代,从而加速了中国古代赛马从习练表演向竞赛争胜方向的发展。从康熙皇帝起,清代帝王几乎每年都要到蒙古故地木兰围场去巡幸,届时,除狩猎、行围、聚宴外,还要举行诈马、什榜、布库、教骒等活动,史称"塞宴四事"。其中,赛马就占了两项(诈马,即骑马竞速;教骒,即套马、驯马)。另外两项,什榜,是蒙古族乐器的大演奏;布库,是满蒙式摔跤。几乎全部和蒙古族的运动养生有关。

（2）赛驼

赛驼和赛马一样,也是蒙古民族的一种传统养生保健体育运动项目。只不过它不像赛马那么普遍,只有在中外驰名的驼乡——内蒙古阿拉善一带才能经常见到。蒙古族赛驼一般分为远程赛(赛程15～20千米),田径赛(赛程3000米、5000米、10 000米不等)和接力赛(赛程20～30千米)。田径赛一般是在赛场内绕圈圈跑。而远程赛和接力赛则在野外跑,其路线常选择在比较平坦开阔没有障碍的地方。骑乘者大多为儿童或体重较轻的青年男女。

6. 棋类运动

以起源于中国的围棋、国际象棋、中国象棋等为代表的棋类运动,融竞技、教育、科学、艺术、娱乐五大神奇功能于一体,深受古往今来国内外广大群众的欢迎,被誉为强身健脑的"智慧体操"。蒙古民族生性豁达,能歌善舞,长于竞技。陪伴他们逐水草而居,四处游牧了千百年的蒙古象棋、鹿棋和玩髀石等棋类运动。不仅与现代棋类运动有着割不断的历史渊源,而且一直是蒙古人在游牧和战斗休息时用以磨砺智慧的"磨刀石"。

(1)蒙古象棋

蒙古象棋,蒙语的音译为"什特拉"。据传,蒙古象棋是蒙古帝国的创始者成吉思汗西征时亲自引入,并按蒙古习惯加以改进而形成的一种独具民族特色的棋类。其外观形态与中国象棋有点类似,而走法和规则等与国际象棋更加接近。蒙古象棋中的游戏规则,处处体现了一个"动"字。例如,蒙古象棋的所有棋子包括帅、狮子、虎、马、骆驼、车、卒等,在棋盘上都可以自由地驰骋,不仅可以纵横行走,而且可以斜路冲杀。蒙古象棋中的士(狮子和虎),也不像中国象棋那样被固定在城池里,专门负责保护老帅。它们也可以自由地移动,在运动中保护自己和消灭敌人。蒙古象棋坚持的这个"动"字,不仅体现了游牧文化的基本构型和规则,而且道出了"生命在于运动"这一蒙古运动养生的基本原理和方法。

(2)鹿棋

考古工作者曾在阴山岩画中发现过一幅鹿棋岩画,并在元朝万安宫遗址发现过一个鹿棋的棋盘,说明鹿棋也是一种历史悠久的蒙古人传统文体娱乐项目。鹿棋有适合儿童或成年人等多种玩法。例如,一种适合儿童玩的鹿棋的棋盘为三角形,中画十字,形成七个交点,三角的三个顶端画山,形成平顶形,其中也有若干个交点。棋由两人对垒,一方持一子名为鹿,另一方持七子称为狗。走动时,狗走动一格,鹿再走,当鹿跳过一狗时即算把狗杀了,但两狗在前时鹿不能跳,只能走空格。如鹿吃掉两狗即可获胜,而狗要是堵住鹿,则狗获胜。其他一些玩法比较复杂,一般适合成年人玩。

(3)玩髀石

髀石,又称"石阿",就是羊等动物的内踝骨。内蒙古自治区成立后,考古工作者在呼和浩特市郊区的北魏砖墓中发现了一套铜制的髀石。由此可知,玩髀石不仅是蒙古族中流行的一种古老的游戏活动,而且是中国北方草原游牧民族共同喜好的一项传统体育游艺活动。玩髀石有踢、击、抓、猜等多种玩法,可两个人玩,也可几个人一块玩。踢,就是将髀石用脚踢出去,髀石落地成花面者为胜;击,就是用一髀石去击打另一髀石,以打中者为胜;抓,就是将数枚髀石撒落地上,数人一组,抛起一枚后,用手抓其他几枚,然后再抓住抛出的那枚,以抓多者为胜;猜,就是将髀石握在手中藏起来,数人同时伸手,互相猜手中的枚数,以猜中者为胜。

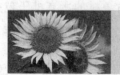

第三部分 戒烟限酒

中国既是酒的故乡，酒文化的发源地之一，又是目前世界上生产卷烟最多的国家。所以在中国戒烟限酒，不仅任重而且道远。借用楚辞中两句诗形容就是：戒烟限酒虽然"路漫漫其修远兮"，但只要不屈不挠地"上下而求索"，终有雾散云开阳光灿烂的一天！

一、权威导向

（一）世界卫生组织关于戒烟限酒的论述与举措

关于戒烟限酒，古今中外有识之士多有论述，但是戒烟限酒被世界广大公众所接受，并逐渐成为一股不可阻挡的时尚和浪潮，则与世界卫生组织的提醒、呼吁、组织、倡导、率先垂范有着直接的关系。

1. 倡导：组织开展"世界无烟日"活动

烟草原本是生长在南美洲的一种野生植物，最初只有印第安人将其口嚼或做成卷烟吸吮。哥伦布发现了美洲大陆后，烟草随着哥伦布从美洲来到了欧洲，又由欧洲走向了世界。吸烟在全球被追捧了几百年，直到 20 世纪，人类才开始逐渐认识到吸烟对健康的危害。1977 年，美国癌症协会首先提出了把每年 11 月第 3 周的星期四确定为本国的无烟日，作为提醒人们注意烟草危害的一种宣传教育方式。每年这一天，不仅在全国范围内大张旗鼓地进行"吸烟危害健康"的宣传，而且劝阻吸烟者不在当天吸烟，并要求商店在这一天停售烟草制品。之后，英国、马来西亚、中国香港等国家和地区相继效法，并制定了本国或本地区的无烟日。

1987 年 11 月，联合国世界卫生组织建议将每年的 4 月 7 日定为"世界无烟日"，并于 1988 年开始执行。但考虑到 4 月 7 日是世界卫生组织成立的纪念日，每年的这一天，世界卫生组织都要提出一项保健要求新主题。为了不干扰世界卫生日主题的提出，世界卫生组织决定从 1989 年起将每年的 5 月 31 日定为世界无烟日,中国也将该日同时确定为中国的无烟日。从 1988－2010 年的 22 年来,世界各国每年都在无烟日围绕一个主题宣传戒烟活动,为的是通过每年一天的有限宣传,对人们一年生活的 365 天,天天都远离烟草毒害产生尽可能大的积极影响。

为了使每年进行的这一宣传,都能记忆深刻地印记在人们的脑海,转变成人们的行动,世界无烟日每年的宣传主题都有各自的侧重。以下是历年来世界无烟日的活动主题。

1988 年:要烟草还是要健康,请您选择。

1989 年:妇女与烟草。

1990 年:青少年不要吸烟。

1991 年:在公共场所和公共交通工具上不吸烟。

1992 年:工作场所不吸烟。

1993 年:卫生部门和卫生工作者反对吸烟。

1994 年:大众传播媒介宣传反对吸烟。

1995 年:烟草与经济。

1996 年:无烟的文体活动。

1997 年:联合国和有关机构反对吸烟。

1998 年:在无烟草环境中成长。

1999 年:戒烟。口号是"放弃香烟"。

2000 年:不要利用文体活动促销烟草。口号是"吸烟有害,勿受诱惑"。

2001 年:清洁空气,拒吸二手烟。

2002 年:无烟体育—清洁的比赛。

2003 年:无烟草影视及时尚行动。

2004 年:控制吸烟,减少贫困。

2005 年:卫生工作者与控烟。

2006 年:烟草吞噬生命。

2007 年:创建无烟环境。

2008 年:无烟青少年。口号是"禁止烟草广告和促销,确保无烟青春好年华"。

2009 年:烟草健康警示。

2010 年:重视针对女性的性别与烟草营销。

2011 年:世界卫生组织烟草控制框架公约。口号是"烟草致命如水火无情,控烟履约可挽救生命"。

2. 呼吁:全球吸烟危害甚于"非典"和海啸

"非典"、海啸和地震等突发的自然灾害和疫病流行,是进入 21 世纪后令世界公众谈虎色变的"魔鬼"和"杀手"。但是世界卫生组织(WHO)在全世界范围科学调查和研究后,不仅将烟草依赖作为一种疾病列入了国际疾病分类(ICD-10,

F17.2)。而且毫不含糊地确认:烟草是目前全人类健康最大的威胁。吸烟的危害程度甚于"非典"和海啸。

世界卫生组织在 2005 年全球《烟草控制框架公约》正式生效时发表的声明中说,如今烟草已经成为全球的第二大杀手。"吸烟产生的破坏比非典和最近的海啸还要严重"。世界卫生组织的统计数字表明,全球每年约有 500 万人死于和烟草有关的疾病。仅西太平洋地区,每天就有 3 000 人死于吸烟。

世界卫生组织在声明中指出:吸烟不仅给人们带来了巨大的痛苦和严重的生产力损失,烟草使用还会给家庭和国家带来巨大的经济损失,包括收入损失、生产力下降以及卫生保健费用的提高等。"吸烟是一个全球问题,现在我们有了全球性的公约来应付这个问题。所有的成员都应该加入这场战争"。世界卫生组织在声明中强调,"如果维持当前的趋势不变,到 2020 年的时候,每年将有 1 000 万人因吸烟而过早去世。在全球 13 亿烟民中,有 6.5 亿人因为吸烟而过早死亡"。与烟草相关的死亡总数将超过肺结核、疟疾、生产和围生期并发症及艾滋病的总和。

3. 提醒:女性正在成为烟草业的目标人群

在 2010 年 5 月第 23 个世界无烟日到来之前出版的《女性与健康:今天的证据,明天的议程》一书中,世界卫生组织提醒公众说,由于当前吸烟者中的 50％将会因各种烟草相关疾病而早亡,所以烟草业必然会不断地吸引新的烟草使用者来补充与替代。再加上全球男性的吸烟率已经很高,基本趋于饱和,因此女性正在成为烟草业的目标人群。

为了实现自己的目标,烟草企业将"自由、时尚、苗条、性感、浪漫、独立"等充满诱惑的词汇,越来越多地应用在烟草广告中,通过有女人味、性感的女性形象,传递一种"吸烟就可以具有这种魅力"的信息。并且充满"体贴"地告诉女性:"吸烟不是男人的专利""吸烟是一种享受,一种放松,一种自我愉悦,这种权利女人应该一样拥有",在女性中鼓吹吸烟是社会可以接受的行为,以此来消除女性吸烟时的羞怯感。这些策略使烟草企业在美国、日本等国家和地区取得了巨大的成功,现在,他们又开始瞄准发展中国家的女性。

许多证据显示,不仅越来越多的烟草广告正在将目标指向女性青少年。而且女性青少年吸烟率上升的状况也十分令人担忧。世界卫生组织在 151 个国家进行的调查证实,女性青少年的吸烟率为 7％,而这些国家男性青少年吸烟的比例是 12％。在某些国家,男女性青少年吸烟人数几乎已经旗鼓相当。根据目前全球男性烟草使用已处于缓慢下降阶段,而女性则仍处于上升阶段。世界卫生组织估计,到 2025 年,全球女性的吸烟率将由 2005 年的 12％上升为 20％。

4. 报告:减少使用酒精造成的危害刻不容缓

世界卫生组织 2011 年 2 月 11 日在日内瓦最新发布的一份报告中指出,有害使用酒精正在成为比艾滋病、暴力和肺结核更为可怕的健康杀手。有害使用酒精每年造成全球 250 万人死亡,另有更多的人因之患病和受伤,并越来越多地影响到年轻人和发展中国家的饮酒者,因此需要更广泛地实施政策以拯救生命和减轻有害酒精对健康的影响。

世界卫生组织 2 月 11 日发表的《酒精与健康全球状况报告》对全球、区域和国家层面上的酒精消费、后果和政策干预措施的现有证据进行了分析。报告显示,全球 6.2% 的男性死亡与酒精有关。在俄罗斯联邦和邻近国家,每 5 名男子中就有 1 人的死亡与饮酒有关;另外,全球每年有 32 万 15-29 岁的年轻人死于与酒精相关的原因,占同年龄组死亡率的 9%。

世卫组织官员萨克斯纳指出,尽管有害使用酒精造成很多严重的社会问题,包括暴力、忽视儿童、旷工等,但许多国家的酒精政策和预防规划还是很薄弱。萨克斯纳说:"世界卫生组织认为,没有一种饮酒是绝对安全的。任何人喝酒都会造成某种伤害。我们意识到许多国家有一些对无害饮酒的指导,但我想指出的是,这完全取决于你喝的是什么酒,你可以喝多少以及你是在什么情况下喝的。"

世界卫生组织的报告指出,2005 年世界范围内的酒精消费量,相当于 15 岁或以上人群每人消费 6.13L 纯酒精。2001-2005 年,非洲和东南亚地区酒精消费量有显著地增加。

世界卫生组织之所以史无前例地召开这样一个会议,目的是为了开始实施减少有害使用酒精的全球战略。以提高关于有害使用酒精所造成问题的认识,并帮助世界各国更好地预防和减少此类危害。

在这之前世界卫生组织 193 个会员国在 2010 年召开的第 63 届世界卫生大会上通过了"减少有害使用酒精全球战略"。该战略提出了一系列已被实践证实是有效的措施以减少酒精的相关危害,其中包括对酒精收税;减少酒精销售点;提高对买酒者的年龄限制以及采用有效的酒后驾驶制裁措施等。

5. 行动:绘制烟草控制"路线图"

2003 年 5 月,在瑞士日内瓦召开的第 56 届世界卫生大会上,世界卫生组织 192 个成员一致通过了第一个限制烟草的全球性公约——《烟草控制框架公约》。公约的主要目标是提供一个由各缔约方在国家、区域和全球各级实施烟草控制措施的框架,以便使烟草使用和接触"二手烟"频率大幅度下降,从而保护当代和后代人免受烟草对健康、社会、环境和经济造成的破坏性影响。

2005 年 2 月 28 日正式生效的《烟草控制框架公约》,既是世界上第一个旨在限制全球烟草和烟草制品的公约,也是由世界卫生组织主持达成的第一个具有法律约束力的国际公共卫生条约,和世界范围的多边协议。

为帮助各国政府和有关团体履行其对《烟草控制框架公约》承担的义务,世界卫生组织在对 179 个会员国提供的有关信息进行汇编分析的基础上,绘制了一幅烟草控制"路线图"。试图通过六项战略行动一揽子计划,最终实现《烟草控制框架公约》规定的控烟战略目标。这六项战略行动是：

（1）监测烟草使用和预防政策。

（2）保护民众远离二手烟，制定无烟环境的法律。

（3）为戒除烟草使用提供帮助。

（4）警示烟草危险。

（5）执行禁止烟草广告、促销和赞助的规定。

（6）提高烟草税。

世卫组织总干事陈冯富珍博士说，虽然禁止吸烟的努力势头越来越猛，但实际上每个国家都需要做更多事情。每个国家，无论富国还是穷国都有能力实施上述六项战略，将这六项战略一揽子整合在一起，可为我们扭转烟草日益流行的趋势创造最大机会。

其实，早在1996年《烟草控制框架公约》被49届世界卫生大会提议进行谈判之前的5年前，世界卫生组织在1992年加拿大维多利亚召开的国际心脏健康会议上发表的《维多利亚宣言》中就已经明确指出，要想使科学更好地为民众服务，必须要在科学论据和民众之间架起一座健康金桥，这座"健康金桥"有四大基石，戒烟限酒是其中之一，其他三块基石是：合理膳食，适量运动和心理平衡。

（二）烟草控制框架公约

1. 由来

面对日甚一日的烟草肆虐，为减少、控制烟草危害，1996年5月召开的第49届世界卫生大会提议进行《烟草控制框架公约》（FCTC）的谈判。

1999年5月，第52届世界卫生大会决定启动该公约的谈判，并确定在2003年5月完成谈判。2000年10月，烟草控制框架公约的政府间谈判正式开始，并于2003年3月通过了公约的最后文本。2003年5月，在日内瓦召开的第56届世界卫生大会上，世界卫生组织的192个成员一致通过了全球第一个限制烟草的公约——《烟草控制框架公约》。

2003年11月，中国成为该公约的第77个签约国。2005年2月27日，《烟草控制框架公约》正式生效。2005年8月，中国全国人大常委会表决批准了该公约，并于同年10月正式向联合国递交了批准书。

2006年2月6日至17日，《烟草控制框架公约》缔约方首次会议在日内瓦举行。会议决定在世界卫生组织总部日内瓦设立一个实施该公约的常设秘书处，指导各缔约国进行烟草控制，协调各国在实施该公约过程中出现的各种问题。会议还决定成立一个工作小组和一个专家小组。

2007年7月，《烟草控制框架公约》第二次缔约方大会通过了《防止接触烟草烟雾准则》（以下简称《准则》）。按照《准则》的要求，自2011年1月起，中国应当在所有室内公共场所、室内工作场所、公共交通工具和其他可能的室外公共场所完全禁止吸烟。

2. 具体内容

《烟草控制框架公约》的文本内容除序言外由九部分38条组成。第一部分:引言;第二部分:目标指导原则和一般义务;第三部分:减少烟草需求的措施;第四部分:减少烟草供应的措施;第五部分:保护环境;第六部分:科学和技术合作与信息通报;第七部分:机构安排和财政资源;第八部分:争端解决;第九部分:最后条款。公约对与烟草控制有关的所有事项,包括烟草及其制品的成分、包装、广告、促销、赞助、价格和税收等问题均作出了明确规定。

公约的主要目标是提供一个由各缔约方在国家、区域和全球各级实施烟草控制措施的框架,以便使烟草使用和接触"二手烟"频率大幅度下降,从而保护当代和后代人免受烟草对健康、社会、环境和经济造成破坏性的影响。

《公约》明确指出,吸烟会引起上瘾,吸烟和被动吸烟会导致"死亡、疾病和丧失功能",并且对目前吸烟儿童和青少年日益增多、烟草广告和促销手段产生的影响表示忧虑和警惕。

《公约》要求在公约生效后世界各国至少应该以法律形式禁止误导性的烟草广告,禁止或限制烟草商赞助的国际活动和烟草促销活动,打击烟草走私,禁止向未成年人出售香烟,必须在香烟盒上用30%～50%的面积标明"吸烟危害健康"的警示并禁止使用"低焦油""清淡型"之类的广告词语。

《公约》还要求各国的烟草税收和价格政策应该以减少烟草消费为目标,禁止或限制销售免税烟草;室内工作场所、公共场所和公共交通中应该采取措施,以免人们被动吸烟。

《公约》还明确规定缔约方大会是《烟草控制框架公约》的执行指导机构,这一机构将负责解决公约执行过程中出现的技术和财政问题。在2005年11月之前递交批准公约证明文件的国家在缔约国大会上拥有投票权。

(三)减少有害使用酒精全球战略草案

世界卫生组织193个会员国于2010年召开的第63届世界卫生大会上批准了"减少有害使用酒精全球战略草案"。该战略草案敦促世界卫生组织各会员国共同承诺采取持续行动,以减少有害使用酒精造成的全球疾病负担。该项战略草案还列出了以证据为基础的政策和干预措施,如果采用、实施和执行这些政策和措施,就可以维护健康和挽救生命。它还确定了关于制定和执行政策的一整套指导原则,确定了全球重点行动领域,提出了国家行动领域,并授予世界卫生组织加强各级行动的重大任务。

1. 战略草案出台的背景

(1)有害使用酒精已经成为加重全球疾病负担的一个重要因素,并被列为世界上导致早亡和残疾的第三大风险因素。据估计,2004年全世界有250万人的死亡与酒精有关,其中32万是15—29岁的年轻人。即便考虑到少量消费酒精对于一些40岁以上的人来说具有适度保护作用,特别是对冠心病而言,但是2004年中,有害使用酒精造成的死亡占世界总死亡的3.8%,并且占全球疾病负担的4.5%(按丧失的残疾调整生命年衡量)。

(2)有害饮酒是导致神经精神障碍和其他非传染性疾病,如心血管病、肝硬化以及各种癌症的一种主要但是却可以避免的风险因素。有害使用酒精还与若干传染病,如艾滋病、结核病和肺炎等有关。有害饮酒造成的疾病负担很大一部分源自无意和有意伤害,包括道路交通碰撞和暴力造成的伤害以及自杀。酒精消费引起的致命伤害多发生在较年轻的人群中。

(3)有害使用酒精的风险程度随消费者的年龄、性别和其他生物特征以及饮酒行为发生的环境和背景而有所不同。某些脆弱或危险群体和个人更容易受到乙醇毒性、精神活性和导致依赖特性的伤害。当然,有控制的少量饮酒,一般不会出现上述情况。

(4)关于防止和减少酒精相关危害方面宏观(战略)的和微观(技术)的干预措施及其效果效力和成本效益,目前已具有大量的知识和经验积累,可供决策者作为参考的依据。虽然这些证据和经验多数来自高收入的经济发达国家和地区。

2. 战略草案的宗旨和目标

(1)宗旨

①国家和地方所作的努力如果能够在商定的政策框架内得到区域和全球行动的支持,将会产生更好的效果。因此,全球战略草案的目的在于支持和补充各会员国的公共卫生政策。

②全球战略的制订是为了改善个人、家庭和社区的健康,大大降低因有害使用酒精导致的发病率和死亡率并减少随后产生的社会后果。根据设想,全球战略将促进和支持地方、区域和全球行动,防止并减少有害使用酒精现象。

③全球战略旨在为各级行动提供指导;制定全球行动的重点领域;以及建议一套政策方案和措施,可考虑在国家一级实施或经过适当调整后实施,以便顾及到国家的具体情况,诸如宗教和文化背景、国家公共卫生重点,以及资源、能力和潜力等。

(2)目标

可用于国家行动的政策方案和干预措施分别归入10个相辅相成的建议目标领域。这10个领域是:

①领导、认识与承诺

实现这一目标的政策方案和干预措施包括:制定或加强已有的国家和次国家

级综合战略、行动计划及活动,减少有害使用酒精;酌情建立或指定一个主要组织或机构,负责贯彻落实国家政策、战略和计划;使酒精战略与其他相关部门的工作协调一致,包括在各级政府之间以及与其他相关卫生部门战略和计划进行合作;确保社会各阶层能广泛获取信息和有效的教育和公众认识规划,以了解酒精相关危害的各种影响,同时明白必须有而且已经有有效的预防措施;提高对饮酒给他人以及脆弱人群造成的伤害的认识,避免指责并积极劝阻歧视受影响的人群和个人。

②卫生机构的应对行动

实现这一目标的政策方案和干预措施包括:加强卫生和社会福利系统的能力,以便为酒精使用和酒精诱发的障碍以及合并症提供预防、治疗和护理,包括为受影响的家庭提供支持和治疗以及支持互助和自助活动与规划;支持在初级卫生保健和其他机构开展行动,对危险和有害饮酒进行筛查和短期干预;这类行动应当包括早期确定和管理孕妇和育龄妇女中的有害饮酒行为;加强能力以预防和确定有胎儿酒精综合征及一系列相关障碍的个人和家庭,并采取干预措施;制定并有效协调针对酒精使用所致障碍和合并症,包括药物使用所导致障碍、抑郁、自杀、艾滋病毒/艾滋病和结核病等的综合和(或)相互关联的预防、治疗和护理战略和服务;通过加强社会经济地位低下人群对治疗服务的获取、利用和负担能力等方式,确保普遍获取卫生保健;建立和维持一个登记系统,并监测酒精所致发病率和死亡率,同时建立一个定期报告机制;酌情提供注重不同文化的适当卫生和社会服务。

③社区行动

实现这一目标的政策方案和干预措施包括:在社区一级支持开展迅速评估以确认差距和应当采取干预措施的重点领域;促进在地方一级加强对酒精相关危害的认识,鼓励针对有害使用酒精及相关问题的地方决定因素采取适当有效并且具有成本效益的对策;加强地方当局能力,以便通过支持和促进制定旨在减少有害使用酒精的地区性政策,鼓励和协调社区一致行动,此外还要提高其能力,以加强社区机构以及非政府组织的伙伴关系和网络;提供有关以社区为基础的有效干预措施信息,并在社区一级建设实施措施的能力;动员社区防止向未成年饮酒者销售,或由其消费酒精,并建立和支持无酒精环境,特别是针对年轻人和其他危险人群;向受影响的个人及其家庭提供社区关爱和支持;制定或支持针对特别有危险的亚人群,如年轻人、失业者和土著人群等,以及针对特定问题,如生产和分销非法或非正规酒精饮料以及体育赛事和城市节日等社区活动的社区规划。

④酒后驾驶的政策和对策

实现这一目标的政策方案和干预措施包括:对血液酒精浓度采用并强制执行一个上限,同时降低对专业驾驶员以及年轻或无经验驾驶员的限量;促进设置酒精检查点以及随机进行呼吸测试;行政吊销驾驶执照;对无经验驾驶员分阶段颁发执照,绝对不容许酒后驾驶;在可承受的特定情况下,使用酒精-点火互锁系统,减少酒后驾驶事故;实行强制性驾驶员教育、咨询方案并酌情采取治疗方案;鼓励提供其他交通工具,包括公共交通;开展支持有关政策的公众认识和宣传运动,以加强普遍威慑力;针对特定情况,如节假日,或针对特定受众,如年轻人等开展精心策划、高度集中和能够有效执行的媒体宣传运动。

⑤酒精供应

实现这一目标的政策方案和干预措施包括:建立、运转和执行一个适当的管理酒精饮料生产、分销和供应的系统,根据文化规划对酒精销售和酒精销售点的经营实行合理限制,具体可以采取如下措施:对零售业务酌情采用许可制度,或采取注重公共卫生的政府垄断;管理酒精消费场所和销售场所的数量及地点;管理零售日期和时间;管理酒精零售方式;在某些场所或在特殊活动期间管理零售业务。对购买或消费酒精饮料设定适当的最低年龄,并采取其他政策,以便提高门槛,防止向青少年销售,或由其消费酒精饮料。采纳政策防止向醉酒者以及不满法定年龄者进行销售,并根据国家立法,考虑推行各类机制,使销售者和供应者承担责任。制定有关在公共场所饮酒或在官方公共机构举办活动和履行职能过程中饮酒的政策。

⑥酒精饮料的推销

实现这一目标的政策方案和干预措施包括:在酒精推销方面,建立最好具有立法基础的管制或共同管制框架,适当时应辅之以自我管制措施,为此应:管理推销内容和营销量;管理在某些或所有媒体中直接或间接进行推销;管理促销酒精饮料的赞助活动;限制或禁止在以年轻人为目标的活动中进行促销;管理新式酒精推销手段,例如社会宣传。由公共机构或独立的机构建立有效的酒精制品推销监测系统。针对违反推销限制的行为,建立有效的行政和威慑制度。

⑦价格政策

实现这一目标的政策方案和干预措施包括:确立特定的国内酒精税制度并辅以有效的执行系统,这可酌情顾及饮料的酒精成分;根据通货膨胀和收入水平定期审查价格;禁止或限制使用直接及间接的价格促销手段、折价销售、低于成本和统售价格销售以助长无限制饮酒,或者其他类型的批量销售;在适用时,确定最低酒精价格;为非酒精饮料提供价格刺激措施;减少或停止向酒精领域的经济运营者提供补贴。

⑧减少饮酒和醉酒的负面后果

实现这一目标的政策方案和干预措施包括:管理饮酒环境,尽量减少暴力和破坏行为,包括使用塑料容器或防碎玻璃杯供应酒精,并在大型公共活动中管理酒精相关问题;执行法律禁止供应至醉酒状态,并对供应酒精至醉酒状态而引起损害的后果追究法律责任;颁布关于在消费场所负责地供应饮料问题的管理政策,并就如何更好地防止、识别和管理喝醉和寻衅闹事的饮酒者,对相关部门的职员进行培训;降低不同饮料类别所含的酒精浓度;为严重醉酒者提供必要的照护或住所;提供消费者信息并在酒精饮料上加贴标签说明与酒精有关的危害。

⑨减少非法酒精和非正规生产酒精的公共卫生影响

实现这一目标的政策方案和干预措施包括:在生产和销售酒精饮料方面实行良好的质量控制;管理非正规生产的酒精的销售并将之纳入税收制度;建立有效的控制和执行系统,包括印花税票;建立或加强关于非法酒精的跟踪和追踪系统;确保在国家和国际各当局之间就打击非法酒精开展必要的合作并交换相关信息;就源自非正规酒精或非法酒精的污染物和其他健康危害发出相关公开警告。

⑩监督和监测

实现这一目标的政策方案和干预措施包括:建立有效的框架,促进监督和监测活动,包括对酒精消费和酒精相关危害定期开展全国调查和制定信息交换与传播计划;确立或指定机构或其他组织实体,负责收集、核对、分析和传播现有数据,包括发布国家报告;制定并跟踪一套关于有害使用酒精以及防止和减少这种使用方面政策应对和干预措施的共同指标;根据国际商定的指标在国家一级建立数据库,并按商定的格式向世界卫生组织和其他相关国际组织报告数据;建立对所收集数据的评价机制,以便确定为减少有害使用酒精而采取的政策措施、干预措施和规划的影响。

为实现以上目标,世界卫生组织建立了酒精与健康全球信息系统(GISAH),以便积极提供关于酒精消费水平和模式、酒精造成的健康和社会后果以及各级对策的信息。

为成功实施此项战略,世界卫生组织强调:需要各国采取协调一致的行动,实行全球有效管理,并需要各利益攸关方适当参与。开展有效合作可以减少酒精对健康和社会造成的不利后果。

(四)烟草控制在中国

2003 年 11 月,中国成为世界卫生组织《烟草控制框架公约》的第 77 个签约国。2005 年 2 月 27 日,《烟草控制框架公约》正式生效后。中国全国人大常委会于 2005 年 8 月批准了该公约,并于同年 10 月正式向联合国递交了批准书。

1.2011 年全国医疗卫生系统全面禁烟

为做好控烟履约工作,发挥卫生部门的示范带头作用,国务院卫生部、国家中医药管理局、中国人民解放军总后勤部卫生部和武警部队卫生部于 2009 年 5 月,联合印发了《关于 2011 年起全国医疗卫生系统全面禁烟的决定》,要求军地所有卫生行政部门和至少 50% 的医疗卫生机构到 2010 年建成无烟单位,以确保 2011 年实现全国医疗卫生系统全面禁烟目标。《决定》就做好此项工作提出以下具体要求。①加强领导,落实卫生部门控烟履约责任。结合当前深化医药卫生体制改革,进一步明确并落实控烟履约工作主管部门及其工作职责。研究制定当地控烟履约的工作规划,及辖区内卫生行政部门和医疗卫生机构实行全面禁烟的具体工作计划。②强化措施,全面加强控烟工作力度。将无烟医疗卫生机构纳入军地卫生系统精神文明建设和评优指标。将实行全面禁烟纳入年度工作计划、《医院管理评价指南》《各级疾病预防控制中心基本职责》及其他有关医疗卫生机构管理的规定中,全面推进军地各级各类无烟医疗卫生机构建设,努力实现室内公共场所和工作场所全面禁烟目标。军地各级各类医疗机构将把建立首诊询问吸烟史制度纳入病历考核标准,为吸烟者提供戒烟帮助和指导。并禁止使用卷烟接待宾客。③广泛动员,努力营造良好的控烟氛围。在开展日常控烟工作的同时,结合世界无烟日等重大活动积极宣传实行全面禁烟的重要意义,加强多部门合作,动员全社会力量,发挥全国各地控制吸烟协会和其他社团组织的作用,充分利用各种国内国际控烟资源,推动卫生行政部门和医疗卫生机构全面禁烟工作。④加强督导检查,努力实现卫生部门全面禁烟目标。到2010年,军地所有卫生行政部门和至少50%的医疗卫生机构要建成无烟单位,确保2011年实现卫生行政部门和医疗卫生机构全面禁烟目标。

2. 中国控烟现状令人担忧

2011年1月6日上午10时,一份名为《控烟与中国未来》的评估报告在北京发布,这份报告由中外60多位公共卫生、医学、经济学、法学等领域的专家历时一年半共同完成。报告指出,以百分制评价中国对世界卫生组织《烟草控制框架公约》关键政策的执行情况,中国平均得分仅为37.3分。和其他国家相比,中国的履约情况处在100多个公约缔约国的最末几名。中国控烟现状令人担忧,主要表现在以下几个方面。

(1)吸烟人总数:超过3亿,二手烟受害者更多

调查显示,中国总吸烟人数为3.56亿,较2002年调查结果有所上升。与此同时,2002年以来,中国吸烟者的戒烟意愿却没有增加,高复吸的比例也没有得到改观。相比于庞大的吸烟人群,更多不吸烟者遭受着二手烟暴露的危害。所谓二手烟暴露,又称被动吸烟,即不吸烟的人吸入吸烟者呼出的烟雾以及卷烟燃烧后产生的混合气体。根据目前的暴露水平估计,在全国9亿多不吸烟的成年人中,有5.56亿人暴露于二手烟中,加上1.82亿儿童,全国共计有7.38亿不吸烟者遭受二手烟危害。报告还指出,在中国大陆公共场所二手烟暴露依然十分严重,尤其是在政府办事机构、餐馆等公共场所和办公室等工作场所,二手烟暴露的比率尤其严重。

(2)高吸烟率:导致烟草归因死亡人数明显增加

评估报告指出,自2000年以来,中国在20多年的高吸烟率后,负面健康效应正在显现,烟草归因死亡人数明显增加,到2005年时已达120万人。到2020年,中国归因于烟草死亡的人数将达到200万人,占世界总数比重的21.3%。到2030年,这一数字将达到350万人,占世界总数比重的43.75%;与烟草有关的相关疾病

的患病人数将超过 2 000 万人。以脑卒中为例,在存活者中,约有 3/4 不同程度的丧失劳动能力,其中重度残疾者约占 40%。随着死亡人数的上升,烟草关联疾病引发的直接医疗费用也将同步上升。专家认为,烟草疾病负担高峰的到来将与中国"人口红利"期的结束同步,由吸烟而产生的医疗费用增长和吸烟导致的生产力损失正在逐年增加,而且增幅持续扩大。到 2010 年,因吸烟导致的直接医疗费用支出已经多达 664.75 亿元人民币。吸烟和吸二手烟导致的健康危害效应已经逐步显现,并在继续快速上升,导致了巨大的医疗成本和社会成本的支出。报告说:"未来 20 年,中国将进入烟草归因疾病负担的高峰期,这无疑将使全社会面临沉重负担,对医疗服务和医疗保障体系带来严峻挑战。"

(3)控烟失败:烟草业反对阻挠难辞其咎

世界卫生组织《烟草控制框架公约》生效后,中国建立了公约履约机制,控烟工作也从专家行为转变为政府行为。许多部门和机构,包括控烟学术机构、民间社会、经济、法律专家都积极参与到烟草控制工作中来,控烟工作虽然艰难但却在缓步推进。然而 5 年来,中国烟草控制形势并不乐观。导致控烟失败的原因众多,其中与烟草业曲解公约文本,否定吸烟危害健康科学结论,用降焦减害误导公众,进行烟草广告和营销,反对阻挠有直接关系。据评估报告披露,中国烟草业反对阻挠控制烟草的手法可以用六个字概括,即反、拖、缠、骗、篡、消。所谓"反",就是公开抵制。例如在德班会议上中国烟草业坚决反对警示图片上香烟包装盒。所谓"拖",就是找借口推延某些控烟举措的实行。例如公共场所禁烟立法,《公约》确定的时限是 5 年,但烟草业则说中国已有的法律法规已经够用,不必再立新法。一拖再拖,把履约拖到遥遥无期的将来。所谓"缠",就是胡搅蛮缠。例如直接的烟草广告不能做,便搞企业形象广告;烟草企业不行,就变出一个集团来纠缠。所谓"骗",就是把有说成无。例如烟草的"降焦减害"已经被科学研究证明无效,但烟草业仍旧用"低焦油、低危害"来欺骗消费者。所谓"篡",就是篡改。例如把《公约》英语文本中的"必须、应该、全面"汉译为"应、宜、广泛"。所谓"消",就是消解。例如 2009 年国家决定提高烟草税时,中国烟草业利用他们手里掌握的定价权,大力发展高价烟,以高补低,维持烟价基本不变,从而消解了税价联动的控烟效应。除此之外,中国目前在控烟执法方面存在的问题也不容忽视。控烟执法存在问题主要有:只有警告,只限期整改,几乎没有处罚;取证难;处罚力度轻;执法力量不足等。

(4)控烟宣传:依然有 3/4 的人未全面了解吸烟危害

评估报告指出,2010 年全球成年人烟草调查表明,3/4 以上的中国人不能全面了解吸烟对健康的危害,2/3 以上的中国人不了解二手烟的危害。目前中国成年人中,能笼统说出吸烟可以引起严重疾病的知晓率为 81.8%,吸烟会引起肺癌的知晓率为 77.5%,吸烟会引起中风和冠心病发作的知晓率分别为 27.2% 和 38.7%。对吸烟会引起中风、冠心病和肺癌 3 种疾病的知晓比例更低,仅为 23.2%。

调查显示,86%的中国人对"低焦油等于低危害"的错误观点缺乏认识,而且在教育程度高的人群中,有上述错误认识的比例更高。据此,评估报告认为,烟草业的"降焦减害"宣传误导了社会主流文化对这种错误观念的传播。评估报告表示,虽然在过去的15年,中国人群对吸烟和二手烟带来的健康风险的认知情况有所提高,但还远远不够。因为仍然有很多人对吸烟和二手烟暴露的具体危害不甚了解或根本就不知道,人们依然停留在这样一个认识阶段,即吸烟和二手烟暴露有危害,但还可以接受。

(5)专家建议:将全面控烟纳入"十二五"规划

中国作为一个负责任的大国,没有完成对国际社会作出的承诺,必然影响其在国际社会的形象。2007年前,在南非德班的世界卫生组织《烟草控制框架公约》缔约方会议上,中国代表团被与会的非政府组织团体授予代表控烟不积极的"烟灰缸奖"。已经为我们敲响了警钟。为此,参与起草《控烟与中国未来》评估报告的中外专家一致建议:将全面控烟目标正式纳入国家第十二个五年发展规划纲要,并使之成为各级政府履行和实现人民健康的约束性指标之一。专家还建议:相关部门和机构应尽快制定法律法规,使室内公共场所和工作场所免受二手烟烟雾危害;全面禁止烟草广告、促销和赞助;改革行业烟草管理体制,明确政府全面控烟管理职能,采取有力措施限制烟草产业、促进全面转型,启动"为烟草种植者开发经济上切实可行的替代生计"的工作;采用经济手段控烟,抑制烟草消费需求。

评估报告在最后这样说道:只有中国实行全面控烟,世界才能实现《公约》目标。中国控烟的成功就是世界控烟的成功;中国控烟的失败就是世界控烟的失败,我们只能成功,绝不能失败。

二、研究进展

(一)戒烟控酒研究新动态

1.3支烟可以改变一个基因

据美国媒体报道,发表在美国一家杂志上的一项最新研究发现:经常吸烟会影响基因表达,甚至吸3支烟就可以改变一个基因。而且这种影响会一直持续,即便已经戒烟多年。

吸烟者戒烟之后,身体会逐步抚平因吸烟造成的损害,但是,这并不意味着身体可以完全恢复吸烟前的状态。吸烟者患心脏病的概率也许不会比普通人高,但是患肺癌、肺气肿的概率却居高不下,即使已经戒烟几十年。

加拿大大不列颠哥伦比亚癌症研究中心的科学家拉吉·查理说:"戒烟有助于降低患病风险,这是毋庸置疑的,只是无法降低到吸烟前的水平。"查理和同事从4名从未吸过烟、8名正在"享受"吸烟、12名曾经吸过烟、戒烟时间从1~32年的受试者的呼吸道中,分别刮取了少量组织,分析其中基因表达的情况。他们发现,在吸烟者的呼吸道组织中,不少基因的表达发生了改变,有些改变在戒烟后会恢复正常,但还有多达 124 个基因发生的改变,无法恢复到正常水平。

在这些发生了不可逆改变的基因中,有些基因合成的蛋白质与肺病有着密切的联系。查理还发现,基因表达方式与肺部疾病的严重程度并无太大关系,因而可能还有其他因素影响疾病的发展。

2. 戒烟可缓解紧张

烟民常说,吸烟有助于缓解紧张情绪。但英国科学家新近发现,戒烟才真正有助于缓解烟民的长期紧张心理。

巴茨和伦敦玛丽皇后大学医学与牙科学院的专家团队选择 469 名因心血管疾病而住院治疗的烟民为研究对象,结果发现,出院后如果坚持一年不抽烟,患者的长期紧张水平会出现降低。

路透社援引这篇发表在《国际瘾药杂志》上的论文报道,研究发现,吸烟对于某些人来说确实可以暂时缓解紧张情绪,但就长期而言,吸烟可能导致人的长期紧张水平升高。

3. 多种疾病"恋"上吸烟女

据世界卫生组织统计,在全球总共超过 10 亿的烟民中,女性吸烟者大约有 2 亿。全球成年女性的吸烟率大约是男性的 1/5。从地区分布上看,经济发达国家女性的吸烟率(22%)大大高于发展中国家(9%)。目前全球女性吸烟具有以下特点:

(1)方兴未艾

迄今仍处于上升阶段。虽然全球成年女性吸烟率低于男性,但多数国家女性吸烟仍处于上升阶段。即:虽然烟草的流行往往始于男性,然后逐渐影响女性。但是目前,全球男性的烟草使用已处于缓慢下降阶段,而女性则仍处于上升阶段。世界卫生组织估计,到 2025 年,全球女性吸烟率将由 2005 年的 12%上升到 20%。

(2)上快下慢

即率峰值持续时间长。一些国家的经验证明,女性吸烟率一旦上升,其峰值虽低于男性,但持续时间更长。例如,1965—1980 年的美国,15 年间男性吸烟率由 51.9%降至了 37.6%,下降了 14.3%,而同期美国女性吸烟率仅下降了 4.6%。

(3)部分国家年轻女性吸烟率出现上升趋势

近年来,在一些女性吸烟率原本较低的国家,随着烟草业针对女性的营销活动不断加强,青少年女性吸烟率开始出现上升的趋势。例如,从 1984—1998 年,新加坡男性吸烟率由 37%下降到 26.9%,但女性吸烟率反倒上升了 0.1%,其中 18—24 岁年龄组女性的吸烟率由 1984 年的 0.8%上升至 1992 年的 2.8%,到 1998 年更升至 5.9%,13—15 岁年龄组女性吸烟率也达到了 7.5%。

前不久,卫生部与中国疾病预防控制中心发布了《2010年中国控制吸烟报告》。该《报告》说,近年来中国女性吸烟率也在上升。尤其是中国青少年女性吸烟的状况不容乐观。2005年中国青少年健康相关危险行为调查显示,中国青少年女性尝试吸烟率达23.0%,现在吸烟率为3.9%,并出现有吸烟低龄化的趋势。在曾经吸过烟的女性中,13岁前吸完一整支烟的比例为68.2%,与1998年的调查结果相比,13岁前吸完一整支烟的比例增加了约15%。另据北京市疾病预防控制中心近期调查发现,北京市大学生和中学生尝试吸烟率为30.0%。其中,初中、高中、大学男生的尝试吸烟率分别为24.8%、49.9%、53.0%,初中、高中、大学女生的尝试吸烟率分别为12.7%、25.7%、24.8%。

此外,中国约有3亿成年女性暴露于二手烟。尽管中国女性吸烟率较低,但由于中国超过1/2的成年男性为吸烟者,而且对于女性被动吸烟暴露的保护措施非常有限,导致女性成为被动吸烟的主要受害者。2002年中国54.6%的女性非吸烟者在日常生活中暴露于二手烟,也就是说,中国约有3亿成年女性暴露于二手烟,其中90%是在家里。

二手烟含有超过4 000种有害化学物质,其中约70种已被列为"一级致癌物质"。长期吸入会导致多种疾病和伤害。许多国家的研究都显示:孕期二手烟暴露可导致新生儿低出生体重、死产、早产等危险,尤其是孕妇更应尽量避免二手烟暴露。然而河南省的一项研究显示,47.9%的孕妇报告与其同住的人在家吸烟。不吸烟的妻子同吸烟的丈夫一起生活,其患肺癌的危险度是同不吸烟丈夫一起生活的妇女的1.5~2.0倍。丈夫吸烟量越大,在一起生活的时间越长,妻子受害程度就越严重。由于女性特有的生理特点,同样的烟草摄入剂量,女性比男性受到的危害更大。研究显示,女性90%的肺癌、75%的慢性阻塞性肺病和部分冠心病都与吸烟有关;吸烟妇女死于乳腺癌的概率比不吸烟妇女高25%;孕妇吸烟易引起自发性流产、早产、死产等,并会引起胎儿发育迟缓、先天畸形等。此外女性吸烟还有特殊伤害,如易患乳腺癌、宫颈癌、血液病,容颜早衰、月经紊乱、痛经、雌激素低下、绝经期提前、骨质疏松、尿失禁等。由于女性社会地位较低,很多女性在遭受二手烟暴露时常常敢怒不敢言,愈发增大了烟毒的危害。

(二)烟草依赖的戒除

所谓烟草依赖就是人们平时常说的吸烟成瘾。目前世界卫生组织(WHO)已经将烟草依赖作为一种疾病列入了国际疾病分类,并确认烟草是目前人类健康的最大威胁之一。

1. 烟草依赖的特点

吸烟成瘾(烟草依赖)的实质就是尼古丁依赖。烟草依赖的特点主要为无法克制的尼古丁觅求冲动,以及强迫性地、连续地使用尼古丁,以体验其带来的欣快感和愉悦感,并避免可能产生的戒断症状。

尼古丁是 1828 年首次从烟草中提取出的一种生物碱,原来被认为是烟草中特有的化学成分,近来研究发现,某些植物尤其是茄科植物体内也可以合成尼古丁。尼古丁极易由口腔、胃肠、呼吸道黏膜吸收。吸入的尼古丁 90% 在肺部吸收,其中 1/4 在几秒钟内即进入大脑。尼古丁对人体最显著的作用是对交感神经的影响,可引起呼吸兴奋、血压升高;可使吸烟者自觉喜悦、敏捷、脑力增强、减轻焦虑和抑制食欲。大剂量尼古丁可对自主神经、骨骼肌运动终板胆碱能受体及中枢神经系统产生抑制作用,导致呼吸肌麻痹、意识障碍等。长期吸入可导致机体活力下降,记忆力减退,工作效率低下,甚至造成多种器官受累的综合病变。尼古丁的最大危害就在于成瘾性,吸烟者一旦成瘾,每 30~40 分钟就需要吸一支烟,以维持大脑尼古丁稳定水平,当达不到这一水平时吸烟者就会感到烦躁、不适、恶心、头痛并渴望补充尼古丁,感觉似乎与鸦片毒品无异。

尼古丁依赖具有药物成瘾的全部特征。也就是说吸烟成瘾也具有以下药物成瘾具有的特征:①有一种不可抗拒的力量强制性地驱使人们去吸烟;②有逐渐增加吸烟支数的趋势;③对吸烟的效应产生有精神依赖或躯体依赖。所谓精神依赖,又称心理依赖,俗称"心瘾",表现为对烟草的强烈渴求。吸用后出现欣快感和松弛宁静感,可以满足心理需要,停吸后会产生难以忍受的痛苦和折磨,只得继续吸用。所谓躯体依赖,又称生理依赖,即反复吸用烟草制品,一旦停用,将发生一系列具有特征性的、令人难以忍受的症状与体征。如吸烟者戒烟后常出现的烦躁不安、易怒、焦虑、情绪低落、注意力不集中、失眠、心率降低、食欲增加等。烟草依赖的确切机制尚不清楚,有证据显示与 $\alpha_4\beta_2$ 尼古丁乙酰胆碱受体上调和多巴胺能通路发生功能性改变有关。

烟草依赖的发生与社会环境、心理因素和遗传因素都有密切的关系,而且互为因果。社会因素方面:烟草制作成为卷烟以后,成为了一种容易获得的消费品。由于烟草的价格便宜,随着经济收入的增加,人们的可获得性进一步提高,成为烟草滥用的重要原因。家庭中父母的行为往往是子女模仿的目标,研究表明,生活在父母吸烟家庭中的孩子,长大后吸烟率高于不吸烟家庭的子女。同伴影响和社会压力,使缺乏自信和生活能力的青少年容易成为吸烟者,把吸烟和独立使用成瘾物质当作成熟的标志;吸毒者大多也是在同伴的影响下,开始从吸烟走上吸毒道路的。心理因素方面:国外研究发现吸烟者外向性格者居多,且外向程度与吸烟量成正比。国内的一项研究也发现,有神经质倾向的个体,吸烟率较高。此外,烟草依赖还与遗传因素有关,吸烟开始、持续、依赖、吸烟量以及戒烟行为均受遗传因素的影响。

烟草依赖是一种慢性高复发性疾病。只有少数吸烟者第一次戒烟就完全戒掉,大多数吸烟者均有戒烟后复吸的经历,需要多次尝试才能最终戒烟。烟草依赖的治疗是一个长期的过程,需要持续进行,在这个过程中应强调心理支持和建议的重要性。医生要帮助每个吸烟者朝着戒掉最后一支烟的目标努力,争取一次至少要解决吸烟者戒烟过程中的一个问题。

2. 愿意戒烟者:用5A法帮助戒烟

对愿意戒烟的吸烟者:用5A法帮助戒烟。所谓5A法,就是具体戒烟干预由询问、建议、评估、帮助和安排随访五个过程组成。

第一步询问:了解患者是否吸烟

5A法中的询问,即要求医生对每个就诊的患者都能在问诊时,对其烟草嗜好有所询问,并将答案记录在病历中或统一的记录表格里。尤其要询问记录他们的尼古丁依赖程度和对戒烟的兴趣。具体询问内容详见表3-1。

表3-1 吸烟者的尼古丁依赖性评分表

评估内容	0分	1分	2分	3分
您早晨醒来后多长时间吸第一支烟?	>60分钟	31~60分钟	6~30分钟	≤5分钟
您是否在许多禁烟场所很难控制吸烟的需求	否	是		
您认为哪一支烟 您最不愿意放弃?	其他时间	早晨第一支		
您每天吸多少支卷烟?	≤10支	11~20支	21~30支	>30支
您早晨醒来后第一个小时是否比其他时间吸烟多	否	是		
您卧病在床时仍旧吸烟吗?	否	是		

评分1~3分,尼古丁轻度依赖。建议使用戒烟辅助药,或靠毅力戒烟。评分4~6分,尼古丁中度依赖。建议使用戒烟辅助药。评分大于7分,尼古丁重度依赖。建议使用戒烟辅助药

第二步建议:劝告吸烟者强化戒烟意识

劝告吸烟者强化戒烟意识,一定要采取清晰的、强烈的、个性化的方式,具体劝说建议要点有三:

(1)劝告吸烟者应"毫不犹豫地"戒烟

劝阻的言语不仅要清楚,而且要明确。例如可以这样建议:您从现在就应该开始戒烟,而且要完全戒掉,不能只是减少吸烟的数量。

(2)强调戒烟的重要性

因为吸烟不仅可以致病,而且也是影响疾病预后的主要因素。例如可以这样劝说:戒烟是你朝恢复健康迈出的最重要的一步。

(3)告知吸烟者戒烟的理由

以下戒烟理由,可供劝说吸烟者戒烟时参考借鉴。①劝无症状吸烟者戒烟的理由:吸烟能使人易患各种疾病;如果戒烟,您的健康状态将会得到更大的改善;如果戒烟,您对食物的味觉和嗅觉会得到改善。②告诉吸烟者吸烟是其患病的危险因素:如果吸烟者同时患有高血压和高胆固醇血症,他们发生动脉硬化、缺血性心

脏病、脑梗死以及其他疾病的风险将成倍增加。如果吸烟者有癌症或其他与吸烟相关疾病的家族史,该吸烟者更应该戒烟,不然罹患同类疾病的危险常高于他人。③劝患有疾病的吸烟者戒烟的理由:您出现的下列症状可能都与您吸烟有关,咳嗽和黏痰、呼吸短促、脸色差、清晨虚弱,刷牙时感觉恶心、胃痛、食欲下降等。④劝年轻吸烟者戒烟的理由:趁现在年龄戒烟比较容易;吸烟使您的呼吸和衣服的味道很不好闻,而且使您的牙齿变黄;吸烟的花费是笔不小的支出;吸烟对您的运动能力有影响;吸烟越来越不被社会接受和认可。⑤劝怀孕女性吸烟者戒烟的理由:吸烟可以减轻胎儿的体重;吸烟可以导致流产、早产或死胎;吸烟可以增加婴儿猝死综合征发生的危险。⑥劝未成年儿童家长戒烟的理由:吸烟能增加孩子呼吸道感染(肺炎、支气管炎等)的概率;吸烟为您的孩子树立了不良榜样;停止吸烟有助于改善家庭所有成员的健康状态。⑦劝老年吸烟者戒烟的理由:您现在戒烟也不晚,可以减少发生缺血性心脏病、癌症等疾病的危险;戒烟了,您呼吸中的烟草味道将会消失,您的孙子可能会更愿意和您在一块玩耍。⑧劝女性吸烟者戒烟的理由:吸烟刺激皮肤能使皱纹增加;如果戒烟,您的皮肤将会变好;吸烟在加速骨质疏松的同时,还可引起不孕。

第三步评估:判断吸烟者的戒烟意愿

这一步主要是了解上述劝告是否有成效,吸烟者是否决心戒烟。可以询问诸如以下这类问题:"对于戒烟,您到底有什么想法?""您决心尝试一下戒烟吗?"

对那些已经决定戒烟的吸烟者,可以进行第四步,即对其的戒烟努力提供具体的支持。对于那些还没有毅然决定戒烟的吸烟者,不能"牛不喝水强按头"搞强迫戒烟,应改为提供动机干预(具体详见5R方法),戒烟干预过程中要避免争论。

第四步帮助:协助吸烟者成功戒烟

(1)戒烟帮助应正人先正己

2004年中国疾病预防控制中心曾对天津等6个省会城市的3650名医师进行了一次调查,不仅发现男性医师的吸烟率高达45.8%,而且发现有23.9%的内科医师不了解吸烟是心血管病的致病因素之一,97.4%的医师不了解尼古丁替代疗法,4.9%的医师不知道吸烟可以导致肺癌,仅有7.1%的医师在其诊疗活动中帮助吸烟者制定过戒烟计划。这一调查结果更加说明了开展戒烟行动,强调医务人员正人必先正己的重要性。榜样的力量是无穷的,本人吸烟却劝告别人戒烟的健康管理者是苍白的不可能有力量的。

(2)帮助吸烟者审查其本人主动列出的戒烟的理由

理由开列得越具体越好,并由吸烟者自己保存,目的是让吸烟者认清矛盾,作出正确决定。这一做法不仅可以坚定吸烟者的戒烟愿望,而且在以后戒烟过程中一旦遇到困难、丧失勇气和信心时可以获得鼓励和鞭策。

（3）引导吸烟者观察自己的吸烟类型

并以记吸烟日记的形式将个人的观察记录在案,记录内容包括吸烟者每次吸烟的时间,吸烟的场所,乃至吸烟者当时的心情等。最好连续记录 1 周,最少连续记录 2~3 天。通过对吸烟行为进行自我观察,吸烟者可以了解自己,经常在什么时间和什么场合吸烟。了解这些"吸烟特点"有助于健康管理者帮助吸烟者设计出个性化的戒烟维持方案。

（4）选择并确定开始戒烟的日期

这个日期最好选择在本人下定戒烟决心后的 1 周或 2 周左右(如果吸烟者想立刻戒烟,也应该尊重其意愿)。具体戒烟日期的确定,应以这一天戒烟者的身心比较放松,既无精神或时间压力,也不会让预定的戒烟计划受到干扰为准。例如选择在戒烟者工作负担相对比较轻松的时候,或者是周末、节假日不上班期间;而且尽量避开喜庆饮宴特别是饮酒场合,因为饮酒很可能导致戒烟者再次吸烟。此外,还可以选择一个对戒烟者来讲,具有特殊意义的日子作为开始戒烟首发日,例如,自己的生日或家庭成员的生日,结婚纪念日,世界戒烟日等。

（5）创造一个有助于吸烟者戒烟的环境

为帮助戒烟者自然而永久地不再吸烟,要告知吸烟者如何创造一个较容易戒烟的环境。为此,吸烟者应通知自己家庭的所有成员和亲朋好友、同事和其他密切接触的人,自己已经戒烟了,让他们明白自己戒烟的愿望并予以积极配合。如果亲朋好友中有人也想戒烟,不妨组成一个戒烟小组,彼此交换信息、互相鼓励。

（6）戒烟前应该给吸烟者一些忠告

这些忠告包括:在开始戒烟的前一天,要扔掉所有保留的烟草产品、打火机和其他吸烟用具;不要在身边、家里或办公室存留卷烟;在自己过去常吸烟的地方和场合放置一些警示牌,例如"起床时不要吸烟""饭后不要吸烟"等;当特别想吸烟时,除尽量忍耐外,可选择一些替代品如口香糖等来帮助克服积习。并让戒烟者对下一步可能面临的挑战有思想准备,例如,告诉戒烟者在戒烟开始的前几周可能会出现哪些戒断症状、如何应对等。为保证这些忠告落到实处,健康管理者(或医生)可以建议吸烟者与自己签一份戒烟协议,并留一份给戒烟的支持者(亲朋好友),这样不仅可以获得他人的支持和鼓励,还可以使戒烟行动置于他人的督促之下,使戒烟更容易获得成功。

（7）鼓励使用戒烟药物并选择适当的戒烟方法

除特殊情况外,应鼓励戒烟者使用戒烟药物。同时,要向吸烟者郑重说明(强调)戒烟药物虽可帮助吸烟者戒烟成功,但戒烟过程中个人的意志力是不可或缺的必需。

（8）具体戒烟方法有"逐渐减量法"或"突然停止法"两种

原则上可由戒烟者自己选择采用。"突然停止法"虽然在戒烟开始的前 2 周会出现一系列不适症状,但由于戒烟药物的使用,不适症状会明显减轻。而"逐渐减量法"由于持续时间较长,往往不容易坚持,再加上部分戒烟者选择"逐渐减量法"其实是在为自己不想彻底戒烟找借口,所以建议最好还是采用"突然停止法"。

(9)控制戒烟者持续的吸烟欲望

吸烟者开始戒烟后将会经历强烈的持续的烟瘾"诱惑"。具体感觉是口腔空荡荡地无着无落,在大脑还未思想明白之前,手就下意识地伸向了卷烟。在这种情况下,健康管理者或医师应告知戒烟者控制这种持续的吸烟欲望的方法:①改变戒烟者与吸烟密切相关的生活行为类型。例如:改变戒烟者过去饭前饭后一支烟的不良行为顺序习惯,让戒烟者不喝咖啡或酒精饮料、饭后迅速从座位上起立等。②改变可能为戒烟者提供重拾吸烟机会的环境,如扔掉所有烟草制品、打火机、烟灰缸和其他吸烟用品,远离吸烟者,避免停留在很有可能唤起戒烟者吸烟欲望的地方。③建立某些补偿行为。例如可让戒烟者多饮水多喝茶,或者咀嚼干海藻或无糖的口香糖,进行深呼吸、刷牙、散步等。

(10)处理戒断症状

戒烟后,由于血液中尼古丁浓度减低,加上心理和行为习惯方面的原因,戒烟者会出现渴望吸烟、头晕目眩、胃部不适、便秘、紧张、情绪易波动激惹、注意力不能集中、抑郁及失眠等症状,医学上称之谓"戒断症状群"。因此应预先帮助戒烟者寻找到适合本人的对付戒断症状的方法,并告诉戒烟者这些症状只在戒烟的早期出现,戒烟成功后2~3周,上述症状不仅会自行消失,而且戒烟者会感觉到自己比戒烟前更轻松,更具活力。以下是针对戒烟者的主诉可供采取的相应措施:①"我一直有吸烟的欲望":多饮水喝茶,或咀嚼干海藻或无糖口香糖。②"我感觉易激动,无法平静":让戒烟者慢慢地深呼吸,使紧张的感觉和肌肉渐渐松弛;进行散步或适度锻炼。③"我无法集中精力":在开始戒烟初期可让戒烟者减少工作负担1周,以便释放压力。④"我头痛":让吸烟者做深呼吸,并在睡觉时抬高双脚。⑤"我感觉身体疲乏,而且总想睡觉":让戒烟者得到充分的睡眠,并且建议其午睡、适度锻炼、洗热水澡、用干或湿毛巾擦拭全身。⑥"我睡不着觉":告知戒烟者避免饮用含咖啡因的饮料,适度锻炼,用温水洗澡。⑦"我便秘了":让戒烟者大量饮水。⑧"我总想吃东西":可以吃一些蔬菜水果,多喝水,但不要吃巧克力等高能量的零食,以防发胖。在戒烟的过程中,每当取得一次胜利,获得一点进展,戒烟者都可以给自己一点奖励,以督促自己为取得最终的胜利而坚持到底。

(11)免费提供戒烟辅助宣传材料

辅助宣传材料应言简意赅、通俗易懂,并具可读性和趣味性。如果有条件,可以根据吸烟者的年龄特点和文化程度设计多种版本,以便更具针对性。

(12)提供电话咨询

如果有条件,最好能提供电话咨询,使吸烟者及时获得帮助支持。

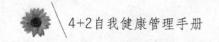

第五步随访：为戒烟者保驾护航

吸烟者开始戒烟后，应安排长期随访，随访时间至少 6 个月，总共随访次数应在 6～8 次。前 3 次随访可安排在戒烟日之后的第一周、第二周和第一个月的月底，后 5 个月每个月 1 次。随访的形式可以安排在戒烟门诊或复诊时，也可通过电话随访。随访询问了解的主要内容如下。

（1）戒烟是否成功？成功者有哪些收获？

可通过具体例证说明，也可通过比较吸烟者戒烟前后的精神和身体状况来证实。戒烟的成功常常表现在以下诸方面：咳嗽和黏痰不见了；呼吸比以前畅通或见好了；一觉醒来感觉精力充沛；胃口比以前好了，能够感觉到食物的香味了，食欲也增加了；散步时不再气喘吁吁了；口腔里让人讨厌的异味消失了等。随访中对所有戒烟有进步者，均应给予祝贺和鼓励，并视不同情况给予相应的指导。包括对偶尔还少许吸一两支烟的戒烟者，也应予以鼓励，告诉他在漫长的戒烟过程中偶尔吸支烟是正常现象，经过努力，这最后的一两支烟一定能够完全戒掉。

（2）在戒烟过程中戒烟者遇到过哪些困难，他们又是如何面对和克服这些困难的

对部分戒烟尚未成功的吸烟者，应该仔细询问他们失败的原因，并告诉他们，怎样做更容易戒烟成功。戒烟失败者，往往都将他们的失败归咎于"我的意志力差，戒烟成功似乎是不可能的"。"当我试着戒烟时，我心里的压力好像与日俱增"。"我无法抵御吸烟的欲望"等。面对这些情况时，推荐的首选方法是，想方设法消除吸烟者戒烟过程中遇到的心理障碍和焦虑情绪。对于那些想再次鼓起戒烟勇气的吸烟者，可通过帮助他们选择一个新的开始戒烟日，重启戒烟程序，并予以鼓励。复吸的戒烟者中，有些人认为他们是失败者，视再次戒烟为畏途。随访中要告诉他们，在戒烟过程中重新吸烟是一个普遍现象，许多戒烟成功的人都经历过三四次复吸的经历。完全可以把这次失败视为一次学习和体验的机会，只要不懈努力最终戒烟必定会成功。

（3）提醒戒烟者今后可能还会遇到的困难

例如：无法完全避免的吸烟诱惑还会不时出现，有些已经成功戒烟的吸烟者，有时在不经意中突然会莫名其妙地再次开始吸烟。因此，在随访中要注意询问戒烟者与吸烟有关的一些危险因素。然后有的放矢地告诉戒烟者如何排除这些危险因素。尤其是告诉吸烟者对戒烟后的第一个月应该特别关注，在这一阶段要努力避免可能引起再次吸烟的环境及其他有关危险刺激因素。

（4）了解戒烟药物的效果和服用中存在的问题

3. 不愿意戒烟者：用 5R 法增强戒烟动机

对不愿意戒烟的吸烟者：用 5R 法来增强戒烟动机。5 个 R 的干预措施，即通过"相关""风险""益处""障碍""重复"，来动员不愿意戒烟的吸烟者，增强其戒烟

动机。

所谓"相关"：指的是要尽量帮助吸烟者认识到戒烟是与个人密切相关的一件事情。如果能结合吸烟者的患病状态、患病危险性、家庭或社会情况（如吸烟对孩子健康的危害）、健康问题、年龄、性别及其他重要问题（如以往的戒烟经验，个人造成的戒烟障碍等），效果会更好。

所谓"风险"：指的是应当让吸烟者知道吸烟可能造成的对其本人的短期和长期的负面影响以及吸烟的环境危害。可以提出和强调与吸烟者本人具体情况相关的风险，并着重强调吸低焦油、低尼古丁的卷烟或其他形式的烟草（如无烟的烟草、雪茄和烟斗）并不能减少这些风险。

所谓"益处"：指的是应当让吸烟者认识戒烟的潜在好处，如：促进健康；增加食欲；改善体味；节约金钱；良好的自我感觉；家里、汽车内和衣服上气味更清新；呼吸也感到更清新；能为孩子树立一个好的榜样；养育出更健康的婴儿和后代等。

所谓"障碍"：指的是医师应告知吸烟者在戒烟过程中可能遇到的障碍及挫折，并告诉吸烟者如何处理。

所谓"重复"：指的是每逢遇到不愿意戒烟的吸烟者，都应重复上述干预。对于曾经在戒烟尝试中失败的吸烟者，要告知他们大多数人都是在经历过多次戒烟尝试后才最终实现成功戒烟的。

4. 对曾经的吸烟者应防止其复吸

大多数复吸发生在戒烟后不久，也有少数人在戒烟数月甚至几年后出现复吸。防止复吸是戒烟过程中一个非常重要的环节，除前面已经提到的方法外，可以采取初级的（简单的）或者规范的（强化的）方案。

（1）防止复吸的初级方案

每一次与最近刚戒烟成功者见面时，都需要实施这一干预。即对于每一个不再复吸的前吸烟者，都要表示祝贺并给予强烈的支持，以达到使其完全远离并抵制吸烟之目的。对每个戒烟成功不久的吸烟者，都可使用设计好的一些开放式提问来鼓励维持其现有的戒烟状态。所提问题可参考上面已经讲过的对戒烟者的随访中的举例。

（2）防止复吸的规范方案

在实施防止复吸的规范方案期间，健康管理者或医生要帮助戒烟者识别那些可能不利于他（或她）坚持成功戒烟的因素。针对他们可能存在的问题应采取如下相应的对策①当戒烟者感觉缺少支持时：可以安排随访或电话访视，帮助吸烟者寻找其周围存在的支持力量，介绍他们参加可以提供戒烟咨询或支持的组织，如戒烟门诊。②当戒烟者心情不好或忧郁时：可以说一些鼓励的话，或给予治疗药物，或转诊给戒烟专家。③当戒烟者出现强烈或持续的戒断症状时：加强和继续提供戒烟咨询，帮其分析出现戒断症状的原因；延长戒烟药使用的时间或增加（或联合）药物治疗。④当戒烟者体重增加时：建议其有规律地加强运动锻炼，强调健康饮食，不提倡或反对严格节食。使吸烟者确信戒烟后体重增加是正常的，也是完全可以自我控制的。必要时可嘱其服用能延缓体重增加的药物，如盐酸安非他酮缓释片等。⑤当戒烟者出现精神委靡不振或时常感到饥饿时：告诉他这种感觉是常见的、也是自然的反应。

戒烟后预防复发是戒烟最大的挑战，除识别那些可能不利于成功戒烟的因素外，还应以治疗慢性病的心态对待和治疗戒烟，否则会减少治疗戒烟的热忱，会使吸烟者对戒烟绝望，甚至望而却步。总之，烟草依赖是一种值得积极治疗的慢性疾病，需要反复干预。因为迄今为止还没有任何其他临床干预措施像干预吸烟那样，能够如此有效地减少疾病的发生、防止死亡和提高生活质量。

（三）限酒控酒势在必行

1. 国人饮酒的现状

北京大学精神卫生研究所的一项统计资料表明，在中国，近年来饮酒人数一直呈上升趋势。目前，中国男女饮酒率分别为 84.1％和 29.3％，其中 16.1％的男性和 2.5％的女性每日多多少少都要饮一点儿酒。1982 年中国酒依赖的发病率仅为 0.16‰，到了 1990 年已上升了 3 倍多，而且酗酒者出现低龄化现象，女性的比例亦在不断增加。

2007 年中国保健协会、中华医学会等单位在全国 25 个省市自治区进行了一次《民众健康饮酒状况调查》，根据收回的 170 772 份有效问卷撰写的调查结果分析报告，既是对 2007 年"健康饮酒中国行"活动的一个全面总结，也是新中国成立以来进行的唯一的一次基本覆盖全国的关于健康与饮酒关系的大型调查。一位知名的健康教育专家据此用八个字对当时中国民众饮酒与健康的现状进行了概括总结："基本满意，问题严峻。"

所谓基本满意，说的是喝酒"少饮有益，过量伤身"的观念日益被国人普遍接受，大多数中国老百姓在饮酒时都能够做到得当、适量。虽然有许多人还缺乏对健康饮酒知识的了解，但通过健康教育和健康促进，正在逐渐养成健康饮酒的良好习惯。

所谓问题严峻，主要说的是酗酒、斗酒、未成年人饮酒等问题，在中国依然普遍存在。特别是酗酒造成的身体疾病与社会问题，可以说是随处可见，中国人健康饮酒状况整体堪忧。据统计接受调查的人员中，有 65.4％的饮酒者健康饮酒状况得分不及格，而越是年轻者堪忧趋势越明显，其中以下 6 点尤其值得全社会关注和重视。

（1）饮酒人群的健康饮酒观念淡薄

由于受中国传统的"无酒不成宴"及"豪饮"文化的影响，在接受调查的人中仅有 29.99％的人赞同"饮酒会成瘾，应尽量少饮或不饮，特别是不能每日饮"这种正确的观点。但还有近 30％的人赞成用酒公关，认为只有酒喝好了才可能办得成事,甚至认为斗酒能够增加人和人之间的感情,说明科学饮酒常识亟待普及。

(2)饮酒人群早龄化趋势明显

调查报告显示,虽然大部分饮酒者是在 18 岁以后才开始的,但仍有 15.2% 的个体在 18 岁以前就已经进入了饮酒者的行列。加上接受调查的饮酒人群开始饮酒年龄在 18-25 岁,占饮酒者总数的 62.3%,饮酒人群不仅早龄化倾向明显,而且有愈演愈烈之趋势。说明健康饮酒观念要从小培育。

(3)对饮酒禁忌认识不足,饮酒事故时有所见

调查发现,不仅有 20.1% 的人并不反对未成年人饮酒;还有 30% 的人对"正在服用药物期间不宜饮酒、患病期间不宜饮酒"等饮酒禁忌持忽视态度。而且有 25.84% 的人曾经在开车、操作机器或进行危险作业前饮过酒;12.6% 的人在医生建议戒酒的情况下还是忍不住多多少少饮过酒。其中,在上述情况下都饮过酒的占 12.79%;在服用抗生素药物期间饮过酒的占 8.35%;在剧烈运动前饮过酒的占 7.27%;在患肝病等疾病期间饮过酒的占 5.57%;在妊娠或哺乳期间饮过酒的占 5.47%。饮酒事故之所以时有所见,与部分人并不认为喝酒应该有所禁忌,有着直接的因果关系。

(4)饮酒人群的单次平均饮酒量缺乏节制,超出国际安全饮用标准

报告指出,在正常情况下男性每日摄入的纯酒精量不应该超过 20～40 克(世界卫生组织国际协作研究指出:男性安全饮酒的限度是每天不超过 20 克酒精;美国国家酒精滥用与酒中毒研究所的标准是男性每日纯酒精的摄入量不超过 40 克;中国现行的标准是日酒精摄入量不超过 15 克。2006 年 2 月中华医学会肝病学会脂肪肝和酒精性肝病学组修订的《酒精性肝病的指南》提出:酒精性肝病的临床诊断标准认定酒精过量的条件为酒精量男性≥40 克/天,女性≥20 克/天;或 2 周内有大量饮酒史,折合酒精量>80 克/天。)被认为是相对安全的,约折合 42 度白酒为 50～100 毫升,35 度保健酒为 70～150 毫升,葡萄酒为 200～400 毫升,啤酒为 500～1 000 毫升。女性比男性更易受到酒精的影响,应比男性少饮酒。而本次调查发现,中国饮酒人群平均单次饮酒量为 2.7 两(以 38 度酒为标准),折算为纯酒精 41.04 克,超出了国际安全饮用标准,也超出了中国现行的安全饮用标准。这也是为什么在中国脂肪肝等饮酒所致疾病较为高发的重要原因。

(5)饮酒人群缺乏酒后自我处理能力,不适情况较为普遍

调查显示,只有不到 7% 的饮酒人群能够很清楚地了解如何处理饮酒后的不良反应,且能指导他人正确处理;而 50% 以上的人对如何处理饮酒后的不良反应了解不多或根本就不了解。有 48% 的被调查者承认在最近一年内发生过因饮酒导致的不适,具体为:34% 的人在最近一年内有过 1～4 次饮酒不适情况,9% 的人有过 5～10 次饮酒不适的情况,5% 的人在最近一年内有过 10 次以上饮酒不适的情况发生。因此从整体数据来看,中国饮酒人群健康饮酒得分普遍偏低,这从一定

程度表明,中国大部分饮酒人群对自己的饮酒控制状况并不理性,且对于饮酒过量引起的醉酒反应缺乏可行的自我处理能力,这也是饮酒过量容易造成不幸事故的主要原因。

(6)饮酒人群对饮酒趋势的认知不容乐观,健康饮酒任重而道远

调查报告显示,在饮酒人群总体健康饮酒状况堪忧的情况下,饮酒者对自身未来饮酒趋势的认知也不容乐观。被调查的饮酒人群中32.2%表示将会让饮酒频次和饮用量"继续维持现状",5.9%表示会增加"饮酒频次和饮用量",23.6%表示"视身体状况而定";明确表示愿意"适当控制,减少饮酒量"及"打算戒酒"的饮酒者仅分别占29.9%和8.3%。也就是说,大多数饮酒者准备将把饮酒行动作为一种社交不可或缺的行为继续坚持下去,并没有为健康长寿去戒酒或者减少饮酒量的打算。也就是说,实现健康饮酒在中国依然任重而道远。

2."禁酒令"和"限酒方案"的颁布

自世界卫生组织于1999年首次开始就酒政政策进行过问和报告以来,世界上至少有34个国家和地区通过颁布"禁酒令"或"限酒方案"等加强了酒政管理。对可能导致的酒精有害使用进行限制和干预。所谓酒政,是一个国家通过行政、立法对酒的生产,流通,销售和使用依法进行管理、监督的总和。所谓禁酒,就是由政府下令禁止酒的生产,流通和消费。所谓限酒方案,主要内容包括对酒精收税以减少有害饮酒;控制和减少出售酒精的销售点,以降低获得酒精的容易程度;提高对买酒者的年龄限制;以及采用严厉、有效的酒后驾驶制裁惩罚措施等尽可能地减少过量饮酒可能造成的各种损失和伤害。

(1)《酒诰》,中国最早的禁酒令

中国是饮用酒精最早的发源地之一,也是最早以颁布国家法规形式杜绝有害使用酒精危害的国家之一。有文字可考的中国最早的"禁酒令"颁布于公元前11世纪的周朝成王时代。当时西周王朝刚刚建立,殷商留下的酗酒之风依旧在民间蔓延,不仅聚众狂饮者随处可见;酒后杀人放火者也大有人在。以周公旦为代表的周朝执政者接受殷纣王酗酒之教训,决心一定要肃清此恶习。因此,当周公封自己的弟弟康叔到卫国去当藩王时,特别授意康叔在其管辖之地向全体臣民宣布禁酒之令,这就是现存于《尚书》中的《酒诰》。在这部中国最早的禁酒令里,周公以国家最高行政当局颁布法令的名义对饮酒作出了如下限制:①不准经常饮酒。只有在举行祭祀或父母喜庆的日子,或与老年人、君主相聚时才可饮酒。②不得醉酒。饮酒要有节制,不能失去威仪。③国人如果聚众饮酒,予以严惩。④人人都要爱惜粮食,努力生产。尽孝敬父母之责任,不得放纵自己的行为。由于《酒诰》颁布后有令必行,有禁必止,违者严惩甚至杀头,卫国酗酒的风气大大收敛。禁酒令推广到全国后,到西周的初中期,不仅酗酒者鲜见,酿酒的也少了许多。

此后,随着时代的进步,酒政管理的制度和措施越来越丰富严谨,形式也越来

越多样化。具体贯彻实施的形式和程度虽然因朝代不同而各异,但基本上都是在禁酒、榷酒和税酒之间变来变去。频繁变化导致的最大特点就是对有害使用酒精的处罚时松时严。

改革开放以来,为从严治警治军,打造健康生活,保证部队战斗力,公安部、人民空军、南京军区等一些军警部门相继颁发了限酒控酒的"禁酒令",在军内外引起了强烈反响。一些党政部门和企事业单位也纷纷效法,颁发了各自的"禁酒令"或"限酒方案"。

(2)公安部颁发的禁酒令

2005年公安部颁发的禁酒令,主要内容有10条:①严禁在工作时间和工作日中午饮酒;②严禁值班、备勤和执行公务时饮酒;③严禁携带枪支、警械、机密文件和驾驶车辆时饮酒;④严禁着警服在社会公共场所饮酒;⑤严禁到发案单位和与案件处理有直接利害关系的人员饮酒;⑥严禁与来公安机关办理审批手续的人员饮酒;⑦严禁到可能影响公正执行公务的各种场合饮酒;⑧严禁与社会上有劣迹的人饮酒;⑨严禁在正常接待工作中不文明饮酒;⑩严禁在任何时间、任何场合酗酒。凡违反上述禁令之一者,发现一次警诫一次,一年内累计3次者,本人和所在单位当年不能评为先进,并责令当事人脱岗学习半月,在本单位通报批评;重新上岗仍不改正者,予以辞退。因饮酒造成严重后果的,根据情节,予以党纪、政纪处分,直至依法追究刑事责任。对有关人员的纪律处分按干部和党员的管理权限办理。

(3)人民空军实施的禁酒令

2008年初中国人民解放军空军下发了《从严控制饮酒的规定》,同年8月1日又下发了经过完善后的禁酒令。人民空军的禁酒令大致包括以下具体规定和要求:①坚决纠正目前部队存在的少数官兵不分时机、场合饮酒、酗酒的不良风气,杜绝酒后滋事、酒后误事现象,倡导文明、节约的良好风尚和健康向上的生活方式、维护军人的良好形象。②严禁工作日早、午餐饮酒。接待军委、总部工作组、地方领导、外宾,或因公务活动参与地方县级以上党政领导聚餐时,经师以上单位主管批准,可安排适量饮酒。③严禁各级工作组到团(含)以下单位检查指导工作期间饮酒。④严禁酒后驾驶机动车辆、操作各类装备。⑤严禁值班、操课、执勤、工程作业、战备值班期间饮酒。⑥严禁飞行人员、飞行指挥和保障人员在飞行日和飞行前24小时内饮酒。⑦严禁着军服到地方各类场所饮酒。部队、地方党政机关统一组织的公务活动按统一规定着装。⑧严禁酗酒、逼酒、强行劝酒。⑨凡酒后驾车的,一律吊销车辆驾驶证,干部给予降职(级)或者降衔(级)直至撤职,士官给予降衔(级)工资档次,义务兵给予记大过处分。造成一般以上等级事故和引发严重问题的,干部给予撤职处分,士兵给予劳动教养处罚,构成犯罪的依法追究刑事责任,并追究所在单位领导责任,视事故情节轻重、危害程度和后果大小,给予警告直至撤职处分;严禁工作期间饮酒,凡违反规定的,干部给予撤职处分,士官给予取消士官资格,士兵给予记大过处分。⑩各级军政主管对执行本规定负全责。

禁酒令颁发后,空军所有单独驻防的团以上单位都设立了举报电话,并向全体官兵公布,发现违规饮酒的,谁都可向本单位纪检、军务或所在军区空军举报,也可直接向空军举报,待查实后,按照有关规定严格处理。在空军单独驻防的连以上单位营门,都配有酒精检测仪,卫兵对出入营区的官兵和车辆进行检查。对于少数法规命令意识淡薄,心存侥幸,顶风违纪的人员,空军按照"禁酒令"规定,都给予了严肃处理。2009年先后有9名师以下军官、文职干部因工作日午餐饮酒,受到降职、降衔、降级处理,有4名士官、职工因酒后驾车受到严重警告、取消士官资格处分或辞退处理,有的单位领导因对部属教育管理不严、失职渎职受到纪律处分。据《解放军报》报道,空军"禁酒令"颁布以来,不仅维护了各级领导机关和党员干部的形象,还有效减少了行政责任事故。据统计,2007年空军发生5起酒后驾车亡人事故;2008年发生3起;从2008年8月1日颁布实施"禁酒令"至2009年12月,没有发生酒后驾车亡人事故。

(4)各种形式的限酒方案纷纷出台

在人民空军、公安部等禁酒、限酒榜样力量的鼓舞和带动下,济南部队和地方的许多国家机关企事业单位纷纷出台了自己的禁酒令或限酒规规定。例如河南省郑州市卫生局发布了《关于禁止工作日午餐饮酒的规定》,湖南省宜章县委、县政府下文决定,全县各乡镇、县直机关各单位、县属企事业单位的工作人员在周一至周五的工作日午餐,一律不准喝酒(包括白酒、洋酒、红酒、啤酒和果酒等),违者将给予经济处罚和相应组织纪律处理……

国防大学卫生部在编纂的《学员健康行动指南》中也规定:①学员每周最多只能在校外就餐一次。为保障学员的膳食安全和膳食卫生,除假日外,每个学员在学校指定食堂以外的地方就餐的次数每周最多只能有一顿。②除假日外学员在校就餐时不能喝酒。考虑到肝脏分解乙醇的能力为每小时7～8克,如果一次饮酒过多,乙醇积累在血液和肝脏,会危害人体的健康。学校对学员假日喝酒也要有所限制,白酒每人每次最多不能超过100克,红葡萄酒每人每次最多不能超过150克。

所有上述这些,都为实现限酒控酒树立了学习的榜样,创造了良好的氛围。

三、延伸阅读

(一)全球禁烟四次浪潮

风起云涌的抵制吸烟运动,并不起始于科学昌明的现代。自哥伦布将烟草从美洲传到欧洲开始,吸烟和禁烟便像孪生兄弟一样,如影随形地相伴相行,就全球范围而言,400多年来已掀起过4次大的禁烟戒烟浪潮。了解古今中外禁烟的历史,不仅可以一窥烟草在世界各地流行肆虐的情形,也可以从中了解禁烟戒烟之路的艰难、曲折和任重路远。

1. 第一次浪潮:抽刀断水水更流

烟草被哥伦布从美洲带回欧洲后,最初只是在西班牙、葡萄牙等国作为观赏植物,受到人们的青睐。直到 16 世纪,随着吸烟人数的不断增加,吸烟才逐渐开始在一些人群中成为时尚。由于一些吸烟者发现吸烟对鼠疫、霍乱和传染性脑膜炎等死亡率很高的传染性疾病,有一定的预防作用,所以当时面对瘟疫流行束手无策的欧洲医疗界,曾一度把烟草当作"医治百病的良药"加以颂扬。但是,随着吸烟人数的不断增加,吸烟对健康的危害逐渐显现:它不仅容易成瘾,而且一旦吸烟过多常会引致中毒甚至死亡。于是,烟草在许多地方被视为毒品而受到广泛的谴责。最后终于在各种因素的综合作用下,于 17 世纪迎来了全球第一次禁烟浪潮。被这一禁烟浪潮"吞没"的第一个吸烟者是哥伦布手下一名叫赫雷斯的水手。他不仅在古巴学会了吸食烟草,而且回到西班牙后继续嗜烟如命,当地的居民看他常常从口腔和鼻孔向外喷烟吐雾,认为他是被魔鬼附了身,便将他扭送到了宗教法庭,并因此被判处了监禁。

17 世纪的禁烟者除了上述的宗教势力外,主要是当时世界各国的国王,他们从防止国家财富流失,维护王权的统治出发,对吸烟者、烟草种植和贩卖者采取了严厉的打击和惩处。例如英国国王曾将一个名叫沃尔特·罗利的吸烟贵族送上了断头台;波斯王曾下令将吸烟者活活烧死;土耳其凡是吸烟的人一律公开处死,砍头、吊死、肢解;俄国的吸烟者和贩烟者,初犯鞭笞,再犯处死,吸鼻烟者还要割掉鼻子。中国明朝的崇祯皇帝,也是世界第一次禁烟浪涛中的"弄潮儿"。虽然他对吸烟者的惩处也十分严厉,但其禁烟的起因,说来却十分可笑:一位大臣对他说,现在天下的百姓到处都在说什么吃烟、吃烟,这"吃烟"不就是要吃掉咱大明朝的帝都"燕京"城嘛?面对越剿越多的农民起义大军,如坐针毡,常常疑神疑鬼的崇祯皇帝听后觉得言之有理,于是便下令在全国实行禁烟。试图通过这一举动阻挡农民起义大军进入当时称作"燕京"的北京城。结果是不仅禁烟半途而废,自己也在义军攻进北京城后吊死在景山的一棵歪脖子大槐树上。

2. 第二次浪潮:植根于科学研究新发现

20 世纪初至 20 世纪 60 年代末(1900－1969 年)的第二次全球控烟浪潮,植根于一些学者、医生、科学家对吸烟危害进行的科学研究所取得的成果。

从学术研究角度言,最先提出吸烟危害健康的人是德国科学家赛玛林格,他在 1795 年发表的一篇论文中认为,吸烟斗的人容易患唇癌,但是这一认识当时并未引起人们(包括科学界)的注意。100 多年后,当许多流行病学家对人类流行性疾病的调查研究结果不约而同地均聚焦于逐年有所增加的肺癌患者的时候,吸烟与健康的关系终于引起了人们的注意。并成为全球第二次禁烟运动日益汹涌澎湃的

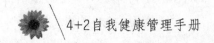

基础。

　　1924年，美国《读者文摘》发表了一篇题为《烟草对人体有害吗?》的文章,1927年,英国医师弗·伊·蒂尔登在医学杂志《手术刀》上撰文,称他看到或听到的每个肺癌患者几乎都是抽烟的瘾君子。由于这期间世界烟草业较过去相比有了前所未有的飞速发展,所以上述有关烟草与健康的研究报告和告诫文章,也激起了较大的反响,引起了世人的关注。

　　世界上真正有科学根据的第一篇关于"吸烟有害"的科学实验报告发表于1934年,作者是中国学者吕富华。他在德国著名的《福朗克府病理学》杂志发表的《关于家兔涂布烟草焦油致癌性的研究》报告,首次通过动物实验证明了烟草可导致癌症的发病。吕富华也因此成为世界上最早通过实验揭示出烟草含有致癌物质秘密的第一人。

　　1954年英国皇家医学会发表的一篇"吸烟与健康"报告,第一次明确地提出:吸烟与肺癌有关。1962年,英国皇家医学会内科学会发表的一篇著名的医学报告,用大量的临床实例证明"吸烟是导致肺癌的主要原因"。该报告的发表,直接推动了现代反烟运动浪潮波澜壮阔地向前发展。

　　1964年,美国医政总署通过对6 000多篇相关论文的分析研究,首次报告并清晰解读了"吸烟与健康"的关系,报告的结论是:吸烟是一种与疾病和死亡有关的极为重要的因素,需要立即采取措施。

　　1966年,美国生产的香烟盒上开始注有一条警告说明:"注意——吸烟有害健康。"

　　1967年,世界首次"吸烟与健康大会"在美国纽约举行,主旨是推动国际合作,加强吸烟与健康的宣传并交流开展戒烟的经验,此后,"吸烟与健康大会"每隔4年召开一次,从而使反烟运动纳入了全球组织的统一行动。

　　1969年,世界卫生组织所属的欧洲委员会通过决议,吸烟严重危害人体健康,禁止在世界卫生组织开会的场所吸烟。

　　3. 第三次浪潮:从舆论宣传到协调行动

　　涌动于20世纪60年代末至90年代末的全球第三次禁烟浪潮,有一个最明显的特点,那就是:使禁烟运动从宣传舆论为主,转进到了制订协议文本并协调具体行动的阶段。

　　1969年世界卫生组织下属的泛美卫生组织指导委员会、美洲区域委员会及欧洲区域委员会通过了世界上第一个控制吸烟的协议。

　　1970年5月,第23届世界卫生大会通过决议确定了世界上首个较为全面提出的控烟决议。决议明确要求所有大会及委员会会议的参与者不得在会议室吸烟,要求所有成员国注意关于限制吸烟的报告;探讨劝阻青年人吸烟的教育方法;请世界粮农组织注意研究种植烟草国家中的替代作物等。

1974 年,世界卫生组织吸烟与健康技术委员会向各国政府及国际组织提出了关于减少青少年吸烟,帮助吸烟者戒烟的 3 条总建议和 12 条具体策略。一改以往吸烟危害健康,均是针对吸烟者本人这一宣传模式,首次提出了"被动吸烟"的概念。也就是说,从 1974 年开始,明确指出吸烟者不光危害吸烟者自己,还会危害周围无辜的不吸烟者。

1975 年,第三次"吸烟与健康"国际会议在美国纽约召开。同年,挪威通过了关于限制烟品销售法。

1976 年,世界卫生组织在世界卫生大会上通过决议,制定了促进戒烟的政策。同年,法国西蒙娜卫生部长掀起反吸烟运动,结果使法国烟叶消耗量下降 45%。同年,芬兰在全国开展吸烟与健康教育活动,议会通过了限制烟草的有关法令。

1977 年,美国癌症学会发起并确定每年 11 月 21 日为全国范围的戒烟日活动。

1978 年,世界卫生组织吸烟与健康技术委员会做出结论:在吸烟较广泛的国家里,65 岁以下的人群中 90% 的肺癌、75% 的慢性支气管炎、25% 的冠心病的死亡是由吸烟所致。

1979 年,国务院批准并发布了卫生部、教育部、轻工业部等五单位联合发出的《关于宣传吸烟有害与控制吸烟的通知》,明确表达了中国政府对于控制吸烟问题的政策和立场。

1980 年,世界卫生组织在"世界卫生日"发起了戒烟运动,提出"要吸烟还是要健康,由你选择"的口号,并把 1980 年定为国际反吸烟运动年。

1986 年,第 39 届世界卫生组织大会通过了有关戒烟的 22 项决议。世界许多国家政府发出通知:要求不得在公共场所吸烟,号召人们不要吸烟,劝告戒烟,禁止烟草电视广告。

1987 年,世界卫生组织做出一项决议:每年的 4 月 7 日为世界无烟日。

1989 年,因每年 4 月 7 日是世界卫生组织成立的纪念日,每年这一天,世界卫生组织都要提出一项保健要求的主题。为了不干扰其卫生主题的提出,世界卫生组织决定将每年的 5 月 31 日定为世界无烟日。这年世界无烟日活动的口号是:"在无烟环境中成长。"

1991 年,世界卫生组织发布控制吸烟 7 年行动计划,即:从 1991 年起在公共场所禁止吸烟,到 1997 年实现全球禁止吸烟。

1992 年 9 月,在西班牙巴塞罗那举行的第 25 届奥运会上,组委会决定,所有比赛场馆禁止吸烟与烟草广告。10 月,拥有 173 个成员国的国际民用航空组织通过决议,自 1996 年 7 月 1 日起,将在其所有成员的民用商业航班飞机上禁止吸烟,把戒烟运动推向全球。这一年澳大利亚一个名叫莱斯的妇女以被动吸烟导致哮喘和患上肺气肿为由,向悉尼地方法院提出控诉,要求雇主赔偿损失。同年 5 月底,法院陪审团以雇主违反澳大利亚《职业卫生与安全条例》为据,判处被告雇主南威尔

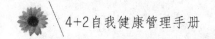

士州卫生局赔偿原告莱斯 8.5 万澳元。

1996 年世界卫生组织在第 48 届世界卫生大会提出了"缔结烟草控制框架公约"的构想。

4. 第四次浪潮:纳入依法控烟的轨道

2003 年 5 月 21 日,在第 56 届世界卫生大会上,经过历时 4 年六轮的谈判,世界卫生组织的 192 个成员国通过了第一个限制烟草的国际性条约——《烟草控制框架公约》。这是人类公共卫生领域和控烟史上的一座里程碑。它标志着烟草控制已经走向以国际法为依据的良性运行的轨道,反烟浪潮正在席卷全球的每一个角落。

2003 年 11 月 10 日,中国政府正式签署《烟草控制框架公约》。这是中国政府高度重视公共卫生及控烟工作的具体表现,对中国烟草经济将产生长远的、实质性的影响。

至 2004 年 4 月,全球已经有德国、加拿大、巴西、南非、韩国、泰国、中国等 102 个国家签署了《烟草控制公约》。

2006 年 2 月 6 日至 17 日,《烟草控制框架公约》缔约方首次会议在日内瓦举行。会议决定在世界卫生组织总部日内瓦设立一个实施该公约的常设秘书处,指导各缔约国进行烟草控制,协调各国解决在实施该公约过程中出现的各种问题。会议还决定成立一个工作小组和一个专家小组。

2007 年 7 月,《烟草控制框架公约》第二次缔约方大会通过了《防止接触烟草烟雾准则》(以下简称《准则》)。按照《准则》要求,自 2011 年 1 月起,中国应当在所有室内公共场所、室内工作场所、公共交通工具和其他可能的室外公共场所完全禁止吸烟。

第四次反烟浪潮目前正在迅速向前推进,在这一浪潮中世界各国的烟草工业将如何变革,现在仍难预料。但卷烟向低焦油量、低危害、安全性方面发展则是明确的。

(二)酒的由来与利弊

1. 酒的由来

中国人喝酒的历史至少可以追溯到距今 6 000 多年前的上古时代,因为 6 000 年前的甲骨文中就有了"酒"字;之后出现的陶器,以及以后考古挖掘出土的"大盂鼎""毛公鼎""乙亥方鼎""齐侯鼎"上,也陆续发现了不少个制作者刻印上去的"酒"字。

关于酒的由来,有上天造酒、猿猴造酒、仪狄造酒、杜康造酒、尧帝造酒等各种不同的传说。所谓"上天造酒说",说的是,酒的发明系上天所赐,世界上第一个造酒者,是生活在天上的星宿(神仙)。而"猿猴造酒说",则将猴子奉为酒的最初发现者:果子掉落在石凹里经雨露天然发酵成为酒,猴子喝了这些天然的酒变得疯疯癫癫,引起了人们的注意,于是便如法炮制发明了酿酒。清代李调元在一篇文章中说,猿猴不仅嗜酒,而且还会"造酒":"琼州多猿……尝于石岩深处得猿酒,盖猿酒以稻米与百花所造,味最辣,然极难得。"所谓"仪狄造酒说""杜康造酒说"或"尧帝造酒说",就是将酿酒的发明权或归于仪狄,或归于杜康,或归于帝尧。仪狄生活在夏朝初年,与夏朝第一代君主启是兄妹;杜康生活的时代与仪狄相距不远,或稍晚于仪狄。考古学家在距今四、五千年的龙山文化遗址中发现了不少陶制的酒器,说明中国人喝酒的历史远在仪狄或杜康之前。因此许多专家基本支持另一种说法,即:"酒之所兴,肇自上皇,成于仪狄"或杜康。也就是说,自上古三皇五帝的时候,就有各种各样的造酒的方法流行于民间,是仪狄和杜康将这些造酒的方法归纳总结起来,使之流传于后世的。根据"仪狄作酒醪,杜康作秫酒"这一传说推断,仪狄很可能是黄酒酿造方法的经验总结者,杜康则是高粱酒酿造方法的集大成者。

对于上述传说,宋人在《酒谱》一书中曾提出过质疑,认为其"皆不足以考据,而多其赘说也"。但是作为一种文化认同现象,人们不妨对其略有所知,所以简述如上。

2. 酒与医药的关系

酒的发明、制作在医药保健发展史上有着极其重要的意义。中医学认为:酒,味辛、甘、微苦,性热。"乃水谷之气,辛甘性热,入心肝二经,有活血化瘀,疏通经络,祛风散寒,消积冷健胃之功效"。秦汉时代成书的《内经·素问》中说:"古圣人之作汤液醪醴者……邪气时至,服之万全。"因此,后世又有"酒为百药之长"的说法。"醫"字从酉(酒),就是由酒能治病演化而来。现代医学认为,酒具有增进血液循环、扩张血管、增加脑血流量、祛风散寒、温暖脾胃、增进食欲、消除疲劳等功效。

(1)酒的化学成分

现代化学分析技术发现,因原料、酿造、加工、贮藏等条件之不同,酒的名色极多,其成分差异亦甚大。在制法上,酒可分为蒸馏酒(例如高粱酒、烧酒)与非蒸馏酒(例如绍兴酒、葡萄酒)两大类,凡酒类都含酒精(乙醇)。蒸馏酒除酒精的含量高于非蒸馏酒外,还含有高级醇类、脂肪酸类、酯类、醛类等;并含少量挥发酸和不挥发酸;不含糖类,或只含少量糖。

东北产的高粱酒所含的总酸中,68.22%为乙酸,28.68%为丁酸,0.58%为甲酸;所含的酯类有乙酸乙酯、丁酸乙酯、乙酸戊酯、丁酸戊酯。以及微量的缬草酸、乙酸、辛酸、壬酸、癸酸及月桂酸等酸的酯类;含有少量的戊醇(最多)、丁醇、丙醇。

绍兴酒的成分为水、乙醇、麦芽糖、葡萄糖、糊精、甘油、酸类、含氮物质等。所含的酸类有乙酸、乳酸、氨基酸、琥珀酸等。此外还含有酯类、醛类、矿物质等。

葡萄酒除含水分、乙醇(普通红葡萄酒含8%左右,白葡萄酒含7%左右)外,还含有酸类、甘油、转化糖、葡萄糖、糊精、树胶、无机盐等。在酸类中。挥发酸有甲酸、乙酸;不挥发酸有酒石酸、苹果酸、琥珀酸、鞣酸、乳酸。乳酸不易挥发,但可随水汽而挥发。此外红葡萄酒的色素中还含有红色的锦葵花素-3-葡萄糖苷及其苷元

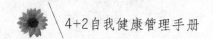

锦葵花素,其他色素尚有槲皮素的糖苷等。

(2)酒的药理作用

①中枢神经系统

酒是一种含乙醇的饮料。而乙醇对中枢神经的作用基本上与麻醉药相似,但由于它引起的兴奋期太长,大量能导致延髓麻痹,不具安全性,因此临床上不能将其作为麻醉药使用。乙醇导致的兴奋并非真兴奋,乃大脑抑制功能减弱之结果。此时饮酒者不仅丧失了其由教育和经验而得来的谦虚和自制,而且其辨别力、记忆力、集中力及理解力亦减弱或消失;视力(中枢性)也常出现障碍。

②循环系统

摄入中等量的乙醇可扩张皮肤血管,故饮酒者常有皮肤发红或温暖感。但如果据此而将其作为御寒药服用,实在是一个极大的误会。因为人在感觉到寒冷时出现的皮肤血管收缩(起鸡皮疙瘩),其实是血管中枢的一种保护性反射;而饮酒不仅抑制了血管运动中枢的这种保护性反射,而且使皮肤血管扩张导致大量的热量损失,反而增加了挨冻者被冻死的危险性。大量临床实践证明:虽然摄入中等量的乙醇对心脏功能并无明显影响;但大量摄入乙醇则可麻痹延髓中枢而导致循环衰竭。至于慢性酒精中毒导致的心血管障碍,有的研究者认为可能与饮酒导致的营养不良或维生素缺乏有关。

③消化系统

由于饮用乙醇含量较低(10%上下)的酒类,在增加胃液分泌的同时,胃酸的分泌也随之增加,所以溃疡病患者应禁酒。虽然摄入小量低浓度的乙醇能增加胃的吸收功能;但摄入高浓度(20%以上)的乙醇却会抑制胃液的分泌,减弱胃蛋白酶的活性;当乙醇浓度达到40%以上时,对胃黏膜刺激更加强烈,因此,常饮烈性酒的人多患慢性胃炎。过量喝酒之所以常常导致恶心、呕吐,主要是因为乙醇体内氧化的中间产物——乙醛刺激了呕吐中枢所致。

④局部作用

将乙醇局部涂搽于皮肤,可加速热的挥发,故可用之来为高热病人降温。高浓度的乙醇能使细胞原浆脱水并发生沉淀,故具有收敛及消毒作用。但是乙醇具有的杀菌作用以浓度70%者作用最强,低于60%或高于80%者功效皆较低。

总之,适量饮酒对于延缓衰老,防治动脉硬化,冠心病,降低血压,防止血栓形成或多或少均有一定积极作用。但是如果没有限制的饮用,则会像孙思邈在《千金方》里警告的那样,将走向反面:"久饮酒者烂肠胃,溃髓蒸筋,伤神损寿。"故此李时珍在《本草纲目》中总结说:酒之为物"少饮则和血行气,壮神御寒,消愁遣兴;痛饮则伤神耗血,损胃亡精,生痰动火"。

3. 过量饮酒危害多

世界卫生组织在《减少有害使用酒精全球战略草案》中,把过量饮酒称之为"有害使用酒精",并为什么是"有害使用酒精"下过这样一个定义:过量饮酒导致健康损害,并且带来不良的社会后果即为有害使用酒精。用中国老百姓通俗的说法就是:"喝多了""喝高了""喝醉了"。

医学上把喝酒"喝醉了"称作"急性酒精中毒"。把长期"有害使用酒精"(酗酒)导致的身体伤害称作"慢性酒精中毒"。酒中酒精(乙醇)的含量越高,对人体的危害越大。饮酒时,乙醇的饮用量超过 75～80 克,即可引起中毒(酒醉)。如达到250～500 克即可致死。美国一名青年,曾为争夺"饮酒冠军",急性酒精中毒而死。类似的例子国内外并不鲜见。

长期过量饮酒可对身体造成五大危害:一是伤胃伤肝。过量饮酒,最受伤的莫过于肝脏。有研究表明,正常人平均每日饮 40～80 克酒精,10 年即可出现酒精性肝病,如平均每日饮酒 160 克,8～10 年就可发生肝硬化。另外,一次性大量饮酒后常出现急性胃炎等不适症状;长期过量摄入酒精,会导致更严重的慢性胃炎,还可诱发胃出血甚至危及生命。二是伤脑害胰。摄入较多酒精对大脑记忆力、注意力、判断力及情绪反应都有严重伤害。特别是过量饮酒会伤害胰腺,诱发胰腺炎,久而久之,还会导致糖尿病和其他胰腺病变。三是诱发恶性肿瘤。经常过量饮酒的人比非过量饮酒者口腔、咽喉部癌肿的发生率高出 2 倍以上。四是升高血压。中国高血压流行病调查结果显示,过量饮酒是中国人血压病变的三大诱因之一。五是伤害频发。酗酒不仅对自身身体造成损害,而且也严重影响正常的家庭生活。饮酒可影响人的情绪,易激动、易发脾气,易出现判断力失控,容易与人发生冲突。

世界卫生组织的事故调查与统计显示,50%～60%的交通事故与酒后驾驶有关,酒后驾驶已经成为车祸致死的主要原因。在医学上,经常饮酒的人,对麻醉药的耐受量就会增大。常饮酒的人,一旦做手术,施行全身麻醉时,乙醚的用量就要增大,必然也会直接影响手术的效果。世界卫生组织发布的一组数据显示,全球因酒精引起的死亡率和发病率,是麻疹和疟疾的总和。而且酒精引起的死亡和疾病,也大大高于吸烟引起的死亡率和发病率。据统计,中国每年有 11.4 万人死于酒精中毒,占总死亡率的 1.3%;每年因酒而致残的人数为 273.7 万人,占总致残率的 3.0%。

(三)戒烟诗词拾萃

由于诗词具有短小精炼、朗朗上口,有音节有韵律等特点,因此,用诗词作为载体宣传戒烟不仅为广大群众所喜闻乐见,而且取得的成效亦往往是事倍功半。

1.《鹊桥仙》:这吃字虚名何益

清代李伯元在其所著的《南亭四话》一书中,记载有一首讽刺吸烟的《鹊桥仙》词。

樽前席上,明僮传与,吹气如兰堪忆。山人肠肚转车轮,这吃字虚名何益。

偷闲忙里,消除烦恼,也有些风力。醉乡尸小不封侯,拼做个烟霞成癖。

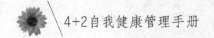

2.《钗头凤》:神仙生活错错错

中国台湾的防治高血压协会和社会祥和基金会,制作了一批戒烟宣传卡片,上面印着模仿宋代陆游《钗头凤》写的一首《戒烟歌》。

本国烟,外国烟,成瘾苦海都无边。前人唱,后人和,饭后一支,神仙生活,错!错!错!烟如旧,人苦透,咳嗽气喘罪受够。喜乐少,愁苦多,一朝上瘾,终身枷锁,莫!莫!莫!

3.《戒烟歌》:华航琛作词谱曲

据说以下这首中国最早的词曲兼备的戒烟歌,系由华航琛作词谱曲。1912 年被上海商务印书馆收录进《共和国民唱歌集》一书。

纸烟纸烟,害人不浅。

精神钱财,损伤胜鸦片。

劝同胞快快戒吸纸卷烟;

纸烟不吸,空气清新人不厌;

纸烟不吸,名誉保全谁敢轻贱?

纸烟不吸,民壮国强乐永年!

4.十说烟害:一盏烟灯照空房

下面这首从一到十的"十说烟害歌",每句均以一个数字起兴,控诉吸烟给个人、家庭或社会造成的伤害,虽然描绘的是旧社会吸食鸦片烟者常见的下场,但对现代吸食卷烟的瘾君子亦有一定的警示作用。

一盏烟灯照空房,二肩耸起象无常。

三餐茶饭无着落,四季衣裳都卖光。

五脏六腑同受苦,六亲无靠宿庙堂。

七窍不通终成病,八面威风全扫光。

九九归元自寻死,实在无颜见阎王。

5.郑板桥:一副赠联劝诫烟酒

相传,清代著名诗人、画家郑板桥有一个早年的旧相识,是一个不大不小的官吏,由于嗜烟酗酒无度,年方不惑已经形容憔悴,未老先衰。遍求名医调治,均无明显收效。一日,与郑板桥偶然邂逅,郑板桥对他说:"我有奇方可治愈此病。"说罢挥毫写了一副赠联。

酉水为酒,若不撇出终是苦;

因火生烟,丫能回头便成人。

对联的大意是:对那些因吸烟喝酒过度而致病的人来说,健康的钥匙其实就掌握每个人自己的手里,只要能下定决心戒烟限酒,远离烟害,起码许多与之相关的疾病都能被你挡在门外。

6. 愚民废农偏种烟 有田不稼将何如

没有远虑,必有近忧。在众多的戒烟诗词中,清代诗人刘汉与张翔凤写的《种烟行》等诗歌流露出的对烟草种植导致农民"有田不稼""废农偏种烟"等忧虑,至今读来犹启人深思。例如刘汉在诗中写道:

新谷在场欲糜烂,小麦未播播已晚;

问何不敛复不耕,汲水磨刀烟上版;

愚民废农偏种烟,五谷不胜烟值钱。

而张翔凤的《种烟行》则为:

沙田种烟烟叶瘦,山田种烟烟叶枯,

根长全赖地肥力,气厚丰籍土膏腴。

可怜力溥苗叶短,不似烟叶高扶疏,

种烟利厚争者众,有田不稼将何如?

四、戒烟限酒例话

(一)中外名人戒烟轶事

1. 政治家军事家戒烟

写作使卡尔·马克思在年轻时就和吸烟结下了不解之缘。为了完成《资本论》的写作,夜以继日工作的马克思更是吸烟量猛增。他曾对他的学生、女婿、法国工人党创始人保尔·法拉格感叹地说:他写《资本论》获得的稿酬甚至还不够偿付他写作《资本论》时所吸雪茄烟的花费。在马克思50多岁时,因为健康状况医生禁止他吸烟,马克思毅然戒除了数十年的吸烟习惯,直到去世再也没吸过一支烟。

弗拉基米尔·伊里奇·列宁是17岁那年学会吸烟的。列宁的母亲玛丽娜·亚历山大洛夫娃知道后劝他尽快戒烟。敬重母亲的列宁听从了母亲的劝告,毅然戒了烟,从此终生远离烟草。十月革命胜利后,列宁在自己办公室的墙上贴了一张"禁止吸烟"的纸条。当有人无视这一规定依然在他的办公室吞云吐雾时,列宁常常会生气地当众撕下纸条,并大声说,"快把它撕下来,免得糟蹋规定"。有一次,列宁和大家一起参加"星期六义务劳动",一位年轻的红军指挥员出于敬慕,掏出烟请列宁抽,列宁摇摇手谢绝了,并且幽默地笑着说:"同志,你在战场上和敌人作战很勇敢,为什么不能再跟吸烟作一次彻底的斗争?"

法国总统戴高乐也是一位言出必行的"戒烟将军"。1947年11月28日,戴高乐将军当众宣布开始戒烟,这是他为纪念在这天逝世的老战友勒克莱将军而作出的一个决定。从宣布戒烟到他逝世的长达23年时间里,戴高乐始终遵守诺言,没再吸过一支烟。有人问他戒烟成功的"秘诀",戴高乐的回答只有三个字:"不妥协!"

类似的政治家、军事家戒烟的例子还有许多,例如:美国总统里根自1985年下决心戒掉了世人皆知的烟瘾,还签署法案,规定香烟盒广告须附载更多的有关吸烟危害健康的警告,并号召在2000年以前建立"无人吸烟"社会。古巴总统卡斯特罗带头戒烟,公开告别了与他有44年缘分的雪茄。联合国世界卫生组织颁发给他一枚特别奖章,以表彰他对促进人类戒烟运动所作出的贡献。新加坡前总理李光耀为了创建无烟国,毅然戒掉了个人多年的吸烟癖好,成为以身作则带头戒烟的世界著名政要之一。

2. 清朝皇帝的吸烟与禁烟

这里所说的清朝皇帝吸的烟,既不是卷烟,也不是鸦片,而是装在烟锅(烟袋)里点燃后吸的烟草(旱烟)。东北"三大怪"之一:"十七八的大姑娘嘴里叼个大烟袋",描绘的就是烟草在东北地区广泛引进种植后,四处可见的"奇观"!土生土长、"龙兴"于东北的清朝皇族成员,自然也会有人在这一风气的影响下,成为嘴里成天叼个大烟袋烟民队伍中的一员。但是在清军入关前,当时的东北人吸旱烟的花费是很大的,买500克烟丝的钱,几乎可以购买一匹战马。这是因为烟草的原产地在美洲,当时中国只有南方沿海地区有少量种植,人们吸食的大多是海外的舶来品,成本加运费加进口关税,其价格自然不菲。当时,清军正准备入关和明朝政府争夺中原,有钢用在刀刃上,哪里有闲钱买烟吸!于是清太宗皇太极便于崇德四年(1639)颁布了清政府的第一个禁烟令,不许辖区内的军民百姓吸烟,违令者严惩不贷。奈何"圣旨"抵不过烟瘾,禁烟令颁布仅仅2年,辖区内"大臣犹然用之,以致小民效尤不止"。皇太极没办法只好睁一只眼闭一只眼,任其禁烟令废弛。但是他规定"贵族和平民可以吸烟,皇帝却不可以效尤",并将这一条作为祖训,写进了爱新觉罗家族的家法里。

清政府定都北京后,最初的两个皇帝顺治和康熙谨遵祖训,基本未沾过烟草的边儿。尤其是雄才大略的康熙,虽然小时候由于年幼无知,在身边服务人员的诱导下曾误染过烟瘾,但在登上帝位后,立即毅然戒除。用他自己的话说,"朕非不会吃烟,幼时在养母家,颇善于吃烟,今禁人而己用之,将何以服人,因而永不用也"。而且康熙在位期间一直坚持限制大臣们吸烟。一次南巡时,康熙发现大臣史贻直和陈之龙嗜烟如命,烟袋成天不离手,便决定公开整治他们一番。一次宴筵,康熙故意赐二大臣水晶烟管各一支,允许他们在宴席上公开抽烟。两人大喜过望,马上装烟点火吸用,岂料刚用力一吸,火焰即随管上升,发出一声爆裂,几乎烧伤嘴唇,吓得两人连忙放下烟管不敢再吸。康熙对在场的众人说"你们这些大臣们曾见到过我吸烟吗?从来没有!所以,每当我见到诸臣私下躲在巡抚的账房内偷偷地吸烟时,感到十分气愤!因为吸烟是一种耗气的东西。不但我不吃,太祖(努尔哈赤)、太宗(皇太极)、世祖(福临)都不吃烟。所以,我今天给他两人一个警告!"并借此机会颁布了禁烟令。当时的情景被随行的大学士蒋陈钧用一首诗记录了下来："碧椀冰浆激滟开,肆筵先已戒深杯。瑶池宴罢云屏敞,不许人间烟火来。"

雍正当政以后,清朝皇室的禁烟令又开始逐渐松弛。甚至发展到包括太监、宫里的御林军都"并无忌惮,公开吸之"的地步。簇拥在皇帝周围的人都是瘾君子,皇帝自然也难以幸免。乾隆在登上帝位前,就染有烟瘾。当了皇帝后,每次上朝议政时,总有一个太监拿着一套齐全的烟具候在一旁,以便随时伺候。某天早晨起床,乾隆忽觉喉头奇痒难耐,忍不住一阵剧烈的咳嗽,皇后恐有不测,急令太医院太医前来诊视。诸太医搜肠刮肚,百般诊视均不得要领,个个如热锅上的蚂蚁,急得团团乱转。一位老太医一眼瞅见堂下捧着烟具侍立的太监,恍然大悟。硬着头皮上前奏道:"皇上咳嗽不止,微臣以为,病根在于吸烟过度。倘若不戒,恐于龙体大为不利。请皇上三思。"乾隆闻言觉得有理,就试着戒了一个时期的烟。果然,身体状况稍有起色。从此,乾隆皇帝痛下决心彻底戒掉了烟瘾,成为中国历史上享年最长的皇帝。

至于乾隆皇帝的孙子道光禁烟,由于禁的是吸食鸦片,属于禁毒范畴,就不在这里多说了。

3. 冯玉祥戒烟轶闻

冯玉祥将军作战猛、善练兵,素以治军严格而著称。为了把他统帅的西北军练成一支素质高战斗力强的部队,冯玉祥改革制定出台过许多军令,其中有一条就是"戒烟"。有一次他当众重申全军戒烟的有关规定并警告说,以后如果再发现违反戒烟规定者,除按规定处罚外,还罚其将烟头吞进自己的肚子里。后来,在按这一规定惩罚一名吸烟的士兵时,士兵顶撞说:冯将军你也吸烟了,为什么不把烟头吞进自己的肚子里? 冯玉祥猛然想起自己与友邻部队的长官会面时确实曾吸过几口烟,虽属偶尔,却是不容否认的事实。冯玉祥猛地摘下军帽摔在地上,大声说:"我冯玉祥上梁不正下梁歪。我确实吸烟了!"说着从士兵手里抢过烟头,塞进了自己嘴里。违纪的士兵见此情景,吓得目瞪口呆,慌忙下跪。冯玉祥咽下烟头后一边扶起这个士兵一边说:"以后待客,我也不吸烟了。"并让人把他会客室里保存的待客烟卷,全部搬出来烧掉了! 由于冯玉祥身先士卒带头戒烟,他率领的西北军成为当时一支十分罕见的"无烟部队"。

1947 年,冯玉祥在美国考察,被会场里弥漫的吸烟烟雾熏得头昏脑涨,于是愤而作诗一首,对吸烟的歪风大加讨伐:"大会礼堂,又熏又臭,又臭又熏。既熏且臭,既臭且熏,熏而又臭,臭而又熏。熏熏臭臭,臭臭熏熏。亦熏亦臭,亦臭亦熏。"此诗被美国一家禁烟机构译成英文,发表于《纽约时报》,并印成传单四处张贴,产生了很大的戒烟宣传效果。

冯玉祥对吸大烟更是深恶痛绝。他不仅下禁烟令,取缔大烟馆,捉拿烟商,设收容所收容大烟吸食者,还把抓到的大烟鬼送到他在泰山创办的造林队中强制进行造林劳动。冯玉祥还写过一首《戒烟与造林》的诗歌："多栽树木,莫吸大烟。林木长大能成材,大烟送你早进鬼门关。好男儿当作栋梁材,为国家建功立业作贡献。"

4. 张伯苓:与学生一起戒烟

张伯苓,现代中国著名的教育家,1919 年之后相继创办南开大学、南开女中、南开小学。他十分注意对学生进行文明礼貌教育,并且身体力行,为人师表。一次,他发现有个学生的手指因吸烟被熏黄了,便严肃地劝告那个学生:吸烟对身体有百害而无一益,一定要尽快戒掉它。没想到那个学生俏皮地反问道:我发现您也吸烟,难道吸烟对您身体就没有损害吗?面对来自学生的责难,张伯苓歉意地笑了笑,立即让工友将自己所有的吕宋烟全部取来,当众销毁,还亲手折断了自己使用了多年的烟袋杆,并诚恳地对大家说:从今天开始,我与诸位同学一起戒烟。果然,自那以后,张伯苓再也不曾吸过烟。

(二)与酒有关的明星人物

1. 独具慧眼的禁酒者

夏禹 深谋远虑,疏仪狄而绝旨酒。《战国策·魏策》记载说:"仪狄作酒,禹饮而甘之,遂疏仪狄,而绝旨酒。曰:后世必有以酒亡其国者。"仪狄,是大禹的女儿(也有记载说是大禹的臣子),中国古代传说中酒的发明者之一。她把自己酿造的美酒端来请父亲品尝,大禹饮后,觉得味道十分香甜甘美,但是他并没有因此而奖励仪狄,反而和这个宝贝女儿越来越疏远,并拒绝再喝她发明的美酒。当有人问大禹为什么要这样做时,大禹回答说:后世不知道将会有多少人因为沉溺于酒乡而亡身亡国,我怎么能不带头做个好榜样。事实证明大禹并非杞人忧天。夏朝和商朝的末代君王——夏桀和商纣的丧身和亡国,都多多少少与无节制地酗酒有着密切的联系。

周公 主张禁酒的同时,首创饮酒礼仪制度。夏、商两个王朝末代帝王、特别是商纣王的纵酒亡国,给了代商而兴的西周统治者以极大的警示。周朝灭商不久,摄政的周公就颁布诏令严禁"群饮""崇饮"(纵酒)。包括王公贵族在内,违者一律处死。据《尚书·酒诰》记载,周公在宣布禁酒前还对为什么要禁酒进行了具体的说明。他说:戒酒既是周文王的指示,也是上天的旨意。上帝教人造酒,并不是给人享受的,而是为了用于祭祀。商代从成汤到帝乙 20 多代帝王,谁都不敢纵酒而勤于政务,所以天下基本还算安定。然而商纣王却全然抛弃了祖辈的这个光荣传统,整天狂饮不止,尽情作乐,不仅臣民怨怒,甚至使上天也产生了让商覆灭的想法("天降丧于殷")。也就是说,周公认为自己的禁酒是在"替天行道",所以周公制定的禁酒措施十分严厉。为了避免重蹈夏、商因酒亡国的覆辙,周公还建立了一套比较科学规范的饮酒礼仪,意欲从制度上预防过度饮酒可能造成的危害。据后人研究,西周的饮酒礼仪可用时、序、数、令四个字概括。所谓"时",指严格掌控饮酒的时间,只能在冠礼、婚礼、丧礼或喜庆典礼的场合下饮酒,违时就是违礼。所谓"序",指的是在饮酒时,应遵循先天、地、鬼、神,后长、幼、尊、卑的顺序,违序也是违礼。所谓"数",指的是在饮酒时不可发狂,适量而可,三爵(杯)即止,过量亦视为违礼。所谓"令",指的是筵宴上饮酒要服从酒官的指挥号令,不能随心所欲,自己想喝多少就喝多少,不服从酒官指挥也视为违礼。周公的禁酒令,其实就是针对上述可能出现的"四违背"进行惩处的具体办法。最严重("群饮""崇饮")者,一律杀无赦!

曹操 通过论战力主彻底禁酒。东汉末年天下大乱,诸侯割据,民不聊生,田园荒芜,饿殍遍野,曹操力主禁酒,试图用禁酒节约的粮食弥补军粮之不足。没想到禁酒令于建安十二年颁布后,遭到孔子二十世孙孔融等反对派的强烈抵制。由于曹操宣告的禁酒理由主要是为了扭转"饮酒丧德"等不正之风,并没有明确提出是为节约粮食以供军需。所以孔融在一封写给曹操的信中,先是大谈了一通喝酒的好处,说什么:帝尧千钟不醉,天下太平;孔子百觚不倒,被人尊称为圣人;刘邦带醉斩白蛇起义;樊哙借酒解鸿门宴之厄困……继而又冷嘲热讽地批评曹操关于禁酒是因为很多当政者误事都误在了喝酒上的理由站不住脚:暴君桀、纣亡国都和宠女色有关,你何不干脆将男女婚姻也一起禁掉!作为政治家的曹操"宰相肚里能撑船",为争取禁酒令能顺利执行,几次通过书信做孔融的工作,曹操回复孔融的原信现在已经查不到了,但是从孔融给曹操回信中的这几句话:"昨承训答,陈二代之祸,及众人之败,以酒亡者,实如来海"可以得知,这场禁酒与反禁酒的大辩论,最终还是以曹操的胜利而暂时落下帷幕。但是使军粮不足问题得以最终解决的不是由于禁酒节约了粮食,而是因为曹操在北部边疆实行了军垦屯田,使军粮供应实现了自给自足。曹操死后,魏国的禁酒不仅未能坚持下去,而且酗酒之风越演越烈,最后成为阻滞魏晋南北朝时期社会健康发展的社会弊病之一。

成吉思汗 不反对饮酒,但十分看不起一喝酒就醉的人。成吉思汗这样形容那些一喝酒就醉的人:"酒醉的人,就成了瞎子,他什么也看不见;他也成了聋子,喊他的时候,他什么也听不见;他还成了哑巴,有人同他说话时,他也不能回答。喝醉了酒的人就像快要死的人一样,他想挺直地坐下也做不到,他像个麻木发呆头脑受损伤的人。"成吉思汗认为:"喝醉酒既无好处,也不能增加勇敢和智慧,不会产生美德与善行。酒醉时人们只会干坏事、杀人、吵架。酒使人丧失知识、技能,成为他前进道路上的障碍和事业的障碍。""国君嗜酒不能主持国家大事,军官嗜酒不能掌管十人队、百人队或千人队,卫士嗜酒将遭受严惩。官员嗜酒将受厄运的折磨,使他忧虑不安。平民嗜酒将丧失马匹、畜群和他所有的一切财产,沦为乞丐。酒不管你是什么人,无论善恶好坏的人它都让你麻醉。""酒醉麻手,使手丧失抓东西的能力和动作的灵巧;酒醉麻脚,使脚不能步行;酒醉麻心,使心不能健全地思考。它毁了所有的感官和思维器官。"

耶律楚材 坚持不懈地进行控酒劝诫。蒙元帝国第二任大汗窝阔台嗜酒如命,中书令耶律楚材看在眼里,急在心上,多次劝窝阔台戒酒或控制饮酒的数量。无奈窝阔台口中连连称是,实际上依然酗酒如故。为了让自己的劝谏更具说服力,有一天,耶律楚材拿着一截酒槽铁口(即从贮酒罐往酒壶、酒杯输送酒液的铁管出酒处)对窝阔台说:"麴蘖能腐蚀器物,铁器尚如此,何况五脏呢?"窝阔台被耶律楚材的诚挚所感动,也意识到酗酒的危害,对在座的大臣们说:"你们爱君忧国之心,哪一个能像耶律楚材这样?"在重赏耶律楚材的同时,窝阔台下令:从今以后每天喝酒最多不得超过3杯。据《蒙古秘史》等史籍记载,窝阔台晚年自我批评说,他登上汗位以后,取得过四项成绩,但也有过四项失误,失误的第一条便是"既嗣大位,沉湎于酒"。窝阔台作为一个皇帝,不文过饰非,能为对自己的酗酒进行自我批评,与耶律楚材苦口婆心、坚持不懈的控酒劝诫有着直接的关系。

明、清时期,虽然明宣宗朱瞻基、清圣祖康熙、清高宗乾隆等均颁布过禁酒令,但收效甚微。纵观中国历史,政治家主张控酒和禁酒的主要原因有三:一是担心因酒误事、亡国;二是怕因酒乱礼,破坏上下尊卑的等级秩序;三是怕因酒而导致粮食消耗过多出现社会动乱。而中国历史上大多数禁酒行动均半途而废的原因,主要是当政者为了通过发展酒业而谋取经济利益。据史籍记载,直到晋武帝司马炎颁布酤酒法后,酒才正式纳入了依法管理。历朝历代的酒政管理虽然因时代不同而有所不同,但基本上都是在禁酒、榷酒和税酒之间变来变去。

2. 以酒为伴的嗜酒者

酒的作用和影响远远超出了它作为佐餐饮料和延年祛病佳品存在的价值。例如"李白斗酒诗百篇",讲述的就是适量喝酒对文人创作灵感的激发。但是,世界上的事儿,都是一分为二的,有利就有弊,文人和酒的关系也未能例外,它们就像韩信和萧何的关系一样,成也是萧何(酒),败也是萧何(酒),有关人物和故事,既令人神往,也让人唏嘘!

陶潜 字渊明,中国历史上最早的伟大的现实主义诗人之一。他的一生,是隐逸的一生,也是与诗、与酒融为一体的一生。他的诗,特别是和饮酒有关的诗,对李白、杜甫、白居易、苏东坡、陆游等大诗人影响很大。从陶渊明的诗中可以发现,他从饮酒和隐居中找到了心灵的慰藉和人生的快乐。他写过一组诗,总共20首,题目就是《饮酒》。他在组诗前的小序中说:"余闲居寡欢,兼比夜已长,偶有名酒,无夕不饮。顾影独尽,忽然复醉。既醉之后,辄题数句自娱;纸墨遂多,辞无诠次。"但是,酒在激发陶渊明诗歌创作灵感的同时,也为他埋下了后辈儿孙智力低下的祸根。

据陶潜诗中记载,陶渊明总共有五个儿子,名字依次为:舒俨、宣俟、雍汾、端佚、通佟。"五子登科",在那个时代应该是十分值得庆幸的事情,可是陶渊明却是忧愁多于喜悦。原来他的五个儿子一个不如一个,几乎个个都蠢笨无比。这情形在他的《责子》一诗中有确实的记载:"白发被两鬓,肌肤不复实。虽有五男儿,总不好纸笔。阿舒已二八，懒惰故无匹。阿宣行志学，而不爱文术。雍端年十三，不识六与七。通子垂九龄，但觅梨与栗"。遗憾的是诗人并不清楚导致他的后代智力低下的真正原因。因此在哀叹个人命运不济的同时，依旧沉浸于"杯中物"——借酒浇愁。其实陶渊明咽下的完全是他自己酿造的苦酒。因为现代科学告诉我们：大量饮酒对生殖细胞有严重的损害，可直接影响生育和下一代的健康。其实，陶渊明晚年对饮酒过量的危害，亦有所认识。他在《止酒》一诗中说："平生不止酒，止酒情无喜，……日日欲止之，营卫止不理。徒知止不乐，未知止利己。"明知不戒酒不利于身体健康，但还是一杯杯喝下去。诗人为什么要破罐子破摔，不仅因为他的身体已经产生了酒精依赖，而且是因为他对生存的环境产生了厌弃：儿子们傻就傻去吧，说不定还因傻得福呢！比陶渊明晚将近七百年来到人间的又一个伟大诗人苏东坡，在他的第四个儿子苏豚满月时写过一首《洗儿戏作》诗："人皆养子望聪明，我被聪明误一生。唯愿孩儿愚且鲁，无灾无难到公卿。"道出的正是陶渊明当初未明确道出的心里话。

　　李白与杜甫　李白、杜甫在中国几乎家喻户晓。据郭沫若所著《李白与杜甫》一书统计，李白留存诗歌1 050首，其中提到饮酒的有170首，占16%；杜甫留存诗歌1 400多首，其中说及饮酒的有300首，占21%。因此，在尊李杜为"诗仙""诗圣"的同时，有人又尊他们是"酒仙""酒圣"，亦有一定道理。为什么古今中外凡是有点儿知名度的诗人，几乎毫无例外地全都喜酒、爱酒、喝酒、写酒、歌酒、颂酒？

　　李白用他的诗告诉世人：因为他在酒的世界里寻找到了一个有独立人格的、自尊自爱的、自信自立的自我，进入到了一个与天地万物合而为一、不受束缚、不受限制的自由天地。用李白本人写的诗句概括就是"三杯通大道，一斗合自然""人生得意须尽欢，莫使金樽空对月"。杜甫用他的诗告诉读者：虽然他时有娱情放纵、借酒浇愁，但他在醉梦中也没有忘记苍生社稷国家兴亡。酒可以渲染气氛，调剂情绪，失意时酒是他的驱愁药，得意时酒是他的清醒剂。所以他借酒来调节现实和梦境、得意与失意。用杜甫本人写的诗句概括就是"性豪业嗜酒，嫉恶怀刚肠""沉饮聊自遣，放歌破愁绝""白日放歌须纵酒，青春作伴好还乡"。但是李白和杜甫绝对没有想到，对他们帮助如此巨大，他们如此钟爱的酒，最终竟然会夺去他们的健康，甚至宝贵的生命。

　　关于李白的死因，历史上有两种说法。一种是"以疾卒，"说李白死于疾病。另一种是"因醉入水"说，认为李白是醉酒后不慎溺水而亡。前一种说法，最早见于李白的族叔李阳冰为李白诗集所写的序言中。后一种说法，见载于《唐摭言》等私家笔记中。由于《旧唐书》和《新唐书》等正史都未载明李白到底是怎么死的。因此，许多研究者认为病死和溺死的可能性都存在。而这两种死因，都和喝酒没有节制有关。与李白相距不远的唐代诗人皮日休，当代著名学者郭沫若等都倾向于李白是病死的。而且认为他死于一种名曰"腐胁"的疾病。皮日休在《七爱诗·李翰林》

一章中说:"吾爱李太白,身是酒星魄。口吐天上文,迹作人间客。""权臣妒逸才,心如斗筲窄"。"意遭腐胁疾,醉魄归八极"。学过医的郭沫若认为,所谓的"腐胁疾",当是慢性脓胸穿孔:李白先患的是急性脓胸,没有得到适当的治疗,又不懂得戒酒。于是,肺部与胸壁之间的蓄脓,向体外腐蚀穿孔便成为所谓的"腐胁疾"了。至于醉酒后不慎溺水而亡说,和过度饮酒的关系不言自明,所以这里不再赘言。

关于杜甫的死因,史籍中也基本上有两种不同的记载。一种记载认为:杜甫一生坎坷、贫病交加,曾得过许多疾病,大一点、重一点的病有半身不遂(中风)、肺病、消渴病等,其中伴随其大半生的是糖尿病(消渴病)。因此杜甫的死亡很可能是多种疾病(特别是糖尿病)导致的结果。杜甫留下的不少诗作证明了这种情况存在的可能性,例如他在《同元使君春陵行》一诗中记载说:"遭乱发遽白,转衰病相婴。沉緜盗贼际,狼狈江汉行。叹时药力薄,为客赢瘵成""我多长卿病,日夕思朝廷。肺枯渴太甚,漂泊公孙城"。也有的记载认为杜甫最终是死于食物中毒。例如唐人郑处海说,杜甫是因为漂泊湖南时吃了耒阳县令赠送的牛肉白酒,食物中毒"一夕而卒"。郭沫若说,杜甫"死于牛酒,并不是不可能",耒阳县"聂令所送的牛肉一定相当多,杜甫一次没有吃完。时在暑天,冷藏得不好,容易腐化。腐肉是有毒的"。无论是因病而死还是死于食物中毒,过量饮酒都在杜甫的死亡中扮演了"帮凶"的角色。因为饮酒不仅会加重半身不遂(中风)、肺病,特别是糖尿病(消渴病)的病情,而且可直接加速细菌及其毒素在食物中毒者体内的扩散。

竹林七贤中的借酒韬晦者 著名的借酒浇愁或韬晦群体有魏晋时期的"竹林七贤",唐代的"酒中八仙""竹溪六逸"以及清代的"扬州八怪"等。

竹林七贤是指西晋初年清谈家中的七位代表人物:阮籍、嵇康、刘伶、向秀、阮咸、山涛和王戎。他们中的大多数人起初都是当政的司马集团的反对者,后来有的被收买,做了高官;有的则继续拒绝与当局合作;有的因不顺从而被治以重罪,甚至被处砍了头。酗酒则是竹林七贤初衷未改前经常使用的借酒消愁的道具和迷惑对手的韬晦手段之一。其中阮籍借酒消愁和迷惑对手的水平最为高明。

阮籍字嗣宗,曾任步兵校尉、散骑侍郎、关内侯。本来胸怀大志,腹有良谋,眼见当时与司马氏政见不合的著名士大夫一个个下场凄惨,他便佯狂纵酒,以避害全身。并常常于疯狂饮酒喝得烂醉后,跑到荒山野林里去仰脖长啸,以发泄自己胸中的郁闷之气。司马昭曾替儿子(晋武帝司马炎)向阮籍家求婚,阮籍从心眼里不同意促成这门亲事,但又不便直接回绝,于是便天天喝酒喝得烂醉如泥,一醉就是2个多月,使司马昭没机会开口,最后只好作罢。为了不淌参与朝政的浑水,阮籍还借醉酒做出了许多出人意料的举动。他家附近有一家酒店,当垆沽酒的老板娘长得十分漂亮,阮籍常到店里去喝酒,喝醉了,就躺在老板娘的身旁,目不转睛地看她沽酒。因为阮籍类似荒唐的举动实在太多,老板娘的丈夫见怪不怪,也就从未因此而找过他的麻烦。阮籍身体的健康虽然被酗酒折磨得每况愈下,但总算是躲过了杀头灭门之祸。但是,阮籍的朋友嵇康就没有他这么幸运了。

嵇康与阮籍齐名,官至中散大夫。由于与曹魏宗室有姻亲关系,不愿投靠司马氏,最终没能逃脱惨遭杀害的命运。据史书记载,嵇康性格恬静寡欲,为人宽简有大量,20年间喜怒不形于色。山涛投靠司马氏后引荐他做官,嵇康辞而不受,口称:"浊酒一杯,弹琴一曲,志愿毕矣。"嵇康爱喝酒,但本人似乎并非一个酗酒者。因为他写过一篇《养生论》,里面大多是教人少私寡欲,反对大酒大肉等养生之道。如:"滋味煎其腑脏,醴醪煮其肠胃,香芳腐其骨髓。"需要特别说明的是,阮籍和嵇康虽然自己酗酒、纵酒,却不约而同地反对自家的子弟酗酒、溺酒。阮籍不许儿子阮浑学他纵酒,也不许儿子向另一位竹林七贤之一的阮咸(阮籍的侄子)学习。其意不言自明:他自己纵酒是佯狂,不必学;而阮咸酗酒是纵欲,不可学! 更有意思的是,嵇康自己佯狂傲世,却为当时尚不满10岁的儿子留下了一篇《家诫》,教儿子长大后如何谨慎处世,如何保健养生。甚至连如果有人请你喝酒,即使你不想喝也不要坚决推辞,至少举杯应付一下,以免伤了和气,这样的细节都交代得一丝不苟。

刘伶,字伯伦,曾当过建威参军,是竹林七贤中最能喝酒的人。从史籍到民间都记载流传许多关于刘伶饮酒的故事:有一次刘伶饮醉酒后,把衣服脱得精光,有人讥笑他酒后失德,他却反唇相讥:我是以天地当大厦,以房舍为衣服,你们怎么钻到我裤裆里来了? 真正缺德是你们呀! 又有一次,喝醉酒的刘伶与一个魁梧的壮汉发生了摩擦,那人举起拳头就要揍刘伶,刘伶不慌不忙地对壮汉说,我瘦得像一条鸡肋,好像没有地方可以安放您落下的拳头。大汉一愣,顿时怒气消散,哈哈大笑,转身离去。刘伶虽然跻身竹林七贤,但似乎很少舞文弄墨,唯一留传下来的文字仅有一篇《酒德颂》,透过这篇自述性的个人饮酒史回顾,后人终于了解了这位酒仙的真面目:刘伶并非不知酗酒伤身,他的嗜酒完全是为了韬晦和麻醉自己。也正是借助这一策略,刘伶才得以在乱世保全了自己,得以寿终。

3. 喝酒有道的好酒者

苏轼(东坡) 翻阅苏东坡的文集,带"酒"字和论及酒的诗文不时可见,仔细阅读不难发现,苏东坡是个千古难遇的独具一格的饮酒爱好者。这个难得一见的饮酒爱好者有以下几个特点:①苏东坡的酒量小得可怜,饮酒很少有超过3杯的时候,但是酒量小并不说明苏东坡对酒没有特别的酷爱。用苏东坡自己在《饮酒说》一文中的话说,就是:"予虽饮酒不多,然而日欲把盏为乐,殆不可一日无此君。"也就是说,东坡饮酒寻求的不是酒精的刺激,而是在体味一种文化和心情。同时让酒成为联络感情,调节人际关系的中介。②苏东坡虽然爱酒,但从不溺酒,更不酗酒。即使是好友相聚开怀畅饮,他也大多是微醺即止。由于他从来没有放松过对酒的戒心,所以苏东坡始终主张应当有节制地饮酒,认为酒喝多了不仅容易失态,而且损害身体健康。针对有的人关于"一旦断酒,酒病皆作",认为戒酒不可取的说法,苏东坡反驳说:因戒酒而出现身体不舒服,只是身体一时的不舒服,即使把这也算作一种病,也比那些酗酒不已者强得多,酗酒者平素好像身体没有什么大病,可一旦有病发作,却常常会因之而一命呜呼。"断酒而病,病有时已,常饮而不病,一病则死矣"。③苏东坡不仅对酒有透彻的了解,而且精通酿酒技术,并常用自己酿造的各种具有养生保健作用的酒,为自己和他人疗疾养生。苏东坡酿造的酒有蜜酒、桂酒、真一酒、天冬酒、万家春酒、罗浮春酒、酴醾酒等许多种。苏东坡还把他的酿酒经验提炼、总结成《东坡酒经》一文,对酿酒技术的创新和工艺改进作出了一定的贡献。关于"真一酒",苏东坡自己有诗赞美它不俗的保健功效:"稻垂麦仰阴阳足,器洁泉新表里清。晓日著颜红有晕。春风入髓散无声。"此酒能畅通气血,饮后如春风从皮肤渗透体内,十分舒畅通泰。据苏东坡写给朋友徐得之的一封短简记载,真一酒"用白面、糯米、清水三物"酿就,呈"玉色,有自然香味",很是奇绝。而天门冬酒,则是用中药天冬酿造而成的,可以说是地地道道的药酒。关于天门冬酒的酿造过程,苏东坡在诗中也曾有过自道:"自拨床头一瓮云,幽人先已醉奇芬。天门冬熟新年喜,曲米春香并舍闻。"天门冬酒具有养阴清热、润肺滋肾等功效。酿酒需要好水、好原料、好"酒子"。苏东坡酿酒的酒子有许多是友人不远千里赠送的。例如苏东坡在《酒子赋并引》中记载说,他酿酒所用的酒子,有两种就是他远在南方的朋友潮州人王介石,泉州人许珏不远千里送给他的。为了让经常酗酒的朋友从烂醉的状态中尽快解脱出来,苏东坡多方搜集并研究各种解酒方法。除用民间百姓常用的土办法,如采摘撷菜,加水煮熟制成羹汤为人解酒外,苏东坡还成功研制了用中药枳椇子为主料的醒酒剂。

陆游(放翁) 陆游在嗜酒的诗人中是一个特例,他终身好酒却得享高寿。翻开陆游的诗集,明确以"酒""醉"等为题的诗歌作品比比皆是。从陆游尚未成年时写的《送韩梓秀才十八韵》诗中的"酒酣耳颊热,意气盖九州"不难推知,陆游至晚在16岁就学会了喝酒。这个习惯一直保持到他的晚年:"放翁七十饮千钟,耳目未废头未童。"一个"爱山入骨髓,嗜酒在膏肓",生活中酒杯不离手;"船头一束书,船后一壶酒",外出也不忘随身携带酒壶的人,不仅耳聪目明健健康康地活了86岁,而且至老创作激情不减,身后留下了上万首诗词和千百篇散文作品,不能不说是一个奇迹。细读陆游诗作中和酒有关的作品不难发现,陆游嗜酒而不伤身的"奥秘"至少有3条:一是"知酒",即对酒的作用和宜忌有深刻的了解和认识。该多喝时多喝,该少喝时少喝,不该喝时绝对不喝。所以才能在喝酒时扬其之长,避其之短,既不被酒伤身,又不因酒误事,更不给人以抨击中伤的借口。陆游写过一首《醉倒歌》,其中有这么几句:"曩时对酒不敢饮,侧睨旁观皆贝锦。狂言欲发畏客传,一笑未成忧祸稔。如今醉倒官道边,插花不怕癫狂甚。"说的是:为什么过去我有美酒也不敢开怀畅饮,是因为有比我大的官或爱打小报告的人在场;现在为什么我醉倒在官道旁也无所谓,是因为退休后无官一身轻,不必再像以往那样在人屋檐下不得不低头了。二是借酒张扬个性,倾吐积郁,表达杀敌报国的心志,达到目的后就不再多饮。用陆游自己的诗句形容就是："人生不作安期生,醉入东海骑长鲸""平时一滴不入口,意气顿使千人惊""个中妙趣谁堪语,是是初醺半醉时"。因为陆游不像安期生那样,离开酒就不能活命;更不是为了喝酒而喝酒,所以他虽然有时候豪饮过量,但很少喝得烂醉,喝到似醉非醉恰到好处时即止,所以身体健康很少因之受到伤害。三是把酒作为人生的调适剂。既用之浇愁,也用之解忧、抒愤,更借助酒力写诗、著文。陆游一生饱经磨难,心中难免常生愤懑痛苦之情,但是"人生由来不满百,安得朝夕事隐忧",人不能总是生活在痛苦和激愤之中,于是,借酒浇愁,也常常成为陆游无奈的选择:"益州官楼酒如海,我来解旗论日买。"但是陆游清醒地认识到"酒非攻愁具,本赖以适意""用酒驱愁如伐国,敌虽摧破吾亦病"。在陆游把酒作为人生调适剂的时候,更多的是诗借酒力,酒助诗兴,让酒成为其繁荣文学创作的催化剂,所以陆游酒后读书、赏景、写作更加逸兴飞扬,有如神助:"满眼云山不须买,剩倾新酿赋新诗""试问食时观《本草》,何如酒后读《离骚》""今朝醉眼烂岩电,提笔四顾天地窄。忽然挥扫不自知,风云入怀天借力"。陆游自己曾经说过,其诗歌创作中"淋漓放纵"风格的形成,酒起到了十分巨大的催化作用:"洗我堆阜峥嵘之胸次,写为淋漓放纵之词章。"

4. 用酒治病的医生

酒又是古代用来治病的药物之一。中国现存最早的医学典籍《黄帝内经·素问》中就有"汤液醪醴论篇",专论如何用酒治病。医字,繁体为"醫",从酉,酉就是酒,酉的初文作"酉",像酒坛之形,说明酒与医药密切相关。至今不论打针或针灸,仍然要用酒精消毒灭菌,内服的药酒亦不少。长沙马王堆汉墓竹简《十问》记载的:"酒者,五谷之精气也,其入中散流,其入理也彻而周……故以为百药由。"说的是酒乃五谷之精气所化,进入人体后很快随着血液循环而周流全身,所以酒常为百药所用。《汉书·食货志》云:"酒者,天之美称,帝王所以颐养天下,享祀祈福,扶衰养疾。"又曰:"酒,百药之长。"这些论述,既证明了中国早在西汉以前就有了"酒为百药之长"的说法,也反映了中医对酒的医疗作用之重视。

中国古代医学家很早就认识到酒,特别是葡萄酒具有的滋补、养颜、强身作用。《诗经》中"为此春酒,以介眉寿"的诗句,说的就是适量喝酒可以长寿。《汉书·食货志》中也有"酒者,天之美禄,帝王所以颐养天下,享祀祈福,扶衰养疾"等记载,认为酒是上天赐予的美食,并把酒与帝王的享乐、养生联系到了一起。

秦汉时期托名"神农"编纂的《神农本草经》,是中国现存较早的药物学重要文献。该书将收载的365种药物分为三品。无毒的属上品,称之为"君";毒性小的属中品,称之为"臣";毒性剧烈的属下品,称之为"佐使"。其中将葡萄、大枣等五种果实列为果中上品,并记述说:"葡萄:味甘,平。主筋骨湿痹、益气、倍力、强志、令人肥健、耐饥、忍风寒。久食,轻身、不老、延年。可作酒。"

李时珍在《本草纲目》中也记载道:葡萄酒"暖腰肾、驻颜色、耐寒","酒,天之美禄也。面曲之酒,少饮则和血行气,壮神御寒,消愁遣兴"。正因为如此,人们喝酒时总将预祝长寿视为最好的祝酒词。

中国自古就有使用药酒健身或防治疾病的传统,单是《本草纲目》所记载的药酒就有 69 种之多。酒名有五加皮酒、天门冬酒、地黄酒、当归酒、枸杞酒、人参酒、茯苓酒、菊花精、黄精酒、桑葚酒、竹叶酒、花蛇酒、乌蛇酒、蝮蛇酒、龟肉酒、鹿茸酒等,大多为后世所常用。社会发展进步到现代,各种酒精制剂(酊剂)和药酒更是名目繁多,而且每年仍在不断增加新品牌的药酒。

在此特别需要提醒人们注意的是,无论任何酊剂或药酒,均兼有药物和酒的双重身份,饮用时一定要恪遵医嘱,严格控制用量。尤其是用白酒等烈性酒制作的药酒,只宜少量饮服,不可多饮,更不可超量服用。

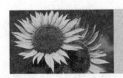

第四部分 心理平衡

1946年世界卫生组织成立伊始,便把健康定义为"一种身体上、精神上和社会上的完满状态,而不只是没有疾病和虚弱现象"。其中所说的"精神上的完满状态",指的就是心理健康,即广义的精神卫生。

一、权威导向

(一)世界卫生组织关于精神卫生心理健康的论述

1. 世界卫生组织呼吁重视心理健康问题

世界卫生组织1992年在加拿大维多利亚召开的国际心脏健康会议上发表的《维多利亚宣言》认为,健康的生活方式由合理膳食,适量运动,戒烟限酒和心理平衡这四块基石所奠定,它不仅能使高血压病、脑卒中、糖尿病的患病率减少50％以上,还能使肿瘤减少1/3,让世界人口平均期望寿命延长10年以上。

世界卫生组织将精神卫生定义为是指一种健康状态,在这种状态中,每个人能够认识到自己的潜力,能够应付正常的生活压力,能够有成效地从事工作,并能够对其社区作贡献。

世界卫生组织西太平洋地区干事尾身茂呼吁西太平洋国家和地区的政府高度重视心理健康问题,加大对心理疾病治疗方面的人力和财力投入。尾身茂在一个记者招待会上说,越来越多的科学研究结果表明,心理健康和生理健康密不可分。但长期以来,人们比较注重生理健康,而忽视了心理健康问题。造成这一现象的一个主要原因是人们对这一问题认识不足,甚至讳疾忌医。他说,在西太平洋37个国家和地区中,每年有20％的求医者患有焦虑症、抑郁症等心理疾病,而在绝大多数政府对医疗保健的财政预算支出中,心理健康保健预算支出平均只占1％。他呼吁世界各国和地区政府重新审议现有的关于心理健康保健的政策和计划,采取措施提高人们对心理健康的认识。

在 2008 年 10 月 10 日世界精神卫生日这一天,联合国秘书长潘基文发表了以下促进和加强精神卫生保健的致词:

在任何文化中,在人生的任何阶段,都可能发生精神障碍。精神障碍是导致许多其他健康问题的风险因素,也可能是这些问题的后果,往往与贫穷、边缘化和社会弱势地位相关。而且,在冲突和灾难中,精神障碍更为多见。世界各地保健系统在提供精神保健和保护患有严重精神障碍者人权方面面临巨大挑战。可利用的资源不足,分配不公平,利用效率不高。因此,大多数患有精神障碍者得不到任何护理。

增加服务应该成为一个优先事项。世界卫生组织 2008 年 10 月发起的消除精神保健漏洞行动纲领确认了必要战略,以便在资源有限的环境下利用成本效益高的措施,加强精神保健。该纲领呼请所有伙伴——政府、多边机构、捐助者、公共卫生组织、精神保健专业人员和消费者团体——携起手来,进行宣传,采取行动,促进加强精神保健。

更广泛地说,我们必须作出更多努力,将精神保健意识纳入保健和社会政策、保健系统规划和初级及二级普通保健工作的所有方面。精神健康对于个人福祉、家庭关系和个人对社会作出贡献的能力至关重要。在纪念世界精神卫生日之际,我们必须认识到,没有精神健康,就没有健康可言。

2. 联合国决议:保护精神病患者和改善精神保健的原则

1991 年 12 月 17 日联合国大会通过的第 46/119 号决议——《保护精神病患者和改善精神保健的原则》的具体条款,由"适用""定义""一般性限制条款"和 25 项"原则"组成。

【适用】

《保护精神病患者和改善精神保健的原则》的适用不得因残疾、种族、肤色、性别、语言、宗教、政治或其他见解、国籍、民族或社会出身、法律或社会地位、年龄、财产或出身而有任何歧视。

【定义】

在《保护精神病患者和改善精神保健的原则》中:

(1)"律师"系指法律或其他合格的代表;

(2)"独立的主管机构"系指国内法规定的胜任和独立的主管机构;

(3)"精神保健"包括分析和诊断某人的精神状况,以及精神病或被怀疑为精神病的治疗、护理和康复;

(4)"精神病院"系指以提供精神保健为主要职能的任何机构或一机构之任何单位;

(5)"精神保健工作者"系指具有有关精神保健的特定技能的医生、临诊心理学家、护士、社会工作者或其他受过适宜培训的合格人员;

(6)"患者"系指接受精神保健的人,并包括因精神病住院的所有人;

(7)"私人代表"系指依法负有职责在任何特定方面代表患者利益或代表患者行使一定权利的人,并且包括未成年人的父亲或母亲或法定监护人,除非国内法另有规定;

(8)"复查机构"系指根据原则17设立、审查患者非自愿住入或拘留在精神病院情况的机构。

【一般性限制条款】

《保护精神病患者和改善精神保健的原则》所载权利的行使仅受法律所规定的限制,以及保护有关人士或他人健康或安全,或保护公共安全、秩序、健康、道德或他人的基本权利和自由所必要的限制。

【原则1】

基本自由和基本权利

具体内容有七条,如:人人皆有权得到可获得的最佳精神保健护理;所有精神病患者或作为精神病患者治疗的人均应受到人道的待遇;所有精神病患者或作为精神病患者治疗的人均应有权受到保护;不得有任何基于精神病的歧视;有受法律承认的保护权利等。

【原则2】

保护未成年人

应在本套原则的宗旨和有关保护未成年人的国内法范围之内给未成年人予特殊照顾和保护等。

【原则3】

在社区中的生活

每一精神病患者有权在可能的条件下于社区内生活和工作。

【原则4】

精神病的确定

具体内容有五条:确定一人是否患有精神病,应以国际接受的医疗标准为依据;确定是否患有精神病,绝不应以政治、经济或社会地位,或是否属某个文化、种族或宗教团体,或与精神健康状况无直接关系的其他任何理由为依据;家庭不和或同事间不和,或不遵奉一个人所在社区的道德、社会、文化或政治价值观或宗教信仰之行为,不得作为诊断精神病的一项决定因素;过去作为患者的治疗或住院背景本身不得作为目前或今后对精神病的任何确定的理由;除与精神病直接有关的目的或精神病后果外,任何人或权力机构都不得将一个人归入精神病患者一类,也不得用其他方法表明其为精神病患者。

【原则5】

体格检查

除依照国内法批准的程序进行的以外,不得强迫任何人进行用以确定其是否

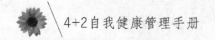

患有精神病的体格检查。

【原则6】

保密

与本套原则适用的所有人有关的情况应予保密的权利应当得到尊重。

【原则7】

社区和文化的作用

每个患者均应有权尽可能在其生活的社区内接受治疗和护理;如治疗在精神病院进行,患者应有权尽可能在靠近其住所或其亲属或朋友之住所的精神病院中接受治疗,并有权尽快返回社区;每个患者均有权以适合其文化背景的方式接受治疗。

【原则8】

护理标准

每个患者均应有权得到与其健康需要相适应的健康和社会护理;每个患者均应受到保护,免受不当施药、其他患者、工作人员或其他人的凌辱、或造成精神苦恼、身体不适的其他行为的伤害。

【原则9】

治疗

每个患者应有权在最少限制的环境中接受治疗;对每个患者的治疗和护理均应按照合格医疗人员所定个人处方计划进行;应始终按照精神保健工作者适用的道德标准提供精神保健,精神病学的知识和技能决不可滥用;对每个患者的治疗应以保护和提高个人和自主能力为宗旨。

【原则10】

药物

药物应为治疗和诊断目的给予患者,不得作为惩罚施用,或为他人便利而使用;所有施药均应由经法律授权的精神保健工作者开写处方,并记入患者病历。

【原则11】

同意治疗

具体内容有16条,主要讲的是:未经患者知情同意,不得对其施行任何治疗;所有治疗均应立即记入患者病历,并注明是非自愿还是自愿治疗;不得对患者进行人体束缚或非自愿隔离,除非根据精神病院正式批准的程序而且是防止即时或即将对患者或他人造成伤害的唯一可用手段;仅在国内法许可,据认为最有利于精神病患者健康需要并在患者知情同意的情况下方可对患者实施重大的内科或外科手术;不得对精神病院的非自愿患者进行精神外科及其他侵扰性和不可逆转的治疗;临床试验或试验性治疗不得施用于未经知情同意的患者。

【原则 12】

权利的通知

对住院治疗的患者,应在住院后尽快以患者能理解的形式和语言使其知道根据本套原则和国内法他或她应享有的一切权利;如患者无法理解此种通知,则应酌情将患者的权利告知或转告一个或几个最能代表患者利益的亲属或代表人;具备必要行为能力的患者有权指定一人代表其接受有关通知,或与精神病院的主管部门交涉。

【原则 13】

精神病院内的权利和条件

精神病院的每个患者的隐私权、人际自由交往权、宗教或信仰自由等权利都应得到充分尊重;精神病院的环境和生活条件应尽可能接近同龄人正常生活的环境和条件,并包括有娱乐和闲暇活动设施、教育设施、日常生活、娱乐和通信设施等。不强迫患者劳动,更不剥削精神病院患者的劳动。

【原则 14～16】

具体原则内容分别为:精神病院的资源、住院原则、非自愿住院。

主要说的是精神病院应能得到与其他保健机构同样的资源支持;需要在精神病院接受治疗的患者,应尽一切努力避免非自愿住院;唯有在一个人患有精神病,很有可能即时或即将对本人或他人造成伤害;或一个人精神病严重,判断力受到损害,不接受入院或留医可能导致其病情严重恶化等情况下,才可接受非自愿住院的患者。

【原则 17～20】

具体原则内容分别为:复查机构、诉讼保障、知情权利、刑事罪犯。

主要说的是对精神病医患者各方的权利和权益依法进行管理和监督。例如:所谓"复查机构",主要指国内法设立的司法或其他独立和公正的机构,依照国内法规定的程序行使职能,例如对非自愿住院情况、病情进行复查等。所谓"诉讼保障",主要指患者有权选择和指定一名律师代表患者的利益,包括代表其申诉或上诉,并在其无力支付的范围内予以免费等。所谓"知情权利",主要是重申患者有权查阅精神病院保存的关于他或她的病历和个人记录以及对这项加以的限制,以防止严重损害患者的健康和避免危及他人的安全。所谓"刑事罪犯",指的是原则适用对象是因刑事犯罪服刑或在对其进行刑事诉讼或调查期间被拘留的、并被确认患有精神病或被认为可能患有此种疾病的人,同时提醒在坚持这一原则时,应避免刑事犯罪者钻保护精神病患者权利的空子逃脱法律惩处。

【原则 21～25】

具体原则内容分别为:控告、监督和补救、执行、与精神病院有关的原则范围、现有权利的保留。

主要说的是:每个患者和原患者有权通过国内法规定的程序提出控告;各国应确保实行适当的机制,促进对本套原则的遵守,并对渎职或侵犯患者权利者依法进行诉讼或惩处;各国应通过适当的立法、司法、行政、教育和其他措施执行本套原则,并以适当和积极的手段广为宣传本套原则;本套原则适用所有住入精神病院的人;不得以各种借口限制或减损患者的任何现有权利。

3. WHO 提出改善全球精神卫生新战略

世界卫生组织(WHO)总干事布伦特兰博士 1999 年 11 月在北京举办的精神卫生高级研讨会上指出,精神疾病已成为全球疾病负荷的主要部分,对人类和社会造成越来越严重的负担,而在今后数十年精神病的负荷将更加沉重,并成为全球发展的社会和经济障碍。世界上前 10 种致残或使人失去劳动能力的主要疾病中有 5 种是精神疾病;全世界(包括发展中国家)的十大疾病中,精神抑郁症列第五位,预计到 2020 年它将跃升到世界第二位。精神病在富国和穷国的发病率不相上下,但至今却不受重视。全世界仍有 1/3 的人口得不到精神治疗的基本药品;在中国,精神疾病目前占所有疾病的 14.3%,预计到 2020 年将上升到 17.4%。

世界卫生组织在促进将精神卫生列入全球政治议程方面起着领导作用,并提出了新的全球战略:①在大多数公共卫生议程中将精神卫生列为重点;②减少对精神病患者的歧视和恐惧;③改变集中管理精神病人的传统做法,促进精神和神经疾患的治疗率;④改善有关合乎成本效果的精神病治疗、预防和促进的知识,并广泛传播这些知识。

布伦特兰强调为保证上述所有这些措施取得成功,各国都需要一个良好的政策环境,如把精神卫生保健结合到整个医疗保健体系之中,将精神病医疗资源分散化。加强药物和人力资源的管理,加强与非健康部门(包括就业、养老、住房、教育等)的联系,加强社区的社会联系,同时还需要为精神卫生立法建立足够的标准等。

布伦特兰强调"精神卫生"概念不仅仅只是没有精神或神经障碍,精神健康是精神卫生的一个组成部分。她认为贫困是精神健康的一个主要障碍,全球人口的一半仍然处于贫困状态,他们每天的生活费用不足两美元,其中有 13 亿人每天的生活费不足 1 美元。为此,全球已确立一项目标,到 2015 年时将绝对贫困的人数减少一半。这需要富裕国家慷慨解囊,才能使亿万贫困者与我们齐头并进。

4. WHO:精神卫生政策与服务指南

世界卫生组织于 2003 年编写了一部《精神卫生与服务指南》(以下简称《指南》),《指南》分为"精神卫生背景""精神卫生政策、计划和项目""精神卫生服务"等不同的模块。目的是为世界各国的政策制定者和卫生发展及计划管理者制定有关精神健康政策和策略提供有的放矢和各取所需的参考和帮助。现将有关内容摘要介绍如下:

(1)精神卫生背景

①在世界各国,精神障碍都在疾病负担中占相当的比重

据截止到《指南》制定时的统计,当时全世界有 1.21 亿人患抑郁症;7 千万人有与酒精相关的问题;2 400 万人患精神分裂症;3 700 万人患痴呆。

②精神障碍造成的总体经济负担是巨大的

最明显的经济负担是直接的治疗花费。间接经济费用也很巨大,而且高于直接治疗费用。在美国,精神障碍每年的直接治疗费用据估计为 1 480 亿美元,占国民生产总值的 2.5%。在发达国家,精神障碍的间接消耗是直接治疗费用的 2～6 倍。在发展中国家,因为直接治疗费用较低,间接花费占总体治疗花费的比重更大。《指南》制定时,精神障碍负担在疾病总体负担中占 12%。到 2020 年,这一负担可能会占残疾调整生存年损失的 15%。而且不治疗精神障碍造成的损失超过了治疗的费用。精神障碍带来的负担在青壮年中是最大的,因为青壮年是人口中最具生产力的年龄段。

③精神障碍患者及其家庭还遭受社会损失

这些损失主要表现在两个方面:一是患有精神障碍的本人,许多基本的人权和自由都因病被侵犯,例如不承认他们的民事权利、政治权利、经济权利和社会权利等;二是不仅给照顾患病者的家人带来许多负担,而且降低了照顾者的生活质量,使他们也遭到社会排斥、蒙受耻辱,在未来自我发展上丧失了机会。

④精神卫生服务普遍资金不足,发展中国家尤其严重

据统计,近 28% 的国家没有单独的精神卫生预算。在有单独精神卫生预算的国家,37% 在精神卫生上的花费仅占卫生预算总数的 1% 都不到。在发展中国家,62% 的国家精神卫生预算不到卫生预算的 1%;发达国家中 16% 也是这样。因此,精神障碍负担与用于精神卫生服务资源之间的差距巨大。

⑤近几十年来,人们对精神障碍的理解已经发生了显著改变

这既得益于治疗领域取得的科学进步,也得益于人们对躯体障碍和精神障碍关系的看法已经有了科学正确的认识,这是一个关键的进步。现在人们已普遍认识到,精神障碍和躯体障碍之间存在复杂的双向交互作用。未经治疗的精神障碍可使同时患有的躯体疾病预后不良。反过来,慢性躯体疾病患者比其他人更易患精神障碍。随着科学的进步,精神障碍已经不再是"不治之症"。不同严重程度的抑郁症都能通过抗抑郁药物得到有效的治疗;心理社会康复和家庭治疗与药物治疗联合使用,可以将精神分裂症的复发率从 50% 降到 10%。

(2)精神卫生政策、计划和项目

①发挥非卫生部门的政府政策的积极干预作用

精神卫生受许多宏观社会因素和宏观经济因素的影响,虽然这些影响有积极的一面也有消极的一面,但都不在传统卫生部门的管理权限内。例如:贫穷是精神

障碍最强的预测因素之一,相对贫困和绝对贫困都对精神健康有不良影响。又如:与城市化相伴随的无家可归的增多、贫穷、过分拥挤、高度污染、家庭结构解体等,都对人群的精神健康具有不容否认的消极意义。因此政府实行的各种旨在降低绝对贫困和相对贫困的政策,通过立法和出台各种政策改善住房条件和城市人口的生活状况,客观上都可达到干预精神障碍产生的目的。因此社会保障系统应当充分覆盖精神障碍造成的残疾。精神障碍与高度残疾有关,当提供残疾补助时必须把精神残疾考虑在内。

②借全球卫生改革的东风促进精神卫生发展

《指南》指出:近30年来,大卫生部门和精神卫生部门都进行了大幅度的改革。地方分责和卫生财政管理改革是影响大卫生保健系统的两个关键的变革,对促进精神卫生发展也具有重要意义。大家越来越认识到需要给精神卫生服务注入充足的资金,而且强调要把这些服务融合到大卫生保健服务系统中去。改革中实行的"地方分责",就是把提供卫生服务的责任由中央政府转移分散到各级地方政府,这一改革为精神卫生服务融入大卫生医疗提供了机遇。考虑到精神障碍带来的巨大经济负担,在卫生资源的分配改革中应增加精神卫生的份额。

③卫生部门的改革给精神卫生发展也带来一定风险

那就是在重新编排卫生系统时,精神卫生服务可能会被边缘化,使卫生系统离提供精神卫生服务的目标不是更近而是更远。而且"地方分责"还可能由于将服务部门和服务项目分得过分细碎,导致重复建设,造成资源利用效率不高。此外,卫生改革中增加自费的趋势很可能损害精神障碍患者的利益,因为他们大多不可能有用于付费的资源。

(3)精神卫生服务

①加强精神卫生宣传

目的是为了减少对精神患者的侮辱与歧视,促进精神障碍患者的人权。精神卫生宣传包括多种不同的行动,这些行动旨在改变体制上和态度上的不利于大众取得积极精神卫生成果的严重阻碍。

②改善精神卫生质量

对所有精神卫生系统来说,质量都是重要的,因为只有高质量的卫生服务才是精神障碍患者得到所需要的好的照顾、症状好转和生活质量改善的保障。具体实施步骤:a.调整政策以改进质量;b.设计标准文件;c.制定认证程序;d.使用质量机制监督精神卫生服务;e.将质量改善整合到当前的服务管理和服务提供中;f.为改善服务进行系统改革;g.审核质量机制。

③组织精神卫生服务

这里所谓的精神卫生服务,主要是指提供有效的精神卫生干预手段。建议包括以下内容:a.将精神卫生服务融入大卫生系统;b.发展正规和非正规的社区精神卫生服务；c.推动和实现住院化。

(二)国务院:关于进一步加强精神卫生工作的指导意见

卫生部、教育部、公安部、民政部、司法部、财政部、中国残联 2004 年 9 月 20 日《关于进一步加强精神卫生工作的指导意见》已经国务院同意,并转发全国各省、自治区、直辖市人民政府,国务院各部委、各直属机构。《指导意见》分"指导原则""工作目标""组织领导""重点人群心理行为干预""加强精神疾病的治疗与康复工作""加快精神卫生工作队伍建设步伐""加强精神卫生科研和疾病监测工作"和"依法保护精神疾病患者的合法权益"八个部分,现将有关内容摘要于后。

1. 指导原则

精神卫生工作要按照"预防为主、防治结合、重点干预、广泛覆盖、依法管理"的原则,建立"政府领导、部门合作、社会参与"的工作机制,探索符合中国实际的精神卫生工作发展思路,建立健全精神卫生服务网络,把防治工作重点逐步转移到社区和基层。建立以政府投入为主、多渠道筹资的模式,保障精神疾病预防与控制工作的开展;加强重点精神疾病的治疗与康复,突出重点人群的心理行为问题干预,努力开展精神疾病患者救治救助,切实提高人民群众的自我防护意识,预防和减少精神障碍的发生,最大限度满足人民群众对精神卫生服务的需求;建立健全精神卫生的法律法规;加强精神卫生工作队伍建设和科研工作。

2. 工作目标

按照卫生部、民政部、公安部、中国残联《中国精神卫生工作规划(2002－2010年)》确立的工作目标,普通人群心理健康知识和精神疾病预防知识知晓率 2005 年达到 30%,2010 年达到 50%;儿童和青少年精神疾病和心理行为问题发生率 2010 年降到 12%;精神分裂症治疗率 2005 年达到 50%,2010 年达到 60%;精神疾病治疗与康复工作覆盖人口达到 8 亿人。

3. 组织领导

(1)落实政府责任

地方各级人民政府要切实负起责任,建立部门协调工作制度,把精神卫生工作列入国民经济和社会发展计划,纳入政府议事日程,根据本地区实际,提出精神卫生工作目标,统筹规划,采取措施,抓好落实。要根据本地区经济社会发展水平和精神卫生工作需要安排必要的工作经费,落实对精神卫生机构的补助政策。要进一步完善有利于精神卫生工作的税收优惠政策和物价政策,研究制订鼓励单位、团体和个人资助精神疾病防治工作的办法,鼓励社会资源投向精神疾病的防治工作。

(2)加强分工协作

卫生、民政、公安、教育、司法、残联、共青团、妇联、老龄委等部门、单位和团体要针对日益突出的精神卫生问题,在各自职责范围内采取有效的预防和控制措施,

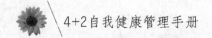

加大工作力度,并加强协调配合,形成合力。

(3)营造社会氛围

大力开展经常性精神卫生知识宣传工作,围绕每年10月10日"世界精神卫生日"积极开展精神卫生知识宣传和心理健康教育与咨询服务,提高人民群众的心理健康水平,消除社会对精神疾病患者的偏见。

4. 重点人群心理行为干预

(1)重视儿童和青少年心理行为问题的预防和干预

加强对学校教师、班主任、校医等的心理健康教育和精神卫生知识培训,提高早期发现儿童和青少年心理行为问题的能力。依靠学校现有工作队伍和网络,在心理健康教育和精神卫生专业技术人员的指导下,针对不同年龄儿童和青少年的特点,开展心理健康教育(包括技能训练)与咨询服务,为儿童和青少年提供心理指导和帮助。

(2)加强妇女心理行为问题和精神疾病的研究和干预

维护有精神疾病和不良心理行为问题的妇女的权益,加强妇女孕产期心理健康保健和常见心理行为问题的识别及处理工作,降低其产前、产后不良心理反应发生率;做好妇女更年期心理健康咨询和指导工作。加强农村妇女心理行为问题的多学科研究,开展针对农村妇女的心理健康咨询和危机干预服务,采取有效措施降低农村妇女精神疾病患病率。

(3)开展老年心理健康宣传和精神疾病干预

利用现有精神卫生资源,建立老年性痴呆干预网络,普及老年性痴呆和抑郁等精神疾病的预防知识,开展心理健康咨询活动并提供有效的支持和帮助,提高老年人生活质量。

(4)加强救灾工作中的精神卫生救援

加快制订灾后精神卫生救援预案,从组织、人员和措施上提供保证,降低灾后精神疾病患病率。积极开展重大灾害后受灾人群心理干预和心理应激救援工作,评估受灾人群的精神卫生需求,确定灾后心理卫生干预的重点人群,提供电话咨询、门诊治疗等危机干预服务。

(5)开展职业人群和被监管人群的精神卫生工作

针对不同地区、不同类别职业人群的具体情况制订适宜计划,疏导和缓解职工因工作、家庭生活等带来的压力。把被监管人员的精神卫生工作纳入本地区精神卫生工作计划,加强对公安机关监管民警、监狱、劳教部门民警和医护人员的精神卫生知识培训,根据被监管人员精神卫生流行病学特点,针对不同类型、不同特点的被监管人员开展心理治疗和心理矫正工作。

5. 加强精神疾病的治疗与康复工作

(1)建立健全精神卫生服务体系和网络

地方各级人民政府要根据区域卫生发展规划,统筹规划本地区现有各级各类精神卫生机构,明确功能定位,实现资源整合。

(2)加强社区和农村精神卫生工作

各地区要充分发挥社区卫生服务体系在精神疾病患者治疗与康复中的作用,根据实际情况在社区建立精神康复机构,并将其纳入社会福利发展计划。

(3)加强重点精神疾病的治疗与康复工作

要采取措施为精神分裂症、抑郁症及双相情感障碍、老年性痴呆和抑郁等重点精神疾病患者提供适当的治疗与康复服务。加强精神疾病药品的管理和供给工作,积极开展以药物为主的综合治疗,不断提高治疗与康复水平。积极进行监护治疗和定期随访。逐步提高精神疾病患者的社会适应能力,使其回归社会。把精神疾病患者中的贫困人群纳入医疗救助范围予以救助。

6. 加快精神卫生工作队伍建设步伐

(1)逐步建立专业技术人员资格认定制度

卫生部要会同有关部门和单位研究建立心理治疗与咨询的执业资格制度,加强对从事心理治疗与咨询工作人员的执业准入管理。心理治疗与咨询工作人员上岗前必须接受专业教育,上岗后要保证必要的专业进修时间,不断提高专业技术水平和服务能力。

(2)加强人才培养和教育工作

要加强医学院校在校学生、现有精神专科和非精神卫生专业医护人员以及其他从事精神卫生工作人员的精神卫生知识的培训,提高对常见精神疾病的早期识别和有效处理的能力。加强医德医风建设,加强精神卫生从业人员职业道德、职业纪律和医学伦理学教育,增强法制观念和服务意识。改善精神卫生工作专业技术人员的工作条件和生活待遇,促进精神卫生工作队伍的发展。

7. 加强精神卫生科研和疾病监测工作

重视和支持精神卫生的科学研究,积极鼓励把科研成果应用于防治工作实践,开展各种形式的国内外学术、人员交流与科研合作,提高我国精神卫生工作的整体水平。完善精神疾病信息监测网络,加强监测工作,有条件的地区要积极开展精神疾病流行病学调查,及时掌握精神疾病流行情况和发展趋势。

8. 依法保护精神疾病患者的合法权益

加快精神卫生国家立法进程,进一步完善地方性法规。实施精神疾病患者及其监护人的知情同意权,保障精神疾病患者就诊的合法权益,任何人不得以任何借口或方式侵害精神疾病患者的合法权益。要经过司法精神病学鉴定,对精神疾病患者责任能力进行评估后,按照法律程序处理需强制住院患者的有关问题或有关案件的问题,加强对经鉴定无责任能力的精神疾病患者的监管和治疗工作。鉴定工作要严格依照法律法规和技术规范要求进行,确保鉴定科学、公正,保护精神疾病患者的合法权益。同时,要强化对精神卫生工作的行政执法监督,禁止各种形式的非法执业活动。

(三)卫生部:精神卫生宣传教育核心信息和知识要点

为贯彻落实《中共中央关于构建社会主义和谐社会若干重大问题的决定》和国务院办公厅转发的《关于进一步加强精神卫生工作的指导意见》精神,切实做好精神卫生宣传教育工作,动员社会各界积极参与促进心理健康、防治精神疾病的宣传教育活动,提高广大人民群众精神卫生知识水平,卫生部组织专家于2007年6月编写完成了《精神卫生宣传教育核心信息和知识要点》。

1. 核心信息

"核心信息"包含八个方面的内容:一是精神健康是健康不可缺少的一部分,没有精神疾病不代表精神健康

每个人不仅需要身体健康,也需要精神健康。二是精神健康和精神疾病与躯体健康和躯体疾病一样,是由多个相互作用的生物、心理和社会因素决定的。三是每个人在一生中都会遇到各种精神卫生问题,重视和维护自身的精神健康是非常必要的。四是我国当前重点防治的精神疾病是精神分裂症、抑郁症、儿童青少年行为障碍和老年期痴呆。五是怀疑有心理行为问题或精神疾病,要及早去医疗机构接受咨询和正规的诊断与治疗。六是精神疾病是可以预防和治疗的。七是关心、不歧视精神疾病患者,帮助他们回归家庭、社区和社会。八是精神卫生工作关系到社会的和谐与发展,促进精神健康和防治精神疾病是全社会的责任。

"核心信息"显示,我国精神卫生工作的指导原则是按照"预防为主、防治结合、重点干预、广泛覆盖、依法管理"的工作原则,建立"政府领导、部门合作、社会参与"的工作机制,建立健全精神卫生服务网络,把防治工作重点逐步转移到社区和基层。

"核心信息"还显示,近年来,我国切实加强了精神卫生工作:2002年卫生部、民政部、公安部和中国残联联合发布《中国精神卫生工作规划(2002-2010年)》,提出了精神卫生工作的目标:到2010年,普通人群心理健康知识和精神疾病预防知识知晓率达到50%;儿童和青少年精神疾病和心理行为问题发生率降到12%;精神分裂症治疗率达到60%;精神疾病治疗与康复工作覆盖人口达到8亿人。

2. 知识要点

(1)精神健康是健康不可缺少的一部分,没有精神疾病不代表精神健康

每个人不仅需要身体健康,也需要精神健康。健康不仅仅是没有疾病或虚弱,而是一种生理、心理和社会适应的完好状态。

精神健康,又称心理健康,是指个体能够恰当地评价自己、应对日常生活中的压力、有效率地工作和学习、对家庭和社会有所贡献的一种良好状态。主要包括以下特征:智力正常;情绪稳定、心情愉快;自我意识良好;思维与行为协调统一;人际

关系融洽;适应能力良好。

精神卫生问题,又称心理卫生问题。精神卫生问题的存在是一种非常普遍的现象,许多人都会存在精神卫生问题,自己可能意识不到。

精神疾病,又称精神障碍,是指精神活动出现异常,产生精神症状,达到一定的严重程度,并且达到足够的频度或持续时间,使患者的社会生活、个人生活能力受到损害,造成主观痛苦的一种疾病状态。

现行的国际疾病诊断分类(ICD-10)将精神疾病分为 10 大类 72 小类近 400种。10 大类为:①器质性精神障碍。如老年期痴呆。②使用精神活性物质所致的精神和行为障碍。如酒精依赖综合征。③精神分裂症、分裂型障碍和妄想性障碍。④心境(情感)障碍。如抑郁症和躁狂症。⑤神经症性、应激相关的及躯体形式障碍。如焦虑症。⑥伴有生理紊乱及躯体因素的行为综合征。如失眠症。⑦成年人人格与行为障碍。如偏执型人格障碍。⑧精神发育迟滞。即通常所说的智力低下。⑨心理发育障碍。如儿童孤独症。⑩通常起病于童年与少年期的行为和情绪障碍。如注意缺陷多动障碍。

(2)精神健康和精神疾病与躯体健康和躯体疾病一样,是由多个相互作用的生物、心理和社会因素决定的

影响精神疾病发生的生物学因素包括年龄、性别、遗传、产前产后的发育情况、躯体疾病和成瘾物质等。例如,有精神疾病家族史的人要比没有精神疾病家族史的人容易患精神疾病。精神疾病和躯体疾病相互影响,精神疾病会加重躯体疾病,患有躯体疾病也会增加患精神疾病的危险性。

影响精神疾病发生的心理因素包括人的个性特征、对事物的看法、应对方式和情绪特点等。例如,心理负担过重、对各种生活事件的心理反应大,均可能诱发精神疾病。

影响精神疾病发生的社会因素包括生活中的各种大事、意外事件和不良事件、家庭和社会的支持、文化、环境等。例如,天灾人祸、亲人亡故、工作或学业受挫、婚姻危机、失恋等重大生活事件是诱发精神疾病的重要社会因素。

生物、心理和社会因素以及它们之间的相互作用,影响着人生的各个阶段。各因素之间的良性作用是精神健康的保护因素,反之则是精神疾病发生的危险因素。当危险因素作用达到一定程度,会导致精神疾病的发生;而通过消除危险因素、加强保护因素可以预防精神疾病的发生,促进精神健康。

(3)每个人在一生中都会遇到各种精神卫生问题,重视和维护自身的精神健康是非常必要的

婴幼儿(0—3 岁)常见的精神卫生问题:养育方式不当所带来的心理发育问题,如言语发育不良、交往能力和情绪行为控制差。家长多与孩子进行情感、语言和身体的交流,培养孩子良好的生活行为习惯,是避免婴幼儿精神卫生问题发生的

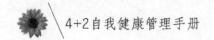

可行方法。

学龄前儿童(4—6岁)常见的精神卫生问题:难以离开家长、与小伙伴相处困难。处理不好,易发生拒绝上幼儿园以及在小朋友中孤僻、不合群等问题。鼓励与小伙伴一起游戏、分享情感,培养孩子的独立与合作能力,是避免学龄前儿童精神卫生问题发生的可行方法。

学龄儿童(7—12岁)和青少年(13—18岁)常见的精神卫生问题:学习问题(如考试焦虑、学习困难)、人际交往问题(如学校适应不良、逃学)、情绪问题、性心理发展问题、行为问题(如恃强凌弱、自我伤害、鲁莽冒险)、网络成瘾、吸烟、饮酒、接触毒品、过度追星、过度节食、厌食和贪食等。调节学习压力、学会情感交流、增强社会适应能力、培养兴趣爱好,是避免学龄儿童和青少年精神卫生问题发生的可行方法。

中青年(19—55岁)常见的精神卫生问题:与工作相关的问题,如工作环境适应不良、人际关系紧张、就业和工作压力等带来的问题;与家庭相关的问题,如婚姻危机、家庭关系紧张、子女教育问题。构建良好的人际支持网络,学会主动寻求帮助和张弛有度地生活,发展兴趣爱好,是避免中青年精神卫生问题发生的可行方法。

中老年(55岁以上)常见的精神卫生问题:退休、与子女关系、空巢、家庭婚姻变故、躯体疾病等带来的不适应与情感问题。接受由于年龄增长带来的生理变化,建立新的人际交往圈,多参加社区和社会活动,学习新知识,拓展兴趣爱好,是避免中老年精神卫生问题发生的可行方法。

各类自然灾害、人为事故、交通意外、暴力事件等,除直接影响人们的正常生活外,还会引起明显的心理痛苦,严重的可引起精神障碍。认识突发事件带来的心理变化,积极寻求心理支持和救助,是避免突发事件导致的精神卫生问题的可行方法。

(4)我国当前重点防治的精神疾病是精神分裂症、抑郁症、儿童青少年行为障碍和老年期痴呆

精神分裂症多起病于青壮年,急性期的主要表现有幻觉、妄想和思维混乱,部分患者转为慢性化病程,表现为思维贫乏、情感淡漠、意志缺乏和回避社会交往,最终可成为精神残疾。当一个人出现不寻常的行为方式和态度变化时,应及早就诊。精神分裂症的防治策略是提供以患者为中心的医院、社区一体化的连续治疗和康复。

抑郁症可发生于各个年龄段,以显著而持久的心境低落、思维迟缓和身体的疲劳衰弱为主要特征,常伴有焦虑和无用、无助、无望感,部分患者可能出现自伤和自杀倾向。抑郁状态下还常出现多种躯体不适,常被误认为躯体疾病。上述主要特征持续两周以上时,应及早就诊。抑郁症的防治策略是提高知晓率、就诊率、识别率和治疗率。

儿童青少年行为障碍包括注意缺陷多动障碍、对立违抗性障碍、品行障碍、抽动障碍和其他行为障碍。其中注意缺陷多动障碍较为常见,多发生于6岁以前,表现为明显的注意力集中困难、注意持续时间短暂、活动过度或冲动,因而影响学业

和人际关系。儿童青少年行为障碍的防治策略是，改善孩子的成长环境，及早发现孩子的异常行为，及时带孩子去医院诊治。

老年期痴呆是指老年人出现持续加重的记忆、智能和人格的普遍损害。最常见的是阿尔茨海默病和血管性痴呆。表现为逐渐发生记忆、理解、判断、计算等智能全面减退，工作能力和社会适应能力日益降低，随着病情进展，逐渐生活不能自理。当老年人在短期内出现明显的近记忆力减退、生活和工作能力下降等问题时，应及早就诊。老年期痴呆的防治策略是早期控制危险因素（如高血压、高血糖、高血脂、脑外伤等）、早发现、早治疗，控制病情进展。

（5）怀疑有心理行为问题或精神疾病的人员，要及早去医疗机构接受咨询和正规的诊断与治疗

怀疑有明显心理行为问题或精神疾病者，要及早去精神专科医院或综合医院的精神科或心理科进行咨询、检查和诊治。

如发现家庭成员、邻居、同事、同学等周围人有明显的言语或行为异常，要考虑他可能有心理行为问题或精神疾病，应及时劝告其去医疗机构检查。

心理行为问题的处理，以心理咨询和心理治疗为主，辅以社会支持和药物对症治疗。

精神疾病的治疗方面，目前已有有效的治疗药物以及心理治疗和心理社会康复方法。

被确诊患有精神疾病者，应及时接受正规治疗，遵照医嘱全程不间断按时按量服药，以达到最好的治疗效果。不愿意接受治疗、不正确治疗或不规律服药，均会导致病情延误、难以治愈或复发。

通过规范化的治疗，多数患者可以治愈，维持正常的生活、学习和工作能力。

（6）精神疾病是可以预防和治疗的

精神疾病的防治分为三级。一级防治的目的是减少精神疾病的发生；二级防治的目的是降低精神疾病的危害；三级防治的目的是减少精神疾病所致的残疾和社会功能损害。

一级防治主要是增强精神疾病的保护因素，减少危险因素。可采取的措施包括改善营养状况、改善住房条件、增加受教育的机会、减少经济上的不安全感、培养稳定良好的家庭氛围、加强社区支持网络、减少成瘾物质的危害、防止暴力、进行灾难后心理干预、开展健康教育、发展个人技能等。

二级防治是通过早发现、早诊断、早治疗，控制疾病，降低危害。为此，需要建立以精神卫生专业机构（精神专科医院、综合医院精神科或心理科）为骨干、综合医院为辅助、基层医疗卫生机构（社区卫生服务中心、社区卫生服务站和乡镇卫生院、村卫生室）和精神疾病社区康复机构为依托的精神卫生防治服务网络。

三级防治是对精神疾病患者进行生活自理能力、社会适应能力和职业技能等

方面的训练,以减少残疾和社会功能损害、促进康复、防止疾病复发。为此,需要开展"社会化、综合性、开放式"的精神疾病康复工作。

采取乐观、开朗、豁达的生活态度,把目标定在自己能力所及的范围内,调适对社会和他人的期望值,建立良好的人际关系,培养健康的生活习惯和兴趣爱好,积极参加社会活动等,均有助于个人保持和促进精神健康。

(7)关心、不歧视精神疾病患者,帮助他们回归家庭、社区和社会

精神疾病患者和躯体疾病患者一样,也是疾病的受害者,应得到人们的理解和帮助。

精神疾病患者的家庭对患者负有照顾和监护责任,不仅不应该嫌弃、遗弃患者,还要积极帮助患者接受治疗、进行康复训练,担负起照顾和监护责任。

社区不应歧视精神疾病患者,要创造条件帮助患者康复。单位和学校应该理解、关心和接纳康复后的精神疾病患者,为他们提供适当的工作和学习条件。

精神残疾属于我国六类残疾中的一类,受《中华人民共和国残疾人保护法》的保护。法律规定:保护残疾人在政治、经济、文化、社会和家庭生活等方面享有同其他公民平等的权利,残疾人的公民权利和人格尊严受法律保护,禁止歧视、侮辱、侵害残疾人。精神残疾是指精神疾病经久未愈,患者的认知、情感和行为功能受到明显损害,影响其日常生活和社会参与。

对流浪乞讨人员中有危害他人生命安全或严重影响社会秩序和形象的精神疾病患者,应实施救治。2006年民政部、公安部等部门发布的《关于进一步做好城市流浪乞讨人员中危重病人、精神病人救治工作的指导意见》,规定民政部门、公安部门和城建城管监察部门负责将患者送到当地定点医院;卫生部门确定定点医院并负责患者救治;民政部门按照规定支付救治经费,其所属救助管理站在患者病情稳定或治愈后接回,或通过其他方式帮助患者离院。

(8)精神卫生工作关系到社会的和谐与发展,促进精神健康和防治精神疾病是全社会的责任

根据世界卫生组织《2001年世界卫生报告》估计,全球约有1/4的人在其一生中会出现精神或行为障碍;18岁以下的青少年中,1/5有发育、情感或行为方面的问题,1/8会出现精神疾病。

根据我国浙江、河北两省的流行病学调查推算,全国15岁以上成年人精神疾病的总患病率在15%左右。

2006年国家制订了发展社区卫生服务的系列政策,将开展精神疾病社区管理和居民心理健康指导工作列入社区卫生服务中心、社区卫生服务站的公共卫生工作内容,工作补助经费由政府提供。

为切实加强对精神卫生工作的组织领导,协调部门间精神卫生工作的发展,推进《中国精神卫生工作规划(2002-2010年)》的实施和精神卫生各项工作,2006年

国务院批准建立"精神卫生工作部际联席会议制度",联席会议成员单位包括卫生部、中宣部、国家发展改革委员会等十九个部门和单位,办公室设在卫生部。联席会议的主要职能为,研究拟订精神卫生工作的重大政策措施、协调解决推进精神卫生工作发展的重大问题、讨论确定年度工作重点并协调落实、指导、督促、检查精神卫生各项工作。

(四)世界精神卫生日及其在中国的活动

1. 世界精神卫生日的由来

世界精神卫生日是由世界心理卫生联合会1992年发起,并经世界卫生组织确定后开始实行的。目的是提高公众对精神卫生问题的认识,促进对精神疾病进行更公开的讨论,鼓励人们在预防和治疗精神疾病方面进行投资。提高公众对精神疾病的认识,分享科学有效的疾病知识,消除公众的偏见。

目前,精神卫生问题作为公共卫生和社会问题已经成为国际社会的共识。世界卫生组织在《2001年世界卫生报告》中公布的数据显示,进入21世纪时全球约有4.5亿精神健康障碍患者,其中3/4生活在中低收入国家。

目前,由于精神卫生知识尚不普及,宣传力度不够,大多数人对精神疾病认识不足,对患者缺乏应有的理解和同情,偏见与歧视现象较严重,致使一些精神疾病康复者不能顺利回归社会大家庭。一些患者和家属即便具有一定的精神卫生知识,认识到疾病的性质,多数人也宁可自己忍受痛苦而不愿寻求精神科医生的帮助,害怕因"精神病"而受歧视,结果延误了治疗,病情加重。

国务院在2004年9月20日转发的六部委《关于进一步加强精神卫生工作的指导意见》中特别指出,在大力开展经常性精神卫生知识宣传工作时,应"围绕每年10月10日'世界精神卫生日'积极开展精神卫生知识宣传和心理健康教育与咨询服务,提高人民群众的心理健康水平,消除社会对精神疾病患者的偏见"。

自2000年,中国开始大规模开展精神卫生日宣传活动以来,随着中国经济、社会的高速发展,精神卫生、心理健康工作越来越受到社会各界的广泛重视。

2. 历届世界精神卫生日的主题

从1991年,尼泊尔提交第一份关于"世界精神卫生日"活动的报告,至2010年,全球已经先后举办了14届世界精神卫生日活动,每一届活动都结合现实情况和精神卫生的需要,确定一个活动主题,例如:

1996年世界精神卫生日的主题是:积极的形象,积极的行动

1997年世界精神卫生日的主题是:女性和精神卫生

1999年世界精神卫生日的主题是:精神卫生和衰老

2000年世界精神卫生日的主题是:健康体魄＋健康心理＝美好人生

2001年世界精神卫生日的主题是:行动起来,促进精神健康

2002 年世界精神卫生日的主题是:精神创伤和暴力对儿童的影响

2003 年世界精神卫生日的主题是:抑郁影响每个人

2004 年世界精神卫生日的主题是:儿童、青少年精神健康:快乐心情,健康行为

2005 年世界精神卫生日的主题是:身心健康、幸福一生

2006 年世界精神卫生日的主题是:健身健心,你我同行

2007 年世界精神卫生日的主题是:健康睡眠与和谐社会

2008 年世界精神卫生日的主题是:同享奥运精神,共促身心健康

2009 年世界精神卫生日的主题是:行动起来,促进精神健康

2010 年世界精神卫生日的主题是:沟通理解关爱,心理和谐健康

二、研 究 进 展

(一)心理平衡的现代医学基础

心理平衡,是由"心理"和"平衡"两个词组成的联合词组。心理,指人的思维、内心活动;而平衡这个词,却可以有两种不同的理解(含义):一是说人的思维、内心活动没有偏差(失衡),处于正常和谐的健康状态;二是说一个人的思维、内心活动虽然出现有偏差(失衡),但目前正处于努力使之恢复到正常和谐状态的过程中。也就是说,对"心理平衡",有广义和狭义两种不同的理解,狭义理解,所谓心理健康就是心理平衡(用数学公式表示就是:心理平衡=心理健康)。广义理解,心理平衡既是一种心理健康的完好状态,也是一个为恢复心理健康而进行心理调节的过程(用数学公式表示就是:心理平衡=心理健康+心理调控)。

中国人之所以常用"心理平衡"一词来形容表示个体的心理状况和心理调节的过程,大概与中国文化深受老子、庄周道家思想的影响,认为阴阳既对立又统一、福祸既彼此依存又可相互转换,健康离不开调控有关。

1. 心理健康的标准

所谓心理健康,是指生活在一定社会环境中的个体,在高级神经功能和智力正常的情况下,情绪稳定、行为适度,具有协调关系和适应环境的能力,以及在本身及环境条件许可的范围内所能达到的心理最佳功能状态。

心理健康按其健康程度可分为三种状态。一是平衡态,即个体在一般没有较大困扰的情况下,心理处于正常状态。心理健康处于正常状态中的个体,其行为基本与其价值观、道德水平和人格特征相一致。二是失衡态,即个体心理处于焦虑、恐惧、压抑、担忧、矛盾、应激等不平衡状态。一旦心理处于失衡状态,个体首先会通过"心理防御机制"来进行自我调节。如果自我调节无效,就得借助他人或心理医师疏导,使失衡的心理重归平衡,恢复正常状态。三是不健康状态,简称变态或

病态。出现的疾病有神经症、人格障碍、性心理障碍、精神分裂症等,统称心理疾病或精神疾病。此时必须到医疗部门求助于心理和药物专科治疗。

上述三种心理健康状态可借用躯体健康状况的分类办法,将其分为心理健康状态、心理亚健康状态和心理疾病或精神疾病状态。

心理健康的总则:心理一定要与环境统一,心理一定要与行为统一,人格一定要健全。心理健康的具体标准主要表现为以下七个方面。

(1)心理行为符合年龄特征

在人的生命发展的不同年龄阶段,都有相对应的心理行为表现,从而形成不同年龄阶段独特的心理行为模式,心理健康的人应具有与同年龄多数人相符合的心理行为特征。例如心理健康的年轻人,其表现应该是精力充沛、反应敏捷、行为果断,过于老成、过于幼稚、过于依赖都是心理不健康的表现。

(2)人际关系和谐

心理健康的人乐于与人交往,能够接受他人,悦纳他人,能认可别人存在的重要性和作用,在与他人交往中,能以尊重、信任、友爱、宽容、理解的态度与人相处,能分享、接受、给予爱和友谊,与集体保持协调的关系,能与他人同心协力,合作共事,乐于助人。一个心理不健康的人,总是与集体和周围的人们格格不入。

(3)情绪积极稳定

心理健康的人在生活中愉快、乐观、开朗、满意等积极情绪状态总占优势,虽然间或也会有悲、忧、愁、怒等消极情绪体验,但一般不会长久,并能进行自我调节,迅速恢复到轻松愉快的情绪状态。并具有适度表达和控制情绪的能力。

(4)意志品质健全

健全的意志品质表现为意志的目的性、果断性、坚韧性、自制性。在学习、训练等任务中不畏困难和挫折,知难而上,持之以恒;需要作出决定时,能毫不犹豫、当机立断;为了达到目的能控制自己一时的感情冲动,约束自己的言行。

(5)自我意识正确

心理健康的人能体验到自己存在的价值,既能了解自己,又能接受自己,有自知之明,对自己的能力、性格和优缺点都能作出恰当的、客观的评价;对自己不会提出苛刻的、非分的期望与要求;对自己的生活目标和理想的定位也能切合实际,因而对自己总是满意的,即使发现自己有无法补救的缺陷,也能安然处之。

(6)个性结构完整

心理健康人的个性特征是有机统一的、稳定的。如果一个人的行为表现不是一贯的、统一的,则说明他可能存在心理健康问题。

(7)环境适应良好

对环境的适应能力是人赖以生存的最基本条件,"适者生存"是生物进化的普遍规律。在人的一生中,内外环境时常变化,有时变化还很大,因此要求人们对各种变化能做出相应的适应性反应。对变动着的环境能否适应,是心理健康与否的重要标志。

2. 心理失衡的原因

一个人要经常保持良好的心态并不容易。因为只要周围世界在不断地变化,人在内心将自己和周围世界、周围其他人的比较、参照就永远存在。有比较有参照,就会有高低好坏多少大小的区别;有高低好坏多少大小的不同,心态的波动起伏和不平衡就不可能避免。所以世界上的人,无论是军是民,是官是兵,是富是穷,总难超然物欲之外,不时总会有心理不平衡的情绪表现出来。这一现象用一句众所周知的俗语形容就是"树欲静而风不止"。导致个体心理失衡的常见原因有个体早期的人生经验与家庭环境、在日常生活中遇到的各种各样的社会生活的变动、自己独特的人格特征,以及面对压力时采取的不同的应对方式等。

(1)早期经验与家庭环境的影响

许多心理学家都相信,个体人生的早期经验对其心理的发展起着十分重要的作用,而早期经验又与个体的家庭教育和生长环境密切相关。国内外许多心理学研究结果都表明,那些在单调、贫乏环境中成长的婴儿,不仅其心理发展常因之受到阻碍,而且他们潜能的发展也或多或少地受到抑制。相反,那些接受丰富的刺激、受到良好照顾的个体在许许多多的心理测验中大多成为佼佼者。此外,儿童早期与父母的关系以及父母对儿童的态度,也是影响个体心理健康的重要因素。这种早期母婴关系乃至稍后的儿童与父母的关系,对个体以后的人际关系和社会适应有着很大的影响。儿童如果能够在早期与父母建立并保持良好的关系,对其以后的社会适应和人际交往有着积极的促进作用。相反,如果儿童在早期不能建立这种与父母的亲密关系,或者早期与父母的分离等都会对他们以后的成长产生消极的影响。国内外很多学者对恐怖症、强迫症、焦虑症和抑郁症这四种神经症个体早期家庭关系的调查研究表明,这四种病人的父母与正常个体的父母相比,表现出较少的情感温暖,较多的拒绝态度,或者较多的过度保护或过度惩罚。在个体的早期发展中,父母的爱、支持和鼓励容易使个体建立起对最初接触者的信任感和安全感。而这种信任感和安全感的建立,保证了子女成年后与他人的顺利交往。而儿童早期的这种信任感和安全感的缺乏,会随着儿童的发展逐渐生成一种孤独、无助的性格,难以与人相处,因此容易产生心理问题,特别是人际交往方面的障碍。同时,父母对子女的过分保护和过分严厉,也同样会影响他们的独立性以及自信心的发展。这样的个体在以后的发展中也会增加压力,出现过分的依赖或过分的自我谴责。

(2)生活事件的影响

这里所谓的生活事件,指的是人们在日常生活中遇到的各种各样的社会生活的变动,如结婚、升学、亲人亡故等。生活事件不仅是测量应激的一种方法,也是预测心理健康的重要指标。例如,大量的研究结果表明,即使是中等水平的应激事件,如果它连续发生,它们对个体抵抗力的影响也是可以累加的,最终将导致心理障碍的发生。对生活事件与心理健康之间的关系进行解释时,一般都认为由于生活事件的产生增加了个体适应环境的压力,也就是说,个体每经历一次生活事件,他都要付出一定精力去调整由于这一事件的发生所带来的生活变化。当个体在某段时间内遭遇很多生活事件时,生活事件对个体的作用就会累加,心理应激就会增加,从而影响个体的心理健康。有人曾对1 036名大学生进行过调查,得到的心理问题与生活事件的复相关系数为0.39左右,多元回归的决定系数为0.15,这表明心理障碍或精神病理变异可用生活事件解释的部分占15%。

（3）特殊人格特征的促成

每个人都有自己独特的人格特征,这在人与人之间是千差万别的,但其中也有共同的方面,那就是人格特征对人的心理健康有着非常明显的影响。由于人们总是依照个人的人格特征来体验各种应激因素,并建立对紧张性刺激的反应方式。因此,特殊的人格特征往往成为导致某种心理问题或心理障碍内在的因素之一。例如强迫性神经症,其相应的特殊人格被称为强迫性人格,其具体表现是谨小慎微,求全求美,自我克制,优柔寡断,墨守成规,拘谨呆板,敏感多疑,心胸狭窄,事后容易后悔,责任心过重和苛求自己等。这就是为什么同样的致病因素作用于不同人格特征的人,可以出现非常不同的结果,而同样的疾病发生在不同人格特征的人身上,其病情表现、病程长短和转归结果又是非常地不同。

（4）应对方式的差异

当人们面对生活事件的压力时,常会采用一定的方法来应付、对待这些压力,专家们将其称之为事件的应对方式。人们不仅在处理压力性事件时采用的应对方式各不相同,同一个人在不同情况下所采用的具体方法也多多少少会有差异。但一般来讲,随着心理的成长,人们会逐步形成固定化的应对事件的方式,有时也会多种方式同时应用。应对方式可以分为四种:一是策略控制型,即个体通过发挥自己的主观能力,有计划、有策略地控制、处理事件,消除环境压力;二是随机处理型,即没有准备地,随着压力的出现而纯粹应付性地处理遇到的事件;三是回避型,即对压力事件总是采取逃避、回避的方式来对待;四是依赖寻求型,即在遇到压力性事件时,依靠家人、朋友来处理,应付。一般来讲,策略、随机地应付事件的方式是对事件一种积极的认知和行为反应,是心理成熟的标志;而回避、依赖型的处理方式是对事件一种消极的认知和行为反应,是心理不成熟的标志。

（5）心理疲劳

所谓心理疲劳,就是许多人常常感觉到的"心累"。心理疲劳与因连续劳作而导致的机体能量消耗所致的生理疲劳不同,医学心理学研究表明,心理疲劳是由学习、工作过量,长期的精神紧张、精神压力、反复的心理刺激及复杂的恶劣情绪逐渐影响而形成的。例如,由于现代生活节奏加快及高度的竞争性,很多人尤其是青年人害怕在竞争中失败,由此导致了心理的紧张与疲劳。此外,繁杂的信息轰击、住房拥挤、噪声、工作条件恶劣、家庭不和、人际关系紧张、事业遭到挫折等,也都是诱发心理疲劳的重要因素。心理疲劳常常只有主观感觉体验,并不一定都有客观的生理指标变化反映。产生心理疲劳的人,轻者出现厌恶、逃避工作、学习、生活等症状,重者还可出现抑郁症、神经衰弱、强迫行为以及诸如开始吸烟、酗酒等生活习惯改变等现象。

英国心理学家海德费说:"绝大多数疲劳,都是由于心理的影响,纯粹由生理引起的疲劳是很少的。"一般来说,心理疲劳比生理疲劳更为复杂,也更难以恢复。心理疲劳同生理疲劳一样,本身是一种阻遏性机制,迫使机体进入休息状态,从而避免受到继续伤害,对机体起着一定的保护作用。但如果此时人们未能发现并正视这一变化,不及时采取措施消除疲劳,而任其一再发展下去,过度的心理疲劳便会影响身体健康,甚至成为心脏病、高血压、肠胃病乃至癌症等疾病的致病因素。因此,对心理疲劳不可忽视,一旦由于心理压力大而自我感到疲劳不堪时,必须进行积极的心理调适和治疗。

3. 心理平衡调节的原则

心理学家告诉我们:自觉保持永远快乐的心境既是一门健康的科学,又是一门生活的艺术,关键看你是用"春风杨柳万千条"的积极、乐观眼光,还是用"秋风秋雨愁煞人"的消极、悲观思维看世界。同样的事物,由于眼光的不同,心境的各异,在个人的心头既可以是"人闲桂花落""鸟鸣山更幽",也可以是"感时花溅泪,恨别鸟惊心";既可以是"春风得意马蹄疾",也可能是"无可奈何花落去"。心理平衡在很大程度上决定于个体是否能做情绪的主人。

(1)做情绪的主人

美国心理学家艾利斯提出了著名的情绪产生的理论,即 ABC 理论。在 ABC 理论模式中,A 指的是诱发性事件;B 指的是个体在遇到诱发事件之后相应而生的信念,即他对这一事件的看法、解释和评价;C 指的是特定情景下个体的情绪及行为结果。通常人们认为,人的情绪及行为反应是直接由诱发性事件 A 引起的,即 A 引起了 C。而 ABC 理论则指出,诱发性事件 A 只是引起情绪及行为反应的间接原因,人们对诱发性事件所持的信念、看法、理解(即 B),才是引起人的情绪及行为反应更直接的原因。也就是说人们的情绪及行为反应与人们对事物的想法、看法有着直接的关系。正因为情绪是由人的思维、人的信念所引起的,所以,不仅每个人都要对自己的情绪负责;而且经过自我认识和调节自己的情绪,还可以达到使失衡的心理重归平衡之目的。例如:张三和李四两个同事一起上街,碰到他们的总经理迎面走了过来,但对方没有与他们打招呼,就径直走了过去。张三对这一事件的看法和解释是:"总经理可能正在想别的事情,没有注意到我们。即使是看到我们而没理睬,也可能有什么特殊的原因。"而李四却对此有不同的想法和猜测:"是不是我上次顶撞了老总一句,他故意不理我,下一步他说不定还要故意找我什么岔子,或者给我穿小鞋。"两种不同的想法,就会导致两种不同的情绪和行为反应。张三可能觉得无所谓,该干啥照样干啥;而李四则可能忧心忡忡,以至发展到无法静下心来干好自己的工作。从上述这个简单的例子可以看出,人的情绪及行为反应与人们对事物的想法、看法有着直接的关系。因此,要想改变心情,就必须改变对事物的看法。这也是心理平衡调节的基本原则之一。如何调整对事物的看法呢?第一步是,确认"自动思维"。就是当你受到客观事物或现象的刺激,心境变得糟糕或情绪不稳定时,首先要问问自己"此时我脑海里想的到底是什么"? 即要学会识别自动思维,例如上述例子中,李四的想法:"是不是上次顶撞了老总一句,他就故意不理我了,下一步说不定要故意找我的岔子了。"就是李四对该事件的自动思维。第二步是对"自动思维"进行评估。自动思维可能是正确的、合理的,也可能是不完全正确、不合理的。人们通过分析和评估自动思维,看看有什么证据支持自动思维,有什么证据反驳自动思维,从而确认有无非理性思维。一般来说,人们的自动思维往往是笼统的、模糊的,很可能包括一些认知上的扭曲,即对客观事物的认识与评价是不真实的、歪曲的、片面的。最后一步是,重建理性认知。也就是对自己、他人和事物,进行客观的、合理的认识和正确的评价。

(2)强化八种心理认识

①不想昨天,不想明天,只想今天(现在)

如果一个人总想明天可能发生的事情,如老之将至、死亡的不可避免、疾病的无孔不入,那还怎么充满希望求发展? 古人早有说过,"莫将身病为心病""肩上百斤不算重,心头四两重千斤"。同时也不要老去懊悔过去的事,如名利得失、职级变化、痛苦的往事等,世上没有后悔药。人能做到的,就是把自己的思想集中到今天,想现在要干什么事业,现在怎样享受生活,享受人生。

②不想远方,就想脚下、眼前

远方的事,你鞭长莫及,无能为力,更不必杞人忧天,儿孙自有儿孙福,许多问题你急也无用,想得太多只会徒增烦恼,生活在眼下,就只想眼前的事,想下一步脚怎么迈、路怎么走。

③遇事不先下结论,要先调查分析

遇事要先听、先看、先分析,不主观臆断,既可避免与他人发生不必要的矛盾,也能避免徒增烦恼。

④不轻信名人,不轻信广告,要独立思考

就拿保健品来说,不要轻信名人明星做的广告。因为即使是科学家、权威,由于术业有专攻,他也不可能样样精通,凡事要自己多看、多问、多了解,独立思考,有自己的主意。

⑤不能总想着成功,没有失败的思想准备

俗话说,世界上、人生中不如意事常八九,唯有长存遭遇挫折和失败的心理准备,一旦遇到困难和挫折,才能有备无患,从容应对。

⑥不胡猜乱想,不钻牛角尖,更不要和自己过不去

对社会、对子女、对所有人,不要总是想你应该对我怎样。更不要这也不满,那也牢骚。

⑦不唯虚(不推理),只务实

直觉思维是最好的心理品质,不要过分强调逻辑思维。

⑧不攀比,只自得

不要这山望着那山高,要自得其乐。各人情况不同,所走的人生道路也不尽相同。你走你的阳关道,我过我的独木桥。你有你的光彩,我有我的亮点。总之,做自己力所能及的事,做自己可以负责的事。

(3)克服八类心理弱点

①疑心症

常以虚拟的因果关系猜想别人的言论及议论,例如读了某些医学文章,便对号入座,怀疑自己生有某种病。天下本无事,疑心自扰之。

②操心症

对家人、儿女、亲友总是事无巨细,都放不下心,事必躬亲,结果常常是劳心劳力,自惹烦恼。

③担心症

对子女、亲戚、朋友要求自己办的许多为难事,明知自己办不了或不愿办,但就是不会或不敢说"不"。担心自己的拒绝会伤害对方,失去友谊。委曲求全,不会说"不"的结果,往往使自己陷入被动,甚至导致心理失衡。

④焦虑症

做事急于求成,连等车排队这样的普通小事也常因等车未至而焦虑万分。听说熟悉的人故去,常会莫名其妙地对号入座,联想自己,产生恐慌、焦虑。

⑤孤寂症

具体表现为儿孙在膝下嫌烦嫌乱,儿孙离去后又感到寂寞;不愿交友,不愿参加社交活动;面对困难及不愉快之事常闷闷不乐,甚至暗自抛泪。

⑥应该症

希求绝对公平,抱怨自己常常受到不公平的待遇,例如总强调当年自己如何如何,别人对自己应该如何如何等。

⑦依赖症

总想让别人赞同自己、认同自己,实质上是自己不相信自己。遇事总想依赖别人,一旦失去依靠,就无法支撑自己的情感。

⑧内疚症

凡事企求完美,结果到头来使自己或别人都难以承受;事情过后又过分内疚、自责,其实质是一种畸形的责任感。

(4)记住十个生活细节

心理平衡必须记住的十个生活细节,由五个"不",三个"能"和两个"经常"构成。

①不苛求自己

人应该有自己的抱负,但有些人的抱负不切实际,本来是力不能及、期望值过高没能达到预定目标,他却认为是命运不眷顾自己所致。还有些人,做什么事都要求十全十美,结果最终受伤害的还是自己。为消除因苛求自己所致的挫折感,一个人在确定目标时,应把目标定在自己力所能及的范围之内,或稍有提前量即可。

②不强加于人

很多人把将自己的"标准"强加于他人,如果对方达不到自己的要求,便会大失所望。其实,尺有所短寸有所长,每个人都有各自的优点和缺点,合作者首要的是实现优势互补,不必将自己的"标准"强加于人。

③不因愤怒而失态

愤怒是一种强烈的不满情绪,应该通过适当的渠道使之发泄和释放出来,否则会影响人的身体健康。但是勃然大怒,是"洪水"(愤怒情绪)对"健康堤坝"的突然袭击,不是健康堤坝对洪水蓄积的泄导和分流。因此,当人们勃然大怒时,不仅损害健康,而且可导致很多错事或失态的事件的发生。与其事后后悔不该因愤怒而失态,不如事前加以自制,使失衡的心理重归平衡。

④不贪多求全。

俗话说,不可能一口吃成个胖子。要想减少自己的精神负担,就不应同时进行一件以上的事情,十个指头做十件事,最终也许一件事情都做不好。因此在一段时间内只做一件事,既能避免身心交瘁,也有助于集中精力有始有终把这一件事做好。

⑤不要处处与人竞争

必要的竞争可以产生动力,但时时处处以他人作为竞争对象,会使自己经常处于紧张状态。因此,不要处处与人竞争。一般情况下只要你不把人家看成对手,人家也不会与你为敌。

⑥能伸能屈

一个做大事的人,为人处世要从大处着眼、看大节。只要大前提不受影响,在无关全局的小节处,有时不妨睁一只眼闭一只眼,以减少自己的烦恼。

⑦能显能隐

在工作生活受到挫折时,应该暂时将烦恼放下,去做你喜欢做的事,例如运动、睡眠或看电视等,待到心情平静时,再重新去面对和解决自己遇到的难题。

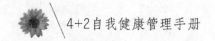

⑧能强能弱

强人也有心理脆弱的时候,把自己所有的忧郁和苦恼埋藏在心底,只会加剧自己的苦恼,如果把内心的烦恼和忧虑告诉给你的亲人和知己朋友,心情会顿感舒畅。

⑨经常帮助别人

助人为乐为快乐之本、帮助别人,既可让自己忘却烦恼,又能确定自己的存在价值。那些把自己的快乐建筑在别人痛苦的基础上的人,不仅害了别人,也断了自己的后路。

⑩经常对人表示善意

对人表示善意时被人拒绝和排斥,是因为人家对你不了解、存有戒心。如果经常在适当的时候,多表现自己的善意,多交朋友,少树"敌人",即可让潜在的竞争对手弱化对你的敌意,也能让自己的心情自然变得平静。

4. 心理平衡调节的方法

心理平衡调节的方法,总的来说就是运用升华、幽默、外化、合理化等心理防御机制来调节对某一事物得失的认识。据心理学家弗洛伊德的研究,心理防御机制有以下几个特点:一是处理本能和情感的主要手段;二是无意识的;三是各种机制是彼此离散的;四是动态的和可逆的;五是既可能是适应性的,也可能是病理的。

(1)疏泄法

疏泄法,全称合理宣泄法,是常用心理调节方法之一。就是利用或创造某种条件、情境,以合理的方式把压抑的情绪倾诉和表达出来,以减轻或消除心理压力,稳定思想情绪。宣泄是一种释放,其作用在于把压抑在心里的愤怒、憎恨、忧愁、悲伤、焦虑、痛苦、烦恼等各种消极情绪加以排解,消除不良心理,得到精神解脱。因此,疏泄是摆脱恶劣心境的必要手段,它可以强化人们战胜困难的信心和勇气。无论是失恋、亲人亡故等巨大的痛苦,还是惧怕某人、某种场合等难以说出口而实际上无关大局的行为,通过倾诉或用行动表达出来,实际上是对有碍身心健康的情绪状态进行自我调节,因此,宣泄的过程也是人们进行心理自我调整的过程。宣泄的主要方式有以下几种:①倾诉。心里有什么问题和积怨,可以找同乡、同事、战友、领导尽情地倾诉出来。倾诉对象一般是最亲近、最信赖、最理解自己的人,否则就不能无所顾忌地畅所欲言。倾诉者在倾诉的过程中,可能因情绪激动、过度悲伤等因素,说话唠唠叨叨,词不达意,说过头话,甚至发牢骚,倾听者对此要给予理解、同情和安慰,并适时予以正确引导。网上聊天亦可起到倾诉的效果。②书写。用写信、写文作诗或写日记等方式,使那些因各种原因而不能直接对人表露的情绪得到排解。比如写日记,自己对自己"说",想"说"什么就"说"什么,没有任何心理压力,许多不良情绪在字里行间就化解了。③运动。有了消极情绪,闷坐在房子里可能"剪不断,理还乱",到室外去打打球、跑跑步或爬爬山,呼吸一下新鲜空气,让怒气和痛苦随汗水一起流淌,心情就会开朗起来。④哭泣。中国有一句老话,叫"男儿有泪不轻弹",似乎男子汉是不应该哭泣的。其实,从身心健康这个角度来讲,"有泪往肚子里流"是不可取的。"男儿非无泪,不撒外人前",流泪也是一种宣泄,无论是偷偷流泪还是号啕大哭,都能将消极情绪排泄出来,从而令不愉快的情绪得到缓解,减轻心理压力。

（2）转移法

转移法又称移情法,是指个体为达到减轻、消除不良心境所采取的一种转移行为,其目的是通过转移注意力,达到心态平衡。情绪受认知的调节。人的忧虑、悲伤、愤怒等负性情绪也可以在大脑里产生兴奋中心。按照巴甫洛夫外抑制的原理,人的心理活动,可以通过外力使原来的兴奋中心得以抑制和转移。不愉快的心态形成后,可以引导当事者把注意力转向他所愿做的事情上,使个体的不良心境较快地从烦恼、不快中解脱出来。看花消愁、听曲解闷是情绪转移;奔走于途中,攀援于岭上,也是情绪转移。注意力的转移,可以起到"在于彼而忘于此"的作用。这种以建立新的行为而分散、转移原有心境、情绪的方法,最常见的有消遣转移法、繁忙转移法、开阔转移法、欢娱转移法四种。

（3）代偿法

医学研究表明,个体的感受性有代偿作用,一个人所感受过的得意和失意两类事情可互为代偿。代偿的结果是得意的事可减轻失意的事所造成的焦虑与不安,有利于心态平衡。生活在世界上的任何一个成年人,都不可避免地遇到过失意的和得意的事情或情景。对于性格健全、心态平衡的人来讲,无论失意还是得意均会坦然处之,正确对待;但对性格不健全的人来讲,得意的事可以接受,甚至因之趾高气扬,失意的事则难以面对,甚至因之悲愤难忍、痛苦万分、一蹶不振。为了防止心理失平,一个人在失意的时候可多想一些自我得意的往事,以使失意心理得到宽慰和代偿。代偿法有引导、宽慰、得失等不同的方式。

（4）认知调控法（指正法）

认知调控法主要指:当不适度、不恰当的情绪反应出现时,个人(或他人)理智地分析和评价其所处的情境,正确地分析引起情绪反应的客观现实和主体状况,理清思路,冷静地做出应对。例如,当一个人被激怒时,常会作出过激的行为,但如果此时能够先冷静地分析一下引起愤怒情绪的原因、可能解决问题的种种方法,并选择其中较为理智、恰当的方法去解决问题,这样就可以使过分激动的情绪反应得以适当的平静,避免过激的情绪反应和行为的出现。古希腊哲学家埃皮克迪特斯说过一句名言:"人受困扰,不是由于发生的事实,而是由于对事实的观念。"由于许多人在遇到不顺心的事情后,往往只凭自己的主观臆断,把事情想象得十分糟糕,过分夸大了可能导致的后果。因此,只要换一个角度去认识问题,就可以纠正认识上的偏差,达到减弱或消除不良情绪的效果。这种调节法适用于头脑发热、容易冲动、借酒浇愁、精神麻痹、心情不佳的人们。指正的方法除批评以外,更主要的是提醒与指点。提醒在于告知其可能导致的严重后果,指点在于教给其正确调节的方法。但应该注意的是,使用认知调控法来调节和控制情绪,其前提必须是对刺激要有一个正确的认知与评价,否则,不但不能调节和控制情绪,反而会激化矛盾,导致更为恶劣的情况出现。认知调控方法在实际应用时可分为以下两步,第一步是分析刺激的性质与程度。人类情绪反应是进化选择的结果,有利于种族的生存与发展,是驱动我们应付环境、即刻反应的本能冲动,虽然伴有认知过程的结果,但即刻认知往往是笼统的、模糊的,其诱发的反应往往是强烈的、过度的。冷静分析问题所在,可以及时调控过度的情绪反应。第二步是寻找多种解决问题的方案,在比较选择后择优而行。寻找最佳方法虽然重要,但思考则是解决问题的前提。

(5)超脱法

这里的所谓超脱法,其实就是通过回避现实、否认存在进行消极的心理调节。此法对于一般人来讲,似乎难以理解,难以办到,认为是在自我欺骗。其实这种自我否认、自我安慰的心理有利于心理调节。例如,泰戈尔被大蝎子蜇了时,疼痛难忍,于是就心想疼痛的身体不是自己本身,这样一来,疼痛也就明显减轻了,以至完全停止。这种超脱止痛法从现代身心医学的角度讲,是有其理论根据的,那就是个性外向的心态平衡者感受疼痛的界限、范围广,对疼痛的耐受性强。生活中,面对缠绕心际的烦恼,可以这样想,这不是我的烦恼,与我无关,同样能起到暂时缓解心理应激的作用。通过心理想象放松活动,可以有效地避免紧张、焦虑、抑郁等多种消极心理沉淀。放松想象顺序是由下至上,由脚至头逐步放松,反复两遍。听些与自己感情共鸣的音乐或看些带有喜剧色彩的小品、相声,比如听《蓝色多瑙河》《命运交响曲》等经典乐曲或看小品等。也可起到超脱、清洁心理环境之目的。

(6)遗忘法

心理学家认为,遗忘是一种能力,也是一种自然的必要的心理现象。在一定条件下,主动地忘掉一些事情,也是调整心态的一种方法,维护心理平衡的一种手段。人的耐受力毕竟有限,主动忘却烦恼,不再回忆,不再谈论,是一种能力、一种追求、一种境界,正如鲁迅所言:"我们都不大有记性,这也无怪,人生痛苦的事太多了。"

(7)意义寻觅法

意义寻觅法是一种自我寻找和发现生命的意义,树立明确的生活目标,以积极向上的态度来面对和驾驭生活的心理自助方法。心理学家弗兰克认为:"人是由生理、心理和精神三方需求满足的交互作用统合而生成的整体,生理需求的满足使人存在,心理需求的满足使人快乐,精神需求的满足使人有价值感。"意义寻觅法的核心就是要学会寻找失落的生活目标和价值,建立起明确和坚定乐观的人生态度。人的健康心理需要精神层面的人生意义来支撑。这是因为:①精神追求可以统领所有的心智,使人关注未来的事情,忽略微小的心理波动,以良好的心态投入生活和工作之中。②有了精神追求,可以使人有勇气面对各种困难,包括心理痛苦。这就是中国古代贤人所谓的"天将降大任于斯人也,必先苦其心志,劳其筋骨……"哲学家尼采说过:"懂得为什么活着,就什么困难都可以克服。"对于有精神追求的人,痛苦和挫折只是磨炼个人的试金石,而非前进路上的绊脚石。

(8)升华法

升华在文字上的词义常用来比喻某些事物的精炼和提高,例如:思想境界的升华、艺术的升华等。升华在心理学领域中作为一种心理防御机制,就是将内心被压抑的不符合社会规范的原始冲动或欲望,用符合社会要求的建设性方式表达出来。例如,人的性本能或性欲望,通过爱情或男女交际的方式得到实现,就是一种升华。又如,通过跳舞、绘画、文学等形式可替代性地进行本能冲动的发泄,使导致失衡的心理趋于平衡等。例如英国首相丘吉尔在政治流放时,曾告诉他的一位朋友."要是没有绘画这一乐趣,我将难以承受住生活的压力"。歌德在失恋时,创作出《少年维特之烦恼》这篇世界名著;司马迁在逆境中完成长篇巨著《史记》;岳飞在激愤中写下了《满江红》这一不朽的辞章。

(9)幽默解嘲法

幽默原本是个外来词汇,英文的本义是"液体",古希腊名医希波克拉底认为,人的体液有血液、黏液、黄胆汁、黑胆汁等,抑郁是由于体内的"黑胆汁"过盛所致,而解决方法是开怀大笑。幽默由此和医学、精神疾病的治疗扯上了关系。幽默文字上的词义是,有趣或可笑,但意味深长。幽默在心理学领域中也是一种心理防御机制,即应运幽默的以社会许可的方式表达被压抑的思想。"幽默"与滑稽、讽刺不同。滑稽是在嘲笑、插科打诨中揭露事物的自相矛盾之处,以达到批评和讽刺的目的;讽刺则是用比喻、夸张的手法对不良的或愚蠢的行为进行揭露、批评或嘲笑。幽默与两者既有联系,又有区别。《辞海》上对幽默的解释是:"通过影射、讽喻、双关等修辞手法,在善意的微笑中,揭露生活中的讹谬和不通情理之处。"列宁说:"幽默是一种优美的,健康的品质。"正因如此,心理学家把幽默看成是一个人心理成熟的表现之一,幽默也因此成为了精神卫生的"按摩师"与"保健医"。挪威的一项研究显示,拥有幽默感的成年人比缺少生活乐趣者更长寿,极具幽默感的癌症患者的死亡率比缺乏幽默感患者的死亡率低70%。

现实生活中,身处复杂社会环境当中的人,很少有能够完全不面对尴尬、难堪境地者。因此,直面尴尬,用幽默解嘲是非常必要的。比如说,有人戏谑你长得难看,你不妨用歌声来回答:"我很丑,可我很温柔,内心狂热,外表冷漠,那就是我。"有人说你个儿矮,你不妨说:"说来惭愧,小时候玩心太重,硬是把长个儿这茬儿给忘了。"类似的直面、笑谈自己的弱点,不仅会让人油然而生出一份敬意,同时也能使自己步出了进退两难、面红耳赤的窘境。

(10)外化法

心理学中所谓的外化,也是一种心理防御机制。就是通过内心认为个人一生中所有重大行为及其影响都系外部因素促成,进而达到修复心理失衡之目的。例如,当一个人考试没有考好,他常这样平复自己心理出现的不平衡:或是说因为复习过于疲劳,精神无法集中所致,或是说因为老师当初就没有讲授清楚导致,或是说因为考卷里尽是些"故意为难人的怪题"。又如,当一个人下岗了,他不从自身找原因,却抱怨是因为他遭到了歧视,或是说是有人故意同他过不去。西楚霸王项羽兵败垓下,自刎乌江时说:"天亡我,非用兵之罪也!"把自己的失败归因于天意,临死前"找辙"来文饰无颜以对江东父老的内疚,以维持心理平衡,等等。一句话,发生在这个人身上的一切事情的原因均在"外部",而与他自身无关。这种人有点像鲁迅小说《阿 Q 正传》里的主人公阿 Q,他在任何情况下都能自己安慰自己,都会自认为是"胜利者"。阿 Q 虽然在人格上不被看好,但"外化"作为一种心理防御机制,在调节心理失衡方面还是具有一定作用的。譬如,阿 Q 挨了别人的打,自言自语骂一声"儿子打老子",他的怒气发泄了,心理平衡了,也就不再感到痛苦了。假如他不骂那一声,而是把怒气闷在心中,则迟早要"憋"出病来。难怪一位著名评论家说,阿 Q 若不是"闹革命"被抓去砍了头,他肯定可以高寿。"阿 Q 精神"并非中国的专利,外国也有。美国总统林肯,有一次受到一位议员当众羞辱,回到家后,气得饭也吃不下,于是摊开信纸,给那位议员写了一封长信,用非常尖刻的语言将对方骂了个狗血淋头,然后美滋滋地上床睡大觉。第二天一早,部下要替他把信发出,林肯却将信撕了。部下不解,林肯笑着解释:"我在写信过程中已经出了气,何必把它寄出去?"

(11)"合理化"法

就是当个体的动机未能实现或行为不符合社会规范时,尽量搜集一些合乎自己内心需要的理由进行解释,以掩饰自己的过失,以减免焦虑带来的痛苦,维护自尊心不受伤害。换句话说,所谓"合理化",就是制造"合理"的理由来解释并遮掩自我受到的伤害。当人生际遇中,遇到无法接受的挫折时,短暂的采用这种方法以减除内心的痛苦,避免心灵的崩溃,无可厚非。更何况在找寻"合理"的理由时,也许真可能寻找到解决问题的方法。不过,一个人如果经常使用此机制,借各种托词维护自尊,则不免有文过饰非,欺骗别人也欺骗自己之嫌,终非解决问题之道。作为一种心理防御机制,合理化法有两种形式,即:"酸葡萄"机制和"甜柠檬"机制。"酸葡萄"机制来源于伊索寓言,即当一个人想吃葡萄而没吃到时,常用葡萄酸来缓解自己的失落。日常生活中类似的例子很多,例如一个体育能力差的学生,说只有四肢发达的人,才会喜欢体育;容貌平凡的女子特别爱说"自古红颜多薄命""红颜是祸水";追不到女朋友的男孩说"这种女人品德不端、水性杨花,白嫁给我,我都不要"。甜柠檬机制则有两层意思,一层意思是,自己未得到的东西是好的,是价值之宝;另一层意思是,凡属于自己拥有的东西,都是特别好的。伊索寓言里所说的那只狐狸,后来走到柠檬树旁,因肚子饿了,就摘柠檬充饥,边吃边说柠檬是甜的,其实柠檬又酸又涩。联系到日常生活中一些不如意事,就会发现有些人也像那只狐狸一样,努力去强调自己拥有事物美好的一面,以减少内心的失望和痛苦。如,娶了姿色平平的妻子,说她有内在美;嫁给木讷寡言的丈夫,说他忠厚老实;孩子资质平庸,说他"傻人有傻福"。这种"塞翁失马,焉知非福""知足常乐"的心态,有时适当地运用,能协助人们平衡心理,接受现实,但这种方法,如过分使用,则会妨碍人们去追求生活的进步。

(12)身心互补法

亦称"活动调适法"是指通过从事有趣的活动,来调节情绪,平衡心理。具体活动形式有读书、写作、绘画、雕塑、体育运动、听音乐、歌唱、跳舞、演戏、劳动等。身心互补法寓心理治疗于体育锻炼、娱乐艺术等活动中,不仅容易被人们所接受,而且易于操作,可以广泛地运用于一般性的心理不平衡和轻微的心理障碍。身心互补法平衡心理的实质在于,用活动的过程来充实空虚的生活;用活动中获得的愉悦来驱散不良的情绪。

(13)调整目标法

有的人抱负过高,当自己的理想没有实现或暂且不能实现时,便终日闷闷不乐,郁郁寡欢;还有的人无论做什么事总想尽善尽美,让人无可挑剔,一旦事与愿违,便对自己求全责备,甚至失去重振雄风的信心。一个人志向远大,是好事,也是成长进步的动力。但是在为自己规定发展目标时,一定要有自知之明,量力而行。发现有不合理的地方,立即从实际出发修正自己的目标。这样即使失之东隅,也会有桑榆之获,这样心情自然就会轻松许多。

心理调节平衡应对的形式和方法还有许多,如:补偿、认同、反向、幻想、投射、退化、压抑、否认等,甚至理发(美容)也可以调节心理平衡。按理说一个人情绪的好坏,心理的平衡与否,似乎与理发扯不上任何关系。然而,意大利心理学家莱森斯却建议人们在情绪欠佳时,不妨到理发店里去理理发,因为莱森斯发现,从美发厅出来的妇女,不仅外表看起来更漂亮,而且她们的情绪也明显地变好。他还通过将电极接到这些妇女身上进行观察测量,结果发现在洗头、梳理和吹干的过程中,理发者不仅心率变缓,精神愉快,而且血压亦呈下降趋势。于是这位心理学家认为,一个人在情绪变坏时,若能改变一下发型,除可抑制坏情绪的早期发作,还可干扰引起抑郁症的激素的产生。

(二)中医情志养生

中医把人的情感变化分为:喜、怒、忧、思、悲、惊、恐七个类型,名之曰"七情"。七情,作为人与生俱来的本能,是机体对客观外界事物刺激在心理认知方面的应答反应。"感时花溅泪,恨别鸟惊声"。七情六欲,人皆有之。在正常情况下,一个人出现上述情感变化均属正常生理现象,是人对外界刺激和体内刺激的保护性反应,只会有益于身心健康,不会导致疾病的发生。但是,突发的、剧烈的或持久的情志异常,则会使机体正常的生理运行发生改变,使体内气血、阴阳失调,平衡破坏,导致疾病发生。因此,清醒认识和正确把握情志活动变化的规律和限度,不仅可以使人充分享受正常情志活动带来的欢畅与情趣,还可以避免许多痛苦与病患的折磨。

所谓中医学情志养生,就是在"天人相应"整体观念和中医学基本理论的指导下,通过怡养心神、调剂生活等方法,将喜、怒、忧、思、悲、惊、恐等"七情"可能出现的波动维持在适合的范围内,使之尽可能达到形神高度的和谐统一,以保护和增强人的生理、心理和社会健康水平。

1. 情志与健康

什么是情志?通俗地说,情志就是情感。它是人在接触和认识客观事物时,各种精神心理活动的综合反映。但是,"心理学"这三个字在中国古籍中似乎从未排列在一起使用过。就是"心理"两字相连使用的时候也很少。"养色含精气,粲然有心理"。有人考证说,南北朝时期陶渊明的这两句诗,很可能是心理两字在中国最早的连用。此外,明代的王守仁也连接地使用过"心理"两字,他说:"心即理,心理是一个。"我们之所以说上述例证只是"心"字和"理"字排列在一起的连接使用,意在说明,"心理"作为心理学这门学问的专用名词,在中国传统文化中是基本没有的,其常用的代指词就是情志。也就是说,中医学的情志养生,基本包括现代医学所说的精神卫生、心理平衡等内容。

(1)情志养生的重点是养神

中医养生的方法丰富多彩,但从本质上归纳,不外"养神"和"养形"两大部分。而情志养生的重点则是养神。

中医学理论认为,"神"是人的生命活动现象的总称。它以精血为物质基础,是血气阴阳对立的两个方面共同作用的产物,包括精神意识、知觉运动等,由心所主宰。其具体文字表达形式有多种,除"神""心神"外,还有"神气""神明""精神""神机"等。

中医学理论认为,"神"是由先天之精生成的,当胚胎形成之际,生命之神也就同时产生了。神在人身居于首要地位,惟有神在,才有人的一切生命活动现象。气血是生化心神的物质基础。所以气血的多少与人的精神状态息息相关。气血充盛,则精神精明;气血不足,则精神委靡。反过来,劳累过度,精神疲乏,也可导致气虚、血虚或者气血两亏。

中医学情志养生理论在 2 000 多年前就已经断言,心理健康对躯体健康和寿命长短具有重大的影响。这句断言由记载于《黄帝内经》里的八个字组成:"得神者昌,失神者亡"。得神,就是现在所谓的心理健康或心理卫生,失神,就是现在所谓的心理失衡或心理不健康或亚健康状态。

(2)影响情志变化的因素

在中医学理论看来,导致人体得病,特别是"失神"的原因,虽然千般万种,但归纳总结后就会发现,基本来自三个方面:一是"六淫"的侵袭;二是"七情"的伤害;三是饮食不节或不洁以及起居不慎所致。用现代的说法就是影响一个人情志发生变化的原因,主要为社会因素、环境因素和病理因素。

①社会因素

社会因素可以影响人的心理,而人的心理变化又能影响人体的健康。人们的社会地位和生活条件的变迁,常因可导致情志变化而让人生病。例如,男女之间的婚恋纠葛、家庭生活不协调,或家庭成员的生离死别等精神创伤,均可引起强烈的情志变化。所以《素问·疏五过论》说:"切脉问名,当合男女,离绝菀结,忧恐喜怒,五脏空虚,血气离守。"《类经·论治类》对这段话的注释是:"离者,失其亲爱;绝者,断其所怀;菀谓,思虑抑郁;结谓,深情难解……"此外,社会动乱、流亡生活,饥馑灾荒等,都会造成人们精神的异常变化。由于社会因素十分复杂,所以其对人精神上的影响也是很复杂的。

②环境因素

在自然环境中,某些非特异性刺激因素作用于人体,常可使情绪发生相应变化,继而影响人体的生理活动及功能。例如,四时更迭、月廓圆缺、声音、气味、颜色、食物等,都可影响情绪的变化。异常气候的剧烈变化更易对人的情绪产生明显影响。月相与人体生理密切相关,人的情绪常随着月相的盈亏,而有相应变化。安静、幽雅、协调的生活环境,令人喜悦的气味,优美动听的乐曲,可使人清爽舒畅、精神振奋,能提高工作效率。在喧嚣吵闹、杂乱无章、气味腥臭的环境中,人会感到压抑、沉闷、厌倦、烦躁、心情不舒畅,工作和学习的效率也会明显下降。不仅如此,不同的色彩由于能使人产生不同的感觉,从而可以直接影响人的精神状态。由于环境和人类是一个不可分割的有机整体。因此,环境因素是影响人情绪变化的重要方面。

③病理因素

风、寒、暑、湿、燥、热等"六淫"侵袭机体导致的脏腑气血病变,也会引起情志的异常变化。《素问·调经论》指出:"血有余则怒,不足则恐",《灵枢·本神》说:"肝气虚则恐,实则怒……心气虚则悲,实则笑不止",《素问·宣明五气论》指出:"精气并于心则喜,并于肺则悲,并于肝则忧,并于脾则畏,并于肾则恐,是谓五并,虚而相并者也。"凡此种种,都说明内脏病变可导致情志的改变,五脏虚实不同,引起的情志变化不同。

(3)七情致病的机制

在正常情况下,七情活动对机体生理功能起着协调作用,但若七情太过,超过人体自身调节的范围,使脏腑气血功能紊乱,也会导致疾病。七情致病,各有所主。也就是说,情志对健康的影响也有其一定的规律。

①七情太过成恶性刺激

七情太过,主要有两种情况,一是情绪波动太大,过于激烈,如狂喜、盛怒、骤惊、大恐等突发性激烈情绪往往很容易致病伤人。另一种情况是七情持续时间太长、过久也会伤人致病,如久悲、过于思虑,时常处于不良心境的笼罩下等。

表面上看"喜、怒、忧、思、悲、惊、恐"七情中,除了喜之外,其他六情均属于恶性刺激,其实喜过了头也是很容易得病的。《儒林外史》中的范进,就是因为中了举,大喜过度而得了"狂疾"。只不过因大喜而得病的情况在七情致病中比较少见而已。故《儒门事亲》说:"喜者少病,百脉舒和故也。"在七情中,愤怒对健康的危害最大。所以《东医宝鉴·内景篇》说:"七情伤人,惟怒为甚,盖怒则肝木克脾土,脾伤则四脏俱伤矣。"意思是说:怒多伤肝,肝失疏泄,气机升降逆乱,进而导致其他脏腑功能失调,所以因愤怒导致的疾病,症状表现一般都较重,而且治愈的难度也比较大。其次为惊、恐所致的疾病,治疗也比较棘手。因为患者所受的惊、恐多是在思想没有准备的情况下突然降临,使人如突见怪物、突闻奇声、突遇险境,惊骇不已。伤及心肾。

中医常根据情志刺激的程度,将七情所致的疾病分为暴发性和渐进性刺激两大类。暴发性刺激,多指突如其来的情志刺激,如意料之外的巨大打击、重大收获、巨大的事变或灾难、难以忍受的伤痛等。这些突发性的、强烈的刺激,能使人气血逆乱,导致暴病、急病的发生。《淮南子·精神训》说:"人大怒破阴,大喜坠阳,大忧内崩,大怖生狂。"临床所见的因情志剧变导致的心阳暴脱而卒死,肝阳化风而卒中,以及暴聋、暴盲、发狂等病例,大多与喜、怒、惊、恐有关。渐进性刺激,多是指某些问题在很长一段时间内未获得解决或实现,而在这一段时间内当事人一直保持在持续性的异常精神状态中。《素问·汤液醪醴论》说:"嗜欲无穷,而忧患不止,精神弛坏,荣泣卫除,故神去之而病不愈也。"忧、思、悲等情志刺激,积久而成疾,是渐进性情志病一个鲜明的特点。因此,要根据不同情志的致病特点,有的放矢地采取相应的方法进行调节防治。

②七情刺激耐受的个体差异

人的体质有强弱之异,性格有刚柔之别,年龄有长幼之殊,性别有男女之分。因此,面对同样的七情刺激,常产生不同的情绪反应。

体质差异:体质强弱不同,对情志刺激的耐受力也各不相同。例如《医宗必读》说:"外有危险,触之而惊,心胆强者不能为害,心胆怯者触而易惊。"《灵枢·通天》认为,由于人们的体质有阴阳之气禀赋的不同,所以对七情刺激反应也不尽相同,"太阴之人,多阴无阳",精神易抑郁;"少阴之人,多阴少阳",心胸狭窄,多忧愁悲伤,郁郁不欢,"太阳之人,多阳无阴",感情易暴发;"少阳之人,多阳而少阴",爱慕虚荣,自尊心强。《灵枢·行针》指出:"多阳者多喜,多阴者多怒。"都是意在说明不同体质特点的人对情志刺激产生的反应及后果各有区别。

性格差异:性格是人们个性心理特征的重要方面。一般而言,性格开朗乐观,心胸宽广的人,遇事心气平静而自安,故不容易为七情刺激所伤;性格抑郁、心胸狭隘之人,感情脆弱,情绪常常激烈波动,遇到七情刺激太过容易酿成疾病,这种耐受性的差异,与人的意志的勇怯强弱密切相关。《素问·经脉别论》云:"当是之时,勇者气行则已,怯者则著而为病也",讲的就是这个道理。

年龄差异:例如儿童,脏腑娇嫩、气血未充,中枢神经系统发育尚不完备,一旦遇到过度的七情刺激,多因惊、恐而致病;成年人,血气方刚,又处在各种错综复杂的环境中,常因易怒、过思所累而得病;老年人,因为孤独感、失落感高于其他人群,所以忧郁、悲伤、思虑所致疾病的患病率也高于其他人群。

性别差异:男性属阳,以气为主,性多刚悍,对外界刺激有两种倾向:一是不易引起强烈变化;二是表现为亢奋形式,多为狂喜、大怒,由于气郁致病者相对要少些。女性属阴,以血为先,其性多柔弱,一般比男性更易因情志而致病。所以《外台秘要》有"女属阴,得气多郁"之说。女性对于情志的刺激,以忧悲、哀思致病较为多见。正如《备急千金要方》所说:"女人嗜欲多于丈夫,感病倍于男子,加以慈恋、爱憎、嫉妒、忧恚、染者坚牢、情不自抑,所以为病根深,疗之难瘥。"当然,妇女的禀性未必尽如以上所说,但情志疾病多见于女性确为临床实践所证实。

2. 调神养生法

历代养生家把调养精神作为养生保健的基础和防病治病之良药,《淮南子》说:"神清志平,百节皆宁,养性之本也;肥肌肤,充肠腹,供嗜欲,养性之末也。"《素问·上古大真论》曰:"精神内守,病安从来?"都是意在说明"养生贵乎养神",不懂得养神之重要,单靠饮食营养、药物滋补,是难以达到健康长寿目的的。由于人的精神活动是在"心神"的主导作用下,脏腑功能活动与外界环境相适应的综合反应,所以情志养生重在养神。养神的方法很多,概括起来有清静养神、立志养德、开朗乐观、少思寡欲等。

(1)清静养神

养神宜静不宜躁。"静则神藏,躁则消亡"。调神摄生,首在静养。这种思想源于老庄道家学说,后世医家在内容和方法上不断有所补充和发展。老子、庄子处于社会急剧变化的春秋战国时代,他们观察了当时自然、社会、人事方方面面的变化,提出了"清静无为"的思想主张。老子在《道德经》里指出:"静为躁君。"意思是说,在动与静这一对矛盾中,静是矛盾的主要方面,安静是躁动的主宰。从这一思想出发,老子极力主张要"致虚极,守静笃",即尽量排除杂念,使心灵空虚而不杂;始终如一地坚守清净,使神气静而不躁。庄子继承了老子的这种静神思想,并以水为例阐明了养神当静的道理:"水静优明,而况精神",认为静和无为能达到长寿的境界。

"儒曰正心,佛曰明心,道曰炼心",类似主张遍及道、儒、佛、医各界。《黄帝内经》继老子、庄子之后,第一次从医学的角度提出了静神保健防病的思想:"恬憺虚无,真气从之;静神内守,病安从来。"这里的"恬憺虚无"主要是指安静。《素问·生气通天论》说:"清静则肉腠闭拒,虽有大风苛毒,弗之能害",从内外两个方面揭示了调摄的重要原则。对外,顺应自然变化和避免邪气的侵袭;对内,谨守虚无,心神宁静,这样外御内守,真气从之,邪不能害。

清静养神的具体方法有抑目静耳、凝神敛思、练习静功等:①抑目静耳。眼、耳是人的五官之一,是神接受外界刺激的主要器官,其功能受到神的主宰和调节。目清耳静则神气内守而心不劳;目驰耳躁则神气烦劳而心不宁,用老子的话总结就是:"五色令人目盲,五音令人耳聋。"即:乱视杂听会耗伤人的神气。当然,目不可不视,耳不可不听,关键在于不要乱视妄听。所以要抑目静耳,不该看的不看,不该听的不听。②凝神敛思。凝神,即心神集中专注一点,不散乱,不昏沉;敛思,即专心致志,排除杂念,驱逐烦恼。《医钞类编》说:"养心则神凝,神凝则气聚,气聚则神全,若日逐攘扰烦,神不守舍,则易衰老。"需要指出的是,这种凝神敛思的养神方法,并不等于无知、无欲、无理想、无抱负,无精神寄托的闲散空虚,它与饱食终日,无所用心者是截然不同的。实验已证明,凝神敛思能保持神经系统不受外界各种刺激的干扰,使人体生理功能处于极佳状态。③练习静功。包括练意和练气两方面的内容,相当于古代的静坐、导引、调息、服气等功法。其中的练意(又称调心)主要是通过调理精神状态,以达到《黄帝内经》所说的:"呼吸精气,独立守神"之作用。《养生四要》告诫说:"人之学养生,曰打坐,曰调息,正是主静功夫。但要打坐调息时,便思要不使其心妄动,妄动则打坐调息都只是搬弄,如何成得事。"由此可见,静功是以静神和调气为主要目的的一种锻炼方法。

(2)立志养德

正确的精神调养,必须要有正确的人生观。只有对生活充满信心,有目标、有追求的人,才能很好地进行道德风貌的修养和精神调摄,才能更好地促进身心健康。

理想和信念是青少年健康成才的精神保障,有了正确的志向,才会真正促使他们积极探索生命的价值,寻找生活的真谛,追求知识,陶冶情操,促进身心全面健康发展。理想和信念又是老年人延长生命活力的"增寿剂",不畏老是健康长寿的精神支柱,产生不畏老精神的重要思想基础就是晚年的理想和追求。老年人应重视健身养体,心胸开阔,情绪稳定,热爱生活,为社会发挥"余热",从而使内心感到无愧于一生的无限快乐的思想,这种思想反过来又有益于健康长寿的促进。

理想和信念是生活的主宰和战胜疾病的动力。科学研究证明,人的内在潜力很大,充满自信,意志顽强,是战胜疾病的重要力量。《灵枢》中:"志意者,所以御精神,收魂魄,适寒温,和喜怒者也",说的就是意志具有的统帅精神,调和情志,抗邪防病等作用,与健康长寿密切相关。现代生理学和生物信息反馈疗法研究证明,坚强的意志和信念,能够影响内分泌的变化,改善人体生理功能;能使白细胞大幅度升高,增强抵抗力,故有益于健康长寿。

古人把道德修养作为养生保健的一项重要内容。儒家创始人孔子最先提出了

"德润身""仁者寿"的理论。他认为讲道德的人，由于待人宽厚大度，所以心旷神怡，体内安详舒泰，故此多享高寿。古代的道家、墨家、法家、医家等，也都把养性养德列为摄生之首务。唐代孙思邈在《备急千金要方》中说："性既自喜，内外百病皆悉不生，祸乱灾害亦无由作，此养性之大经也"，明代龚廷贤的《寿世保元》说："积善有功，常存阴德，可以延年"，明代王文禄也在《医先》中说："养德、养生无二术。"

(3) 开朗乐观

性格是人的一种心理特征，它主要表现在人已经习惯了的行为方式上。性格开朗就是胸怀宽广、气"量豁达所反映出来的一种心理状态。性格虽然与人的基因和遗传因素直接相关，但随着环境和时间的变迁，也是可以改变的。因此每一个人都有一个使自己的性格适应于自然、社会和自身健康的改造任务。

医学研究已经证明，人的性格与健康、疾病的关系极为密切。情绪的稳定，对一个人的健康起着重要作用。性格开朗，活泼乐观，精神健康者，不易患精神病、重病和慢性病，即使患了病也较易治愈，容易康复。不良性格对人体健康的影响是多方面的，它可以从各方面对人体的大脑、内脏及其他部位产生危害。

情绪乐观既是维护人体生理功能的需要，也是保障人们日常生活的需要。孔子在《论语》中说："发愤忘食，乐以忘忧，不知老之将至。"说的就是乐观的情绪是调养精神，舒畅情志，防衰抗老最好的精神营养。正如《素问》中所云："喜则气和志达，营卫调利。"乐观情绪可使营卫流通，气血和畅，生机旺盛，身心健康。

因此，一个人要想永葆乐观的情绪，就要从大处着眼，从具体事情入手，陶冶自己的性情，塑造开朗的性格。首先，要认识到不良性格对身心健康的危害，树立正确的人生观，正确对待自己和别人；其次，看问题、处理问题要目光远大，心胸开阔，不斤斤计较，不钻牛角尖。此外，要科学、合理地安排自己的工作、学习和业余生活，丰富自己的人生阅历。

(4) 少私寡欲

少私，是指减少私心杂念；寡欲，是降低对名利和物质的嗜欲追求。老子《道德经》主张："见素抱朴，少私寡欲。"《黄帝内经》指出"是以志闲而少欲，心安而不惧，形劳而不倦，气从以顺，各从其欲，皆得所愿……所以能年皆度百岁而动作不衰"。都是说如果人们能减少和节制对私欲对名利的奢望，心地就会坦然，心情就会舒畅，实现身心健康就不是什么难事。而要想做到少私寡欲，必须注意下述两点：一是明确私欲之害，以理收心。用《医学入门·保养说》中的话说就是："主于理，则人欲消亡而心清神悦，不求静而自静也。"二是要正确对待个人利害得失。用《太上老君养生诀》中的话说就是："善摄生者，要先除六害，然后可以保性命延驻百年。"什么是除六害？"一者薄名利，二者禁声色，三者廉货财，四者损滋味，五者除佞妄，六者去妒忌"。六害不除，万物扰心，神怎么能清静？神不能保持清净，追求健康长寿自然只能是一个美好的但却很难实现的愿望。

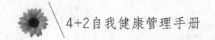

3. 情志相胜疗法

中国古代的情志相胜心理疗法是利用情志之间以及情志与五脏之间的相互影响、相互制约的关系，通过一种正常情志活动来调节另一种不正常情志活动，使其恢复正常，有效治疗情志与躯体疾病的心理治疗方法。独具明显的中国特色。

(1)情志相胜疗法的由来和发展

据医史学家研究考证，中国古代第一例成功的心理疗法案例记录于吕不韦主编的《吕氏春秋》一书：齐闵王因为思虑过度，损伤了脾胃功能，以致积食内停，久治不愈，后经文挚用"不解衣履登王床，履王衣，口出陋词"等方法激怒齐闵王，使之吐出胃中没有消化的积食，而使该病宣告治愈。但是，当时并没有形成有关中医心理治疗的系统理论。直到成书于战国时期（也有说是秦汉时期）的《黄帝内经》问世，中医才对喜、怒、忧、思、悲、惊、恐"七情"致病的机制，有了专门的论述："百病生于气也。怒则气上，喜则气缓，悲则气消，恐则气下，惊则气乱，思则气结……"，并系统地阐述了利用情志相胜相克来达到治疗目的的基本原理："怒伤肝，悲胜怒；……喜伤心，恐胜喜；……思伤脾，怒胜思；……忧伤肺，喜胜忧；……恐伤肾，思胜恐。"至此，中国古代情志相胜疗法不仅理论雏形基本形成，而且治疗成功的典型案例亦不断涌现和积累。

此后，历代医家，或案或论，对心理、精神疾病的治疗和情志养生多有载述，例如宋代名医陈言择编著的《三因极一病证方论》一书，将机体致病因素分为内伤七情、外伤六淫、不内不外因三类，明确强调了情志因素可以致病。尤其是金元四大名医中的朱丹溪、张从正以及明清的陈尚古等许多医生，对情志相胜疗法多有建树。例如朱丹溪在郁症论治方面认为"人身诸病多生于郁"，并自己研制了行气开郁的"越鞠丸"。张从正作为一位杰出的中医心理治疗大师，注意到临床许多疾病的发生都与情志有关。他亲手整理的心理治疗医案专著《儒门事亲》，记载了许多他本人发明的"感、娱、触、夺"情志疗法验案。其中的"笑疗痞满病""娱乐除狂怒"和"击几疗惊悸"颇具代表性和戏剧性。而清代名医陈尚古在《簪云楼杂记》中记载的一例医案，将一位医生在情志相胜治疗中对惊、恐、悲、喜的情志综合应用，堪称完美（以上医案详见后文）。

辛亥革命以后，由于中医心理学本身发展的起伏曲折，情志相胜心理疗法也因此一度逊色于比其产生更晚的针灸、药物和手术等疗法。但在针药手术治疗中，情志相胜心理疗法并未完全被人们所抛弃，它在中医药治疗中一直起着辅助作用。

(2)情志相胜疗法的原理和程序

中国古代情志相胜心理疗法实际上是中医脏腑情志论和五行相克论的一个结合，它先将人体归纳为五个体系并按五行配五脏五志，然后利用情志之间相互制约的关系来进行治疗。说白了就是运用一种情志来纠正相对应（所胜）的另一种失常情志。

《内经》认为,情志活动的产生必须以五脏作为物质基础,它是各脏腑功能活动的一种表现。《黄帝内经·素问》不仅指出了"人有五脏化五气,以生喜、怒、思、忧、恐",而且总结出了五种情志与脏腑特殊的对应关系:心在志为喜,肝在志为怒,脾在志为思,肺在志为忧,肾在志为恐。陈言的《三因极一病证方论》中也明确指出,"七情人之常性,动之则先自脏腑郁发,外形于机体",阐述的都是情志活动是机体发生相应变化的结果,只有在脏腑功能活动正常的情况下,人的情志活动才能表现出正常的情感。这种从生理变化出发来认识情志的产生,正是中国古代心理学思想认识的特色之一。由于情志与五脏所属关系不同,情志异常导致的脏腑损伤也有所不同,如:过度喜悦,常使人心气涣散;过度激怒,常出现肝阳上亢;过度忧伤,常发生肺气耗散;过度思虑,常可导致脾运无力;过度惊恐,常使人肾气不固。因而,《内经》指出,"喜伤心""怒伤肝""思伤脾""忧伤肺""恐伤肾"。五脏又与五行相对,心属火,肝属木,脾属土,肺属金,肾属水。这五个体系可归结为,喜归心属火,怒归肝属木,忧归肺属金,思归脾属土,恐归肾属水。

五行相克理论认为,五行之间存在着一种相互制约的相胜关系,即金胜木,木胜土,土胜水,水胜火,火胜金。中国古代情志相胜心理疗法便是根据这种相胜关系来调节人的情绪,治疗存在的心理疾病。元代张可兵在《类经》中就曾根据《内经》的有关论述,系统地阐发了五脏、五志、五行之间的相胜制约关系:"喜为心火之志,能胜肺金之忧,……怒为肝木之志,能胜脾土之思,……忧为肺金之志,能胜肝木之怒,……思为脾土之志,能胜肾水之恐,……恐为肾水之志,能胜心火之喜。"张从正在《儒门事亲》中对情志相胜心理疗法的理论和方法也进行了更为详细的论述:"悲可以治怒,以恻怆苦楚之言感之;喜可以治悲,以欢乐戏谑之言娱之;恐可以治喜,以祸起仓促之言怖之;思可以治恐,以虑彼忘此之言夺之;怒可以治思,以污辱斯罔之言触之。此五者,必诡诈谲怪无所不至,然后可以动人耳目,易人视听。"

情志相胜心理疗法的基本程序,在《内经》中有着具体而明确的论述:喜伤心,恐胜喜;怒伤肝,悲胜怒;思伤脾,怒胜思;忧伤肺,喜胜忧;恐伤肾,思胜恐。

①喜伤心,恐胜喜

喜为心志,喜悦过度可伤心气,能让人患嬉笑不止或疯癫之症。治之以"祸起仓卒之言"或者用其他方法使患者产生恐惧心理,抑制其过度的喜悦而使疾病痊愈。清代陆以湉的《冷卢医话》中记载有这样一个医案:一位江南籍书生金榜题名考中状元后,在京城因过度喜悦而发狂,大笑不止。名医徐洄溪为其诊视后,佯称其病不可治,告之逾十日将亡。并吩咐他速速回家,以免客死于京城。但又告诉他,在路过镇江时再找一位姓何的医生诊治一下,或许还有起死回生的一线希望。书生被他一番话惊吓得癫狂病顿时不见踪影。但却又因此整日郁郁寡欢,但又不得不急急忙忙往家乡赶。来到镇江找到何医生后,何医生把徐洄溪早已提前送到

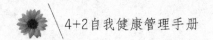

的一封信拿给书生一看,并解释徐洄溪其实是在用恐胜喜为他治病,于是书生豁然开释,恐惧全消,所患的疾病自然也都不药而愈了。

②怒伤肝,悲胜怒

怒为肝的情志表达,由于过怒可引起肝阳上亢,所以患者常因肝脏丧失疏泄功能而表现出肢体拘急,握持失常,高声呼叫等症状。治之以"恻怆苦楚之言"诱使病人产生悲伤的情绪,可有效地抑制过怒的病态心理。

③思伤脾,怒胜思

一般思虑为正常的生理心理现象。但思虑过度"则气结",可使人神情怠倦,胸膈满闷,食纳不旺或脾气郁滞,运化失常。治之以"污辱斯罔之言"激病人盛怒以冲破郁思,可使病人重新改变心理状态而达到治疗目的。宋代《夷坚志》记载有这样一件轶事:钱伸之因父亲病故,整日怏怏不乐,忽然暗哑不能言语。一日,因家事持杖追打妻子,妻子边跑边斥责他是不近人情的"哑畜生"。钱伸之愤怒至极,大呼曰:今天让你见识一下哑畜生的利害!忽然竟骂出声来。这个故事其实就是一个怒胜忧思情志相胜治疗的典型病例。

④忧伤肺,喜胜忧

悲忧皆为肺志,太过则使人肺气耗散而出现咳喘短气、意志消沉等病状,还可由肺累及心脾导致神呆痴癫、脘腹痞块、疼痛、食少而多呕吐等症状的出现。治疗的办法就是设法让病人欢喜愉快,用喜胜忧。清代名医陈尚古在所著的《簪云楼杂记》中,记载了这样一件医案:世为农家的李大谏中了秀才后,其父欣喜若狂,失声大笑。等到李大谏中了举人,他父亲爱大笑的毛病到了不能自制的地步,日夜狂笑不休。太医院的一名太医闻知李大谏父亲的病情后,暗告其家人哄骗李大谏的父亲说:"你的儿子已经暴死。"其父闻知后大惊,痛不欲生。数日后,笑渐止。为防止李父悲伤过度,太医又让李大谏修书一封,告诉父亲他的病经过抢救治疗,已经起死回生,并无大碍了。从而完成了对李父的整个治疗过程。在这则验案中,这位医生将惊、恐、悲、喜的情志综合应用,堪称完美。

⑤恐伤肾,思胜恐

过度或突然的惊吓恐惧,会使人出现肾气不固,气陷于下,神气涣散,大小便失禁,意志不定等病理变化。可以用各种方法引导患者对有关事物进行思考,以制约患者的过度恐惧,或由恐惧而引致的躯体障碍。其实这就是一种认知疗法,即通过树立正确的认知来治疗心理疾病。清·魏之琇的《续名医类案》中卢不远治疗一恐死症患者就是首先用语言开导,然后带他学习一种"参究法"(即参禅),与患者一起研究生命的来龙去脉,探究生死的哲学意义,并促使其进行深入的思考,从而帮助患者走出了对生死感到恐惧的阴影。

(3)情志相胜疗法的启迪和思考

①中国古代情志相胜心理疗法虽然疗程简单,但设计相当精妙,疗效十分明

显、迅捷

这也是它作为一种心理治疗方法在古代流传数千年而魅力不减的奥妙所在。它是在患者特定的生活条件和范围之内进行的简单而又构思精巧的治疗设计。大部分治疗都是在患者不知情的情况下进行的,这样不仅可以毫不费力地调动患者,而且能使整个治疗显得更为自然真实。其设计思路,应该说比现代西方心理治疗方法所进行的一些脱离现实生活的治疗程序更具理论上和方法上的优势,值得现代心理治疗理论参考借鉴。

②中国情志相胜心理疗法十分注重个体的差异性

这不仅体现为它把人的情志分成五种状态,并根据不同的情志特点提出了五个基本治疗程序,而且还表现在当面对症状相同的病人时,中国古代医家更重视每个患者不同的个体差异。比如,同样是采取"怒胜思"相胜疗法,《吕氏春秋》中记载的文挚为齐闵王施治是通过"不解衣履登王床,履王衣,口出陋词"来激怒齐闵王。而《续名医类案》中治疗一富家妇人思虑之疾的医案,则是通过"多取其财,饮酒数日,不处置而去"的方法激怒患者。这说明,中医在进行心理治疗时多从患者不同的社会地位、贵贱贫穷、个性差异等实际出发,有的放矢地进行辨证施治。

③中国古代情志相胜心理疗法体现了中国人情感方式的基本特点

中国人的情感方式不像西方人那样热烈奔放,多具有在礼教约束下的沉静、自律,抑或"存天理,灭人欲"等倾向特点。因此,情志致病机制在中国存在是有其道理的,据此也便有了情志相胜的心理治疗方法。虽然情志相胜疗法是从五行相克的基本原理出发,用一种情志抑制或调节另一种情志,其实也可以说,治疗者是在正常的情况下制造一种氛围,使患者被压抑的情感得到充分的宣泄。如怒胜思疗法,喜胜忧疗法等。正是因为中国人这种独特的情感方式才使得情志相胜心理疗法能在中国历代流传,形成独具特色的中国古代心理疗法。

情志相胜心理疗法在中国古代治疗心理疾病方面的确显示出了巨大的功效。但并不能说它就无懈可击,特别是在将其运用于和古代中国人有着深厚的继承性的现代中国人身上时,它的局限性就表现得尤为突出。另外,古代医家在运用情志相胜的心理治疗方法时所采用的具体方式有许多甚至是"不择手段"的。这给治疗者和患者的安全都带来一定的危险,例如文挚就是因为不看对象死板地按"怒胜思"的原理为齐闵王治疗而被活活煮死。同时,它与现代临床心理学从业人员的伦理守则也略有不合甚至抵触相背之处。所以,继承优秀的学术传统应去伪存真,去粗取精,有扬有弃,才能使之成为真正适合现代人的科学心理治疗方法。

三、延伸阅读

（一）古今心理养生歌谣拾零

1. 郑瑄的《坐忘铭》

常默元气不伤，少思慧烛有光。

不怒百种和畅，不恼心地清凉。

这首《坐忘铭》收载于明代文学家、养生学家郑瑄编撰的《昨非庵日纂》。歌谣中的常默，是指少说话，不惹事；少思，是指心常静，不伤神。第三、四两句是说，遇到烦心事，应泰然处之，尽量不恼不怒，因为不恼不怒与心理养生关系密切。

由于一般人很难做到见不善之举、遇不平之事不恼、不怒。所以包括郑瑄在内的养生学家时常提醒人们：善养生者要能"忍"字当头！这"忍"，包括忍辱、忍耻、忍气、忍欲等，如若能做到容世间难容之事，忍世间难忍之辱，自然就能百神和畅、心地清凉，身体健康。

其实，忍世间难忍之辱，并不等于遇事不辨是非，无原则地视而不见。只不过是提醒人们时刻不要忘记心理平衡的调护。今人有一则"四不要"歌谣，也饶有趣味，与郑瑄所述颇具异曲同工之妙：

说话不要吵，吃饭不要饱。

走路不要跑，遇事不要恼。

2. 陈宪章的《忍字箴》

七情之发，唯怒为遽，众怒之加，唯忍为是。

当怒发炎，以忍水制，忍之又忍，愈忍愈励。

过一百忍，为张公艺，不乱大谋，乃其有济。

如其不忍，倾败立至。

这首据说是明代陈宪章编创的"忍字箴"，见载于清代褚人获编撰的《坚瓠集·三集》。忍字箴的大意是：在喜、怒、忧、思、悲、惊、恐七种情感变化类型中，怒是爆发最激烈、最迅速，也是对人身体健康伤害最大的一种心理情绪。所以一定要尽量控制和减少怒气的爆发，以免其副作用的累加，给身体健康带来伤害。而控制发怒最好的办法就是忍字当头。因为，发怒就像燃烧的火焰，而忍就是用来灭火的水，非水不能克火。只要你能忍，多忍一次就会多经一次历练，历练多了，不仅忍劲增强了，身体对各种磨难的承受力也增加了。如果能做到凡事都能忍，你身体内部潜在的能力都将被挖掘或激发出来，也就是说，从此再也不会有什么难事能阻挡你了。这就是人们常说的"小不忍则乱大谋"，能成大事者必能大忍！

在陈宪章之前，关于心理养生要忍字当头的议论以及格言、警句等，早已屡见不鲜。例如:成语有"小不忍则乱大谋";榜样有"韩信忍胯下之辱"最终功成名就等。据《坚瓠集》记载,在陈宪章编创"忍字箴"前后,有一位名叫杨洪道的学问家,将养生长寿必须具有的忍耐素质,细分为六种不同的模式(简称"六忍"):"一曰忍触,二曰忍辱,三曰忍恶,四曰忍怒,五曰忍忽,六曰忍欲。此六忍者,戒之一身则一身安,戒之一家则一家安。推之以处人己之间,则所遇皆安,而悔尤俱寡矣。"大意是说,一个人如果能做到上述六忍,就会心想事成,既不埋怨别人,也不徒自后悔了。《坚瓠集》作者褚人获总结说:"忍"字当头,是走遍天下的"通宝"。他还举例说:譬如与人争辩是非,如果'忍'字当头,会省却许多口舌;譬如与美女同眠,如果'忍'字当头,会保养许多精神;譬如面对宫室车马衣服,如果'忍'字当头,会节省许多财物。凡人世间种种欲望,如果才动念头,便'忍'字当头,予以扼杀,就像一匹正在干活儿的马,刚想偷懒,便受到鞭子的抽打,常能防患于未然。但是,将忍字运用于实践,还有一个要诀(真丹),那就是必须与"和"字搭配使用。在平和的态度和气氛中坚持用忍,就像用软刀子切割木头,目的达到了,还看不出明显的破坏和伤痕。因此,褚人获这样为"和"字作注解:"和者,众人见以为狂风骤雨,我见以为春风和气;众人见以为怒涛,我见以为平地,乃谓之和耳。"褚人获的这一议论不妨作为理解陈宪章《忍字箴》的参考。

3. 邵雍的《养心歌》

得岁月,忘岁月;得欢悦,忘欢悦。

万事乘除总在天,何必愁肠千百结?

放一宽,莫胆窄,古今兴废言可彻。

金谷繁华眼里尘,淮阴事业锋头血。

陶潜篱畔菊花黄,范蠡湖边芦月白。

临潼会上胆气豪,丹阳县里萧声绝。

时来顽铁有光辉,运退黄金无艳色。

逍遥且学圣贤心,到此方知滋味别。

粗衣淡饭足家常,养得浮生一世拙。

这首《养心歌》的作者据说是北宋著名哲学家邵雍。歌词的大意是说:人生在世,得得失失是处处在、随时随地都可发生,都能感觉到的寻常事。因此,人生行事,一定要顺其自然,把心胸放得越宽越好,不必窄胆鸡肠,事必苦心强求,须知功名富贵到头来大都是一场春梦,一旦时过境迁,不仅难以寻觅,而且不堪回忆。富豪石崇,与宠妾绿珠住在金谷园时,富可敌国,何等豪奢,最终难逃一死,金谷园也早已变成一堆废墟。功臣韩信,辅佐刘邦平定天下,功高震主,后来被吕后设谋擒杀,血溅刀锋。隐士陶渊明和范蠡,一个归隐田园与菊为伴,一个急流勇退,泛游五湖出没于芦苇荡中,他们起码都还有一个比较满意的结局。都是不怕死的勇士,鸿门宴护驾的樊哙和刺秦王的荆轲下场却截然不同。邵雍通过上述古人不同的命运结局,得出如下的结论:人生在世,各有各的社会角色和生活位置,不一定都要为了追求功名事业而煞费苦心地劳碌奔波,不如抓住现在,放宽心胸,逍遥度日;粗衣淡饭,健健康康,了此一生。"时来顽铁有光辉,运退黄金无艳色"。邵雍的说教,确有逃避现实的消极一面。但从养生学的角度看,邵雍提出的"养生必先养心"的见解,却是相当科学的。试想,一个人如果心不安宁,欲无止境,终日奔波于名利场,心之所系,除了名利富贵,还是名利富贵,哪里还谈得上强身健体,益寿延年!

4. 赵朴初的《宽心谣》

日出东海落西山,愁也一天,喜也一天。

遇事不钻牛角尖,人也舒坦,心也舒坦。

每月领取养老钱,多也喜欢,少也喜欢。

少荤多素日三餐,粗也香甜,细也香甜。

新旧衣服不挑拣,好也御寒,赖也御寒。

常与知己聊聊天,古也淡谈,今也谈谈。

内孙外孙同样看,儿也心欢,女也心欢。

全家老少互慰勉,贫也相安,富也相安。

早晚操劳勤锻炼,忙也乐观,闲也乐观。

心宽体健养天年,不是神仙,胜似神仙。

此诗作于 1999 年,赵朴初先生 92 岁高龄时。作者用通俗的语言记述了他宽心自得的老年日常生活。在主要讲述自己心理养生做法和心得的同时,也介绍了个人饮食和运动养生的有关情况。由于通篇文字通俗易懂,所以编者不再画蛇添足般地作什么解释和说明。

5. 李密庵的《半半歌》

民间有一句谚语:世界上没有受不了的苦,却有享不住的福。苦和乐是人生这座"天枰"的两个端点,它们的绝对值基本上是相等的。也就是说,人生有多少苦就有多少乐,享多少乐就要受多少苦。所以,古代有识之士总是不忘时刻提醒人们:说话、办事、享受生活,都要留有余地,都要按照"中庸"的原则"损有余以奉不足"。这样才能在苦难中不丧失生活下去的勇气和信心,能等到苦尽甘来;在欢乐时不会因得意忘形而乐极生悲。清代学者李密庵总结创作的《半半歌》,将理想的中庸生活模式勾画得无以复加、生灵活现,所以颇受人们喜爱:

看破浮生过半,半之受用无边。半中岁月尽幽闲;半里乾坤宽展。

半郭半乡村舍,半山半水田园;半耕半读半经尘;半士半姻民眷;

半雅半粗器具;半华半实庭轩;衾裳半素半轻鲜,肴馔半丰半俭;

童仆半能半拙;妻儿半朴半贤;心情半佛半神仙;姓字半藏半显。

一半还之天地;让将一半人间。半思后代与桑田,半想阎罗怎见。

饮酒半酣正好,花开半时偏妍;半帆张扇免翻颠,马放半缰稳便。

半少却饶滋味,半多反厌纠缠。百年苦乐半相参,会占便宜只半。

这首歌极富哲理和养生智慧。虽然四处飘荡有士大夫气息,但总体上是告诫世人要活得宽松、宽容、大度、豁达一些,要知明知暗、知进知退、知盈知亏、知得知足,活得有安乐、活得有情趣、有境界、有始终。著名作家林语堂曾将这首《半半歌》收进自己写作的《生活的艺术》一书中,作为他所理解与认同的"诗意的栖居"及科学养生范例。仔细分析《半半歌》28句歌词(诗句),第1~4句是"半"字养生法的"总论",主要是说,"半"字养生,既是一种哲学思维、人生态度,也是一种科学的养生之道,用之指导、规范自己的养生行动,不仅将使自己生活在幽闲的岁月里,而且一生受用无穷。第5~12句讲的是"半"字养生法在日常起居生活中的应用,主要是说居住穿衣吃饭能保证温饱足矣,不必过于奢华。第13~16句讲的是"半"字养生法在社会和家庭生活及伦理方面的应用,摆正自己和各有关人员的关系,既不委屈自己,也不苛求别人。第17~20句讲的是"半"字养生法在心理养生方面的应用,人生最终难逃一死,寿命的长短和子孙的幸福与否,一半在天,一半在个人自己,因此不必过多地费心考虑,还是着眼目前怎样生活得更快乐。第21~24句讲的是"半"字养生法在现实生活各方面的应用:喝酒喝到"半酣正好";看花看开半(欲开未开)时的最美;坐船出游船帆张得半满未满最安全,乘马出行让马跑得不快不慢是首选。第25~28句是"半"字养生法的"小结",大意是说,凡事都要把握一个"度"字,有所控制的"少",看似一种缺憾,其实为下次继续获得留下了余地;无所控制的"多",看似一时占了便宜,其实却为以后的健康长寿埋下了麻烦甚至后患。因此在苦乐参半的人生,要想健康长寿,只有"风物长宜放眼量",不贪占一时的便宜。

6. 张群的《自律歌》

日行五千步,夜眠七小时;
饮食不逾量,作息要均衡。
心中常喜乐,口头无怨声;
爱人如爱己,报国尽忠诚。

1991年年底在中国台北去世的张群,享年102岁。谈及上述《自律歌》,张群解释说,我歌中说的,"日行五千步",意思是说,人每天应该进行一定量的运动,形式不拘,不一定非要走五千步。例如我自己,除走路运动以外,每天还坚持天竺按摩法。50岁就开始练,每天练3遍,一直坚持到老。

张群所说的这种天竺按摩法,又称婆罗门法,是古印度的一种自我按摩养生法,唐代时传入中国。唐代名医孙思邈曾说,上了年纪的人如果每天能够坚持练3遍这种按摩法,一个月以后,就能够消除百病,走起路来健步如飞。据说长练天竺按摩法还能够补益延年,涵养眼力,让人身轻体健,不容易疲劳。张群练的天竺按摩法,是经过后人整理的,与孙思邈当年倡导推荐的那种不完全相同。

张群将自己关于养生的实践和心得编了一本《谈修养》,内容主要包括五个方面,一是养身,即:养生须保持规律的生活,愉快的心情和勤劳的习惯。二是养心,即:养生须培养虔诚的信仰,淡泊的胸襟,坚毅的意志与永恒的热情。三是养慧,即:养生要有冷静的头脑,客观的态度,求知的精神,并能实践力行。四是养量,即:养生要仰赖谦益以应世,宽恕以待人,忍耐以自制,协和以容众。五是养望,即:做人务期以公诚化忿怨,以负责树众信,以服务为领导,以牺牲求创新。张群说,按照这五条修身养性,持之以恒,才能有收获,才能达到健康长寿之目的。他还说,他还从美国医生哈瑞斯博士关于 20 位百岁老人的研究报告获得启迪,那就是要想长寿必须有镇静幽默的性情;节制饮食的习惯;经常的忙碌,以及足够的休息。岁月的磨砺,使张群对人生有了不同寻常的深刻认识。例如张群认为,世界上的事不外乎讲情与讲理。夫妻间必须情理并重,处处为对方着想。理是冷的,情是热的;理是刚的,情是柔的。用情伴着理,冷暖刚柔互相调剂,家庭就会永远保持着春天。他常用一首《不老歌》来激励自己:"起得早,睡得好,七分饱;常跑跑,多笑笑,莫烦恼;天天忙,永不老。"此外,张群还十分欣赏好友张大千在 90 寿辰时为他作的一首打油诗:"八十不稀奇,九十多来兮,百岁笑眯眯,七十还是小弟弟,六十睡在摇篮里。"

上述这一切加起来,也许就是张群《自律歌》要表达的中心思想。

7. 张公的《百忍歌》

百忍歌,歌百忍。

忍是大人之气量,忍是君子之根本。

能忍夏不热,能忍冬不冷;

能忍贫亦乐,能忍寿亦永。

贵不忍则倾,富不忍则损;

不忍小事变大事,不忍善事终成恨。

父子不忍失慈孝,兄弟不忍失爱敬;

朋友不忍失义气,夫妇不忍多争竞。

刘伶败了名,只为酒不忍;

陈灵灭了国,只为色不忍;

石崇破了家,只为财不忍;

项羽送了命,只为气不忍。

如今犯罪人,多是不知忍;

古来创业人,谁个不是忍!?

仁者忍人所难忍,智者忍人所不忍;

思前想后忍之方,装聋作哑忍之准;

忍字可以走天下,忍字可以结邻近。

忍得淡泊可养神,忍得饥寒可立品;

忍得勤苦有余积,忍得荒淫无疾病;

忍得骨肉存人伦,忍得口腹全物命;

忍得语言免是非,忍得争斗消仇憾;

忍得人骂不回口,他的恶口自安靖;

忍得人打不回手,他的毒手自没劲。

须知忍让真君子,莫说忍让是愚蠢。

忍时人只笑痴呆,忍过人自知修省。

就是人笑也要忍,莫听人言便不忍;

世间愚人笑的忍,上天神明重的忍。

我若不对固要忍,人家不对更要忍;

事来之时最要忍,事过之后又要忍。

人生不怕百个忍,人生只怕一不忍;

不忍百福皆雪消,一忍万祸皆灰烬。

这位张公,据说是生活在唐代的一位老寿星,但从这首《百忍歌》歌词用语看,不大可能是唐朝时候的人,也可能是歌词中篡入了后人的言语。其要言大义是让人们在面对生活中的种种不如意时要忍字当头,以免因小失大。

8. 石成金的《乐学歌》

石成金,清代养生学家,医学保健知识普及家,曾以通俗的语言编写过《乐学歌》《长笑歌》《莫恼歌》等心理养生歌谣,教人通过学习文化知识、保持快乐情绪、驱除烦恼等进行心理养生,以达到健康长寿之目的。以下是《乐学歌》的歌词:

人心本是乐,自将私欲缚。

私欲一萌时,良知还自觉,

一觉便消除,人心依旧乐。

乐是乐此学,学是学此乐。

不乐不是学,不学不是乐。

呜呼?

天下之乐,何如此学,

天下之学,何如此乐。

9. 阎敬铭的《不气歌》

阎敬铭在晚清朝廷当过户部尚书,是清代有所作为的财政管理专家,为官清廉耿介,在整治贪官污吏时得罪了许多人。从他写的这首打油诗可以看出,他不仅对生气可以致病,甚至能够要人性命有深刻的认识和体会,而且在官场上时常遭受来自上下左右的夹板气。但是他并不因此而对邪恶势力有所妥协。他这种为人处世的精神和养生态度,至今值得人们学习。

他人气我我不气,

我本无心他来气;

倘若生病中他计，

气下病时无人替；

请来医生把病治，

反说气病治非易；

倘若不消气中气，

诚恐因病将命弃；

我今尝过气中味，

不气不气真不气。

10. 东乡老翁的"清字养生歌"

相传湖南长沙东乡一位 122 岁的隐居老翁，曾留下了一首清字长寿歌，歌词大意是：健康保健、科学养生，很重要的是在一个"清"字上做足文章：他总结了清白、清爽、清醒、清新、清淡、清洁、清香、清宁、清心、清亮等十个"清"字，在实际生活中恐怕还有更多的"清"字需要我们去追求、坚守。

清白的一生德性好，清爽的一身勤洗澡。

清醒的头脑睡得早，清新的空气常晨跑。

清淡的饮食求温饱，清洁的房间多打扫。

清香的烟酒不沾好，清宁的环境无烦恼。

清心的生活情欲少，清亮的眼睛人未老。

11. 郑集"生死辩"

以下这首"生死辩"，系中国代谢失调衰老学说创始人、超百岁老人郑集教授所作。

有生即有死，生死自然律。

彭祖八百秋，浮游仅朝夕。

寿夭虽各殊，其死则为一。

造物巧安排，人无能为力。

勿求长生草，世无不老药。

只应慎保健，操作戒偏激。

寡欲神自舒，心宽体常适。

劳逸应适度，尤宜慎饮食。

小病早求医，大病少焦急。

来之即安之，自强应勿息。

顺应自然律，天年当可必。

（二）古代名医心理治疗拾萃

1. 张从正：自述三验案

张从正为金元四大名医之一。以下医案见载于他自编的心理治疗医案专著

《儒门事亲》。

笑疗痞满病。息城司侯,闻其父死于兵乱后,大悲痛哭。遂觉胃脘胀满,状若覆杯,疼痛难忍,到处求医问药很少疗效。于是便求助于张从正。张从正在一次出诊时,曾亲眼目睹一位巫医在病人的床边念念有词地祷祝、骗人。这次他却故意模仿巫师的举止神态为息城司侯进行"治疗",中间还不时"杂以狂言以谑病者"。息城司侯被他的狂言和讲的笑话逗得大笑不已,数日后息城司侯的痞满皆散,没吃任何药疾病就"不翼而飞"了。

娱乐除狂怒。项关令的妻子突患怪病,整天怒骂不已,而且不思饮食,甚至扬言"欲杀左右,恶言不辍"。众医先后用多种药物治疗,半年多症状依旧,全无好转。张从正为患者诊查后认为,此病既然药疗无效,当施以情志疗法。他找来一个流浪女让她面涂丹粉,学艺人在患者面前亦歌亦舞,怪相百出,项关令夫人看后大笑流泪。次日,张从正又命两个流浪女在患者面前做角斗、摔跤,患者看后又大笑不止。然后张从正又让两个能吃的妇女,当着患者的面狼吞虎咽地进食,并不时夸赞菜肴美味可口,一向不思饮食的患者也忍不住索食品尝。数日后患者发怒骂人一天比一天少,食欲饭量一天比一天增,怪病也不药而愈。

击几疗惊悸。卫德新之妻,住宿于旅馆,不巧夜间遇盗贼,受惊吓后坠于床下,遂惧怕各种声响。甚至听见家人的脚步声,都会"惊倒不知人"。张从正接诊后,考虑再三,乃命两个侍女将患者的双手按在高椅子上,在其面前置一竹几,用竹鞭反复敲击,病妇开始听到敲击声,仍然胆战心惊惶惶不安。连续敲击数次后,患者就习以为常了。张从正还让侍女夜里敲患者的窗户,患者也不再感到恐惧害怕了,惊悸之疾竟然被敲击竹几而治愈。张从正对治病机制解释是:"惊者,为自不知故也;恐者,自知也;平者,常也。常见之必无惊。"

2. 叶桂:巧治"暴盲症"

叶桂,字天士,是清代著名的温病学家,也是一位精于中医情志治疗的心理学家。他寓居苏州时,一位刚到任不久的新任太守,一次在升堂议事时突然双目失明,急请叶天士诊治。没想到叶天士居然说,必须用太守的全副仪仗来接他,他才出诊。来使如言回禀后,太守勃然大怒。左右再三婉言劝说,为了治病,不妨礼下于人,何况叶天士是一代名医。仪仗队将叶天士接到太守居住的府邸后,叶天士居然给了脸又要往鼻子蹬,说太守的夫人不亲自来迎接,他也不会进去给太守看病。太守听说后,气得几乎要发狂,在议事堂跳着脚咆哮道:"好个狂妄的叶天士!"突然,盛怒中的太守发现,自己失明的双眼居然又能看见大堂上的一切了,包括那些被他的盛怒吓坏了的属僚。正在这时,叶天士不用人迎接,自己步行来到大堂向太守鞠躬请罪。听罢叶天士的"请罪"后,太守才知道叶天士不是狂妄得忘了形,而是为治疗自己的"暴盲症"而有意激怒自己。叶天士告诉太守:按中医理论,心者,神之舍也。过喜则神散,目故失明。"惟怒则阳气逆上,故必得大怒,方可抑阴而伸阳"。

3. 李立之：投掷治喑哑

宋代杭州名医李立之，不仅是儿科专家，还是一个心理治疗的高手。一次，他经治的一名喑哑症患儿，多次投药易方不见寸效。他思索再三，便用棉被将患儿紧紧裹住后，将其从高处扔到地下，小儿因惊恐而大声求救，多方治疗无效的患儿被这一扔，"投掷"得能说出话了。

四、心理平衡例话

（一）李笠翁的心理养生之道

李渔（公元 1611－1679 年）字笠鸿、滴凡，号笠翁，浙江兰溪人，清代著名的戏曲理论家、作家。他不仅在戏剧理论上颇多创建、文学创作上颇有收获，而且是一个天文地理无所不知、饮食保健无所不晓的"科普作家"。他的心理养生之道虽然朴实平凡，但却实用、发人深省。

1. 找乐养生苦不觉

李渔认为，人生不过百年，不如意事又常居八九。因此，不会在人生中自寻快乐的人，是算不上懂得养生之道的。

李渔说，同是帝王，最会养生者莫过汉文帝和汉景帝，最不懂生活者莫过汉武帝。汉文帝和汉景帝除了掌握政策和用人，啥事也不多管，既享受了帝王权势带来的至乐，又开创了西汉历史最昌盛的时代——文景之治。汉武帝好大喜功、开边拓土永无满足不说，放着帝王生活可以尽情享受的欢乐不去享受，却费尽心思去追求本来就不存在的神仙生活。不仅自寻了许多烦恼，还使一个本来十分强盛的帝国开始走向衰落。因此，李渔大声疾呼：欲自寻快乐的人，必须先知道满足。只有知足才能避免烦恼，只有懂得适可而止才能避开险境。没有烦恼，没有危险，才会有真正的欢乐。

针对有人认为：让有权、有钱人找乐容易，让没权、没钱人找乐难，李渔还发明了"退一步行乐法"。即：无论在何时何地遇到多大的困难、不幸，甚至屈辱，都能寻找到足以宽慰自己的理由。并在这理由的指引下找到欢乐，或以苦为乐。李渔给人们讲述了这样一个故事：一位显要人物旅途中寄宿邮亭，时值盛夏，蚊帐内的蚊子驱之不出，湿热和蚊咬交加，久久不能入眠。回想起平时在家睡觉，卧室宽敞、竹席凉爽，娇妻仆人驱蚊的驱蚊，挥扇的挥扇，从来不知道难受与失眠为何物。两相对照，愈觉心烦意乱，整整一夜没睡着。显要人物躺在床上，听见露宿在屋外台阶上值班的邮亭亭长被蚊子咬得实在无法忍受，只好不停挥动着双臂在院子里不停地小跑，虽然苦不堪言，嘴里却哼唱着欢乐的小曲。这位显要人物觉得很不理解，便将亭长叫进屋来问道:"你被蚊虫叮咬,十倍于我,我难受得无法忍受,你怎么反而有心情哼唱欢乐的小曲?"亭长回答说:"想当年我被仇人陷害,关在狱中,当时亦值盛夏,狱卒怕我逃跑,每天一到夜晚就把我的手足绑住。监狱中的蚊子十倍于今天的邮亭,我只能一动不动地听任蚊子叮咬,那能像现在这样既可以自由地在院子里奔跑,又能挥动双臂驱蚊。今昔对比,我是只见欢乐,不知忧苦!"

李渔认为,亭长所述,正是穷苦人自得其乐的奥秘。每个人的一生,或多或少都曾经历过艰难困苦,如果我们都能像这位邮亭亭长那样,对自己经历的苦难永志不忘,并能时常忆苦思甜,就不难在忆苦中品尝到快乐的甘甜。而快乐的情绪比滋养的补品要宝贵100倍。

2. 心理治疗七味药

"多病所需惟药物,微躯之外更何求"?杜甫这两句诗代表了大多数医生和患者的共识:医生用药治病,如同军士执兵器驱敌,不仅天经地义,而且别无选择。难怪柳宗元在一篇文章中曾声色俱厉地批评那些有病但又不愿服药的人:"非药曷以愈疾,非兵胡以定乱?"

其实,与不战而能屈人之兵的将军才是善战将军的道理一样,不用药即可解除患者病痛的医生,才是真正的好医生。李笠翁就是这样一位好医生。他在三百多年前写的一篇被自己戏称为《笠翁本草》的文章中提出:"医者意也,以意为医,十验八九。"不仅是世界较早提出医生的治疗模式应从单纯的生物治疗模式,向生物-心理治疗模式转化,而且为后人留下了七张心理治疗"处方"。

"本性酷好之物可以当药"。这是《笠翁本草》中进行心理治疗的第一味首选药。在李笠翁看来,每个人的一生,都有自己偏嗜、酷好之物,特别是偏爱的食物。在患病时能吃到自己爱吃的食物,往往可以起到药物起不到的治疗作用。可惜大多数医生不懂这个道理,常按药典稽查患者喜食之物的药性,稍与病症不合,便禁止食用。李笠翁从小嗜食杨梅,一次可吃一斗。有一年夏天,他患传染病卧床,听得街头叫卖杨梅,便让妻子买来给他吃。妻子请教医生,医生说,杨梅的属性与李笠翁患的病正好相反,别说多吃,就是吃一二枚亦有生命危险。无奈李笠翁索要不止,其妻只好给他买来,谁知杨梅才一沁齿,李笠翁便觉得通身舒畅,五脏皆和,浑身的不舒服顿时全消。当买来的杨梅都吃光时,李渔的病亦随之而愈。为此,李笠翁得出结论:"无病不可自医,无物不可当药"。只是在病中吃平时酷好之物时须由少而多,不可勉强,能吃多少吃多少。

"其人急需之物可以当药"。这是《笠翁本草》中进行心理治疗的第二味药。看过《三国演义》的人都会记得诸葛亮给周瑜看病的情景,一张"处方"十六个字:"欲破曹公,宜用火攻;万事俱备,只欠东风",便使口吐鲜血、卧病经日的周瑜"闻言大喜,蹶然而起",诸葛亮用的就是"其人急需之物"这味药。一个人,无论神通多大,总会有急需拥有却又无法得到的东西,雪中送炭不失为一味心理治疗的良药。

"一心钟爱之人可以当药"。这是《笠翁本草》中第三味心理治疗药物。李笠翁列举了许多患者可能的"一心钟爱之人",并特别指出,在君臣、父子、亲情、密友、娇妻、数类人中,"惟色为甚"。年轻人得病,有一大半是由于钟爱之人"思之弗得,或得而弗亲"所致。因此,李笠翁主张"凡有少年子女,情窦已开,未经婚嫁而致疾,疾而不能遽瘳者",当用此药疗之,常可取得出人意料的效果。在封建时代,有此见识亦属难能可贵。

李笠翁为人们开具的另外四味心理治疗的灵丹妙药分别是:"一生未见之物""平时契慕之人""素常乐为之事"和"生平痛恶之物与切齿之人"的突然去除。连同前述三味药,七味心理治疗药可用两句话八个字概括,即:投其所好,去其所恶。

当然,任何事物都有个度,心理治疗亦是如此。物极必反,如果不加限制地一味满足患者无厌的"所好",不合情理的"所恶",对疾病的治疗不仅无助,还会有害。因此,李笠翁又说"御疾之道,贵在能忘",一个称职的心理治疗医生,不仅能投患者所好,让患者从"乐此不疲"中获得战胜疾病的力量,还应当能通过循循善诱让患者忘其所好,懂得任何东西生不带来,死带不走,唯有顺应自然,不在自然之外添枝加叶,清静无为,才能无所不为地战胜病魔,永葆健康。

(二)刘心武的六套"心理保健操"

当代著名作家刘心武在《我的心理保健操》一文中自述说:"我之所以能够精力充沛地在文学中辛勤耕耘,其重要原因就是加强了心理保健。关于自己的心理保健,我有六套'心理保健操'。"以下就是他发明的这六套保健操的具体内容。

1. 列表化解操

心乱时,在一张纸上先写一行大字"我为什么心乱"。然后列出三栏,分别写出"最烦心的事""次之的事""小事",列好后,从"小事"开始逐项化解,凡大体可以化解的,都用红笔划去;剩下的,自然要认真对付,一时虽化解不了,但由于心绪经过一番梳理,也就坦然多了。

2. 自寻小乐趣操

遇无聊提不起神来做正事时,就先找些有趣的小事来做,例如用湿棉花球给所养的盆栽植物洗涤叶面之类。在琐屑的小乐趣中,无聊感便渐渐消失,于是恢复了做正事的兴致。

3. 回忆美景操

心里郁着浊气时,就到沙发或床上取最舒适的姿势,在轻柔的乐曲声中,闭目冥想,让名山大川的美妙镜头重新在脑海中浮现,一幕幕的美景,犹如熨心的拂尘,能将郁积沌塞的浊气涤尽。

4. 无损害宣泄操

心中窝着一团恶气,搞不好会爆发时,可将平时准备好的废纸使劲撕扯,或选择适当地点将已破损的旧瓷盘之类砸碎,同时,口中念念有词,或哼唱"怒发冲冠,凭栏处,潇潇雨歇……"

5. 自嘲操

因洋洋得意而心理状态发生偏斜时,须作一点自嘲,做法有多种,有一种叫做"对镜自嘲"——"你有什么了不起? 升天了么? 咦,瞅你乐的! 你前头的困难还多着呢……"人在自嘲中,失去的只是虚荣,获得的却是清醒。

6. 走向混沌操

借从维熙大作《走向混沌》的名字,表达非良性的心理状态转化为良性的意思。在过分清醒得小肚鸡肠时,便用此操加以调整。有一法为拿起一本唐诗宋词,随手翻开,目过口诵,摇头摆脑,以抹去萦绕于心头的那些过于细腻的算计。

正因为有这样的心理保健,加之日常的散步锻炼,刘心武虽年过花甲,依旧笔耕不辍,在城内的"绿叶居"和郊野的"温榆斋"中,双手敲击键盘嗒嗒有声,怡然自得。

(三)金圣叹:感受快乐的33个瞬间

金圣叹,原名金采,字若采。明神宗万历三十六年戊申三月初三出生,这一天俗传是文昌君的生日,因此著述颇丰的金圣叹被不少人看作是文曲星降世。虽然他很小就被补为博士弟子员,但由于他放荡不羁的性格和怪诞不经的文风不合时宜而屡遭黜革。最终因"哭庙"一案而惨遭杀害。他写有一篇《不亦快哉》的随笔短文,披露了他在混乱世事中感受快乐的33个瞬间,对后人平衡心理,快乐养生不无裨益。据说这33个感觉快乐的瞬间是金圣叹和他的朋友阴雨连绵中,在一所庙宇中总结计算出来的。现将它们分为六类转述于后。

1. 暖也快乐冷也快乐

(1)夏七月,赤日停天,亦无风,亦无云;前后庭赫然如洪炉,无一鸟敢来飞。汗出遍身,纵横成渠。置饭于前,不可得吃。欲铺竹席卧地上,则地湿如膏,苍蝇又来缘颈附鼻,驱之不去。正莫可如何,忽然风起雷作,疾澍澎湃之声,如数百万金鼓,檐溜浩于瀑布,身汗顿扫,苍蝇尽去,饭便得吃。不亦快哉!

(2)夏月科头赤足,自持凉伞遮日,看壮夫唱吴歌,踏桔槔,水一时奔涌而上,譬如翻银滚雪。不亦快哉!

(3)夏月早起,看人于松棚下,锯大竹作筒用。不亦快哉!

(4)夏日于朱红盘中,自拔快刀,切绿沉西瓜,红瓤如瑙。不亦快哉!

(5)夏月热汤快刀,剃发净头。不亦快哉!

(6)冬夜饮酒,转复寒甚,推窗试看,雪大如手,已积三四寸矣。不亦快哉!

2. 有朋友就有快乐

(1)十年别友,抵暮忽至。开门一揖毕,不及问其船来陆来,并不及命其坐床坐榻,便自疾趋入内,卑辞叩内子:"君岂有斗酒如东坡妇乎?"内子欣然拔金簪相付。计之可作三日供也,不亦快哉!

(2)箧中无意忽捡得故人手迹。不亦快哉!

(3)寒士来借银,谓不可启齿,于是唯唯亦说他事。我窥见其苦意,拉向无人处,问所需多少。急趋入内,如数给予,然而问其必当速归料理是事耶? 或尚得少留共饮酒耶? 不亦快哉!

(4)久欲觅别居与友人共住,而苦无善地。忽一人传来云有屋不多,可十余间,而门临大河,嘉树葱然。便与此人共吃饭毕,试走看之,都未知屋如何。入门先见空地一片,大可六七亩许,异日瓜菜不足复虑。不亦快哉!

(5)夜来似闻某人素心,明日试往看之。入其门,窥其闺,见所谓某人,方据案面南看一文书。顾客入来,默然一揖,便拉袖命坐曰:"君既来,可亦试看此书。"相与欢笑,日影尽去。既已自饥,徐问客曰:"君也饥耶?"不亦快哉!

(6)还债毕,一身轻,不亦快哉!

3. 无聊中见趣事亦是一乐

(1)街行见两措大执争一理,既皆目裂颈赤,如不共戴天,而又高拱手,低曲腰,满口仍用"者也之乎"等字。其语刺刺,势将连年不休。忽有壮夫掉臂行来,振威从中一喝而解。不亦快哉!

(2)饭后无事,入市闲行,见有小物,戏复买之,买亦已成矣,所差者至甚少,而市儿苦争,必不相饶。便掏袖下一件,其轻重与前值相上下者,掷而与之。市儿忽改笑容,拱手连称不敢。不亦快哉!

(3)饭后无事,翻倒敝箧,则见新旧逋欠文契不下数十通,其人或存或亡,总之无还之理。背人取火拉杂烧之,仰看高天,萧然无云。不亦快哉!

(4)空斋独坐,正思夜来床头鼠耗可恼,不知其夏夏者是损我何器,嗤嗤者是裂我何书。心中回惑,其理莫错,忽见一狻猫,注目摇尾,以有所睹。敛声屏息,少复待之,则疾趋如风,㗳然一声,而此物竟去矣,不亦快哉!

(5)看人放风筝,放着,放着,突然断了线,不亦快哉!

(6)看野外烧荒,不亦快哉!

4. 读书课子猎奇其乐无穷

(1)于书斋前,拔去垂丝海棠紫荆等树,多种芭蕉一二十本。不亦快哉!

(2)子弟背诵书烂熟,如瓶中泻水。不亦快哉!

(3)看人作擘窠大书,一挥而就,不亦快哉!

(4)读《虬髯客传》,不亦快哉!

(5)春夜与诸豪士快饮,至半醉。住本难住,进则难进。旁一解意童子,忽送大纸炮可十余枚,便自起身出席,取火放之。硫磺之香,自鼻入脑,通身怡然,不亦快哉!

(6)做县官，每日打鼓退堂时，不亦快哉！

5. 居家琐事各有其乐

(1)本不欲造屋。偶得闲钱，试造一屋。自此日为始，需木、需石、需瓦、需砖、需灰、需钉，无晨无夕，不来聒于两耳。乃至罗雀掘鼠，无非为屋校计，而又都不得屋住，既已安之如命矣。忽见一日屋竟落成，刷墙扫地；糊窗挂画。一切匠作出门毕去，同人乃来分榻列坐。不亦快哉！

(2)重阴匝月，如醉如病，朝眠不起，忽闻众鸟毕作弄晴之声，急引手搴帷，推窗视之，日光晶荧，林木如洗。不亦快哉！

(3)朝眠初觉，似闻家人叹息之声，言某人夜来已死。急呼而讯之，正是一城中第一绝有心计人。不亦快哉！

(4)久客得归，望见郭门，两岸童妇，皆作故乡之声。不亦快哉！

(5)推纸窗放蜂出去，不亦快哉！

(6)存得三四癞疮于私处，时呼热汤关门澡之。不亦快哉！

6. 悔错改过真一快

(1)坐小船，遇利风，苦不得张帆，一快其心。忽逢画舸，疾行如风。试伸挽钩，聊复挽之，不意挽之便着，因取缆绳向其尾，口中高吟老杜"青惜峰峦过，黄知桔柚来"之句，极大笑乐。不亦快哉！

(2)佳磁既损，必无完理。反复多看，徒乱人意。因宣付厨人作杂器充用，永不更令到眼。不亦快哉！

(3)身非圣人，安能无过，夜来不觉私作一事，早起怦怦，实不自安。忽然想到佛家有菩萨之法，不自覆藏，便成忏悔。因明对生熟众客，快然自陈其失。不亦快哉！

（四）幽默养生古今谈

1. 向达者学习：多点幽默

苏东坡(苏轼)，不仅是一位家喻户晓的诗人、学者，还是一位极富幽默感的人物。一次，东坡患红眼病，医生劝告他要忌口，尤其不能吃脍鱼。作为美食家的东坡居士，从心眼儿里一天也不想尝不到鲜美可口的脍鱼肉，可理智又告诉他，医生的忠告不可不听，于是他写了一篇寓言式的短文，将自己矛盾的心理如实地记录下来。

东坡寓言式短文的大意是：我患红眼病，医生告诫我不可再吃脍鱼。我准备听从医生的劝告，而我的口却不答应，口说："我和眼都是你身上的重要器官，为什么你厚彼薄此，因为眼睛患病，而禁止我吃脍鱼肉呢？"不等我回答，口又说："有一天我得了病，一定也不禁止你睁眼看东西。"

明代哲学家、教育家王阳明(王守仁)小时候十分喜爱下象棋，母亲怕影响他的学习，多次劝他放弃这一爱好。但王阳明总是一有机会就背着母亲和学友摆一盘。一次被母亲撞见，火头上，一盘棋通通被母亲扔到了后花园的湖水里。望着被棋子

激起阵阵涟漪的湖面,王阳明既心疼宝贵象棋的丧失,又深悔有违母亲的教诲,百感交集中吟诗一首,聊以自遣:

象棋终日乐悠悠,苦被严亲一旦丢。

兵卒堕河皆不救,将军溺水一齐休。

马行千里随波去,象入三川逐浪游。

炮响一声天地震,忽然惊起卧龙愁。

幽默是构成人的活力与健康的重要源泉。健康与创造都离不开幽默。为了健康,为了有所作为,我们是否应当像苏东坡和王阳明等通达者学习,也多一点儿幽默感呢?

2. 梁漱溟诗咏"臭老九"

国学大师梁漱溟尽管几经大起大落的磨难,但他在任何情况下都能保持心平气和,所以他能忍人所不能忍,超然接受命运的磨难,成为当代难得一见的百岁老寿星。在文革期间,梁漱溟的家一干二净,床铺没有了,就席地而睡;半个月不能出门买菜,就用家里仅存的米粮过日子,而且心情不失常度,继续坚持一有时间就提笔写点什么。下面这首《咏臭老九》的打油诗,就是梁漱溟在被当作反动学术权威打倒时"偷闲"创作的:

九儒十丐古已有,而今又有臭老九。

古之老九犹如人,今之老九不如狗。

专政全凭知识无,反动皆因文化有。

假如马列生今世,也要揪出满街走。

3."陋室铭":周有光自曝长寿秘诀

著名语言学家周有光已经103岁了,每当有人问他健康长寿的秘诀,他就拿出一篇多年前自制的"陋室铭"作为回答,其铭曰:

"山不在高,只要有葱郁的树林。水不在深,只要有洄游的鱼群。这是陋室,只要我快乐自寻。房间阴暗,更显得窗子明亮。书桌不平,更怪我伏案太勤。门槛破烂,偏多不速之客。地板跳舞,欢迎老友来临。卧室就是厨房,饮食方便。书橱兼作菜橱,菜有书香。喜听邻居的收音机送来音乐,爱看素不相识的朋友寄来文章。使尽吃奶气力,挤上电车,借此锻炼筋骨。为打公用电话,出门半里,顺便散步观光。仰望云天,宇宙是我的屋顶。遨游郊外,田野是我的花房。"

周有光一生际遇坎坷,但却从来没有悲观过。文革期间,凭借着乐观的精神,健康的体魄硬是坚持到阴霾尽散,阳光来临。上述这篇"陋室铭"就是周有光在文革期间写成的。文革后,以他的资历和贡献,本来可以享受到更好的住房和其他各种待遇,但他却无意争取更多的物质待遇和荣誉地位。有人替他抱不平,他便拿出这"陋室铭"以自明心志。至后来,干脆将这篇自制的"陋室铭"当养生长寿的秘诀公之于世。

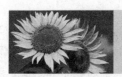# 第五部分 安全医疗

安全医疗,就是在有关各方的共同努力下将求医问药导致的伤害降低到力所能及的最低水平。这是因为任何一种药物在具有治疗作用的同时,不可避免地都含有某些副作用;医务人员在救死扶伤过程中,或多或少会出现这样或那样的过错和失误。据世界卫生组织估计,全世界50％以上的药品是以不恰当的方式处理、调配和出售的,同时有50％的患者未能正确使用。从而导致全球死亡患者中有1/3并不是由于疾病本身,而是死于不合理用药,有1/7的患者住院不是由于疾病本身的需要,而是不合理用药造成的。因此,安全医疗——防止求医问药反被医药所误,应当成为人们求医问药过程中时刻不可忘记的一件攸关健康生死的大事。

一、权威导向

(一)世界卫生组织论安全合理医疗

所谓合理医疗就是以医疗理论为基础,安全、有效、经济、适当地使用现有的成熟的医疗技术和药物。它强调的不仅仅是发挥医疗手段和药物的最大有效性,而且强调要考虑群众的安全和经济承受能力。

1. WHO:保护病人安全的九条指导原则

世界卫生组织(WHO)指出,世界各地受医疗过失影响的病人比例高达1/10,因此,提高病人安全是一项重要的工作。世界卫生组织2007年5月公布的九条指导原则汇集了众多专家的意见,并经过反复推敲和实践检验,有助于各国医疗机构避免医疗过失,保证医疗安全。

第一条指导原则:涉及防止混淆药物名称的措施。目前市场上的药物成千上万,很多药物的名称非常相近,稍有不慎就容易出错。WHO建议医务人员填写清晰的处方,使用电子处方或者打印处方,以及采取其他避免混淆药物名称的措施。

第二条指导原则:涉及防止混淆病人的措施。因混淆病人导致开药、输液、检

查和处理错误或者弄错婴儿父母的事故时有发生。WHO建议医务人员充分核实病人身份,各医疗机构采取统一的病人身份登记办法,以及对同名同姓的病人采取统一的识别标准。

第三条指导原则:建议不同医疗机构或医务人员在交接病人时加强沟通,确保整个过程顺畅无误。

第四条指导原则:涉及确保手术部位和手术程序正确的措施。WHO建议医务人员采取术前核查措施,确认病人身份、手术程序和手术部位的准确无误。

第五条指导原则:建议加强对输液过程的控制,建立药物剂量、单位和名称的统一标准,以及防止混用某些药液。

第六条指导原则:建议确保病人病情变化过程中准确用药。WHO建议医务人员填写完整准确的病人当前用药列表,并将列表与病人入院、转院和出院时的处方进行对照;在病人转院或出院时,与病人未来的治疗医师做好沟通。

第七条指导原则:涉及防止使用导管或注射器时发生失误的措施。

第八条指导原则:涉及防止重复使用注射工具。因重复使用注射工具而导致的艾滋病、乙肝和丙肝传播是一个全球性的问题。WHO建议各医疗机构采取措施防止重复使用针头,定期对医务人员就防止感染进行培训,对病人及家属进行有关通过血液传播疾病的教育,以及对用过的针头妥善处理。

第九条指导原则:涉及清洁保健,要求医疗机构确保医务人员随时清洁双手,防止病菌传播。

2. WHO:为合理用药确定战略目标

世界卫生组织(WHO)合理用药专家委员会1985年在内罗毕会议上提出了关于药物合理应用的定义:"患者所用药物适合其临床需要,所用剂量及疗程符合患者个体情况,所耗经费对患者和社会均属最低。"从此,合理用药在世界许多国家得到进一步重视,特别是在发展中国家,均相继建立了适应本国国情的国家合理用药政策和实施合理用药的措施。

在上述基础上,世界卫生组织于1987年,提出合理用药的五项原则:①处方开具的药,应为适宜的药物。②在适宜的时间,以公众能支付的价格保证药物供应。③正确地调剂处方。④以准确的剂量,正确的用法和用药时间服用药物。⑤确保药物质量安全有效。也就是说,临床合理用药必须有效、安全、适当、经济,并对之进行监测管理。这里所说的"有效",指药物治疗需要获得预期的效果;"安全",指药物治疗的不良反应尽可能小,即用药效果风险比较小;"适当",则包括个体化地确定所用药物及用药剂量、疗程及给药途径等;"经济",则主要指用尽可能低的医药费用支出取得尽可能高的治疗效果;"监测"则强调的是各国医政、药政管理部门对药品生产、流通与合理使用进行监督检测和管理。

2004年3月30日,在曼谷召开的"全球合理用药大会"发表的报告中,世界卫生组织呼吁:全球有一半的药物在被不合理地使用,从而使病人有可能产生抗药性甚至死亡。不合理用药的现象包括:对较轻的病情过量用药;对严重的病情用药不足、错用药、过量注射;不经医师而自行用药;病未痊愈而中止用药等。上述现象不仅在发展中国家,而且在工业化国家都比较普遍地存在。不合理用药不但危害人体健康,还使个人及国家在健康领域遭受经济损失。为此,世界卫生组织呼吁世界各国加强对公众进行安全用药的宣传教育工作,并提议国际社会就此建立多边合作机制。

2004 年,世界卫生组织在通过的《2004－2007 年全球药物战略目标》中,明确提出 WHO"促进药物的合理使用是世界卫生组织药物战略的四项主要目标之一"。其基本含义是:①世界各国的人们都能获得所需的基本药物;②药物必须是安全、有效和高品质的;③药物的处方和使用是合理的,消除过度使用和未充分使用以及不能遵守的治疗。为此世界卫生组织制定如下指导原则:一是必须向消费者提供药品有效性和无害性或相反性质的详细资讯;二是建立收集消费者对药品不良反应的机制;三是开展识别医疗服务品质的宣传运动;四是确保从医人员的专业性并进行注册登记;五是鼓励传统医务人员与正统医务人员之间的交流;六是将传统、补充和替代疗法药品纳入保险体系。

3. WHO:关于合理用药的十点建议

不适当的处方会降低医疗质量并导致资源浪费,对此世界各国都在探讨一些干预办法。美国波士顿大学公共卫生学院、WHO 基本药物行动项目、美国哈佛大学医学院的有关专家和研究人员以 WHO 的名义,共同对跨越 21 世纪前后的近10 年来各国摸索的合理用药经验进行了总结,并针对一些国家特别是发展中国家的用药现状,向当地的专业人士与管理者提供了加强合理用药的十点建议。这些建议,或许对中国正在开展的医疗保障制度改革和实现药物的合理使用有所借鉴。

(1)确立国家(或医院专用的)标准治疗指南的编写、使用及修订的程序

一般认为编写标准治疗指南要区分不同层次的医疗服务需求,要以发病率、医疗水准为基础,广泛吸收并咨询患者的意见,尽可能运用循证医学研究方式,同时考虑当地经济的实际情况,以保证诊疗建议的实用性。研究表明,标准治疗指南对于促进合理用药有相当大的作用。按照标准治疗指南进行诊疗,能显著减少处方用药品种,减少针剂的使用,能让用药咨询更加完善,药品标示更加完整。

(2)制定、编写与修订基本药物目录

对于大多数医疗单位而言,基本药物目录是执行基本药物遴选计划十分重要的内容。以往编制基本药物目录是从已有的库存药品目录或处方集中选取药品。但是,目前一般都推荐从标准治疗指南中确定常见病治疗选择用药为基础进行遴选。为了防止利害关系的干扰,药品生产厂家不应介入制定基本药物目录的决策过程。

(3)医院组建具有代表性的药学与治疗学委员会

药学与治疗学委员会在监测与提高用药质量、控制药费方面的作用已被发达

国家普遍认同,但这种方法在一些发展中国家的应用还不多见。药学与治疗学委员会的基本任务是制订与修改医院的标准治疗指南(通常参照国家指南进行改编),此外还要完成药物利用研究的评述、药品消耗数据、简单的处方调查、制定病历审计制度、开展同行评议及医学继续教育。比如抗生素利用与感染管理就可以作为药学与治疗学委员会工作之一。

(4)开展医学本科、大专、中专在校生从病情出发的用药培训

用药培训不仅能使学生们获得知识、技能,也能帮助学生在未来职业生涯中培养正确的工作态度,养成良好的职业习惯。WHO出版的《规范处方指南》是适用于医学生掌握合理处方原则的实用手册。该手册是为了支持以病情为基础的教学,手册对处方技能的积极作用已被随机对照试验所证实。

(5)鼓励专业学会、高等院校及卫生管理部门开展有针对性的、以病情为基础的在职教育项目,并要求把正规的继续教育作为医务人员申办执业证书的条件

在一些发展中国家,医生获取药物与治疗学信息的固定来源仅仅是医药厂商,而厂商推销其特定产品是基于销售而不是改善医疗质量。因此,有必要修订医疗专业职务的执业证书条例,其中要以参加正规的、无偏倚的教育课程为考核条件。不少国家已经组织了改善用药的专门培训,这些项目通常是由与"国家基本药物计划""疾病控制计划"直接有关的项目或"捐献者基金项目"去实施。持续改善医疗质量项目的开展,应是卫生管理部门的常规工作。只要有可能,医学生在其基本教育阶段就要引进继续教育机制,而发达国家的经验已证明医学继续教育的有效性。

(6)鼓励医疗供方与消费者之间群体互动,以评价及提供合理用药的信息

教育患者如何看懂药品说明书,并在了解用药知识后做出购买OTC药(非处方药)的决策,这样能改变购药模式,特别是能减少重复购买同类药品。一项干预试验表明,患者对用药知识的掌握,能使家庭每月购买的药品种类从5.3种降为1.5种。患者主动了解用药知识能改变个人处方习惯,远胜于被动接受药品。

(7)培训药师与药品销售商向消费者提供健康与用药的有益建议

在很多国家,消费者会到药店进行用药咨询,因此,药师和药店销售人员承担了一部分公众用药咨询的责任。然而许多零售药店的职工并没有接受过医疗与用药的培训。目前,一些发展中国家为了提高这些职工的用药知识,做了大量培训,一些国家还对存在安全风险的药品做了更为必要的用药咨询培训。药师与药品零售商在用药建议和合理用药上起到了重要作用。

(8)鼓励消费者积极参与药品的公众教育,并提供支持

1997年,WHO的全球调查发现,公众十分需要药品的普及教育,发展中国家也不例外。调查确认了许多关于药品科普教育的事例,遗憾的是很多这种活动得不到支持、记载或评价。WHO认为,社会对消费者用药普及工作要给予足够的支持。有些国家的基本药物计划已包含了公众教育活动,这些活动通常让非政府组

织与消费者组织承办。

(9)让民办卫生机构参与改善处方和合理用药

迄今为止,改进用药的大部分工作都是针对公立卫生机构,尤其是初级卫生保健。一般认为民办卫生机构感兴趣的是赚钱而不是提高服务质量。但是,实践表明这种认识过于简单化。一般来讲,私立卫生机构的执业医生同公立机构卫生专业人士一样,愿意提高医疗技能与用药水平,促进合理用药。

(10)建立常规用药指标的监测制度

目前,某些卫生改革有可能对合理用药产生负面影响。例如,以固定金额的形式开列病人费用,可能会引起药品过度消费。在医疗机构,非集中化的预算制定及管理,可能会导致药品采购过程缺乏效率,使药价上涨、监管制度失灵。在非集中化制度下,还会在转诊制度、培训工作上出问题,导致地区间的不公平。

4.WHO:关于合理用药的十二条核心政策和干预措施

针对各国用药过程中存在的问题,WHO 于 2002 年 12 月发布了 12 条关于进一步促进发展中国家合理用药的核心政策和干预措施,明确提出了对医学生实行以问题为基础的药物治疗学教育,并重点开展持续的在岗医学教育。2007 年 5 月 23 日 16 届卫生大会又重申了 WHO 促进合理用药的这一战略。WHO 关于合理用药的十二条核心政策和干预措施为:

(1)强制性的多部门组成国家机构协调管理合理用药政策。

(2)实施临床指导原则。

(3)制定实施基于治疗选择的基本药物目录。

(4)建立地区、医院药品与治疗委员会。

(5)在医学生课程中实施以问题为基础的药物治疗学训练。

(6)将继续医学教育作为医生执业的许可之一。

(7)加强监督、审核和反馈。

(8)建立独立的药物信息提供体系。

(9)开展药物的公共教育。

(10)避免错误的经济激励。

(11)进行适当的强化管制。

(12)提供足够的财政支出以保证药物使用和医务人员工作的有效性。

上述已被实践证明绝大多数是行之有效的合理用药建议,在中国改革开放以来广泛开展并不断深化的医疗保障制度改革中,已经或正在被因地制宜地借鉴、采纳和实行。

5.WHO:呼吁全球加大努力控制抗生素耐药性

细菌耐药并非新发现的现象,只不过起初并未引起人们的重视。抗菌药物的不合理使用是产生耐药性的关键所在。导致抗生素耐药性的可能原因:一是世界各地过度使用,尤其是针对轻微感染过度使用抗菌药物;二是因缺乏合理的治疗方案而滥用;三是因资金短缺未能完成疗程而导致用量不足。为此,1998年世界卫生大会敦促各成员国采取措施实现对抗菌药物的正确使用。具体建议措施有:①禁止无证执业医务人员通过出具处方使用抗菌药物;②改进行为习惯以阻止感染性疾病的传播,进而阻止耐药菌的扩散;③加强立法,禁止假冒伪劣抗菌药物的生产、销售和流通,禁止在非正规市场上销售抗菌药物;④减少在食用动物中使用抗菌药物。1998年的世界卫生大会还鼓励各国建立有效的体系以检测耐药菌、监测抗菌药物的使用量与使用模式,并评估控制措施所产生的影响。

世界卫生组织在2010年12月的《简报》中发表了有关抗生素耐药性的研究论文,指出抗生素耐药性是一个严重问题,影响到传染病控制的核心工作并有可能使其进展停滞,甚至出现倒退。世界卫生组织认为,耐药性是微生物的自然反应,完全可以通过谨慎和适当使用抗生素予以控制。该论文指出,人们有一种错误认识,即以为抗生素对一切感染都有效。许多患病毒性呼吸道感染的患者在服用某种抗生素后病情好转,便认为是抗生素的效果,殊不知这通常是疾病自然过程的结果。此外,尽管临床试验显示抗生素无预防作用,但抗生素仍常被用于预防可能的继发性病毒感染。世界卫生组织分析说,药房不用处方就出售抗生素,制药企业促销抗生素,患者常常自行服用抗生素,以及多数抗生素自身的安全性和疗程较短等特点,均是造成抗生素滥用的重要原因。世界卫生组织在《简报》中说:西欧一些发达国家采取多管齐下的做法,通过综合监测抗生素的消费、耐药性以及在社区和医院中管制抗生素的使用,证明了抗生素的耐药性是可控的。

在2011年元旦到来之前,世界卫生组织再次呼吁,为控制抗生素耐药性,全球应做更大努力,通过开发和使用临床诊断手段,并采用日益改进的全球信息技术,追踪和控制耐药性问题的扩散,避免不断出现"超级细菌"。在2011年4月7日北京举办的首届合理用药会议上,世界卫生组织提出了抵御细菌耐药的"六个要点"。这六个要点是:①制定一个全面的、有资金保障、有社会各方参与的国家计划;②加强监测和实验室能力;③确保有品质保证的基本药物的连续可及;④监管和促进基本药物的合理使用;⑤强化感染预防与控制,确保人人享有更安全的医疗服务设施;⑥支持创新和研发新的抗菌药物、诊断工具及疫苗。

6.WHO:界定基本药物的概念

基本药物是由世界卫生组织(WHO)在1977年提出的一个概念。为的是保障基本药物的充分提供成为实现基本卫生保健的重要要素之一。

一开始,所谓"基本药物"基本上就是指价格较为便宜的常用药。但是,WHO关于基本药物的定义也是与时俱进的。根据其较新的定义:所谓"基本药物主要是指那些满足人群卫生保健优先需要的药品。挑选基本药物的主要根据包括:与公共卫生的相干性、有效性与安全的保证、相对优越的成本-效益性。在一个正常运转的医疗卫生体系中,基本药物在任何时候都应有足够数量的可获得性,其品质是有保障的,其资讯是充分的,其价格是个人和社区能够承受的"。

WHO之所以要提出基本药物这个概念,其实也是一种基于现实的考虑。从人道主义的伦理观来说,无论什么人患何种疾病,无论这种病的发病率多么低,只要有一种药物能够治愈或者缓解病症,其价格再昂贵、也是对患者生命的基本保障。因此,药物本不应该有"基本"和"非基本"之分。然而,任何国家用于医疗卫生的资源都是有限的。在世界各国,上市销售的药物有很多,其中不少药物可以用于治疗同一种疾病,其疗效有所不同,价格也可能差别较大。因此,在资源有限的情况下,在许多国家,公共医疗保障体系不可能为民众的所有药物开支付账;而民营医疗保险也会对可报销药品的种类和金额加以限制,除非参保费足够高。倘若某些国家医疗保障体系不健全或者根本没有,民众吃药完全靠自费,那么对于收入不高的民众来说,药品开支自然会成为很大的经济负担。在这样的背景下,各国根据本国的实际情况,在所有可以上市的药品当中进行适当的遴选,编制出基本药物目录,优先强化其供应保障体系,以满足大部分国民基本医疗卫生保健的优先需要,就成为一种必要而紧迫的公共政策。根据WHO在1999年的统计,全世界有156个国家制定了基本药物目录,其中29个国家建立这样的制度已经长达5年以上。

相对来说,基本药物的概念对发展中国家有着特殊的意义。发展中国家与发达国家的国民在药物支付能力上的确存在差别,低收入国家的大多数国民没有能力承担疗效显著、价格高昂的药物,尤其是进口药物。发展中国家的医疗保障体系也难以将这些昂贵药物全数纳入其中。因此,低收入国家的政府引导其医疗保障体系和民众将药品开支优先用于相对来说物美价廉的基本药物,是必要的。此外,建立基本药物制度,还可以推进发展中国家的合理用药。滥用药品导致医药费用开支增加的现象在发展中国家比比皆是。基本药物的遴选考虑到了药品的"有效性与安全",因此多使用基本药物是促进药品合理使用的措施之一。

(二)安全医疗:中国政府在行动

1. 国务院:颁布医疗事故处理条例

为加强安全医疗,妥善解决发生的医疗事故,以国务院第351号令发布《医疗事故处理条例》(以下简称《条例》),从2002年9月1日起正式在全国施行。国务院1987年6月29日发布的《医疗事故处理办法》(以下简称《办法》)于这一天同时废止。

《条例》分总则、医疗事故的预防与处置、医疗事故的技术鉴定、医疗事故的行政处理与监督、医疗事故的赔偿、罚则、附则,共计七章、六十三条。与1987年仅有29条的《办法》相较,2002年《条例》更好地体现了程序公正和保护医患双方合法权益的目的,有助于公平、公正、规范地处理医疗纠纷和事故,良性地推动促进安全医疗。

解读 2002 年发布的《医疗事故处理条例》，大致具有以下几个特点：

（1）扩大了对医疗事故定义的范围，更加注重了对患者权益的保护

例如，1987 年《办法》对医疗事故的定义是"指在诊疗护理工作中，因医务人员诊疗护理过失，直接造成病人死亡、残废、组织器官损伤导致功能障碍"。该《办法》还同时规定"虽有诊疗护理错误，但未造成病人死亡、残废、功能障碍的"不属于医疗事故。这种规定实质上将医疗事故只限定在"造成病人死亡、残废、功能障碍的"范围内。而 2002 年通过的《条例》却规定说："医疗事故，是指医疗机构及其医务人员在医疗活动中，违反医疗卫生管理法律、行政法规、部门规章和诊疗护理规范、常规，过失造成患者人身损害的事故。"从而将医疗事故的范围扩大到了所有的"患者人身损害"。

（2）将医疗事故鉴定交给了第三方，使医患双方在打医疗官司时有更多的选择

2002 年通过的《条例》将医疗事故鉴定的主体由过去卫生行政部门设置的"医疗事故技术鉴定委员会"改为将事故鉴定交由医学会单独组织专家，独立进行鉴定。变过去的"儿子"和他人发生矛盾，由"老子"来认定责任，为交由第三方评判。这样既对病人、医疗机构、医务人员负责。也有利于医疗事故鉴定客观、公正的进行。《条例》第五章第四十六条还规定，当发生医疗事故赔偿等民事责任争议时，医患双方可以有三种选择，即：首先协商解决，不愿意协商或者协商不成的，当事人既可以向卫生行政部门提出调解申请，也可以直接向人民法院提起民事诉讼。

（3）变以前的医疗事故"补偿"原则为现在的赔偿制度，并统一了医疗事故赔偿的标准，扩大了范围、单独增设了精神赔偿

2002 年通过的《条例》还对医疗事故的等级划分规定进行了必要的调整和变更。就是把医疗事故的级别划分由 1987 年的分为三级改变成分为四级：造成患者死亡、重度残疾的为一级；中度残疾、器官组织损伤导致严重功能障碍的为二级；轻度残疾、器官组织损伤导致一般功能障碍的为三级；造成患者明显人身损害的其他后果为四级。由于新的划分法将原来定为二级事故的"严重残废"提升为一级，所以实际上等于提高了医疗事故受害者获得赔偿的标准。关于赔偿的数额和具体标准，旧办法仅有一条原则性的规定：确定为医疗事故的，可根据事故等级、情节和病人的情况给予一次性经济补偿。补偿费标准，由省、自治区、直辖市人民政府规定。而新条例则规定说，"医疗事故赔偿，应当考虑下列因素，确定具体赔偿数额：①医疗事故等级；②医疗过失行为在医疗事故损害后果中的责任程度；③医疗事故损害后果与患者原有疾病状况之间的关系。"并详细开列了十一项医疗事故赔偿的具体标准，赔偿金额较 1987 年提高几倍、十几倍。并单独增设了有关精神赔偿的条款。精神损害抚慰金，按照医疗事故发生地居民年平均生活费计算。造成患者死亡的，赔偿年限最长不超过 6 年；造成患者残疾的，赔偿年限最长不超过 3 年。

（4）增加了医疗事故鉴定工作的透明度，规定患者有权复印复制病历

2002 年的《条例》明确规定,患者有权复印及复制病历等资料,医疗机构应当提供复印或者复制服务,并在复印的病历资料上加盖证明印记,复印的过程应当有患者在场。这一规定不仅保障了患者作为特殊消费者的知情权利,而且增加了整个医疗事故鉴定工作的透明度。医疗事故鉴定工作透明度的增加,还体现在《条例》贯彻并坚持回避制度。一是改变了鉴定的委托单位,由以前的卫生行政部门改为社会性质的医学会。与卫生局相较,医学会更具有独立性和中立性,从而进一步减少了行政干预的色彩。二是详细规定了回避的三种情形,即增添了"与医疗事故争议当事人有其他关系,可能影响公正鉴定的",应当回避等规定。三是《条例》不仅规定了鉴定委员会成员的素质、组成、鉴定原则、合议规则,而且规定鉴定成员须由医患双方从专家库中随机抽取,从而使医疗事故鉴定工作的透明度进一步得以加强。

(5)《条例》的发布对医疗机构和医护人员也是一个促进

可以促使医疗机构和医护人员更加强化以人为本的服务理念,不断提高医疗技术水平,改善服务、尽量减少医疗差错。由于考虑到医疗活动的特殊性和天然的风险,将所有的患者死亡或者伤残后果全部归咎于医疗机构显然有失偏颇,因此2002 年《条例》在废除了 1987 年《办法》将医疗事故分为责任事故和技术事故不合理做法的同时,规定了 6 种不属于医疗事故的特殊情形,其中包括在紧急情况下为抢救垂危患者生命而采取紧急医学措施造成不良后果的、在医疗活动中由于患者病情异常或者患者体质特殊而发生医疗意外的,以及在现有医学科学技术条件下,发生无法预料或者不能防范的不良后果的事件等。因此,2002 年《医疗事故处理条例》的发布,不仅将减少患者向医疗机构无理取闹等事件的发生,还将有助于维护医疗机构的正常工作秩序和医护人员的人身权利,调动医护人员救死扶伤的积极性。

2. 卫生部、公安部通告:保障人民群众就医安全

为维护医疗机构正常的医疗秩序,保证各项诊疗工作有序进行,保障人民群众就医安全,2001 年国家卫生部和公安部联合发出通告,出台了八项有关规定和要求。

(1)医疗机构是履行救死扶伤、保障人民生命健康的重要社会公共场所。禁止任何单位和个人以任何理由、手段扰乱医疗机构正常诊疗秩序,侵害就诊者合法权益,危害医务人员人身安全,损坏医疗机构财产。

(2)患者在医疗机构就诊,其合法权益受法律保护。任何人不得以任何借口或方式侵害患者的合法权益,违者将依法追究其法律责任。患者及家属要遵守医疗机构的有关规章制度。

(3)全社会应当尊重医务人员,医务人员依法履行职责受法律保护。医务人员要牢固树立全心全意为人民服务的思想,努力改善服务态度,讲究医德、医风,提高诊疗技术水平,确保医疗服务质量。

（4）医务人员与患者之间要建立相互理解、相互信任的良好医患关系。医患双方发生医疗纠纷时,医疗机构应向患者及家属介绍有关患者的诊疗情况及医疗纠纷的处理程序,并认真、及时、妥善处理;患者及家属应依法按程序解决医疗纠纷,不得寻衅滋事。

（5）有下列行为之一构成违反治安管理行为的,由公安机关依据《中华人民共和国治安管理处罚条例》予以处罚;构成犯罪的,依法追究刑事责任:①倒卖医疗机构挂号凭证的;②在医疗机构内寻衅滋事的;③在医疗机构内故意损坏公私财物的;④利用封建迷信扰乱医疗机构秩序,损害他人身体健康或者骗取财物的;⑤偷窃医疗机构、医务人员以及患者财物的;⑥侮辱、威胁、恐吓、殴打医务人员的;⑦非法限制医务人员人身自由的;⑧其他扰乱医疗机构正常诊疗秩序的行为。

（6）医疗机构要加强对国家管制的麻醉药品、精神药品的管理,严禁非法使用。对违反者,依据全国人大常委会《关于禁毒的决定》和《中华人民共和国刑法》的有关规定严厉惩处。

（7）医疗机构要严格执行国家有关价格政策,增加收费透明度,禁止向患者乱收费;认真执行急诊首诊负责制,对急危重患者应采取紧急措施进行救治。患者就诊、治疗要按章交费,不得以任何理由拒付诊疗费用;医疗机构出具有效的出院通知后,住院患者不得以任何理由长期占据病床拒不出院。

（8）患者在医疗机构死亡后,其尸体必须按规定及时处理。传染病患者的尸体必须及时火化;其他病因死亡患者的尸体应立即移放太平间。未经医疗机构允许,严禁将尸体停放在太平间以外的医疗机构内其他场所。死者家属对患者死亡原因有异议时,可在患者死亡后48小时内要求进行尸检。患者家属或单位应及时将死亡原因清楚的患者尸体移至社会法定停尸场所或火化。

3. 正式启动国家基本药物制度建设

中国政府从1979年开始参加世界卫生组织（WHO）的基本药物行动计划。1996年,中国首次发布了国家基本药物中成药和化学药品目录。但是正如国内外批评者指出的那样:国家基本药物制度建设前的"基本药物",在中国更多的只是一个概念,而不是一种有效的公共政策。因为除了绝大多数基本药物都是普通药,每一种基本药物都有几十家企业在生产,并且有不同的剂型,因此,同为"基本药物",疗效差别虽然并不太大,药品售价却大不一样。再加上中国医疗单位由来已久的"以药养医"机制的存在,开贵药、多开药现象在中国屡禁不止,不仅导致相当一部分患者过度用药,而且导致了药价的虚高和患者看病贵。

2009年8月18日,卫生部、国家发展和改革委员会、工业和信息化部、监察部、财政部、人力资源和社会保障部、商务部、国家食品药品监督管理局、国家中医药管理局9部门发布了《关于建立国家基本药物制度的实施意见》。以及《国家基本药物目录管理办法（暂行）》和《国家基本药物目录（基层医疗卫生机构配备使用部分）》（2009 版），从而正式启动了国家基本药物制度建设工作。

国家基本药物制度建设政策的框架主要包括：国家基本药物目录遴选调整管理；保障基本药物生产供应；合理制定基本药物价格及零差率销售；促进基本药物优先和合理使用；完善基本药物的医保报销政策；加强基本药物质量安全监管；健全完善基本药物制度绩效评估。

《关于建立国家基本药物制度的实施意见》指出，《国家基本药物目录》是在结合中国用药特点和基层医疗卫生机构配备的要求，参照国际经验，合理确定中国基本药物品种剂型和数量，在保持数量相对稳定的基础上，按照防治必须、安全有效、使用方便、中西药并重、基本保障、临床首选的原则制定和发布的。国家对基本药物目录实行动态调整管理，原则上每 3 年调整 1 次。

政府举办的医疗卫生机构使用的基本药物实行省级集中、网上公开招标采购、并统一配送。国家发改委制定基本药物全国零售指导价格，在保持生产企业合理盈利的基础上，压缩不合理营销费用。基本药物零售指导价格原则上按药品通用名称制定公布，不分具体生产地、企业。实行基本药物制度的县市区，政府举办的医疗卫生机构配备使用的基本药物实行零差利销售。各地要按国家规定落实相关政府补助政策，确立基本药物优先和合理使用制度。

政府举办的基层医疗卫生机构全部配备和使用国家基本药物，其他各类医疗机构也要将基本药物作为首选药物并达到一定的使用比例，患者凭处方可以到零售药店购买药物，基本药物全部纳入基本药品保障报销目录，报销比例明显高于非基本药物。

《实施意见》明确了国家基本药物制度推进的时间表。2009 年每个省（区、市）在 30％的政府办城市社区服务机构和县基层医疗卫生机构实施基本药物制度，包括实行省级集中、网上公开招标采购、统一配送、全部配备使用基本药物并实现零差利销售。到 2011 年，初步建立国家基本药物制度，到 2020 年全面实施规范的、覆盖城乡的国家基本药物制度。

正式公布的《国家基本药物目录（基层医疗卫生机构配备使用部分）》（2009版），包括化学药品、中成药共 307 个药物品种。卫生部就此发布了第 69 号"卫生部令"，明确这些基本药物目录自 2009 年 9 月 21 日起施行。

《国家基本药物目录（基层医疗卫生机构配备使用部分）》（2009 版）共分为四部分：第一部分是化学药品和生物制品，第二部分是中成药，第三部分是中药饮片，第四部分是有关说明。卫生部在其官方网站上公布了上述这些具体内容。目录中的化学药品和生物制品主要依据临床药理学分类，共 205 个品种；中成药主要依据功能分类，共 102 个品种；中药饮片不列具体品种，用文字表述。

国家基本药物目录是医疗机构配备使用药品的依据。主要包括两部分：基层医疗卫生机构配备使用部分和其他医疗机构配备使用部分。2009 年版公布的是基层医疗卫生机构配备使用部分。其他部分是目录基层部分的扩展,将配合公立医院改革试点尽快制定出台。

与此同时卫生部、国家发展和改革委员会、工业和信息化部、监察部、财政部、人力资源和社会保障部、商务部、国家食品药品监督管理局、国家中医药管理局还专门成立了国家基本药物工作委员会,负责协调解决制定和实施国家基本药物制度过程中各个环节的相关政策问题,确定国家基本药物制度框架,确定国家基本药物目录遴选和调整的原则、范围、程序和工作方案,审核国家基本药物目录。

4. 出台"加强全国合理用药监测工作方案"

为加强药物临床应用管理,建立统一、规范的药物临床使用管理机制,推进临床合理用药,保障医疗质量和医疗安全,卫生部2009年制定并出台了关于"加强全国合理用药监测工作方案"。《方案》由"工作目标""组建原则""组织管理""工作任务""实施步骤"五部分组成。

(1)工作目标

截至2012年底,建立并全面运行覆盖全国二级以上医院的监测系统,建立覆盖全国的基层医疗机构抗菌药物临床应用抽样监测系统,完善药物合理使用和不良事件监测制度,增强对药物不良事件的敏感性并有效应对,实现安全、有效、经济的临床合理用药目标。

(2)组建原则

监测系统由卫生行政部门负责组建与管理;监测系统分为国家级监测系统和省级监测系统;监测系统根据行政管理与专业运行相结合;国家监测系统与地方监测系统相结合;日常管理与应急处置相结合的原则,为加强临床用药日常管理及制定药物合理应用相关政策提供依据,为指导医疗机构改善用药行为提出干预措施。

(3)组织管理

监测工作由卫生部医政司负责组织与管理。卫生部成立合理用药专家委员会,主要负责组织相关专家拟订全国合理用药的工作目标和工作方案,对全国合理用药管理工作提出建议,有针对性地对监测资料进行分析和评价,研究拟订我国临床合理用药的相关技术管理措施和技术管理规范,组织教育培训等。受卫生部医政司委托,中国医院协会具体负责国家级监测系统的日常运行。各省级卫生行政部门负责组织与管理省级监测系统的工作。

(4)工作任务

收集整理监测资讯;编辑发布监测资讯;提出用药政策建议;监测基层医疗卫生机构抗菌药物年度临床应用情况。

(5)实施步骤

第一阶段:2008年8月—2009年12月。确定监测系统建设方案;确定600家三级医院作为国家级监测点医院;确定192家基层医疗机构作为年度抽样监测单位;确定监测内容、监测指标、业务流程;开发监测系统公共资讯平台及资料报告软件,下发监测点医院上报的资料、资讯。

第二阶段:2010 年 1 月—2010 年 12 月。国家级监测系统运行,至 2010 年底,逐步将国家级监测点医院数量扩大至 900 家三级医院,形成年度运行报告;省级监测系统组建完成并试运行;部分省级监测系统与国家级监测系统实现互连互通。

第三阶段:2011 年 1 月—2011 年 12 月。省级监测系统运行;省级监测系统与国家级监测系统互连互通。

第四阶段:2012 年 1 月—2012 年 12 月。国家级监测系统全面覆盖 900 家三级医院,各省级监测系统覆盖本辖区二级医院。

5. 发布国家处方集规范全国医生合理用药

首部《中国国家处方集(化学药品与生物制品卷)》2010 年 2 月正式发布,其主要作用是规范医生合理用药。卫生部有关负责人表示,将很快下发通知,要求各地各级医疗机构组织医生培训,推广使用"处方集"。

随着中国医药产业的发展,大量新型药物的研发、生产和临床应用,为解决患者治疗需求发挥了重要作用,但也因此导致医生规范、准确、合理选用药物的难度越来越大,药物安全问题也日趋严重。特别是抗菌药物的应用问题最为突出。据统计,中国抗菌药物的应用量在世界占第一位。"处方集"的推广是临床合理用药管理的重大举措之一。

《中国国家处方集》是根据世界卫生组织关于制定国家处方集指导临床合理用药的宣导与建议,在借鉴英国等西方发达国家以及世界卫生组织编写处方集经验的基础上,结合我国地域分布、疾病谱、临床治疗习惯、经济文化等因素,由国内百余名著名医药学专家,历时两年编写完成的。所遴选的 1 336 个药品品种涵盖了国家基本药物目录、国家医保药品目录中的全部药物和其他一些常用药物,基本满足了临床常见病、多发病及重大、疑难、复杂疾病抢救、治疗的需要。在编写模式上,采取"以病带药"的方式,以优先使用基本药物为药物选用原则,充分结合各专业临床经验和国际共识,就临床上常见的各系统疾病用药提出了用药原则和具体药物治疗方案;涉及基本药物使用时,尽量保持与《国家基本药物处方集》的一致性。

6. 成立合理用药专家委员会

为进一步加强我国临床用药的管理,完善临床用药安全及不良事件应急监管机制,提高临床用药的合理性,确保医疗品质和医疗安全,根据《中华人民共和国药品管理法》及《处方管理办法》的要求,卫生部组建成立的合理用药专家委员会,于 2009 年 1 月 8 日在北京举行了第一次会议。卫生部合理用药专家委员会是国家深化医疗卫生体制改革过程中应运而生的产物。中国的基本药物制度涉及药物遴选、生产供应、临床使用、价格报销、监测评估等多个环节,临床应用是其中的重要环节。委员会的工作与基本药物制度的临床使用环节密切相关。委员会的主要职能:①负责组织相关专家,认真总结国内外合理用药管理的先进经验,并结合中国临床用药的具体情况,研究拟定全国合理用药管理的工作目标和工作方案,为卫生行政部门民主决策提供科学依据;②加强全国临床用药情况的调研和评估,对药品不良反应事件发生的原因进行深入分析,对预防措施进行认真研究,加强药物经济学的宣传与教育,对基本药物的应用与保障进行广泛调查,向卫生行政部门提出临床合理用药管理的工作建议;③研究拟定我国临床合理用药的相关管理措施和管理规范,重点加强药品流通和使用过程中的专业咨询、指标确定、管理机制、流程方法的研究和评价,指导医疗机构全面实施合理用药干预措施;④指导各地对医疗专业技术人员、广大患者及社会民众开展合理用药的教育培训工作,提供和传播规范合理用药的资讯和知识。

7. 与 WHO 联合举办首届合理用药会议

4月7日是世界卫生日,2011年世界卫生日的主题是"抵御耐药性——今天不采取行动,明天就无药可用"。这一天国务院卫生部与世界卫生组织在北京联合举办了首届合理用药会议,呼吁各界行动起来,共同抵御细菌耐药。

卫生部副部长马晓伟在大会致辞中指出,细菌耐药性已经成为全球严重的公共卫生问题,随着抗菌药物在医疗、农业、养殖、畜牧等各个领域的广泛使用,细菌的耐药性也在不断增强。近年来,部分国家和地区甚至出现了几乎对所有抗菌药物均耐药的多重耐药细菌,这使得人类再次面临着感染性疾病的威胁。

马晓伟说,中国政府历来重视合理用药工作,卫生部采取了一系列措施,加强抗菌药物临床应用管理,规范医务人员的用药行为,推进临床合理使用抗菌药物。马晓伟同时指出,积极回应世界卫生组织的宣导,推动抗菌药物临床合理使用,控制细菌耐药,是卫生行政部门、医疗机构、制售药企业、学术团体乃至全社会的共同责任。下一步,卫生部将采取一系列措施,进一步加强抗菌药物的临床应用管理。这些措施包括:制定抗菌药物临床应用管理办法,严格落实抗菌药物分级管理和处方点评制度;加强抗菌药物临床应用和细菌耐药监测网建设,对医疗机构抗菌药物的临床应用和细菌耐药情况进行动态监测和预警;开展全国抗菌药物临床应用专项整治行动,引入社会监督机制,加大抗菌药物不合理应用行为的监督和处理力度;继续开展医务人员培训和公众宣传教育,提高抗菌药物临床合理应用水准,强化公众合理使用抗菌药物的意识。

世界卫生组织驻华代表指出,细菌耐药及其在全球的蔓延,会使许多用于感染性疾病治疗的药物难以保持疗效,如果不采取紧急的纠正和预防行动,世界将进入后抗生素时代。世界卫生组织驻华代表介绍了世界卫生组织提出的抵御细菌耐药的"六个要点",并呼吁大家立刻行动起来,抵御细菌耐药。世界卫生组织总干事陈冯富珍女士给会议发来了视频致辞。

卫生部合理用药专家委员会倡议医生、药师、护师、药品生产商和销售商等专业人士以及广大民众立即行动起来,转变错误的用药观念,纠正错误的用药行为,摒弃错误的用药习惯,切实减少抗菌药物的不合理使用,自觉抵制抗菌药物的滥用。

　　与会专家还从耐药监测、临床治疗、微生物检验、医院感染和医院管理五个方面论述了抵御耐药性所应关注的问题和采取的措施。

　　8.医院协会:在全国各医院开展年度患者安全目标活动

　　患者安全是一个严肃的全球公共卫生问题,也是医疗卫生领域广泛关注的重要问题,它正在引起世界卫生组织和多国越来越多的重视。中国医院协会结合国内外安全医疗的实践经验,国务院卫生部的支持和指导下,从2007年始连续3年坚持每年发布一个在全国各医院开展患者安全活动的管理考核目标,着力构建具有中国特色的最基本的患者安全医疗保障体系。该活动目标明确、重点突出、可操作性强,通过在全国500余所三级医院示范不仅有力地配合了卫生部开展的医院管理年的活动,而且推动了全国各级医院的医疗与患者安全管理工作。中国医院协会开展的患者安全年度目标活动保障体系主要由具体"目标"与实现目标的"主要措施"及该项目标活动的"适用范围"三部分组成。从此,通过实现目标的"主要措施"落实既定的"患者安全目标",不仅成为全国各医院实行全面质量管理的重要内容之一,而且推动了医院从重视治疗疾病到重视治疗病人,从强调医疗安全到强调患者安全的变革。以下是2009年度的患者安全目标,以及实施有关安全目标的主要措施与适用范围。

　　目标一。规定目标:严格执行查对制度,提高医务人员对患者身份识别的准确性。主要措施①多部门共同合作制定准确确认病人身份的制度和程序;健全与完善各科室(各部门)患者身份识别制度;在标本采集、给药或输血前等各类诊疗活动前,必须严格执行查对制度,应至少同时使用两种患者身份识别方法,如姓名、床号等(禁止仅以房间或床号作为识别的唯一依据)。②实施任何介入或有创诊疗活动前,实施者应亲自与患者(或家属)沟通,作为最后确认的手段,以确保对正确的患者实施正确的操作。③完善关键流程(急诊、病房、手术室、ICU、产房之间流程)的患者识别措施。④建立使用"腕带"作为识别标示的制度,作为操作前、用药前、输血前等诊疗活动时辨识病人的一种有效的手段(ICU、急诊抢救室、手术室、新生儿科/室)。⑤职能部门(医务处、护理部、门诊部)落实督导职能,有记录。适用范围:适用于各级各类医院、诊所、妇幼保健院和以有创(身体侵入)治疗为服务手段的医疗、护理、保健、体格检查等相关单位或机构。

　　目标二。规定目标:提高用药安全。主要措施:①有诊疗区药柜内的药品管理。②有误用风险的药品管理制度/规范。③所有处方或用药医嘱在转抄和执行时都应有严格核对程序,且有签字证明。④在开具与执行注射剂的医嘱(或处方)时要注意药物配伍禁忌。⑤有输液操作规范与安全管理制度、有预防输液反应措施、医院能集中配制或病区有配制专用设施。⑥病区应建立药物使用后不良反应的观察制度和程序,医师、护士知晓并能执行这些观察制度和程序,且有文字证明。⑦临床药师应为医护人员、患者提供合理用药的方法、药品信息及用药不良反应的咨询服务指导。⑧合理使用抗菌药物。适用范围:适用于各级各类医院、诊所、妇幼保健院、和以使用药品通过口服、注射等途径为服务手段的医疗、护理、保健、体格检查等相关单位或机构。

目标三。规定目标:严格执行在特殊情况下医务人员之间有效沟通的程序,做到正确执行医嘱。主要措施①在通常诊疗活动中不使用口头或电话通知的医嘱。②只有在对危重症患者紧急抢救的特殊情况下才使用口头或电话通知的医嘱,对医师下达的口头临时医嘱,护士应向医生重述,在执行时实施双重检查。③接获口头或电话通知的患者"危急值"或其他重要的检验结果时,接获者必须规范、完整的记录检验结果和报告者的姓名与电话,进行复述确认无误后方可提供医师使用。适用范围:适用于各级各类医院、诊所、妇幼保健院和以医疗、护理、保健、体格检查为服务手段的单位或机构。

目标四。规定目标:严格防止手术患者、手术部位及术式发生错误。主要措施:①手术医嘱下达之时,表明该手术前的各项准备工作已经全部完成。②建立手术部位识别标志制度。③有多部门共同合作制定的手术安全核查与手术风险评估制度与工作流程。适用范围:适用于各级各类医院、诊所、妇幼保健院和以手术/导管介入治疗为服务手段的医疗、护理、保健、体格检查等相关单位或机构。

目标五。规定目标:严格执行手卫生,落实医院感染控制的基本要求。主要措施①手部卫生:贯彻并落实医护人员手部卫生管理制度和手部卫生实施规范,配置有效、便捷的手卫生设备和设施,为执行手部卫生提供必需的保障与有效的监管措施。②操作:医护人员在任何临床操作过程中都应严格遵循无菌操作规范,确保临床操作的安全性。③器材:使用合格的无菌医疗器械。④环境:有创操作的环境消毒,应当遵循的医院感染控制的基本要求。⑤手术后的废弃物:应当遵循医院感染控制的基本要求。适用范围:适用于各级各类医院、诊所、妇幼保健院和以患者为服务对象的各种医疗、护理、保健、体格检查、老年护理院等相关单位或机构。

目标六。规定目标:建立临床实验室"危急值"报告制度。主要措施:①制定出适合本单位的"危急值"报告制度。②"危急值"报告应有可靠途径且检验人员能为临床提供咨询服务。"危急值"报告重点对象是急诊科、手术室、各类重症监护病房等部门的急危重症患者。③"危急值"项目可根据医院实际情况认定,至少应包括有血钙、血钾、血糖、血气、白细胞计数、血小板计数、凝血酶原时间、活化部分凝血活酶时间等。④对属"危急值"报告的项目实行严格的质量控制,尤其是分析前质量控制措施,如应有标本采集、储存、运送、交接、处理的规定,并认真落实。适用范围:适用于各级各类医院、诊所、妇幼保健院和以提供各类临床实验室检查为服务手段的单位或机构。

目标七。规定目标:防范与减少患者跌倒事件发生。主要措施:①对体检、手术和接受各种检查与治疗的患者,特别是儿童、老年、孕妇、行动不便和残疾患者,用语言提醒、挽扶、请人帮助或设置警示标识等办法防止患者跌倒事件的发生。②建立跌倒报告与伤情认定制度和程序。③认真实施有效的跌倒防范制度与措施。④护理服务有适宜的人力资源保障,与服务对象的配置合理(开放床位与出勤护士比为1:0.4)。适用范围:适用于各级各类医院、诊所、妇幼保健院和以患者为服务对象的各种医疗、护理、保健、体格检查、老年护理院等相关单位或机构。

目标八。规定目标:防范与减少患者压疮发生。主要措施:①建立压疮风险评估与报告制度和程序。②认真实施有效的压疮防范制度与措施。③有压疮诊疗与护理规范实施措施。适用范围:适用于各级各类医院、诊所、妇幼保健院和以患者为服务对象的各种医疗、护理、保健、体格检查、老年护理院等相关单位或机构。

目标九。规定目标:主动报告医疗安全(不良)事件。主要措施:①建立积极倡导医护人员主动报告医疗安全(不良)事件的制度(非处罚性)与措施。②鼓励医务人员积极参加卫生部医政司主办的《医疗安全(不良)事件报告系统》网上报告活动。③进行"医院安全文化"建设活动。④将安全信息与医院实际情况相结合,从医院管理体系、运行机制与规章制度上进行有针对性的持续改进。适用范围:适用于各级各类医院、诊所、妇幼保健院和以患者为服务对象的各种医疗、护理、保健、体格检查、老年护理院等相关单位或机构。

目标十:规定目标:鼓励患者参与医疗安全。主要措施:①针对患者的疾病诊疗信息,为患者(家属)提供相关的健康知识的教育,协助患方对诊疗方案的理解与选择。②主动邀请患者参与医疗安全管理,尤其是患者在接受手术(或有创性操作)前和药物治疗时。③教育患者在就诊时应提供真实病情和真实信息,并告知其对诊疗服务质量与安全的重要性。④公开本院接待患者投诉的主管部门、投诉的方式及途径。适用范围:适用于各级各类医院、诊所、妇幼保健院和以患者为服务对象的各种医疗、护理、保健、体格检查、老年护理院等相关单位或机构。

9. 卫生部:关于方便群众看病就医的若干意见

为贯彻落实深化医药卫生体制改革意见,促进公立医院在改革发展中加强内部管理,提高服务质量,改善群众看病就医体验,在总结各地工作经验的基础上,卫生部于2010年2月1日就坚持"以病人为中心",改革公立医院服务管理,方便群众看病就医提出若干意见。

(1)坚持推进预约诊疗服务

①继续推动在公立三级医院实行预约诊疗,稳步向二级医院扩展。探索门诊和出院病人复诊实行中长期预约,有条件的地方试行门诊24小时挂号和预约服务。

②制定统一的预约诊疗工作制度和规范,把预约诊疗与病案管理和医疗保障制度有效衔接,不断提高患者预约就诊的比例。探索建立以城市或全省(区、市)为单位的预约平台,在保证信息安全的同时,做到信息互通,资源共享。

③制定改善门诊服务、方便患者就医的绩效考评和分配政策,鼓励医务人员积极从事晚间门诊和节假日门诊。

④三级医院与社区卫生服务机构和基层医院建立分工协作关系,做好医院向社区卫生服务机构以及医院间的预约转诊服务。

(2)优化门诊流程,增加便民措施

①修订完善门诊管理制度,保障医务人员按照既定安排出诊。加强门诊信息公开和咨询服务,帮助患者预约诊疗和准确挂号,提高患者有效就诊率。

②探索医务调度管理制度改革,妥善安排医疗资源,根据就诊病人数量和峰谷及时调配。做好门诊和辅助科室之间的流程控制和衔接,加强门诊各科室之间的协调配合。

③优化门诊布局结构,合理安排患者就诊过程,增加便民措施,减少就医等待,改善患者就医体验。

(3)加强急诊绿色通道管理,及时救治急危重症患者

①合理安排急诊力量,配备经过专业培训、胜任急诊工作的医务人员,标化配置急救设备和药品。

②落实首诊负责制,与120建立联动协调制度,与社区卫生服务机构、乡镇卫生院建立急诊、急救转诊服务制度。

③加强和改进执行急诊分区救治、绿色通道进入住院救治和手术救治。改善急诊"绿色通道",建立创伤、急性心肌梗死、脑卒中等重点病种的急诊服务流程与规范,密切科室间协作,确保患者获得连续医疗服务。

④加强急诊检诊、分诊,及时救治急危重症患者。修订完善急诊标准,有效分流非急危重症患者。

⑤对全体医师、护士进行急救技术操作规程的全员培训,实行定期培训、合格上岗制度。

(4)改善住院、转诊、转科服务流程,提高服务水平

①修订患者转院、转科工作制度,修订入院、出院服务管理制度和标准,改善入院、出院服务流程,方便患者。

②为患者办理入院、出院手续提供个性化服务和帮助。做好入院、出院患者的指示、引导工作,入、出院事项实行门诊交代或床边交代。急诊入院患者实行病人由急诊科诊疗过渡入院或直接进入科室抢救与办理入院同步方式。

③加强转诊、转科患者的交接,及时传递患者相关信息,为患者提供连续医疗服务。对于转科病人要做到内部精细化管理。

④对转院、住院诊疗提供预约，逐步实现转院诊疗服务从床边到床边，从社区到床边的标准化连续服务。做好入出院手续办理及结算时间预约安排，避免病人等候。

⑤加强出院患者健康教育和重要患者随访预约管理，提高患者健康知识水平和对出院后医疗、护理及康复措施的知晓度。

(5)改革医疗收费服务管理与医保结算服务管理

①改革公立医院收费服务管理，减少患者医药费用预付，方便参保参合患者就医。

②与医疗保障管理机构协作配合，探索实施总额预付、单病种付费（收费），与预约诊疗措施相结合，识别患者医保身份，逐步实现患者先诊疗后结算。

③逐步推行持卡就诊实时结算，患者在定点医院就诊发生的医疗费用，除个人应缴的部分外，其余均由医疗机构和基本医疗保险、商业保险和各种结算制度、经办机构直接进行结算。

(6)规范临床护理服务，实施整体护理模式

①落实护理人员配置标准，健全护理管理规章制度，严格执行护理技术操作规范。

②提供与患者的病情和生活自理能力相适应的护理服务，确保基础护理与分级护理措施落实到位。

③注重人文关怀，实施整体护理模式，为患者提供包括生理、心理、社会、文化及精神等多方面需求的人性化护理服务，减少并逐步取消患者家属陪护。

④开展健康教育工作，认真听取患者及其家属的意见，不断改进护理工作。

(7)加强精细化管理，提高服务绩效

①以缩短平均住院日为切入点，优化医疗服务系统与流程。

②加快医院信息化建设，合理配置和利用医疗资源，逐一解决影响缩短平均住院日的各个瓶颈环节，减少患者预约检查、院内会诊、检查结果等方面的等候时间。

③加强重点学科建设、流程管理和科室合作，有效提高医疗服务效率，为患者提供便捷、满意的医疗服务。

④实施临床路径管理，探索单病种质量控制和单病种付费改革，推动医院提高绩效。

(8)落实患者安全目标，推动医疗质量持续改进

①加强医疗质量安全管理，开展医疗质量持续改进，支持中国医院协会在全国各医院开展年度患者安全目标活动。落实患者安全目标，保护患者、医务人员及其他来院人员安全。

②严格执行查对制度，提高医务人员对患者身份识别的准确性，防止手术患者、手术部位和术式错误。

③落实临床药师制和处方点评制度,提高药物治疗水平,确保患者用药安全。

④改善医务人员沟通,正确、有效执行医嘱。落实医院感染控制和临床实验室"危急值"报告制度,防范医疗安全事件的发生。

(9)开展重大疾病规范化诊疗,有效减轻患者负担

①选择常见恶性肿瘤、肾衰竭、小儿白血病、先心病等发病率高、疾病负担重、社会影响大的重大疾病,借鉴发达国家的肿瘤诊治经验,立足我国国情,制定符合基本医疗服务、基本医疗保障和基本药物供应原则的规范化诊疗指南,开展重大疾病的规范化诊疗试点工作。

②探索基于规范化诊疗的单病种支付与收费办法,控制医疗费用,有效减轻重大疾病患者医药费用负担。

③利用现代电子信息技术,逐步建立病理远程诊断和会诊系统,逐步解决县医院病理诊断问题,保障重大疾病规范化诊疗的基础质量。

(10)加强投诉管理,积极推进医疗纠纷人民调解,构建和谐医患关系

①加强医患沟通,防范医疗纠纷。实行医疗工作"首诉负责制",设立或指定专门部门统一接受、处理患者和医务人员投诉,及时处理并答复投诉人。

②根据患者和医务人员投诉,开展医疗服务的持续改进。

③积极推进医疗纠纷人民调解和医疗责任保险工作,完善"大调解",与司法、医疗责任保险等部门紧密配合,在县(市、区)设立医疗纠纷人民调解委员会,培训专职人民调解员。

④组织公立医院统一加入医疗责任保险,保障医患双方的合法权益,化解医疗纠纷,构建和谐医患关系。

二、研究进展

(一)中外合理用药现状

1. 药能治病也能添病

就像水能把船只浮载起来,也能把船只淹没掉一样,药物也有双重性。既能杀菌治病,也能添病害人。

药物治病,主要是通过影响人体的功能或者抑制病原体的生长、繁殖来实现的。例如枸橼酸铁铵治疗贫血,主要是因为它为人体提供了造血的原料——三价铁;青霉素能够治疗肺炎、脑膜炎、败血症等许多疾病,是由于它能杀灭或抑制肺炎双球菌、脑膜炎双球菌、溶血性链球菌等几十种病原体。

药物致病,主要是因为药物在使用过程中,除了发挥治疗作用外,有时还会产生不良反应。药物的不良反应包括:副作用、毒性反应,过敏反应和继发感染(二

重感染)以及药物的致畸作用五大类。

例如"喘息定",是颇负盛名的治疗支气管哮喘的良药。但是许多患者服用喘息定后会引起心悸。这种和治疗目的没有关系的兴奋心脏的作用,就是喘息定的副作用。像一把斧子既可以砍柴用,也可以当武器使用一样,一种药物往往有几方面的作用。当人们利用其中一个方面的作用时,药物其他方面的作用就可能成为副作用。正常情况下,药物的副作用病人往往能够耐受,但当病人还患有其他疾病时(如患支气管哮喘的病人还同时患有心脏病),药物的副作用就会给这个病人添病,甚至带来意外。

又如苯巴比妥(鲁米那),催眠药小剂量能镇静,中剂量能催眠,大剂量能抗惊厥。但是,有些人服用后却出现了兴奋、骚动、幻觉等精神病样表现,人们把药物这种能引起身体功能严重紊乱的作用称之为毒性反应。药物的毒性反应可在人体各个系统、器官或组织表现出来,不同的药物有不同的表现特点。如过量或过久应用链霉素可致耳聋;氯霉素可致贫血;磺胺药可引起肾功能减退等。

过敏反应也叫变态反应,只见于少数对某些药物(如青霉素)过度敏感的特异体质的病人。这种反应与所用药物的药理作用没有关系,它主要是由身体内的抗原和抗体的相互作用而引起的。

人体内的细菌有许多种,正常情况下像"行酒令"中的老虎、棍子、虫子和鸡那样,"老虎"怕"棍子""棍子"怕"虫子""虫子"怕"鸡"而"老虎"又能吃"鸡"……菌群中的细菌大家互相制约,"一物降一物"基本上保持平衡。但是,一个人如因长时间患病,长期应用抗生素(特别是广谱抗生素),菌群的平衡就会被破坏,一些原来不敏感的,被其他细菌抑制着的细菌乘机繁殖起来,造成新的感染,导致新疾病的发生,医学上称之为继发感染(也叫二重感染)。

此外,还有不少药物可使孕期中的胎儿发生致畸影响,因此,为了优生优育,怀孕期间尤其是妊娠的前3个月,必须慎用药物。

总之,人们在利用药物这个武器同疾病进行斗争的时候(尤其在脱离医生指导,家庭个人用药的时候),既要了解药物治疗和预防疾病的作用,也要了解药物可能产生的不良反应。只有这样才能在治病的时候不致于搬起石头砸伤自己的脚,用药反被药所误。

2. 不合理用药在国外

世界卫生组织曾宣布:全球有1/3的病人不是死于疾病本身而是死于不合理的用药。WHO指出,欧洲所有的住院病人中有15%是因药物不良事件(选药不当、剂量错误、服用劣药)而入院;英国内科住院的患者中,约有11%的人经历过药物不良事件的伤害,住院日因之平均延长8.5天,医疗费用总开支因之增加11亿英镑。

2000年2月由美国卫生部等十一政府部门组成的"医疗卫生质量政府部门协

调工作委员会"向美国总统呈送了一份关于《增进病人安全,减少医疗错误及其影响的政府行动》的 87 页报告,列举了近 30 年来美国医疗不安全的严重情况与改善办法。例如,美国的住院患者中,有 3.3％是因为医疗不良事件而入院;在发生的医疗不良事件中,大约有一半因用药事件而导致;医疗处方有 50％以上被错误使用;因药物不良事件入院的人占所有入院患者的 10％。此外,美国哈佛医学院的一个实践研究项目还报告说,美国医院中发生的致残事件有 1/5 左右是因用药错误所致,其中 45％的用药错误是完全可以预防和避免的。美国住院病人死于药物不良反应的人数(年平均 10.6 万),仅次于中风、心肌梗死、癌症的死亡人数,居社会人口死因的第 4 位。

发展中国家不合理用药的情况要比美英等经济发达国家糟糕得多。WHO 认为全球不合理用药问题之所以突出,与发展中国家缺医少药、有限资源严重浪费有关。1969 年,美国处方药物专家小组在系统评价不适当的处方后,把不合理用药的表现归结为以下六点:①使用没有证明对患者有效的药物;②没有理由证明患者的病情严重到必须使用这种不良反应大的药品;③用药超剂量或治疗期过长,剂量不合理或者疗程不合理;④使用疗效相同,但价格昂贵的药物或复方制剂;⑤同时使用两种以上的药物,而未考虑可能产生的相互作用;⑥一个或几个医生给同一患者开多个处方,其中的药品可能不需要、重复、有相互作用,导致不必要的费用增加。

3. 不合理用药在中国

1984 年的调查资料表明,中国药源性死亡占住院死亡总数的 5％～17％;不合理用药的比例为 12％～32％;没有医嘱擅自服药的人多达 58％;完全遵从医嘱服药的病人仅 18％;擅自增减用药剂量,不按处方规定量服药的病人占 30％。

另有资料显示,中国每年有 20 万人死于药品的不良反应,其中 40％死于抗菌药物滥用。中国每年约有 3 万名儿童因不恰当使用耳毒性药物而造成耳聋。由于抗生素的滥用,导致中国患者的耐药性明显增加。例如,中国患者对环丙沙星的耐药性为 60％,而西方发达国家则只有 1％。又如,幽门螺杆菌对喹诺酮类药品的耐药性,在中国已经升至 82％。中国的不合理用药主要表现在使用不足、使用过度和使用失误三个方面。

所谓"使用不足",主要指在对已经明确诊断的疾病进行有效干预(治疗)时,对用之有效的药品使用不足或不能按规定疗程坚持治疗,导致改善健康与功能的重要机会丧失。例如在高血压病治疗和抑郁症的治疗中就存在有这一情形。尤其是在贫困地区,有效疗法使用不足更是普遍存在。

所谓"使用过度",主要指把潜在伤害超过可能效益的医疗服务用于病人,用药不计成本,不看效果(投入大,产出小,甚至为负产出),并使病人承担了危及生命的不良反应风险。例如,给感冒伤风等抗生素治疗无效的病毒感染者使用抗生素。而且许多医生就像一个不专一的"情种",给患者开药时用药的种类多多益善,而且过多地使用复方药。不少住院病人一日内居然用药多达 6 种或 6 种以上,抗感染药合理使用率不足 50%。调查还发现大医院药费开支前 50 位有一半是抗生素,甚至前 10 位全部为抗生素;解热镇痛药适应证不符,疗程过长,低热或已退热仍在用药者普遍存在;激素适应证过宽,常滥用于抗感染、类风湿、肾炎;抗高血压药使用不规范;抗癌药的使用合乎治疗规范的仅占两成;注射剂使用过宽,大输液滥用、合用,违反配伍禁忌者多达 10%~30%;出具中草药处方的医生中,甚至有不少人并不真正懂中医,具体表现为中西药合用情况混乱,用药品种过多等。

所谓"使用失误",主要指药物治疗过程中发生了本来可以避免的并发症。例如,由于使用了已知的病人过敏的药物而导致用药伤害;对孕妇、儿童使用了不该使用的氨基糖苷类抗生素等。据统计,中国现有的 180 万例聋哑儿童中,大约有 100 万例系因用药不当而导致,而且这一人群还在以每年 2 万~4 万例的速度在递增。

近年来,中国的用药监管行政管理部门已经意识到了安全用药的重要性,并颁布了一系列促进合理用药的法规和条例,如 2002 年施行的《贯彻落实医疗机构药事治理暂行规定》,2004 年 9 月 1 日起施行的《处方治理办法》,2004 年 10 月颁布的《抗菌药物临床应用指导原则》等,均是为了规范医疗机构和医务人员临床用药行为,使合理用药有章可循。

(二)警惕医源性疾病

所谓医源性疾病,主要指在诊治或预防疾病过程中,由于医护人员与医疗有关的言行或措施失当而引起的新发病症。

1. 医源性疾病的由来及危害

导致"医源性疾病"发生的原因是多方面的,其中既有医务人员医德医风差造成差错事故等人为因素,也有因医学理论和诊治技术局限对药物和医疗措施的毒副作用和病人特异体质认识不清等难以完全避免的非人为因素。既和医疗秩序混乱、医疗质量差等管理因素有关,也和病人医学知识欠缺,病急乱投医乱用药等有一定关系。临床上常见的医源性疾病大致可分为诊断性医源性疾病和治疗性医源性疾病两大类。

所谓诊断性医源性疾病,主要指在诊断疾病过程中,因医务人员的诊断水平低、诊断条件差、诊断资料不足、医者的判断失误、对新的诊断措施及器材尚未熟悉和掌握等情况导致的医源性疾病。

所谓治疗性医源性疾病,主要指由于医生误治或治疗不当而导致的医源性疾病。治疗性医源性疾病又可分为三种类型:①药物性医源性疾病。大多由于临床医生对药物使用指征掌握不严,剂量使用不合理,在用药过程中观察不够严密以及对药物的伤害作用不了解而造成。②手术性医源性疾病。是由于手术对机体的损伤及手术过程中其他原因(如误伤健康脏器、将纱布遗留在腹腔内等)而导致。严重的手术性医源性疾病,可危及患者生命或导致死亡。③感染性医源性疾病。又称医源性感染。导致医源性感染的具体原因:医疗机构对外源性带入感染缺少警惕,误诊、漏诊、混合收容,使传染源带入;医院建筑布局不合理或缺少必要的防护措施;医院管理不到位,没有必要的制度或有章不循等。此外,在输血、注射血液制品、骨髓移植、器官移植等治疗过程中,如果不注意预防交叉感染,都有可能导致医源性疾病的发生。例如各种进入体腔内的内镜检查,如胃镜、结肠镜、支气管镜等,极易擦伤内脏组织黏膜;针刺、治疗用针、口腔科器械等治疗手段,一旦没按规定彻底消毒,也都存在着发生医源性疾病的可能性。

2. 医源性疾病的预防

由于医源性疾病发生的责任主要是医院和医生。所以医源性疾病的预防和根治也应当责无旁贷地从医院和医生抓起。

(1)诊断性医源性疾病的预防

①学无止境不断补充和更新与医学相关的知识

知识无尽而人生有涯。因此,作为临床医生应当活到老学到老,不断地通过自学、进修和参加继续教育等,补充、更新自己的学识和技能,与时俱进地不断提高自己的临床医学水平。

②不因医疗诊断仪器设备日新月异飞速发展而放弃对临床诊断基本技术的熟练掌握

这里所说的临床诊断基本技术,中医主要是指望、闻、问、切,西医主要是指视、触、叩、听。这些基本临床诊断技术,是永远不会随着各种现代化医疗诊断仪器设备的不断问世而过时的。就像有了汽车,双足能不能健步如飞依然是检验一个人健康与否的重要标志。

③正确应用现代诊断仪器设备及其检测得出的结果

对现代临床仪器设备检查检测,要有正确的认识,既不对其过于依赖和迷信,又要正确估价它们的检测结果,作为疾病诊断的重要参考依据。考虑到干扰仪器检测设备的因素很多,因此仅凭一两项检测结果便贸然作出诊断,常常是不明智的。

④要有正确的辩证的思维

疾病诊断是一个复杂而细致的工程,绝非仅有临床资料就能得出正确诊断。必须运用辩证唯物主义的思维方法,对所收集的资料进行去粗取精、去伪存真、由此及彼、由表及里的分析研究,予以确定诊断。同时要注意避免主观唯心、片面和经验主义地分析资料、诊断疾病。

(2)治疗性医源性疾病的预防

①不断提高诊疗水平

不断学习先进的诊疗技术,注意总结个人在临床实践中的经验和教训,熟悉和掌握各种疗法的适应证、禁忌证以及利弊,以备临床具体应用时进行选择。

②对诊断不明确患者的治疗应慎之又慎

因为对诊断不明确疾病的治疗,实际上相当于战场上对"敌人"进行的"火力侦察",稍有不慎就会引火烧身,不仅会引致医源性疾病,甚至可能危及患者的健康和生命安全。因此,在对症治疗过程中,医生应加强观察,随时调整治疗措施,以预防治疗失误或意外的发生。

③疾病治疗力争除恶务尽

对于那些能彻底治愈的疾病,在治疗时一定要争取彻底治愈,绝不可使之拖延成慢性病症,造成患者的长期病痛。

④防止治疗方法本身导致新的疾病发生

对容易引起医源性疾病的某些治疗方法,在具体运用时要采取妥善的预防措施,如对恶性肿瘤放疗或化疗时,患者常因抵抗力下降而导致机体衰竭或病灶转移。

⑤以人为本,加强医生的职业道德建设和工作责任心

临床实践表明,许多医源性疾病的发生都和医护人员不负责任、粗心大意有关。因此医护人员一定要有高度的责任心,在临床治疗时要细心谨慎,以人为本,千万不可见病不见人,在杀菌灭病、做手术治病时伤及患者不该伤及的健康组织和器官。

(三)过度医疗害死人

过度医疗是一种在疾病治疗过程中,脱离病人病情实际而进行的不规范医疗行为。其不仅与医生的职业道德相违背,而且为世界上绝大多数国家的法律及制度所不容或禁止。

"过度医疗"是指医疗机构或医务人员违背临床医学规范和伦理准则,不能为患者真正提高诊治价值,只是徒增医疗资源耗费的诊治行为。简单说,"过度医疗"是超过疾病实际需求进行诊断和治疗的行为。

1. 从医生罢工死亡率不升反降说起

1976 年南美洲哥伦比亚的堡高塔市的医生罢工 52 天,令人没有想到的是,堡高塔全市医生长达将近两个月的大罢工不仅没有导致该市的市民由于"缺医少药"而出现患病率或病死率的升高,反而使堡高塔市当地的死亡率下降了 35 个百分点。出现了一个被人们惊呼为"不寻常的副作用"!无独有偶,同一年,当北美洲美国洛杉矶的医生们因为对医疗事故保险涨价不满而举行罢工示威时,洛杉矶全市患病人口的死亡率也下降了 18%。美国加州大学的医生撰写的洛杉矶 17 家医院调查报告显示:罢工期间,洛杉矶市每一家医院开展的手术平均减少了 60%。同样的情形也曾经发生在中东的以色列,1973 年以色列全国医生举行了为期长达一个月的罢工,据耶路撒冷埋葬协会统计,该月以色列全国的死亡人数下降了 50%。1983 年,以色列医生再度

罢工,为期长达 85 天,斯莱特等人在英国的《柳叶刀》医学杂志上发表的统计数字显示:这次医生罢工期间,以色列全国的死亡人数下降了 50%。

2. 随处可见的过度医疗

过度医疗包括过度检查、过度治疗(包括药物治疗、手术治疗)、过度护理。"过度医疗"行为主要发生在检查、治疗、开药三个环节。

(1)过度检查

以下是转摘自《健康时报》的几个真实报道:在北京一家号称"最好的肛肠医院"里居然发生这样的事情:患者看病裤子未脱就要先灌肠;一个三岁的孩子,玩耍时误吞了一只笔头,家人带他到医院,并告诉医生孩子误吞了笔头,可医生大笔一挥,入院检查项目就开了上百个,其中包括艾滋病、梅毒、类风湿检查,最终检查结果只是小孩腹腔内有异物;一个外地来京打工的男子,因嗓子疼痛,到一家著名三甲医院感染科就诊。医生给他进行血项检查后,又让他拍了 X 线胸片、做了 CT,最后检查结果是扁桃体发炎,花费医药费 2 400 多元……

(2)过度治疗

美国智库兰德公司发表的一份研究报告曾称,"小病大医"给美国造成的损失每年高达 44 亿美元,有一个冠心病病人的心脏里居然放有 11 个支架。所谓心脏支架手术治疗,就是通过血管穿刺把一截圆柱形的中空金属网管放到需要安放的部位,撑开被阻塞的血管,使血液重新流通。手术过程并不复杂,病人常在局部麻醉下接受手术,一般几天后就能出院。但是心脏支架手术并不能"一劳永逸"地解决血管狭窄问题,因为支架治疗后再狭窄的概率比较高。也就是说,支架使血管通了,使原来缺血的心肌获得了血液供应,但支架内还会继续长出动脉粥样硬化斑块,使血管再度狭窄。国外研究表明,从 1984－1999 年,搭桥和介入治疗稳定型心绞痛,对死亡率下降的贡献仅为 2%。因此,一些发达国家的医生在处理冠心病时的态度通常是,能够药物治疗的绝对不安装支架,应该安装一个支架绝对不会安装两个,但是国内心脏支架手术却出现了泛滥的趋势。北京一家三级医院,2010 年给一位 70 岁的男性病人放了 11 个支架,手术后第二天,病人就死亡了,检查发现系冠状动脉狭窄导致。本来放支架是为了扩张血管,但是放得太多,反而阻塞了血管。成都一家心血管专科医院,居然给一位病人放了 17 个支架,让很多业内人士听了都感到惊讶不已。

关于过度医疗的例子不胜枚举,例如目前盛行的子宫切除手术,有许多纯属过度医疗,因为相当一部分"子宫全切"手术没有必要。而女性一旦失去了子宫,会导致更年期提前,数年后出现尿失禁或胃下垂等疾病。肿瘤治疗中的过度治疗不仅也很常见,而且危害巨大。因为多种药物联合化疗、超大剂量的放疗、扩大根治、超根治手术常常使病人失去了原本可以保留的器官及功能;高剂量化疗药物不但没有使肿瘤缩小,反而使病人因毒性反应更加痛苦更加衰弱;过度高剂量放疗常对肿瘤周围正常组织造成不可逆的损伤。

（3）过度开药

说起过度用药，不能不让人想起 500 万元的"中国第一号天价医药费"事件。2005 年 6 月，一位离休教师因恶性淋巴瘤并发症被送进医院的心外科重症监护室。在 67 天住院时间里，他的家人向医院缴纳了 139.7 万多元医药费，加上医生建议的自购药，总支出超过了 500 万元。尽管如此，老人还是撒手人寰。一个意外的发现让家属对那一摞厚厚的收费单产生了怀疑：收费单上记载着病人使用过一种叫做氨茶碱的药物，但是病人对氨茶碱有着严重的过敏反应。为什么应该严禁使用的药物会出现在收费单上？收费单里还有什么？几经努力，家属从医院复印到部分病历资料，这些病历带来了更多的疑问：有一天，医院给病人输了 83 袋血，收血费 22 197 元；病人去世 2 天后，出现了两次胸腔积液、腹水常规检查，收化验费 64 元……上述情况经媒体曝光后，中纪委、公安部、卫生部纷纷介入。最后的结论是：这是一起典型的严重损害群众利益的违纪违法案件。于是，院长、书记等被撤职，个别医生被吊销执业证书，医院退回了部分多收的医疗费。

事实上，现在有些医院，治个感冒上千元，开个处方上万元可以说是屡见不鲜，许多门诊可以解决的问题医生非要让患者住院治疗，许多已经失去治疗价值的晚期癌症病人依然在应用最先进的技术和最好的药物在治疗……所有这些绝不是一个过度医疗可以道尽！

3. 过度医疗的治理

虽然上面列举了不少典型过度医疗的案例，但是在现实中，过度医疗却又是非常难以界定的。这是因为，临床医学非常复杂，每个患者的情况都不一样，而且即使是同患一种病，各人也有各自不同的临床表现，更何况即使是同一种病，在不同时期治疗的方法也各不相同。以感冒的诊查治疗为例，如果一开始就让其做 CT 检查，那肯定是过度医疗；但是如果只是让其做抽血化验，那就很难判定医生开的哪个化验单是必须做的，哪个属于过度医疗。因为许多不同的疾病拥有十分相似的病状，医生需要确凿的证据（数据）来一一排除，以便最后明确诊断。而医生先开哪些化验检查单，常常又是根据自己的经验和水平而定，因此，对过度医疗的判断也就没有一个具体的量化指标。此外，在不同经济文化背景下，人们对过度医疗的认识也不同。经济贫困的患者做个血、尿常规化验也要掂量再三。因此，遏制过度医疗，需要在深化医药卫生制度改革的同时，进行综合治理。

第一，应彻底改变在不少医院实行的医务人员收入与医疗收入挂钩的做法，引导医务人员靠高超的技术和优质的服务，取得较高报酬，获得社会认可。

第二，在加强医院管理的同时，加强行业自律。健全各种疾病诊疗指南，制定规范的诊断和治疗流程，建立医疗服务质量控制、评估的指标和管理体系。建立健全医院医疗服务收入合理性监管和审查机制，建立并完善对医疗服务提供者和需

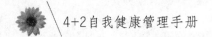

求者的制约机制。

第三,加强面向广大群众的健康知识教育和法律知识宣传,让广大老百姓掌握必备的相关知识,树立正确的健康观。卫生行政管理部门、工商管理部门、药品监督监测管理部门等应采取切实措施,坚决禁止滥发广告,承包科室等片面"逐利"的诊疗活动。

第四,通过加强管理将医疗服务成本中的水分挤干,让患者受益。虽然如何控制医疗成本或者医疗费用,使之保持在合理的范围,在世界各国都是医疗改革中的难题。但是,即便如此,对过度医疗进行治理世界不少国家和地区仍有其相对成功的做法和经验。例如,多数医疗模式比较成熟的国家,一般都引入了第三方制约力量以控制医疗费用。这个力量,要么来自全国性的医疗协会,要么来自医保机构等。例如美国,是商业医保占主导的国家,由于商业医保机构一般是医疗服务的直接买单者,所以往往会有专业组织、人员对医院提供的医疗服务进行鉴定,将医疗服务成本中的水分挤干,确定其服务和费用的合理性,避免将过度医疗的成本转嫁给自己。类似做法和经验值得借鉴,因为只有将医疗服务成本中的水分挤干,政府财政才能有针对性地对医疗服务中亏本的服务项目进行补贴,这样一方面可以扶持公益医疗服务,另一方面也可以有效地控制成本,控制医疗费用,避免过度医疗。

(四)"超级细菌"及其潜在的威胁

所谓"超级细菌"其实并不是一个细菌的名称,而是一类细菌的名称。这一类细菌的共性,是对几乎所有的抗生素都具有强劲的耐药性。正如中国疾病预防和控制中心传染病预防控制所所长在接受采访时所说,超级细菌不是一种新的细菌。它实际上是一种新的基因,能让细菌产生一种蛋白质,我们称之为酶,它可以使抗生素分解,导致抗生素失效。

1. 抗生素:催生超级细菌的推手

在最近这次超级细菌 NDM-1 暴发流行前,曾经被医药学家一度视为"超级细菌"的病魔,有产超广谱酶大肠埃希菌、多重耐药铜绿假单胞菌、多重耐药结核杆菌、泛耐药肺炎杆菌、泛耐药铜绿假单胞菌等。例如现在众所周知的金黄色葡萄球菌,当年也曾是一种著名的超级细菌。弗莱明偶然发现的青霉素,当初正是被人们用来对付的这种"超级细菌"的功臣。但是"道高一尺,魔高一丈",随着青霉素等抗生素的普遍应用,某些金黄色葡萄球菌开始出现抵抗力,通过产生青霉素酶破坏青霉素的药力。于是科学家本着"魔高道更高"的精神,又用一种半合成的青霉素(即甲氯西林)来杀死耐药的金黄色葡萄球菌。于是在消灭征服病魔(细菌)的斗争中,随着时间的推移,各种抗生素的使用越来越多,超级细菌的名单也越来越长。因此也可以这么说,所谓"超级细菌"实际上是一切耐药菌的统称。而曾经帮人类征服病菌的利器——抗生素,由于被人过度使用甚至滥用,现在则成了催生超级细菌的推手。所以,当我们在奋力应对"超级细菌"肆虐的同时,也要反思一下自己在安全医疗方面存在有哪些疏忽和失误,并尽力堵塞存在的疏漏。

2. NDM-1:由来和后果

最新出现的超级细菌全称叫做"新德里金属β-内酰胺酶1",简称为"NDM-1"。之所以用印度首都新德里来命名,是由于许多发病者曾在印度或巴基斯坦旅游和治疗,NDM-1的样本也取自印度,所以研究人员推测这种携带NDM-1的细菌可能起源于印度次大陆。

根据文献记载,2007年11月一名59岁的印度籍瑞典男性公民从瑞典回到印度,同年12月在新德里一家医院做了手术后,于2008年1月8日返回瑞典。在新德里住院期间,他使用了阿莫西林、阿米卡星、加替沙星、甲硝唑等抗生素。2008年1月9日,从他的尿液中分离到一株肺炎克雷伯菌。后来发现,这株细菌对多种抗生素耐药,并携带一种新的金属β-内酰胺酶,因此被命名为"新德里金属β-内酰胺酶1"(NDM-1)。几乎所有抗生素都对它无效,其中包括效力最强的碳青霉烯类。目前NDM-1基因已在大肠埃希菌、肺炎克雷伯菌等细菌中被发现,并能通过人际传播或者共用物品传播。感染者的症状包括小便疼痛、伤口感染、肺炎和发热等。相关研究报告发表在2009年12月美国微生物学会的《抗菌药物和化疗》杂志上。论文的责任作者是英国卡迪夫大学的蒂莫西·沃尔什教授。作者名单里没有印度科学家或印度研究单位。据说印度为此非常恼火,不仅是因为害怕因此而殃及该国的医疗与旅游产业,而且认为将超级细菌和印度联系在一起"不公平",甚至有可能是多国公司设计的一个"邪恶阴谋"。

由于NDM-1能轻易地从一种细菌混迹到另一种细菌里,科学家担心NDM-1一旦跟危险性强的病菌结合,将变成目前无法医治的人传人病菌,而且会是一种多重抗药性细菌,其一旦在全球散播,现有抗生素作废的历史序幕将被拉开,对人类的危害将非同小可。因此有人将"超级细菌"防治列入了超越SARS、H1N1的"世界性难题"。也有人将"超级细菌"归入未来百年人类面临的"七大灾难"之一。

最新出版的英国《柳叶刀》医学杂志警告说,因贪图价格便宜而赴印度和南亚接受整容手术的游客,有感染NDM-1"超级细菌"的风险。据国外媒体报道,目前全球已有170多人被感染,主要病例集中在印度和英国,欧洲其他国家和美国也有散发病例存在。中国香港和中国大陆分别有1名印度裔男性病人和3名患者(1名老年癌症晚期病人和2名新生儿)在尿液等样本中检测到NDM-1的存在,但除那名老年患者已因癌症去世外,其他均已痊愈出院。因此,对超级细菌既不可等闲视之,亦不可过度恐慌。

3. NDM-1:传播途径和预防

(1)传播途径

NDM-1的主要传播途径:①经血传播。例如患者输注全血、血浆、血清或其他血制品时可通过血源性注射传播。②胎源性传播。例如孕妇带毒者,可通过产道对新生儿垂直传播。③医源性传播。例如医疗器械被乙肝病毒污染后消毒不彻底或处理不当,用同1个注射器对几个人进行预防注射等,都可能导致医源性传播。④性接触传播。例如通过性滥交、同性恋和异性恋性交传播等。⑤昆虫叮咬传播。热带、亚热带的蚊虫以及各种吸血昆虫,可能对该病菌的传播起一定作用。⑥生活密切接触传播。与NDM-1病菌携带者长期密切接触,携带者的唾液、尿液、血液、胆汁及乳汁,均可污染器具、物品或经破损的皮肤、黏膜而传播。

(2)预防

国内外专家不约而同地表示,广大民众既要重视对"超级细菌"的预防,也不必对其过于恐慌,只需平时做好个人卫生防护即可。如果有人近期到印度旅游,要注意以下几点:加强个人卫生防护(勤洗手、清洁公用物品等);不乱吃路边出售的小吃;所吃食物一定要煮熟,防止病从口入。也就是说,在新的能有效消灭NDM-1的抗生素研制出来之前(但有的科学家悲观地认为,可能10年内都不会有对NDM-1有效的新抗生素出现),预防并有效阻止NDM-1传播的最好办法是勤洗手。并在一旦出现一些与NDM-1有关的病症时,不要滥用抗生素。以免体内的细菌产生耐药性,为以后的治疗带来不便。

目前的抗生素中,对NDM-1"超级细菌"仍然具有抵抗杀灭作用的还有替加环素、多黏菌素两种,因此一旦罹患该病,也并非完全一筹莫展。此外,专家还提醒说,赴印度等南亚国家做医疗美容等一定要谨慎。

三、延伸阅读

(一)做个聪明的病人

医学临床工作有三个显著的特点:一是病人需要主动提出求医就诊的意愿;二是医生须无条件地救死扶伤;三是医患关系相互依存,谁也离不开谁。

一个聪明的病人,应该是有办法从医生那儿得到最真实的情况报告、最好的治疗手段服务,并能得到医生最大限度的信任。

1. 尽可能多地了解医学知识

一位医生在他撰写的一篇备受网民热捧的文章中曾深有体会地告诫说:一个聪明的病人最好在没有患病以前就结识有一个当医生的朋友,"有一个好的医生朋友比任何一个专家写的就医指南还管用10倍"!这是因为患者尽可能多地了解和掌握与医学相关的知识,不仅可以减少患者与医生之间存在的知识不平等,还可以了解医生的思维、医院的运转、就医的过程,乃至就医过程中可能存在的误区甚至"陷阱"。他的这番话虽然讲得比较含蓄(甚至很幽默),但却道破了这样一个天机:

在患者与疾病的斗争中,医生并不是万能的上帝,只是患者的一个战友(同盟军)。疾病、患者和医生三者之间的关系,就像三国演义中的蜀汉和东吴联合对付曹魏,只有联盟的一方(医生和患者)配合默契,才可能战胜另一方(疾病)。而联合方合作默契的前提就是要互相了解对方。因此,两眼一抹黑走进医院的病人,不仅是不明智的,而且是十分危险的!因为打破医生对医药学知识的垄断,尽可能多地了解医学知识,既是患者参与医疗决策过程之必须,也是病人权益得以保障的最根本的方法。具体获取医学知识的渠道有医学图书馆、博物馆、网络(网站、博客、QQ等)、健康教育以及结识医生朋友等。随着网络技术的发展,获取各种所需的医学知识变得更为容易。这些知识主要包括:①了解自己的身体和健康状态。因为大众掌握有一些必要的医学常识,医患之间容易沟通,患者可以更好地理解医生的工作,矛盾的产生就会少一点。②学习掌握一些自我保健的技能。由于人类能生存到现在,绝对不是某一种医学的功劳,而是人类祖先不断进化适应环境的结果。因此大众应该掌握的自我保健技能,不应该是什么秘制的膏丹丸散,而应该是被人类进化所肯定验证了的铁的定律下的一些具体技能。例如体现"生命在于运动"理念的一些实用运动养生方法等。③了解定期参加体检的必要性及相关常识。因为早发现、早治疗是对付任何一种疾病都颇见成效的原则。

2. 知道求医要达到的目的

一个人从自认为的健康,到患病;从刚发现患病时出现的不适,到下定决心前来求医,一般都有一个既简单又复杂的心理过程。说其简单,是因为不管什么样的患者,其前来求医的目的都很明确:驱逐不适、根除病源、恢复健康。说其复杂,是因为人无重复,病有万千,让所有的患者都做到医到病去、药到病除,并不容易。更何况门诊患者、住院患者、内科病患者、外科病患者、不同年龄、不同性别的患者的需求,各有不同,要无一例外地满足,是一件非常复杂的系统工程。

有病求医是人类的本能使然,动物尚且为生存而竞争,人作为"万物之灵"对生的强烈期盼,将会时时驱动着患者竭力地与病魔相抗争。但是,一个正常的人既不会无病呻吟,更不可能无缘无故地主动跑来求医问药。也就是说,凡是主动到医院求医看病的人,多多少少都应该知道自己这次走进医院要达到什么目的。

(1)为祛除症状而求医

所谓症状,主要指机体因发生疾病而表现出来的异常状态,包括患者自身的各种异常感觉,以及他人的感觉器官所感知的各种异常表现。例如疼痛、不适、发热、畏寒等。此时,患者(或其家属)前来求医的目的非常明确,就是借助医生的帮助来祛除病状,恢复健康。

(2)为解除疑病心理而求医

怀疑自己有病的人,可能是亚健康者;也可能是没有器质性病变,甚至是连功能性病变也没有的健康者。他们的求医问药,除因症状刺激导致外,大多与精神上的困惑和内心的恐惧有关。例如，一块儿工作的同事患癌症去世了，于是怀疑自己也同样患有癌症而前来求医；看了某篇医学科普文章，一知半解地了解了某种疾病的临床表现，便硬往自己身上套，怀疑自己也患了文章中所说的这种病而前来就医。当然，在因疑病心理而求医的"患者"中，有不少人的确是心理疾病的罹患者。

（3）为解决其他问题而求医

"患者角色"求医动机的产生，是由多种原因而促成。在这里我们之所以强调"患者角色"，而不说"患者"或"病人"，主要是因为有求医行为的人未必就是病人，没有求医行为的人亦未必就不是病人。这一类的求医者包括①以有病为借口逃避现实的人：例如某些人，一有失意或风吹草动便住进医院，冷眼旁观，以退为进。又如有些慢性病病人，长期多次就医使其将不时住院视为生活必需的一种节律。②为实现自我表现而求医。例如有的人身上常常揣着医生出具的病假休息条，却从不休息照样上班，但这揣在怀里的病假条总有办法让他人发现，这类工于心计的人，求医的心理需要大于生理需要。③欲寻求他人注意而求医。例如有的小孩或老人，为了减少失落、寻求父母或子女对自己的关注和同情，故意说自己不舒服或发热了等。实际上，这也是一种病态的表现或心理上的缺陷。

由于患病的人是社会的人，所以疾病的发生不仅与生理因素有关，还与心理、社会、环境等因素有着千丝万缕的联系。因此患病的人求医的动机常常在疾病发生以前就已经基本形成。例如，经济条件好、社会地位高、文化程度高的人，不仅求医问药的时间早（及时）、求医问药时疾病的症状表现轻，而且选择的医院等级和首诊医师的资历（职称），也大多为档次比较高的。而经济条件差、社会地位低的人，正好相反，不仅就医时疾病的症状大多较重，而且就医的时间也大多很晚（不及时），有的甚至病到危重时才来求医。

上述关于求医者的动机分类只是相对而言，有时候几种求医动机会混合存在。因此，只要有临床症状表现，一个聪明的病人对这些症状表现是不可能视而不见的。

当然，最终导致病人来到哪家医院，求助于哪位医生就医，还有许多其他的甚至是偶然的因素，例如在同等条件下患者的就医选择常遵循"就近不就远""就好不就劣""就简不就繁"等规律，而某家医院正巧处在选择的范围内，某个医生正巧赶在这位患者就医时出门诊……

3. 知道病人的权利和义务

马克思说："没有无义务的权利，也没有无权利的义务。权利和义务是表达争议原则的不同方式。"由于病人是社会的弱势群体，因此维护病人的权利是一个全世界都在关注的问题。2002年8月，在荷兰召开的第十四届世界医学法学大会上，有80多个国家参加的世界性的病人维权委员会正式宣告成立。聪明的病人应当知道自己拥有哪些病人权利，并最大限度地享用这些权利。

（1）病人的权利

人，从呱呱坠地，就具有法律赋予的不可剥夺的生存权利。权利有公权和私权，公民的生存权利属于私权的范畴，包括生命权、身体权、健康权、姓名权、名誉权、荣誉权、肖像权、隐私权以及平等的医疗权、疾病认知权、知情同意权、社会免责权、诉讼权、求偿权等。所谓病人的权利，主要指病人的医疗权利，而医疗权利又是生存权利的基本保证之一。病人权利的内容依据有关法律规定，可具体概括为以下几点。

①任何人任何时候患病，都应得到公平和人道的治疗，得到人格的尊严。

②从医生处获知诊断、治疗和预后的信息。

③病人在法律的限度范围内有权选择接受或拒绝治疗，并为此承担健康与否的后果。

④病人有权要求医务人员对与他的谈话和病情保守秘密。

⑤有权接受或拒绝任何人体医学试验。

⑥应当获得在诊治期间的防病治病教育或合理的护理照应。当异性医务人员检查病人某些特殊部位时，病人有权要求第三者在场。病人所在的病房受到外界或他人的干扰而影响休息时，有权要求医务人员出面制止或调换病房。

⑦病人有权获得医疗费用的明细，如有疑问，医院应做出必要的解释。

⑧病人及家属，有权向医院反映或向法院控告在医疗过程中发生严重医疗差错或医疗事故及损害了病人身心健康或危害生命的当事医务人员。

（2）病人的义务

权利和义务总是相对应的，病人在其行使权利的同时，必须履行医疗中相应的义务。病人的义务应该建立在对自身健康负责，对他人和社会负责的基础上。

①尽量毫无保留地向经治医生提供自己的病史、病情、家族史、既往史等与疾病有关的详细情况及医疗文件。

②遵照、执行医务人员的医嘱和诊疗措施，并积极配合护理人员相关的护理措施。

③积极配合医生治疗，尊重医务人员的劳动，严格遵守有关法律规定和医院的各项规章制度，爱护医院的公共设施和财物。

④讲文明、讲卫生、爱清洁，不随地吐痰、不乱扔杂物、不在病区吸烟，自觉维护医疗区域的清洁和卫生。

⑤支持医学科学研究和实验，支持医院的教学活动。

⑥及时支付与自己诊治活动相关的医疗、护理、检查等费用。

4. 知道就医程序及就诊须知

了解诊疗程序是一个聪明的病人必备的技能，这将可以让患者在走进医院时更有自信，并可减少对医务工作者不必要的误解，也可以使整个诊疗过程更加高效。

(1)走进医院之前(就诊的准备)

①资料方面的准备

带上个人保存的既往各种医疗资料,包括既往的病历、化验单、X线片、CT或磁共振片等。

②心理上的准备

就诊前将个人的病情先在自己脑海中组织一下,至少得预先准备回答医生的以下问题,例如:你有什么不舒服?这种不舒服延续多长时间了?除了这些不舒服还有别的症状吗?你自己觉得引起这种不舒服的可能原因是什么?这些不舒服随时间发展有什么变化?本次就诊前治疗过吗?在哪里治疗的,怎样治疗的?你自己感觉效果怎么样?你对这次治疗抱有什么样的期望?

③身体上的准备

到医院就诊的当天早晨不要吃饭,不要喝水,因为医生可能要让患者进行的检查很多是要求在空腹状态下进行的,如:肝肾功检查、空腹血糖检查、腹部B超检查等。还有一些检查如常见的妇科B超检查,以及双肾、输尿管、膀胱的B超检查等,要求憋尿,如果做这些检查,检查前尽量不要上卫生间。身体上的准备还包括:就诊时不要佩戴带贵重的特别是金属饰品,也不要化妆。尽量穿宽松的衣服,以方便医生查体。

(2)在医院就诊期间

①挂号

这里所谓的挂号至少具有两层意思:一是表明患者已经与就诊的医院建立了某种业务上的联系,也可以说是签署了某种契约;二是指医院已经将病人按大概的病情进行了一次简单的分类归口。如果患者不清楚自己的疾病应该挂哪一科的号,大多数医院在门诊大厅都设有导医台,患者可以到导医台去询问,负责导医的人员会告诉你挂哪一科的号。

②面对医生

一个聪明的病人在步入诊室时,除了随身带有走进医院前准备的各种资料外,还应该带有两样东西,那就是尊敬和自信!中国有一句俗语"人不求人一般高,人若求人矮半截"。前面讲过,医生不是患者的上帝,而是与患者并肩战斗的战友,患者到医院虽然是在"求"医,但在心理上不应该比医生矮一厘一毫。患者尊重医生,同时也应得到医生的尊重。人生在世,"闻道有先后,术业有专攻",当医生的只不过是在医学领域,掌握的知识技能比患者多点而已,这也正是患者前来求助于医生的原因。医生也有自己不熟悉的弱项——例如患者们各具所长的工作领域或学业专长。更何况离开了患者的协助和患病机体的自我抗病能力,医生就是有天大的本事,也难以起死回生。患者走进诊室面对医生,就完全有权利得到合理的诊疗和合理的解释,医生端的就是治病救人这个碗饭,不麻烦医生麻烦谁!而尊敬与自信正是患者得到医生尽可能帮助的最好武器！

在面对医生期间，医生可能先会问一些你的有关情况，而且问的极可能是患者在就诊前已经准备的那些问题，患者可以不慌不忙地将已经准备好的答案一一告诉医生。医生倾听了患者的这些回答后可能会对患者做一些必要的简单检查，如用听诊器听诊或用叩诊锤敲打患者肢体的某一部位。一个经验丰富的医生在了解了患者的病史与简要查体后，一般就可作出大概的诊断，但他还可能还会给患者开几张影像或化验单，要求患者再做几个检查，以便得到更多相关的相关信息，进一步证实或排除他所作出的诊断。

③进行某些相关的化验检查

虽然在医疗关系中"人的因素"是最主要的因素。但是必须承认，再高明的医生也离不开随科技进步而不断发展的现代诊断仪器设备，它们是识别病魔的"千里眼""照妖镜"。患者在拿着医生开具的检查单进行化验检查前，切莫忘记先交费。交完费后再拿着盖了收费章的检查单到医学辅助科室进行相应的检查。检查结果出来以后，如果是 X 线片、CT 或磁共振这些影像检查，不仅要拿取报告单，而且最好能够将片子也同时拿（借）到。因为一个有经验的专业医生，一般对报告单不会完全信任，要亲自查看所拍摄的影像片。

④返回与医生会面

此时的医生已经对患者的病史、查体情况及各项检查结果有了一个全面的了解。医生会运用他的知识与经验据此得出一个初步的诊断，并根据各种情况形成一个治疗方案，如果病情复杂，可能还会要求患者做进一步检查或住院检查治疗。在这时，一个聪明的患者会不失时机并理所当然地参加临床决策，并且可以要求医生将做出结论的依据（即患者的病情）向本人做出说明。

当然，一个聪明的病人，在从医生那里了解自己病情信息时，需要掌握必要的询问技能。概括的讲，这技能用八个字就可以囊括：重点明确，要言不烦。具体细讲，第一波提问只问 3 个问题：第一个问题：我所得的病属哪类疾病，怎得的，病因是什么？第二个问题：如果我不治疗，这病将来可能会怎样发展？第三个问题：我现在有哪些治疗方案可以选择？

当医生将每种治疗方案讲述完毕后，一个聪明的病人还会针对医生提出的各种具体治疗方案继续发出第二波提问。患者可以至少依次提问以下五个问题：第一个问题：询问这种治疗方案，获得成功的可能性及受益程度。例如问：这种治疗能让我的病痊愈，还是仅仅能缓解症状？第二个问题：询问这种治疗方案可能具有的毒副作用及其危害程度。例如问：我采取这种治疗方案，受害的可能性有多大？可能发生的副作用究竟有多严重？是否能导致残疾甚至死亡？第三个问题：询问是否还存在有该医院不能提供的其他治疗方法，如果有，在哪里能得到这种治疗服务？第四个问题：询问除了现代医学（西医）的治疗方案，传统医学（例如中医）在这方面的效果如何？我可以采用吗？第五个问题：为了战胜疾病，我在日常生活中需要注意一些什么？

⑤确定治疗方案，拿处方取药或住院治疗

医生决定治疗方案后可能会要求患者住院治疗或出具处方让患者门诊治疗。在医生开写处方时，有一些信息患者应该让医生知道，例如：曾用过哪些药，效果怎样？对哪些药物有过敏！自己的经济条件如何，是否有医疗保险？为了防止过度医疗可能导致的危害，许多聪明的病人，虽然自己经济条件很富裕，也常常对医生讲，我参加了某一种医疗保险，只有医保范围的药品我才能报销，请您尽量开些医保范围的药。如果病情确实需要超过医保范围的药品，请让我知道，好吗？

⑥交费，到药房取药

在取药时患者有权利向药师询问药的用法及注意事项，回答这些问题也是药师必须履行的责任。

(3)走出医院之后

①整理本次就诊的相关资料

保存好此次就诊的病历和各项检查资料，以及各种票据，并在病历的空白处记上接诊医师的姓名，出诊时间以及医生的联系方式等。

②按医嘱服药

特别是一些抗生素或激素类药品，一定要严格按医嘱服药，不可自行加量或减量，也不可自行停药。治疗讲究"疗程"，许多时候症状虽然已经消失，但并不表示从此就不用再服药。例如，感染性疾病，一定要按时、服足一个疗程规定的服药量，才能保证治疗的效果；又如，一些需服用激素治疗的疾病，激素的用法一定要严格按医嘱去服，容不得半点马虎！

③评价治疗效果，定期复诊

评价最好由医生做出，所以应遵照医嘱定期复诊。

(二)做个合格的好医生

1. 具备起码的道德义务和医德良心

处于一定社会关系和物质生活条件下的人们，作为社会的一个成员总是要对与自己有关的他人和社会负有一定的责任，承担着一定的使命、职责和任务，这就是人们常说的"义务"。医务人员承担救死扶伤的义务，源于其对人类生命的尊重，其中最集中的体现是就是作为一个医生应该具有起码的道德义务和医德良心。

在人类发展的不同历史时期，医务人员承担的道德义务和医德良心的内容也不尽相同。在古代，医疗活动只作为一种个体劳动而存在，医生通过走村串户的服务方式为病人治病，并为自己及其家庭获取生活来源。医疗关系仅局限于单个医生和单个病人之间的直接关系。这种"小农经济"式的医疗状况决定了这个阶段的医生的道德义务和医德良心,相对单一和纯洁。是一种付出大于索取的以尽义务为主的"大医精诚""医乃仁术"。医务人员的道德义务和医德良心基本是合二为一的,主要表现为不计代价地救治患者。随着资本主义在欧洲的崛起,近代自然科学和各项技术发明的进步,以及现代临床医学体系的不断完善和发展。医院的集体行医方式逐渐代替了走村串户的个体医疗活动方式。医疗关系也从个体扩展到了群体。由于受生物医学模式思维的影响,这一时期医生的道德义务和医德良心关注的"目光"一度只集中于如何解除患者躯体的病痛,对心理、社会等因素对健康的影响重视不够,导致许多医生的眼里只有病而没有人现象的发生。从而使医生的道德义务和医德良心开始出现明显的分离。医生只能为患者治病不能改变患者的命运,成为许多医生的遗憾!

进入 21 世纪后,随着医学科学技术的发展,疾病谱的变化以及医学模式从生物模式向生物-心理-社会医学模式转化。医生对患者的救治也从先前的基本不计成本的福利式,逐渐转变为公益论和价值论相结合,从而使医务工作者的道德义务和医德良心呈现出前所未有的多元性和相对性。

道德义务作为对医务人员行为的道德约束,既具有他律性,又具有自律性。当道德主体将道德义务升华为内心的道德责任感时,道德义务即由他律阶段转化到自律阶段,由外在的约束变成了内在的要求,并成为道德主体行善的巨大推动力。道德义务不但不是道德主体行动的枷锁,而是道德主体德性的前提条件。在医疗实践中,医务人员只有实现由道德义务到道德责任感的转化,才能真正体现出大医的精诚。

医德良心是道德规范自律性的集中表现形式,是医生们在履行医生义务过程中所形成的一种自我的道德意识。它要求医务人员在任何情况下,都要忠实于病人;充分尊重病人的人格、价值和利益;不论有无监督,都要敢于承担医疗责任。医德良心要求医务人员忠实于医疗事业,具有为事业献身的精神。医疗单位不是"世外桃源",社会上的一些不良风气也会影响到医院,医务人员应该依靠自己的职业良心,唤醒自己的职业道德,自觉抵制不正之风,以维护医学事业的公正性和崇高性。

同时,医德良心对于每个医务人员的医疗行为具有自我评价和监督作用。首先,在行为选择前,良心起着自我检查作用。人们在行为前,总是从某种动机出发,良心会根据医德义务的要求,对行为动机进行自我检查,对符合道德要求的动机给予肯定,对不符合道德要求的动机加以否定,从而确立正确的动机,达到扬善抑恶的目的。其次,在行为过程中,良心起着自我监督作用。良心对符合医德要求的情感、意愿予以激励;对不符合医德要求的情感、欲望予以克服。尤其是在邪念萌动时,能以"良心发现"的形式及时制止并纠正行为方向,避免产生不良影响。此外,在行为发生以后,良心具有自我反省作用。当医务人员的行为后果合乎道德时,就会感到良心上的满足,精神上的欣慰和安宁。相反,当感到自己的行为不合乎道德时,就会受到良心的责备,造成精神上羞愧和悔恨。经过内心的忏悔,暂时被某种因素泯灭的良心,一经得到启示,就能产生弃恶从善的巨大力量。因此,一个合格的好医生必须具有起码的道德义务和医德良心。

2. 拥有必需的医疗技能

《希氏内科学》的序言说"医学是一门需要博学的人道主义职业"。也就是说,医生虽然是一种职业,但这一职业的核心却是"人道",一个医生在救死扶伤时摆不正人(自己和病人)的位置,或在诊治疾病中缺少了哲学的思考,忽略了医学的社会和人文内涵,都不能说真正地理解了"医学",真正掌握了"医技"。

一个合格的好医生需要具有的素质是多方面,综合的。不仅要知道患者得的是什么病、"他"为什么会得这个病,还应该知道"我"应该怎么办,而且"办"的结果要能让患者满意。一个合格的好医生应该医德、医术兼备,把病人放在第一位。医疗技术和技能是医疗水平的基础,技术的发展、技能的提高是可见的,也是经过努力可以逐步实现的。做一个合格的好医生真正困难的是,如何让社会对医生职业角色的接受和医生个人的自我认知,达成共识,基本一致,甚至水乳交融。

科学技术的发展使医学的分科越来越精细,已经复杂到让患者难以应付,也让医生的专业视野受到了限制的地步。物极必反,打破过于精细的分科,已经成为医药革新一个必然的趋势。人是一个整体,让患者排着长队在不同科室中没完没了地一个个排除,然后再拧开瓶盖没完没了地开始吃药,一种不行两种,两种不行三种……这种治疗方法不仅让患者痛苦,也让患者和社会承受着沉重的经济负担。因此,一个合格的医生在努力提高自己医疗技术技能的同时,不能让自己成为一部只会治病的"机器"。所以,患者不仅需要合格的医生,还需要一套完整的医疗服务和管理体系。没有服务和管理,再合格的医生,再先进的技术也无法施展发挥其真正的效能。因此,患者不仅需要合格的好医生,还需要合格的好医院。

(三)走出安全用药的误区

俗话说"药到病除"。但仔细推敲之后,就会觉得这种说法并不十分确切,理由是在许多情况下"药到"不一定就会"病除"。究其原因,许多人(尤其是自我服药的患者)在用药治病时并没有走出安全用药的误区。药物是一把双刃剑,有利就有弊,任何一种药物在具有治疗作用的同时,多多少少都不可避免地含有一些副作用。以下是生活中人们常见用药误区的一些具体表现。

1. 西药用药的误区

(1)误以为用药剂量越大治疗效果越好

许多人患了病,恨不得吃上一两次药就能把病治好。否则便认为是所服药物的剂量不足,于是便盲目地加大剂量,以为这样就可以把病魔驱除,结果常常事与愿违,非但疾病未能很快痊愈,反而因之导致药物中毒。应该承认,在一定范围内,用药的剂量愈大,药物在体内的浓度愈高,治疗作用也愈强。但凡事都有个"度"(极限),超过了极限,不仅药物的治疗作用不再增添,而且药物的不良反应或毒性反应却在不断增加,严重者甚至可导致死亡。通常情况下,医生为了让患者服用的药很快产生药效,常嘱咐患者采用"负荷量-维持量"的服药方案,即首次服药时剂量加倍(负荷量),为的是使体内药物的浓度很快达到高峰,以后改用维持量(正常情况下所用的药物剂量)。需要说明的是,即使是负荷量,也绝对不能超过药物的极量。因此,采用"负荷量-维持量"的服药方案,亦应遵从医生嘱咐。

(2)误以为合并用药越多治疗效果越好

有的患者认为治病时服用药物的品种越多,治疗作用越大,因为"这种药不起作用,还有别的药能起作用"。还有的患者为了贪图省事,常常把数种药物在同一时刻一齐服下。这种服药法不仅"药倍功半",而且常常会影响各种药物疗效的正常发挥,甚至导致一些毒副作用的发生。事实是患者合并使用的药物愈多,产生不良反应的可能性愈大,据统计,同时吃 2~5 种药物,约有 20%的病人产生药物不良反应;如果同时吃 6 种以上药物时,则大约有 80%的病人出现严重不良反应。无可否认,临床上(尤其是住院治疗时)多种药物联用的现象并不罕见,联合用药的目的在于扬长避短,通过不同药物的协同作用,提高疗效,减少不良反应,防止病原体对某些抗菌药物产生耐药性等。但是并不能因此就认为合并用药越多、治疗效果越好。住院治疗之所以多种药物联用比较普遍,是因为有医护人员现场指导监护,一旦出现风险,可以及时排除。居家或院外服药治疗的患者,如果同时患有几种病症,应根据病情轻重缓急,首先治疗急重病症,在其得到基本控制或治愈后,再治疗其他慢性病。如果必须服用几种药物时,一定要合理安排每种药物服用的时间和次数。一般来说,服用各种不同的药之间,至少需要间隔 1 小时;同时应密切观察在服药过程中有不良反应出现。一旦出现不良反应,应当及时停药,并到医院做必要的检查。

(3)误以为进口药一定都比国产药疗效好

尽管进口药品的价格远远高出国内同类药品。但是不少人在选择药品时仍喜欢选择进口药,认为洋药就是好药,进口药一定都比国产药好。其实,"尺有所短,寸有所长",国产药、进口药各有短长,孰好孰坏,不应一言以蔽之,应从实际出发综合考虑。①药品的剂型对疗效的影响:国外的控释剂和缓释剂的疗效确实较好,而国产药由于受辅料或生产技术、工艺等限制,有时难让这类药物达到理想的疗效。而且国外某些药品的原料药经特别技术处理,其疗效也较国产药品好。但是大多数水剂、注射剂,一般的片剂、胶囊、软膏剂等,国产药的疗效与进口药并无太大的差别,尤其是某些抗生素,国产药可以说基本并不逊色于进口药。②种族差异对疗效的影响:药理学常识告诉我们,同一种药物对不同种族的人来说,其具有的效果和副作用有一定差异。这种差异与遗传、文化、环境、生活和饮食习惯等因素密切相关。更重要的是，由于血浆中蛋白的含量与组成、肝脏中某些药物代谢酶活性的不同，常导致不同人种对同一药物的代谢速度大不一样。所以，同一药物的相同剂量，在不同人种的体内所产生的效果也有明显差异。由于进口药物的剂量、疗效及副作用等在研制、生产过程中均以外国人的反应为依据，对中国人的种族差异、饮食差异和体质差异等均未做具体的、细致的测试。所以中国人治病用外国的进口药，其临床疗效常常与预期效果有一定距离。以镇痛药为例，中国人就比美国白种人吸收快、代谢快、排泄快，所以每天给药次数就必须较美国人多，否则就很难达到治疗效果。③其他因素的影响：一是不少进口药品没有中文说明书，大多数中国人看不懂，不利于安全用药；二是进口药品价格一般都比较贵，其价格高出国产药几倍、十几倍，甚至几十倍，医保不予报销，个人消费不起；三是进口药也有假劣药品，美国加利福尼亚大学的研究人员通过对10家医学杂志刊登的109则药物广告的调查分析发现，一半以上的药物几乎完全没有实际应用意义。

（4）误以为新药一定比老药效果好

一般人眼里的"新药"，常指以往未曾在中国境内上市销售的药品。临床医生等内行人眼里的"新药"主要指新研制的化学结构、组成或作用与已知的同类药物有某些不同点，并有一定的临床使用价值或理论研究意义的药物。由于随着科技进步形形色色的新药层出不穷，特别是由于各种药品广漫天飞，导致一些人产生了误解：以为新上市的药就是好药，虽然其价格明显比同类的老药贵，也将其作为用药时的首选。这种认识明显是一个误区，因为药品的好坏不在"新""老"，而在其对疾病的治疗是否切实有效和安全可靠。正确对待新药和老药，必须严守思想认识上的两条准绳：一条是，应当正视并承认某些新药确实比老药好，特别是不少新药与老药相比，不仅效果更佳，副作用更小，而且特异性更强。这主要是由于现代科学技术的进步，特别是分子生物学研究的突破，促进了药物的提纯、增效和更新换代。另一条是，应正确辩证地看待新药的真正的实际临床效果。虽然一种新药品从研制到上市，期间要经过药理、毒理研究实验，临床应用效果观察分析等一系列纷繁复杂的程序，其近期疗效虽然比较确切，但其远期疗效和长期应用的毒性反应却很难完全准确地反映出来。因此，有些新药并不像人们想象的那样理想，在使用过程中常常出现肝肾损害、皮疹、剥脱性皮炎、胃肠不适等毒性反应，甚至出现说明书中不曾提及的毒性反应。究其原因大致有三：一是新药临床应用前的研究、实验主要在动物身上进行，而动物与人类在遗传、代谢、行为表现等方面有很大差异。二是新药上市前临床试验的病例数与老药相比不仅太少，观察病例数亦有限，而且临床试验评价时间大都很短，因此有些不常见的不良反应很难再被发现。三是新药试验时的病例大都经过严格挑选，为了避免伤害弱势人群，一般不包括老人、幼儿、孕妇和病情较严重的人，并且用药单一，但上市后在临床应用时不仅不可能排除上述弱势人群,而且也不可能像试验时只用新研制的这一种药为患者治疗。总之,新药老药,各有短长,既不喜新厌旧(老),也不守旧拒新才是正理。更何况有些老药由于临床应用时间长,经历了时间和实践考验,疗效并不次于同类的新药,人们对它们的毒性反应心里也托底,而且价格也较新药便宜得多,所以大多数人并不一定要弃旧图新!

(5)误以为非处方药没有毒性

非处方药(OTC)指的是不需要凭借执业医师或助理执业医师处方即可自行判断、购买和使用的药品。许多人认为,非处方药既然不需要医师出具处方,那就应该是安全有效、没有毒性的,多吃一点少吃一点关系不大。这一认识是完全错误的。我国自古就有"凡药三分毒"的说法,凡药都是患病后不得已才服用的,更不应随意服用。目前医药市场销售的药品分处方药和非处方药,处方药须在医生严格的指导下使用,而非处方药由于安全系数较高,不需医生处方,个人便可在药店里购买,然后根据药品说明自己使用。这里所说的非处方药安全性较高,只是相对于处方药而言,绝对没有不良反应,绝对安全。非处方药也是药品,同样具有药品的各种属性,或多或少都具有一定的不良反应。因此非处方药并非绝对"保险"。考虑到非处方药在使用时没有特定的医嘱,几乎全靠病人自己的判断进行使用,因此,除建议患者在应用非处方药时要多加小心外,并建议患者在使用非处方药前一定要认真、准确地阅读药品说明书。首先要了解清楚药品的名称,只要是正规的药品说明书都具有药品的通用名、商品名、英文名、化学名(其中非处方药无化学名)。其次要了解清楚药品的有效期,所谓"有效期"指的是该药被批准的使用期限,也就是药品在一定贮存条件下,能够保证质量的期限。《药品管理法》还规定,在药品的包装盒或说明书上都必须标明生产批号、生产日期和有效期。进口药品也必须按上述表示方法用中文写明,便于任何用户方便阅读。此外要知道使用该药的"有关事项",其中包括该药的禁忌证、不良反应、药物相互作用、注意事项等。若遇不明白或费解的说明内容,应及时向药师、医师或专业机构咨询。

(6)误以为用药姿势对药效没有影响

这种认识纯属想当然,因为除了打针、输液需要采取俯卧或侧卧位等特殊的姿势外,就是口服药,也须讲究姿势。口服药因为有将头后仰的吞咽过程,所以最好是站着服。因为站立时服药,用40~60毫升温开水送服,药物可借助自身重力和水的冲力迅速进入胃中。最不可取的是躺在床上服药,不仅容易呛着,还会发生意外。因为躺着吃药不管喝多少水,所服药物只能有少部分进入胃里,其余一多半在食管中即被溶解。如果所服的药物含有怪味、苦味或刺激性大,不仅会增加患者对服药的恐惧感。而且常常会使食管黏膜因滞留药物的刺激而发炎,甚至形成瘢痕,引发食管狭窄。坐位服药的效果介于站立和卧位之间。如果病情不允许患者取坐位或站立服药,可摇动床架升降器,升高床头,让病人处于半坐位。如在家中,则可垫高患者的枕头,以增加食管的倾斜度,让所服药物加速通过食管进入胃中。幼儿服药最好不要硬性往口中灌,必须灌服时,应将其抱在怀中,让头歪向一侧,并固定住,然后用手捏住其下巴,用小勺紧贴口角轻轻灌入,等其咽下后,再放开下巴,最后还要继续喂些水给孩子喝。切不可莽撞从事,否则药物一旦误入气管,引起呛咳,甚至发生窒息等危险。这里顺便提一下,口服药片绝不能"干吞"。因为正常的食管有3个生理性狭窄,分别在食管的起始部、食管与左支气管的交叉处以及食管穿过膈肌的裂孔处。服药时不喝水,或喝的水不够,药片很容易滞留在这些狭窄处,尤其是食管与支气管交叉处,轻者可能导致食管发生浅表性溃疡,重者甚至可造成出血。当患者自觉胸骨后出现烧灼样疼痛或压迫感时,很可能已经有食管出血发生。所以,无论是口服药片还是口服药丸,都必须用足量(200~300毫升)的温白开水送服。

2. 中药用药的误区

(1)误以为服用取材于天然物质的中药不用担心发生不良反应

这种认识只能是一厢情愿的良好愿望。事实上几乎所有的药物在对疾病有治疗作用之外,都多多少少会有一些与治疗无关的效应,这些"与治疗无关的效应"就是常说的药物的不良反应。这些不良反应西药中有,中药中也有。常见的中西药物不良反应:药物的副作用和毒性反应;药物的过敏反应;药物的继发感染和药物的致畸作用等。关于中药存在毒性问题古代中医医家和典籍早有明确的阐述,民间"是药三分毒"的俗语即是一个明证。中国最早的中医学典籍《内经》对如何应对药物的各种不良反应有着明确的论述,它不仅将中药分为大毒、常毒、小毒、无毒,而且要求用大毒药治病,其存在的毒性要十去其六;用常毒药治病,其存在的毒性要十去其七;用小毒药治病,其存在的毒性要十去其八;用无毒药治病,其存在的毒性要十去其九。用无毒药治病,依然要求去除其可能存在的毒性(不良反应),可见绝对无毒的中药是不存在的据文献载,所谓"无毒"只是相对而言。目前已发现能置人于死地的中草药就有20多种。为了预防和减少各种不良反应的发生,中医用药历来讲究配伍与配伍禁忌。例如 所谓"十八反""十九畏"就是中医关于药物联合使用从古至今一直坚持的基本原则。为了预防和减少各种不良反应的发生,中医对一些常用的"无毒"的中草药,在临床配方时也十分讲究对剂量的控制,因为如果用药的剂量过大,同样也会导致不良反应的发生。考虑到有些中药对一般人来说是安全的,但却不适合特殊人群,如某些中药孕妇禁用,因其可以引起流产或导致胎儿畸形;有些中药(如泻药)老年人慎用,因可能给其带来危险。所以服用中药也应谨遵医嘱,不可掉以轻心。

(2)误以为中药汤剂过量服用无碍大事

有这种认识误区的人,说到底还是从内心认为中药无毒性,所以喝多喝少没有关系。事实上并非如此。因为统计资料显示,在500多种中草药中,能引起过敏反应的中草药有 80～90 种。当超量服用后,70％以上的服用者可产生有程度不同的毒性反应或过敏反应。为了控制中药汤剂服用的剂量,一般中医常将汤剂的服用方法分为"分服""顿服"和"频服"。所谓"分服",是一般疾病中药治疗常见的服法,即可每天一剂,分两次煎,每次煎得药液 200～250 毫升一次服下,每天服 400～500 毫升药液。年老、幼小及慢性病者酌量或隔日服。所谓"顿服",适用于急速治疗的急性病、重病者,即一剂汤药一次服下,以使药力大而猛,充分发挥作用。还有些危重者,可遵医嘱持续不断服药,以达到顿挫疾病之目的。所谓"频服",即多次饮用,每次饮量不可过多,而且不拘时间,例如喝用于治疗咽喉疾病的"胖大海茶"等。总之,服用中药也同服用西药一样,必须讲究剂量,对症下药,该多服时多服,不该多服时绝不超量。

(3)误以为中药汤剂煎煮的时间越长越好

持这种认识的人,认为中药治病的有效成分都蕴含在中药的内部,煎煮的时间越长、药汤越浓、有效成分析出的越多,治疗效果自然也就越好。其实这种认识并不完全正确。中药治病的有效成分蕴含在中药物的内部不假,但煎煮中药是中药物蕴含的有效成分从不断释放,到溶解,到恰到好处的全过程,当中药物与药液中的有效成分浓度达到恰到好处的平衡后,这一过程自然就应该立即中止。再连续不断地煎煮,不仅不会使中药物内部的有效成分继续析出、溶解,反而会使药液中的有效成分因不断蒸发而减少,甚至能使有效成分在长时间的高温煎煮中遭受破坏,导致药效降低。而且过分浓缩的药汁还会加重药液的苦味,给病人增添服药的困难。因此,一般情况下中药汤剂在煮沸后煎煮 15～30 分钟即可,如果药物较多,可适当延长煎煮时间 10～15 分钟。如果系清热解表药,为保持其有效成分,用武火煎沸后再煎 3～5 分钟或 10 分钟即可。如果系滋补药,为了让其有效成分充分煎出,用文火煮沸后再煎 30～50 分钟。第二次煎时,药渣中一定要加冷水,煎煮时间要较头次煎的时间减少 5～10 分钟。至于煎中药时一剂中药药液应当保持的"量"。一般而言宜保持在 400～500 毫升为好。另外,再提醒两件事,一是煎煮中药不宜搅拌过于频繁。二是中药汤汁一般应在当日服完。不宜搅拌过频的理由:搅拌过频会使锅中的温度降低,不利于中药有效成分的溶出,影响药物在汤液中的含量;搅拌过频会使某些药物中的易挥发成分大量挥发,从而使汤液中的有效成分降低,影响药物疗效。应在当日服完的理由:因为中草药方剂大多数是由多味中草药配伍组成,各种化学成分之间可因发生各种化学反应而产生沉淀物,汤药放置时间越长,沉淀物越多,汤药的有效成分就越少,药物的疗效也就越低,所以药液不要隔日服用。

3. 滋补用药的误区

(1)误以为健康主要靠的是补养

这一认识误区的由来,与铺天盖地而来,其中颇多夸大、不实之词的药品广告宣传不无关系。因为考察古今中外众多的长寿老人,还没发现一个人是单纯依靠服用滋补药实现健康长寿的。远古时代生产力低下,原始人既没有对生的眷恋,也没有对死的畏惧,自然更谈不上对长寿的追求。随着社会的进步,生产力的发展,物质生活的改善,人首先产生了对生的眷恋,对死的恐惧,于是便千方百计地寻求奔向长寿不老的途径,陷入了滋补用药最早的认识误区。秦始皇是中国历史上第一个统一的封建中央集权国家的皇帝,也是最著名的试图通过求仙、寻药、滋补,以达到健康长寿、乃至长生不死的帝王。汉武帝雄才大略,创立了前无古人的业绩,可是在求仙访道服用滋补药的过程中却不断受骗,几经挫折,直到临终前才认识到自己过去实在愚昧,被方士所欺骗。天地间哪里有什么仙人、神药,自己折腾了一辈子,最多只不过通过节食养生、服药滋补,少得了一点儿病,多活了几年而已。据史籍记载,从秦代的始皇帝嬴政,到清代的雍正皇帝,历朝历代至少有15个帝王的死与为了追求长生不死,滥服滋补药物有关。难怪李贺等诗人要写诗批评这些滥服滋补药物的皇帝们"刘彻茂陵多滞骨,嬴政梓棺费鲍鱼""服药求长生,反被药所误!"

(2)误以为滋补药越贵重疗效越好

持这种认识的人,不约而同地都将目光都瞄准了人参、鹿茸、冬虫夏草等名贵中药材,结果有相当一部分人,吃了名贵的中药后,不仅没有补出什么奇效,反而引致许多副作用,落了个人们常说的"虚不受补""花钱买罪受"的结果。滋补用药关键是要对症。不对症再贵重的药吃了也是白白浪费,甚至有害无益。中医辨证论治讲究"虚则补之,实则泻之"。而需要进补的虚证,又有"阴虚"和"阳虚"之分。如果你的虚证属"阴虚火旺",服用鹿茸滋补,不但"阴虚"不会补上,反而会更加助火,病上添病;如果你的虚证属"阳虚畏寒",服用鳖甲滋补,不但"阳虚"不会改善,反而会更加助阴伤阳。中国民间有句俗话:"人参杀人无罪,大黄救命无功。"讲的就是只要辨证准确,几分钱的药物也能进补。服用滋补药不是比赛看谁有钱,进补的目的就是要使机体正常地运转,因此,只要能使失衡的机体重新得以平衡而正常运转的药就是好补药,所以,进补不一定要用贵重药。

(3)误以为只有冬季适宜进补

我们说这一认识并不全面,是因为我们的祖先在几千年前就已经认识到养生保健要顺应四时,效法自然。故《老子》曰:"人法地,地法天,天法道,道法自然。"中医典籍《黄帝内经》说:"四时阴阳者,万物之根本也,所以圣人春夏养阳,秋冬养阴,以从其根。"并且从中总结出中医顺应四时进行养生保健的三条总原则:一是"春夏养阳""秋冬养阴";二是"春季养肝,夏季养心,长夏养脾,秋季养肺,冬季养肾";三是"春捂秋冻"。明确宣示,一年四季都可以养生保健,只不过是不同季节的重点各有侧重而已,而且应该因人而异。这些养生保健原则自然也适用于滋补用药,这里的"养"字虽然含义较广,但其中包含有"补"的意思则是确定无疑的。

四、安全医疗例话

(一)李笠翁却病法

1. 却病只在一个"和"字

病之起也有因,病之伏也有在,绝其因而破其在,只在一字之和。俗云:家不和,被邻欺。病有病魔,魔非善物,犹之穿窬之盗,起讼构难之人也。我之家室有备,怨谤不生,则彼无所施其狡猾。一有可乘之隙,则环肆奸欺而祟我矣。然物必先朽,而后虫生之,苟能固其根本,荣其枝叶,虫虽多,其奈树何? 人身所当和者,有气血、脏腑、脾胃、筋骨之种种,使必逐节调和,则头绪纷然,顾此失彼,穷终日之力,不能防一隙之疏。防病而病生,反为病魔窃笑耳。有务本之法,止在善和其心,心和则百体皆和,即有不和,心能居重驭轻,运筹帷幄,而治之以法矣。否则内之不宁,外将奚视? 然而和心之法,则难言之。哀不至伤,乐不至淫,怒不至于欲触,忧不至于欲绝。略带三分拙,兼存一线痴,微聋与暂哑,均是寿身资。此和心诀也。三复斯言,病其可却。

[语译] 疾病的发生是有原因的,它的潜伏也是有特定位置的。断绝疾病的发生就要在其潜伏的地方将它除去,其要诀只在一个"和"字上。俗话说:"家不和,被邻欺。"得病是因为有病魔在作祟,病魔不是善类,就像钻洞入户的贼,挑起官司事端的小人。家庭内部和睦就像国家有了国防,内部没有矛盾和怨恨,那么外部的敌人再狡猾也没办法得逞,这就像身体对于病魔一样。如果给病魔以可乘之机,它就会欺负我们了。树木一定是先自己腐朽了才生虫子的,一棵大树如果根深叶茂,即使虫子再多,又能奈其何? 人身体中需要协调共处的关系,有气血、脏腑、脾胃、筋骨等,如果一样一样去调和,常常会头绪纷繁,顾此失彼,甚至忙一整天,却因一个小小的疏漏,给了疾病可趁之机。那时偷偷发笑的就该是病魔了。如何避免这一情况发生呢? 有一个根本的解决方法,那就是善于调和心理。心理和谐了全身都会感到通泰,即使身体某些部位有些不协调,也一定能够处重驾轻,找出应对的办法。不然连内心都不安宁,又怎么能照顾到内心之外呢? 但是调和心理的方法常常一言难尽。简略地讲就是:有悲哀不使其伤身,有欢乐不使其过度,有愤怒不使其失控,有忧虑不使其蔓延;无论做什么事,聪明不可使尽,干练中露出三分笨拙,精明中显出一丝痴傻;必要时装聋作哑,不仅不会有损你的聪明,而且会成为你增加健康长寿的砝码。以上和心的诀窍牢牢记住,并不时应运于实践,一定会使你有病可却,受益无穷!

2. 病未至而防之

病未至而防之者,病虽未作,而有可病之机与必病之势,先以药物投之,使其欲发不得,犹敌欲攻我,而我兵先之,预发制人者也。如偶以衣薄而致寒,略为食多而伤饱,寒起畏风之渐,饱生悔食之心,此即病之机与势也。急饮散风之物而使之汗,随投化积之剂而速之消,在病之自视如人事,机才动而势未成,原在可行可止之界,人或止之,则竟止矣。较之戈矛已发,而兵行在途者,其势不大相径庭哉!

[语译] 所谓病还没有来就进行防备,主要是指在有生病的可能和疾病将至的时候,就先服用一定的药物,不让它发作。就像敌人想要攻打我,我的队伍却先发制人,比他先动手一样。比如当你偶尔因为衣服穿少了而着凉,或者因为稍微多吃了一点而感到不舒服时,就应该赶紧喝点散风的药,让身体发汗;吃点化除积食的药,让食物快点消化。因为着凉很可能会慢慢演变成怕风的疾病,吃得太饱很可能导致消化不良。对待疾病就像对待人和对待许多事物一样,在其刚开始发动还没有形成较大的趋势时,制止起来比较容易。防病治病和行军打仗的道理一样,都应先敌而动。试想:如果敌人的攻击已经发动,而我方的军队尚在行进的路上,与没等敌人开拔,我就主动向敌人发起进攻,其情况及结果不是相差很多吗?

3. 病将至而止之

病将至而止之者,病形将见而未见,病态欲支而难支,与久疾乍愈之人同一意况。此时所患者切忌猜疑。猜疑者,问其是病与否也。一作两歧之念,则治之不力,转盼而疾成矣。即使非疾,我以是疾处之,寝食戒严,务作深沟高垒之计;刀圭毕备,时为出奇制胜之谋,以全副精神,料理奸谋未遂之贼,使不得揭竿而起者,岂难行不得之数哉。

[语译] 在疾病将要发生的时候阻止它,是说疾病的症状将要出现还没出现,此时患病者的身体状态虚弱,跟久病初愈的人差不多。这时须注意的是不要猜疑。所谓猜疑,就是怀疑自己是不是真的生病了。一旦有这种拿捏不定的想法,治疗起来就不会积极,疾病很快就会真正的发生了。即使后来的发展真的证明这次不是得病,我们也应把它当成疾病来对待。不松懈警惕,吃饭睡觉都加以防范,将可能需要的药物准备齐全,及时筹划出奇制胜的谋略,用全副的精神,对付还没有得逞的来犯之敌,让它不能兴风作浪、举兵为害,这应该不是很难做到的事情。

4. 病已至而退之

病已至而退之,其法维何?曰:止在一字之静。敌已至矣,恐怖何益?剪灭此而后朝食,谁不欲为?无如不可猝得。宽则或可渐除,急则疾上又生疾矣。此际主持之力,不在卢医扁鹊,而全在病人。何也?召疾使来者我也,非医也。我由寒得,则当使之并力去寒,我自欲来,则当使之一心治欲。最不解者,病人延医,不肯自述病源,而只使医人按脉,药性易识,脉理难精,善用药者时有,能悉脉理而所言必中者,今世能有几人哉!徒使按脉定方,是以性命试医,而观其中用否也。所谓主持之力不在卢医扁鹊,而全在病人者,病人之心专一,则医人之心亦专一;病者二三其词,则医人什佰其径,径愈宽则药愈杂,药愈杂则病愈繁矣。昔许胤宗谓人曰:古之上医,病与脉值,惟用一物攻之。今人不谙脉理,以情度病,多其药物以幸有功。譬之猎人,不知兔之所在,广络原野以冀其获,术亦昧矣。此言多药无功,而未及其害。以予论之,药味多者不能愈疾,而反能害之。如一方十药,治风者有之,治食者有之,治痨伤虚损者亦有之。此合则彼离,彼顺则此逆,合者顺者即使相投,而离者逆者又复于中为祟矣。利害相攻,利卒不能胜害,况其多离少合,有逆无顺者哉! 故延医服药,危道也;不自为政,而听命于人,又危道中之危道也。慎而又慎,其庶几乎!

[语译] 当疾病已经发生后,用什么方法除去它呢? 回答是:要牢牢把握住一个"静"字。敌人已经到了,恐惧是没有用的。将敌人消灭后再吃早饭,谁不想这样? 只是不能立刻做到,暂且放缓也许可以慢慢消除,一着急就可能病上加病。这时起决定作用的,不是名医高手,而是病人自己。为什么呢? 招来疾病的,是病人自己,不是医生。自己因为受寒生病,就应该全力把寒气去掉;自己因为纵欲得病,就应该一心控制欲望。最不能理解的是,病人请医生来,不肯自己主动讲生病的原因,反而只让医生先把脉,以此检验医生医术的高低。药的性能容易识别,想要精通脉理就不大容易。善于用药的医生常有,能精通脉理、一说就中的,当今世上能有几个人? 只让医生靠把脉开药,是在用自己的性命检验医生。为什么说有时候就诊时起决定作用的不是名医而是病人自己,那是因为病人用心专一,医生也会用心专一;病人含糊其辞,说不清楚,医生对治疗方法的考虑就会很繁杂,开的药也会很杂;药越杂,疗效也就越不确定。当年,名医许胤宗曾对人说:"古代高明的医生,可以从脉理看出病情,只用一种药物治疗。现在的医生不精通脉理,是用自己的心思根据病患的表情来猜测病情,多用药物希望侥幸成功。就像猎人不知道兔子在哪里,在原野上到处搜寻,希望能够找到它们,这样的方法太笨拙了。"他只说了多用药物不一定有用,却没有讲出多用药的害处。依我来看,用药的种类多,不但不能治病反而对身体有害。比如一个药方有十种药,治风寒的也有,治积食的也有,治劳伤虚损的也有。这味药跟病症相符,那味药跟病症就不一定相符了;这味药顺应了病症,那味药很可能就跟病症抵触了。即使符合、顺应病症的药起了作用,可是跟病症不相合的药又在制造新的问题了。利害相冲突时,有利一面常常胜不过有弊的一面,更何况一副药剂中常存在治疗疾病的药少,与疾病有冲突的药多的情况呢? 所以,请医服药,是件危险的事。遇事自己没主见,听信他人,则是危险中的危险啊! 只有谨慎加谨慎,也许才可以略微让人放心吧!

(李渔,号笠翁,清代著名的文学艺术家、养生学家。以上文字编译于他的散文集《李笠翁一家言》)

(二)文化人病中说病

1. 李汉荣:生病使人单纯

在生病的日子里,我们沉静下来;回归到自己的本心,我们变得单纯。

生病使我们安静,老老实实地和自己待在一起,和自己的病、痛苦、药待在一起。这才发现活着并非那么复杂,原来是很单纯的,不就是为了健康?……而在我们发现自己生病之前,我们活得多么复杂多么神秘莫测。病了,才知道我们对生命的索求竟是如此简单,仅仅是两个字:健康。

只要不是绝症和致残的疾病,生病,也是人的一种福分。

生病就要吃药。凡药皆苦,糖不治病,山珍海味不治病。我们必须吞服一剂剂苦药,才会挽救沉沦的肉体。世界的本质进入我们的口腔、咽喉、内脏,药是苦的,世界是苦的;以苦为食物才能疗救我们的虚妄症、狂躁症、贪得无厌症、冷漠无情症,以及种种病症。苦能解毒,我们活着,就是一个中毒的过程。

天下百草都是药,苍天呀,你造我们的时候,就提前准备了如此丰富的药物,莫非你知道我们注定都是一群病人,你才把世界造成一个大的药房?

(李汉荣,作家。以上文字选摘于他的散文《生病》)

2. 萧乾:就医是为了治病

一入晚景,就和医药结起不解之缘。轻则筋骨酸痛,重则波及五脏。于是,打针吃药成为常事,桌边床头总排满了各色大小药瓶。打开报纸,最着迷的不是海湾战争,而是各种特效药的醒目广告。

10岁以前,我喝过不少次兑水的香灰,还囫囵吞下过一只癞蛤蟆——活的!偏方往往就用这种歪门邪道来折磨人。

就医是为了治病,绝不能当中医或西医的忠实信徒,医乃为我所用。我顾的只是自家的健康,绝不去盲目崇拜哪派医法。良医必根据"病人"的证候和体质下药,一种药治不了病,就应该试另外一种。不然,就是拿性命开玩笑。

五脏是连着的,行医最忌头痛医头,脚痛医脚。治病之道,其实就是把五脏相互关系理顺而已。

要理顺,就得通畅。所以在便秘和腹泻之间,我更怕的是前者。人一旦便秘,体内各种毒素杂质就排不出去,最后必然死于中毒。反之,腹泻虽让人衰弱,丧失元气,而且肯定会使体内一些有益的营养也一道付之东流,难免觉得可惜。然而它毕竟把体内有害的沉淀倾泻出去。总比听任它继续积存在体内要好。更何况泄后只消点滴输液,吃点补品,体力仍能很快地回复过来。

(萧乾,当代著名作家。以上文字选摘于他的散文《我的医药哲学》)

3. 贾平凹:人生难得生病

人是由灵魂和肉体两方结合的,病便是灵魂与天与地与大自然的契合出了问题,灵魂已不能领导肉体所致,一切都明白了吧,生出难受的病来,原来是灵魂与天地自然在作微调理。

插一盘小电炉来煎中药,把带耳嘴的沙锅用清水涤了涤,药浸泡了,香点燃了,选一个八卦中的方位和时分,放上沙锅就听叽叽咕咕的响声吧。药是山上的灵根异草,采来就招来了山川丛草中的钟毓光气,它们叽咕是酝酿着怎样扶助你,是你的神仙和兵卒。煎过头遍,再煎二遍,满屋里浓浓的味,虽然搅药不能用筷子,更不得用双筷——双筷是吃饭的——用一根干桃棍儿慢慢地搅,那透过沾湿了的蒙在沙锅的麻纸的蒸气弥漫,你似乎就看到了山之精灵在舞蹈,在歌唱,唱你的生命之曲。

躺在床上吧,心可以到处流浪,你无处不在,无所不能,从未有过这般的勇敢和伟大,简直可以要作一部类似屈原的《离骚》。当你游历了天上地下。前世和来世,熄灭了灯要睡去了,你不妨再说一些话的,给病着的某一部位说话。你告诉它:×呀,你对我太好了,好得使我一直不觉得你的存在。当我知道了你的部位,你却是病了。这都是我的错,请你原谅。我终于明白了在整个身子里你是多么的重要。现在我要依靠你了,要好好保护你了!

生病到这个份上,真是人生难得生病。西施那么美,林妹妹那么好,全是生病生出了境界,若活着没生个病,多贫穷而缺憾。佛不在西天和经卷,佛不在深山寺庙里,佛在熙熙攘攘的人群中,生病只要不死,就要生出个现世的活佛是你的。

我笑我自己一生的命运就是写作挣钱,挣了钱就生病吃药,现在真正成了什么都没有就是有病,什么都有就是没钱。我平日是不吃荤的,总是喜食素菜,如今数年里吃草药,倒怀疑有一日要变成牛和羊。说不定前世就是牛羊所变的吧?

(贾平凹,当代知名作家。以上文字选摘于他的散文《说生病》《病人》)

4. 章武:因病得福

首先,病是一种解脱,它使人暂时避开世俗。文山、会海、电话铃声,全都离你远去,甚至,你连孩子的考分和学费也不必再加考虑。作为病人,你惟一的任务是休息,是接受治疗。西哲诺凡利斯称疾病为"一位教人学会休息的女教师",中国宋代大文豪苏东坡也早就旷达地吟咏过:"病中得闲殊不恶,安心是药更无方。"

因为病,你集中承受着来自亲人、朋友、同事的种种关怀。一束鲜花,一个苹果,一句真诚的祝福,一个关切的眼神,都使你为之感动,使你对人际关系中的光明面充满信心和依恋。

因为病,你结识了许多病友。因为同病相怜,你和你的病友之间最容易敞开心扉作最无保留的倾谈。每个病友身上都有一部长篇小说。你读别人的酸甜苦辣,悲欢离合,同时也在读世态,读人情,读出你自己的人生真谛。

久病成良医,你住一次院,便是免费上了一次医学院。病,更是阅读和思考的大好季节。因为静卧,你可以听新闻,听音乐,读你平时想读却来不及读的许多书。当抗生素、生理盐水、氨基酸和葡萄糖水点点滴滴注入你的血管时,你的灵魂也同时得以洗涤和净化;当医生解剖你的肉体时,你同时也在解剖自己的灵魂。

如果说,人生是一部越写越快的书,那么,一场病便是一个句号、一段承前启后的空白,你出院那天,便喻示着你生命史另起一个段落,另开一个新的章节。因此,病也是一所学校,它教给你许多健康时所得不到的东西,使你更加热爱生命,热爱生活。

（章武，当代作家。以上文字选摘于他的随笔《病的哲学》）

5. 胡占凡：病话蕴真言

别以为病只会叫我们受罪破财甚至丢命，才不是，趁病的机会，我们可以狠狠地捞一把，把那些平时无论如何得不到的好处一次性夺回。不要忘了，病人可是有说不尽的豁免权的，病人就是皇帝。

一旦病字当头，不仅能在家里称王称霸，就是在社会上行走，身份也是陡长三分。

病在帮人调整人事关系和避害上更是功不可没。这一点很容易证实：在络绎不绝的探病队伍里，我们总能够发现有该病人的敌人的身影，有时甚至是平时见面不说话的宿敌。

至于病能避害的道理，古人就懂，动不动就"托病不出"，不管是王朝更迭，还是烽烟四起，只要称病不出，大王老子也奈何不得。

说了病的诸般好处，有一个大前提是万万忽视不得的，那就是，得的一定要是小病或中病，像鲁迅先生描绘的那样，"由侍儿扶着，吐两小口血"才行，不然，血如泉涌或人事不省，大概一样好处也得不到。

（胡占凡，当代作家。以上文字选摘于他的随笔《病话连篇》）

6. 王充闾：疗疴琐忆

病痛，也显示了生命的真实。平时，身强体壮，除了近视，觉察不到四肢五官存在什么毛病，更不知病苦缠身为何物，可以说，几乎失去了生命存在的感觉。现在，倏忽之间，"返老还童"，变成了一个躺在襁褓之中处处要人呵护的婴儿。鱼刺要人一根一根地摘出，米饭要人一口一口地喂下，转侧要人帮，下地要人扶。护士每隔两个小时要量一次体温，测一次血压，摸一次脉搏，还要详细记载饮食、起居状况，以及便溺的时间、次数、颜色。令人想起古代宫廷的"起居注"，于是，一眨眼的工夫，又变成了皇帝。

苏东坡说过，"因病得闲殊不恶，安心是药更无方"。无奈闲则闲矣，心却安不下来。躺在床上，心潮涌荡，百感中来，半个世纪的前尘往事，灵魂的拷打与拯救，个人的生存与死亡、希望与绝望、欢乐与痛苦、成功与失败、骄矜与愧悔、得意与失落，带着一种辽远的时空感，忽刺刺攮聚心头。

当年苏东坡离开杭州的时候，曾经发出过"别后西湖付与谁"的感叹。我倒是没有这类牵挂，卧病期间，想得比较多的是，若是真的到了那个"没有明天的一天"，我那些盈箱累架的图书该如何处置呢？半个世纪以来，节衣缩食，积铢累寸，穷搜尽索，远近营求，居然聚集了一两万册图书，使我坐拥书城，俨然一方寨主。朝夕唔对，时时都能回忆起每册图书背后的无尽沧桑，想到购书当时发生的令人动心动容的故事，想到书本上渗透着的点点心血。事实上，书籍已经成了我的第二生命。一朝主人的生命消逝了,这些书岂不成了可怜的流浪儿?

人的生命具有一次性和不可重复性,而疾病又是伴随着生命而来的。正如白居易所言:"若问病根深与浅,此身应与病齐生。"获得生命之后,不能只知消费它,支配它,享用它,还须考虑怎样滋育它,调适它。应该想到,弄得不好就会得而复失,总有那么一天,会像江淹的五彩笔那样,被"造化小儿"索回。特别是人到中年,生命活力逐渐衰减,人生旅途进入了事故多发期。古人有"三过门间老病死,一弹指顷去来今"的说法,反映了新陈代谢、老病相关的客观规律。

得过一场大病,懂得一些生活的辩证法,也增强了承受能力。就这个意义来说,病床也是大学校。记得一位作家说过,池水不惊、波澜不兴的小时代,人心觉悟的机会,似乎只在病床上。不必生死契阔,必不火烫油煎,只要得过一场大病,被迫躺在床上急救几次,人们就会领悟到健康比什么都要紧。什么大把大把的票子,很重很重的权势,很多很多的住房,成批成打的美女,一切一切平日抓着不放的东西,很可能一转眼间就不再属于自己了。这个时候,也唯有这个时候,才会冷静地思考一回,从前那么苦抓苦拽,究竟为何来?

鲁迅赞颂牛蒡花,说:"野蓟经了几乎致命的摧折,还要开一朵小花。"他还说过:"危险?危险令人紧张,紧张令人觉得自己的生命力。在危险中漫游是很好的。"要体现"自己的生命力",就应以一己的存在为人生确立一种意义。这样,在命运面前,就会发出足够的勇敢与从容,就会"永远沉浸于生命的大飞扬的大欢喜中"。这些,都赋予我以战胜病魔,恢复健康巨大的动力。

(王充闾,当代著名散文家。以上文字选摘于他的散文《疗疴琐忆》)

7. 老舍:小病的作用

大病往往离死太近,一想便寒心,总以不患为是。即使承认病死比杀头活埋剥皮等死法光荣些,到底好死不如歹活着。半死不活的使盖世的英雄泪下如涌呀,拿死吓唬任何生物是不人道的。大病专会这么吓唬人,理当回避,假若不能扫除净尽。

小病便当另作一说了。山上的和尚思凡,比城里的学生要厉害许多。同样,楚霸王不害病则没得可说,一病便了不得。生活是种律动,须有光有影,有左有右,有晴有雨,滋味就含在这变而不猛的曲折里。微微暗些,然后再明起来,则暗得有趣;而明乃更明,至明过了度,忽然烧断,如百度电灯泡然。这个,照直了说,便是小病的作用。常患些小病是必要的。

所谓小病,是在两种小药的能力圈内,阿司匹林与清瘟解毒丸是也。这两种药所不治的病,顶好快去请大夫。咱们现在讲的是自己能当大夫的"小"病。小病可以增高个人的身份。早晨起来,哎呀,头疼!买清瘟解毒丸去,还有阿司匹林吗?不在乎要什么,要的是这个声势。此外,小病两日而能自己治好,是种精神的胜利。人就是别投降给大夫,无论国医西医,一律招惹不得。……预防大病来临,时时以小病发散之,而小病自己会治,这就等于"吃了萝卜喝热茶,气得大夫满街爬!"

— 333 —

有宜注意者:不当害这种病时,别害。头疼,大则失去一个王位,小则能惹出是非。设个小比方:长官约你陪客,你说头疼不去,其结果有不易消化者。怎样利用小病,须在全部生活艺术中搜求出来。看清机会,而后一想象,乃由无病而有病,利莫大焉。

(老舍,当代著名文学家、剧作家。以上文字选摘于他的散文《小病》)

(三)用病趣驱除病痛

1. 咽喉炎咏叹调

慢性咽喉炎,这个病有点像气管炎,但比气管炎好听一些,不会因为有某种谐音而遭人调侃。但它比气管炎苦恼。气管炎不发时行若无事,而咽喉炎鲜有不作祟的。作祟时咽喉处痒痒的,又不能用个"不求人"去搔一下,只能咳嗽,不停地咳嗽。

咳嗽不好听。同样是从喉咙里出来的,咳嗽毕竟不是歌唱,而不停地咳嗽就非常讨人厌了。所以,我是不大愿意出入一些集会什么的,免得别人难受,自己也难受。但有些场合是躲不了的。比如,你能不乘公共汽车么? 记得有一次乘车。偏巧咽喉炎发得厉害,更偏巧座位前头是个时髦女郎。只见我的咳嗽声中,那女郎不时回眸看我——请别误解了,这回眸不是青睐,而绝对是白眼。唐突美人了,心里很是汗颜,没有到站就赶紧下了车,落荒而逃。

咽喉炎还影响了我的家人,妻儿自然不会以白眼待我。但夜深人静,妻儿每每入睡时,被我咳得睡意全无,和我一起辗转反侧,直到东方之既白。

咽喉炎给我带来的另一种戏剧性效果是,咳嗽还可造成别人的误解。一次,我去某地开笔会,主人盛情,一定要我坐主席台。有人发好言后,适逢我咳嗽一声,会议主席以为我要讲话,赶紧把话筒往我前面挪,还带头鼓起掌来,真叫我不知是哭之还是笑之好。

凡此种种,我这慢性咽喉炎虽非大病,带来的后果却不能不予以重视。只是我这个人惰性毛病恐怕更重,所以长期以来,尽管吃了不少苦头,却一直没有很好治疗。……现在。我想彻底治一治这个咽喉炎了。只是听说这毛病较难除根,在这里,我向国手良医们呼吁了!

2. 爱上了高血压

真是冤得很,工资不高、位置不高、心气不高、手段不高、血压倒高起来了。高血压是顶帽子,还基本摘不了,要常相厮守。……不过,高血压也并非全无好处,我的体会,倒是很能锻炼毅力的。此病要每天吃药,一天不能落。毛主席教导我们,一个人做点好事并不难,难的是一辈子做好事。可见坚持一辈子,确是难的。而我这个人,毅力又特别差,总是做不到每天换袜子便是例子,为此没少挨夫人的批评。但现在,我终于能做到天天吃药了。早晨吃药连带换袜子,锻炼出了自己也觉得自豪的毅力。

高血压是不能喝酒的,这就给我带来了第二个好处,我不是杜康的后裔,刘伶的信徒。不善饮酒,饮少辄醉,醉必难受。过去对一些饭局,我总有些说不出的矛盾心态。不去吧,肚子里的馋虫作祟,去吧,又怕被人灌酒,现在不怕了,手握请柬,浑身是胆雄赳赳。当然,袋里也不能让忘了揣一纸病历卡,万一不得已时,拿出来传阅一番。这是我的丹书铁卷。再喜欢恶作剧的人也会放我一马。酒鬼也有人道主义。

如果还有第三个好处的话,那就是家人的照顾了。作为轻度高血压患者,也算是个病号了。家里的氛围本来不赖,现在更加宽松,我偶有失误,夫人的脸色正要变阴,忽然又放晴了,云开日出,速度之快,尤胜川剧中的"变脸"。这自然是出于对我的照顾,让我感动,弄得我心里悄悄谋划,是否把血压装得再严重一点,以博得更多的怜悯与关心?

凡此种种,我对高血压的利弊作了一点总结,说三七开恐怕过了,四六开大抵差不多。六分好处,四分不利,我是个功利主义者,所以不反对高血压。最近,有人告诉我一个秘方,说包治高血压,我并不激动,我倒要慎重考虑一下,是否把这个病彻底治好! 高血压,我是否爱上了你!

3. 吊盐水

一个人只有三天,昨天、今天、明天。昨天已经过去,明天还不可知,只有今天我们抓得住。听这话知我者谓我想有一番作为,建功立业,流芳百世;不知我者,则很可能认为我要诗酒风流,及时行乐,以求不负此生。言犹在耳,意犹在心,谁知,今天我却生病了。出师未捷身先病,长使英雄泪满襟。人生就这样不可把握。

盐水吊了三四个小时,没事做,总要做点事,便看滴注,看药水从皮管内一滴一滴的滴下来,一丝不苟、坚忍不拔。一分钟25滴。可以滴的快一些,但我不敢。水滴石穿,何况血管? 我是看过一些溶洞的,那里的水滴硬是把岩石滴出一个个大坑来,让人叹为观止。我不要这种感叹,我只要一分钟25滴。25滴一分钟。一分钟等于25滴。于是我清晰地看到了时间以具像的形式从眼前经过。孔夫子在一条大河边说过这样一句名言:"逝者如斯夫,不舍昼夜。"讲得很好,但过于笼统、含糊。我以为时间是一滴一滴的,米粒一般。"逝者如'滴夫',不舍昼夜",可能更现代科学些。

这样,把"滴"看透了。再发展一下,去看皮管。这药水从皮管里滴下来,滴不大,皮管自然很细。是条小道。于是,忽然想起许多小道。先是乡下的田埂,也是细细的弯弯曲曲的。我在田埂上走,走了四年。那时候,是想在广阔天地里大有作为的,要改变一点农村的落后面貌的,大概把自己视作治病的药了,真是自作多情。后来,又想起另一条小道:胡志明小道。也是那个时代的小道。大量的物资就是从这条小道上送到前线的。战士的飞速的身影大概也像皮管里的药水一样,一分钟25滴。关于这两种小道的联想,我觉得后一种更确切些。治病和战争差不多,不是你死，就是我活，一定要分个胜负。

却说看了皮管再向上看，那就是倒吊着的药瓶了。药瓶吊在一个铁杆上，铁杆竖立在地上。这是一种模式：一根杆子，垂下一根线（这里是皮管），又吊着一条鱼（这里是一根针戳在手背上），十足的钓鱼模式。我常常钓鱼，今天却当作鱼被钓。而且还不是一条好鱼，是病鱼。

不过，吊盐水确也不错，三四个小时过去，一大二小三瓶吊完，腹泻立刻止住。走出医院，脚步也感到轻快。这才注意到，天上下起雨来了，好在雨不大，一滴一滴的。一分钟25滴？那么，天也在吊盐水了。它是自然打给地球的，这个和我们一样可爱的地球确实也有和我一样的毛病。而且比我重得多。只要看看报纸或者看看身边，就会发现这一点。最近，中东地区发热发得比较厉害，多年来，这个地方一直是个病灶，不知道什么时候能够康复？治这个毛病，恐怕还有赖于自身的免疫力。愿人类在这方面也有长足的进步！

（季振邦，当代作家。以上文字选摘于他的散文《病趣四题》）

4. 白衣人

医学不仅是物质的，而且是精神的。因此，白衣人除了是一个技术知识分子外，还应是一个人文知识分子。

白衣人之角色应该由人类中最优秀的成员来充任。他须集知识、德能、信念于一身，不仅是个技术知识分子，还应兼具人文知识分子的品质——对生命充满虔敬热烈的关怀，对职业高尚的理解及打算，对人性灵魂持有出色的亲和与体贴能力……另外，他还应是个感觉丰富、细腻敏感之人，惟此方能充分采集到患者的感觉，对那些极不确定和模糊的信息作出正确判断、归纳与推理。必须有心灵的参与，其才华和技术方不会打折扣，那些物质"注射"才会在人体上激起神奇的回应与反馈。

相对于白衣人的优越与从容，患者的弱势身份从一开始即注定了。他扮演的是一被动的受虐害者的角色，对自身懵然无知，束手无策，被肉体的秘密蒙在鼓里——而底细和真相却攥在人家手中。由于专业隔膜和知识不对等，白衣人——作为现代医学的唯一权利代表，已成为患者心目中最煊赫的精神砥柱和图腾符号。

尝闻病人家属向主治大夫赠"红包"之事，亦曾睹有人在医生面前苦苦告泣乃至下跪一幕，那时我想，我们的医职人员何以让患者"弱"到此等"不堪"地步呢？那"红包"和"跪"里装的是什么？是人家对你的恐惧与敌意，是对你人格的不信任和诅咒，是痛苦者走投无路的心灵跌撞及挣扎……"包"何以是"红"的？那皱巴巴的币纸分明是喂过血和哭声的啊！从精神意义上讲，窝藏这"包"之人已不再有白衣人的味道，那一点点"红"已把他披覆着的"白"给弄脏了。一个冒牌的赝货。

可以说，从求医的那一刻起，每个患者即以一种亲昵卑谦的态度皈依了对方——承认了其权威及优势地位。除了尊重与敬畏，还混含着类似巴结、讨好、恭维、诌媚、攀附等暧昧成分在里面。尤其在现代医学行为中，这种不对称的心理关系几乎成了一种天然契约,作为医治的精神前提,早已为公共意识所认惯。

美国著名医生刘易斯·托马斯在其自传《最年轻的科学——观察科学札记》中,毫不隐讳地坦言:他对于医生不患重症感到"遗憾"。因为如果那样,他就始终无法体悉患者的恶劣处境,无法真切地感受一个人面临生命危难时的悲伤与恐惧,自然亦无法"亲同己出""感同身受"地去呵护、体恤对方。

(王开岭,当代散文家。以上文字选摘于他的散文:《白衣人:当一个痛苦的人来见你》)

(四)鞭挞讨伐庸医

1.纪晓岚:巧借联语批庸医

清代著名学者纪晓岚(昀),撰写过两则批评嘲讽庸医的楹联,把那些没有真才实学的庸医,勾画得入木三分。而且这两副楹联都是集句联。所谓"集句联",就是把前人的诗句汇集到一起,略微修改几个字而制成的对联。

纪晓岚的第一副嘲讽庸医联语:"不明才主弃;多故病人疏。"上下两联总共只有10个字,是把唐代诗人孟浩然的两句诗,"不才明主弃;多病故人疏"中的两个字("明"字和"故"字)的位置各往前提升了一位,制成的。这一改,意思全变了。孟浩然的两句诗原本是在发牢骚:因为我不争气,英明的皇帝才抛弃我,因为我老患病,才和朋友们渐渐疏远了。而经纪晓岚改制后的联语的意思却变成了:(庸医)诊断疾病不明,财("才"的谐音)主自然弃你而去;(庸医)医疗事故不断,前来看病的人自然越来越少。

纪晓岚的第二副嘲讽庸医联语:"新鬼烦冤旧鬼哭,他生未卜此生休。"上联集自杜甫的《兵车行》,下联集自李商隐的《马嵬》诗。两句话十四个字,原句照搬,一字未改。但意思却变成了嘲讽庸医:你不但不能治病救人,反会招来烦哭不断的新鬼旧鬼害人;患者不幸遇到你这个庸医,甭说期盼未来的幸福;就连眼下的时日恐怕亦难得保全。纪晓岚为什么如此痛恨庸医,据说他的母亲,是因为庸医误诊而离开人世的。

类似纪晓岚批斥庸医的联语,在古人的文集中并不鲜见。例如:"未必逢凶化,何曾起死回"这副对联,就是一位文人在嘲讽一个名字叫"吉生"的庸医。联语中巧妙地借用了人们常用来称赞良医的两句成语——"逢凶化吉"与"起死回生"。既嵌有"吉生"二字,又采取故意隐藏(隐字)的办法,使"吉""生"两字不公开出现在联语表面,并以"未必""何曾"这样公然表示疑问的句式,给这个名叫吉生的庸医以无情的嘲讽和鞭挞。意思是说:只要有你吉生医生在,病人不仅无"吉"、无"生"等健康安全可言,而且甚至连"吉"与"生"的希望都不可能看到,你还有什么脸继续混迹救死扶伤的队伍中!据说此联出后,庸医吉生无地自容,羞愧难当,只好关门走人。

还有一副楹联:"入吾门千差万错,要我诊九死一生。"采取假称手法,以庸医愧悔的口吻道来,让病人从此不要再登门找他治病,否则"九死一生"。寥寥两句话十四个字,就将庸医对医疗安全的危害嘲讽得入木三分。

2. 徐灵胎:名医难为 庸医误人

徐灵胎是清代著名的医学家,他在其编著的医药学专著《医学源流论》中刊载有一篇题目为《名医不可为》的文章,对名医难为,庸医误人,安全医药阐述得十分精辟,至今读来仍发人深省,回味无穷。

(1)名医难为

在徐灵胎看来,当一个合格的医生是很不容易的,当一个声名远播的名医,更是难上加难("为医固难,而为名医尤难")。为什么呢?徐灵胎认为主要原因有两条。第一:名医声价甚高,而盛名之下常常其实难符。也就是说,许多所谓的"名医",并不一定有真才实学和过硬的技术。就是那些有真才实学的名医,由于患病的人及其家属因名医声价太高,觉得难以请得到,或不敢去请,只有当患者"病势危笃、近医束手""病情数变、已成坏症时",才情不得已,硬着头皮来求名医。因此,名医面对的疾病,大都是疑难重症。俗话说,医生只能医不死病,名医又不是神仙,哪能对每个疑难重症都能起死回生之?!第二:名医面对危重棘手的病人,不仅工作压力大,心理压力更大("望之甚切、责之甚重")。倘若这个病人一定能治好或一定治不好,倒也干脆,因为是死是活医生都不用承担责任("犹可免责")。但是,如果遇到那些命悬一线,万死之中有一线生机的病人,所担的风险可就更大了。因为用常规的治疗手段和用药剂量("轻剂")对付、塞责,病人常常很少有救活的希望;如果用超出常规或法度的治疗手段和用药剂量("重剂")义无反顾地背水一战,万一患者有个好歹,则会"谤议蜂起",不仅身败名裂,弄好不好还会承担法律责任。作为医生有一线生机而不去争取,于心不安。但病情的反复转归,瞬息万变,技术再高的名医也很难保证,在争取一线生机时万无一失。因此,徐灵胎总结说,名医治病,较之一般医生要难上加难。

(2)庸医误人

虽然徐灵胎在《名医不可为》一文中并未明确提出"庸医"这一称谓,但他对"名医"的对立面——另一类医者的批评,实际上就是对庸医的鞭挞。只不过文章中将他们称之为徒有虚名的"时医""大医"。徐灵胎说:"获虚名之时医,到处误人"而不承担责任,他们经常靠花言巧语来欺骗和招徕患者("有巧术以致人")。与徐灵胎持相同看法的清代医者周学霆,也对所谓的"大医"给予了无情的鞭挞和嘲讽。认为这些人"衣轻策肥""扬扬得意",不学无术、徒有虚名,只知道用补法治病,不知有多少人"枉死"在他们的手中,甚至连一些游走江湖的医生("草医")也"羞与之为伍"。由此可见,徐灵胎、周学霆等鞭挞的庸医,主要指的是那些挂着名医、大医的招牌而徒有虚名的所谓"大腕"医生。

3. 鲁迅：反对庸医却被庸医所误

20世纪20年代，鲁迅在《'呐喊'自序》《父亲的病》等文章里，通过切身的感受和比较，对当时少数中医的医道和医风进行过尖锐的抨击。一些"取消中医论者"借此"拉大旗作虎皮"，硬说鲁迅先生是反对中医的。20世纪70年代后，鲁迅的儿子周海婴在全国政协第十一届一次会议期间站出来公开为父亲辩解说：鲁迅对于其父亲的病，对于中医药的看法，仅仅是他个人所接触的范围，并不是对全国的中医状况进行判断，鲁迅在文章中提到给父亲治病的中医用的药是"败鼓皮丸"，开的药引有"原配的蟋蟀一对"，治不好了就推给别人，或者推给鬼魂"冤愆"，只说明鲁迅反感是他所经历的庸医，反对的是中医学里的糟粕。事实上鲁迅和他的家人并不是一味地排斥中医，不吃中药。例如：许广平患妇科病，鲁迅曾亲自买中成药"乌鸡白凤丸"给许广平服用，并很快见效。后来鲁迅夫妇还将该药推荐给萧红服用，结果也治愈了萧红的病。据周海婴回忆，他在幼年时曾患过敏性哮喘，就是被"冬病夏治"三伏天在背部穴位贴敷中药治愈的。而且周海婴的慢性胆囊炎也是吃中药治好的。用周海婴的话说："我们家里从来没有拒绝过中医中药，对中医一直都很相信。"

其实，无论是中国土生土长的中医还是域外传来的西医，都是人类优秀科学技术文化的遗产之一，都经过了千百年人类社会发展进步实践的检验，被证明是人们休养生息不可或缺的瑰宝。但由于它们都属于仍旧在不断发展继续完善中的学科，而且操其术以活人命的执业者，从业有先后，技术有高低，所以不可能完全杜绝医疗事故和差错的发生。因此一竿子打翻一船人，全盘否定中医或拒绝西医都是一种虚无主义。事实上，中医和西医都应该发扬光大；中医和西医中的庸医都需要鞭挞讨伐。据周海婴在其所著的《鲁迅与我七十年》所述，鲁迅的突然逝世，很可能是因为西医中的庸医误诊所致。而这个"庸医"就是当年鲁迅的主治医师日本人须藤。

其实，早在周海婴对鲁迅之死提出质疑之前，许多人对鲁迅的死因就已提出过自己的看法。例如1984年2月22日，上海鲁迅纪念馆曾邀请上海九家医院的23位肺科、放射科专家举办了一个鲁迅逝世前最后拍摄的胸部X线片读片会。与会专家"根据病史摘录及1936年6月15日鲁迅拍摄的X线胸片，对鲁迅所患疾病的诊断是：①慢性支气管炎，严重肺气肿；②二肺上中部慢性肺结核病；③右侧结核性渗出性胸膜炎。并根据逝世前26小时的病情记录，一致认为鲁迅先生死于上述疾病基础上发生的左侧自发性气胸"。不仅首次科学地确定了鲁迅致死的病因，而且纠正了此前关于鲁迅死于肺结核的错误说法。又如2002年出版的第一期《鲁迅世界》杂志，发表了一篇题目为《鲁迅先生死于须藤误诊的真相》的署名文章，作者是江苏省鲁迅研究学会理事周正章。文章在认为鲁迅之死主要是因为在鲁迅突患急症的时候，主治医师须藤没有对病因作出正确诊断和及时抢救所致。须藤开始把鲁迅的自发性气胸当作支气管哮喘复发来诊治。继而又错误地认为是心源性哮喘。而且须藤当时在自发性气胸的病理、病因、诊断、治疗上完全具备挽救鲁迅生命的客观条件。也就是说,如果须藤按自发性气胸抢救,鲁迅有可能获救。周正章的文章中还明确指出了须藤几个本可挽救鲁迅生命的关键失误之处:①从 1936 年 10 月 18 日 3 时 30 分鲁迅发作气喘到 19 日凌晨 5 时 25 分撒手而去,共计 26 个小时,完全有充足的抢救时间,但须藤没有分秒必争;②18 日上午 11 时,须藤请福民医院松井医学博士一道为鲁迅会诊,但松井在肺科方面的医学水平并不高明,会诊后俩人一致诊断鲁迅是支气管哮喘转为心源性哮喘,因此请松井会诊是一个严重的失误;③18 日晚上如果须藤能找当时就在上海的美国肺科专家邓医生参加救治鲁迅也许还有挽回的余地,因为邓医生曾为鲁迅看过病,并作出了过正确诊断;④19 日夜里 0 时,如果当时有人想到当年 6 月 15 日拍摄的鲁迅胸部 X 线片,请一位高明的肺结核病专家前来来会诊一下,鲁迅的生命也许也不会在 5 个小时后葬送。

总之,在上述一次又一次的医疗失误中,一个璀璨的巨星终于陨落了。

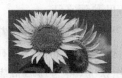

第六部分 和谐环境

这里所谓的"和谐环境"主要指人与大自然以及所置身的社会环境和睦相处。用现代流行的说法通俗地表述就是：人要想健康长寿，就要与其赖以生存的自然环境、社会环境和谐相处、协调发展。

一、权威导向

(一)世界卫生组织：和谐环境的有关论述

1. 全球多数疾病与环境危害有关

世界卫生组织(WHO)2006年6月首次发布的数据显示：世界上大多数疾病都与环境危害有关。这份报告是根据一个迄今为止最为全面的研究作出的。科研人员总共检测了102种疾病，发现其中的85种受到了环境因素的严重影响。研究得出的数据显示，尽管各国之间的差异很大，但无论在哪一个国家，只要努力减少包括环境污染、紫外线辐射、噪声干扰、气候变化、生态系统受损、工作环境恶化等环境灾害，公众的健康状况都可得到改善。该报告还说，在所有的腹泻中，仅有6%的腹泻与环境因素无关。

世界卫生组织说，不安全用水和室内空气污染严重危害5岁以下的儿童，由其引发的死亡人数占死于腹泻和下呼吸道感染人数的74%。简陋的卫生设施和不良的卫生习惯，以及使用固体燃料做饭，是造成不安全用水和室内空气污染的主因，全世界共有23个国家深受其害。在这些国家中，10%以上的死亡都与饮用水质不安全和使用固体燃料烹调导致的室内空气污染有关。该组织强调，低收入国家受环境因素危害的程度最大，每人每年丧失的健康生命年数比高收入国家高出20倍。但即使在那些具有较好环境条件的国家，环境因素造成的医疗支出也占总医疗费用的1/6。世界卫生组织指出，将不同国家和地区的环境因素对健康的影响进行量化，有助于卫生系统和环境部门的国家决策人员确定预防措施中的重点。

这份研究报告表明,通过改善环境,全世界每年可避免 1 300 万人的死亡,在某些国家甚至可预防 1/3 以上的疾病发生。因为恶劣环境所造成的四种主要的致命伤病是痢疾、下呼吸道感染、意外受伤和疟疾。世界卫生组织的专家表示,只要采用一些现有的廉价而又有效的手段,就可以减少上述疾病及其导致的死亡。受环境因素影响最严重的国家为安哥拉、布基纳法索、马里和阿富汗。

世界卫生组织的研究结果显示,清除环境污染对于改善健康状况,收益比付出要大得多。比如,在清洁水源和卫生设施方面投资,回报率高达 8 倍。而在减少室内烟尘污染方面投资,回报率高达 7 倍。世界卫生组织认为,将因环境危害造成的医疗支出进行量化处理可帮助各国政府选择适当的干预措施,只要国家及社区采取预防性措施,推动生活用水处理和储存的安全化以及实行有利于发展与健康的能源政策,都能够大幅减少因环境因素导致的疾病。例如,按照世界卫生组织《空气质量准则》来降低空气污染水平,估计每年将可拯救 86.5 万人的生命。

2. 气候变化威胁人类健康

4 月 7 日是世界卫生日,世界卫生组织总干事陈冯富珍 2008 年在日内瓦召开的记者会上说,世界卫生组织把 2008 年世界卫生日的主题确定为"应对气候变化,保护人类健康",旨在呼吁各国关注气候变化对人类健康的影响。世界卫生组织在当天发表的公报中还详细陈述了气候变化给全球带来的五大令人不安的后果:①农业深受气候影响,气温升高、水旱灾害频发将影响食品安全,加剧农业基础脆弱国家的营养不良,全球每年因营养不良而导致的死亡人数已经达到 350 万;②极端气候现象频发导致灾害死亡人数上升,水灾还会引起霍乱等疾病暴发流行;③缺水或暴雨成灾都会增加痢疾的患病率,痢疾每年造成全球 180 万人死亡;④城市热岛效应直接增加患有心血管疾病或呼吸道疾病的老年人的病死率;⑤气温和降水变化可能改变传播疾病的昆虫的地域分布,其中最令人担心的是疟疾和登革热的传播。陈冯富珍表示,世界卫生组织将加倍努力应对上述威胁。

3. 环境污染最严重的受害者是儿童

世界卫生组织在 2009 年发表的一份公报指出,空气、水源及其他环境污染导致全球每年有 300 万 5 岁以下儿童死亡,并呼吁人们为了下一代的健康,重视环境保护。

公报说,当今世界由于工业化、城市人口膨胀、气候变化、化学产品应用和环境恶化等,使得儿童的身体健康遭受严重威胁。5 岁以下儿童仅占世界总人口的 10%,这个年龄段的儿童缺乏自我保护的能力和知识,因而成了环境污染最大的受害者。在全球环境污染引发的各种疾病中,有 40% 的患者是 5 岁以下儿童。公报指出,目前全球的水源污染十分严重。拉丁美洲和加勒比海地区 86% 的城市废水及亚洲地区 65% 的城市废水未经处理便注入河流、湖泊和海洋。不洁饮用水导致腹泻。全球每年有 180 万人死于腹泻,其中 160 万为 5 岁以下儿童。不洁饮用水还会导致霍乱、痢疾、伤寒和其他肠道寄生虫等诸多疾病。

4. 世界卫生组织呼吁积极控制噪声污染

早在 2004 年世界卫生组织就对全世界的噪声污染情况进行了分析调查,认为噪声污染已经成为影响全球人们身体健康和生活质量的严重问题,呼吁世界各国积极采取有效措施予以控制减少。世界卫生组织在这一年发表的调查报告中说,在美国,生活在 85 分贝以上噪声污染环境中的居民人数 20 年来上升了数倍;在欧盟国家,40％的居民几乎全天受到交通运输噪声污染的干扰,这些居民相当于每天生活在 55 分贝的噪声环境中,其中 20％的人受到的交通噪声污染超过 65 分贝。此外,在发展中国家的一些城市,噪声污染问题也已相当严重,有些地区全天 24 小时的噪声达到 75~80 分贝。

世界卫生组织警告说,噪声污染不但能够影响人的听力,而且能够导致高血压、心脏病、记忆力衰退、注意力不集中及其他精神综合征。研究表明,人听觉最高可以接受 30 分贝的音量,当室内的持续噪声污染超过 30 分贝时,人的正常睡眠就会受到干扰,而持续生活在 70 分贝以上的噪声环境中,人的听力及身体健康将会受到影响。该组织指出,外界噪声污染主要来自航空、公路、铁路运输以及工程施工和工业生产等;而室内噪声污染则来自风扇、电脑及其他家用电器。为此,世界卫生组织建议各国政府将治理噪声污染纳入国家的环保计划,将卫生组织的指导性标准视为噪声治理的长期目标,制定和实施有关噪声管理的法律法规,支持有关减少噪声的科学研究。世界卫生组织在报告的最后表示,该组织将积极协调有关减少噪声污染的国际性研究项目,支持发展中国家的治理噪声计划,制定和完善有关噪声的测量标准,鼓励有关噪声对环境和健康影响的研究,进一步加强有关噪声污染的宣传,让全社会重视噪声污染的危害,减少噪声污染对人类健康的影响。

5. 社会不公是人类的"一大杀手"

2008 年由一些政策制定者、学者、国家前元首和前卫生部长等知名人士组成的世界卫生组织健康问题社会决定因素委员会,曾向世界卫生组织总干事陈冯富珍博士呈交了一份题目为《用一代人时间弥合差距:针对健康问题社会决定因素采取行动以实现卫生公平》的研究报告。研究报告在列举了澳大利亚土著男子的预期寿命比其他澳大利亚男性少 17 岁;印度尼西亚穷人孕产妇死亡率比富人高 3~4 倍;英国最富裕社区与最贫困社区成年人死亡率差距为 2.5 倍以上;内罗毕贫民窟儿童死亡率比该市其他地区儿童高 2.5 倍以上;玻利维亚,未受过任何教育的妇女所生育的婴儿的死亡率为 10％,而中学以上学历妇女生育的婴儿的死亡率为 0.4％;以及美国,1991—2000 年期间,如果不存在白种人与黑种人死亡率差距,886 202 人的生命可以被挽救,其对人的生命的挽救是同期医疗的 5 倍(同期美国医疗进步挽救了 176 633 条生命)等在全球各地调查获得的事实和数据后,明确地指出"政策欠佳、经济失灵和政治失误交杂缠绕在一起,在很大程度上造成世界上大多数人享受不到其在生理上本可达到的良好健康"。进而认为以卫生不公为代表的"社会不公是人类的一大杀手"。

陈冯富珍博士对该份报告及其结果表示欢迎和赞同,她说"卫生不公平实际上是生死攸关的问题。但卫生系统不会自动增进公平。需要发挥空前的领导作用,促进所有行动者,包括卫生部门之外的行动者审查其在卫生领域的作用。初级卫生保健将卫生纳入政府的各项政策,是实现此项目标的最佳框架"。

(二)中国:和谐社会视角下的健康行动

中国古代的哲人先贤,早在两三千年前就已经认识到,人类自古以来到处寻觅的健康长寿,其实就在我们的身边,甚至就在我们每个人的心里。它就是:要想健康要想长寿,就要让自己尽可能地置身于一种和谐的环境中或状态下。如果存疑,不妨先去查查《新华字典》关于"和谐"两个字的字义诠释。"和"字:一是指相安、协调、和睦;二是指平静、不猛烈;三是指平息争端。"谐"字:一是指配合得当;二是指诙谐、滑稽。由字义引申至词义,不难发现,所谓"和谐",既是一种思想认识,也是一套行为准则。主要是指:为人处世一定要和睦协调,举措得当,一旦与周围的人或事发生矛盾或认识分歧,也应尽力使之平息,并相互配合最终确保相安无事;遇到一时解决不了的问题或矛盾,不妨先以"难得糊涂"的态度,幽默诙谐地应对之,不使矛盾激化,留待以后再解决也不迟,因为"天无绝人之路"。

持上述"和谐论"主张的人士还认为,和谐不仅指一个人身体内部的和谐,还包括人与人之间的和谐,人与大自然的和谐。将和谐贯彻于一人,则一身安;将和谐贯彻于一家,则全家安;将和谐贯彻于人世间,则社会安、国家安;将和谐贯彻于整个自然界,则天下安。因此,中国古代的有识之士主张,和谐生活从我做起,通过"修身齐家治国平天下",最终造福整个世界。当代精英主张,构建和谐社会,建设具有中国特色的社会主义,实现国家富强、民族振兴、人民幸福。

1. 依法治理污染 改善居住环境

18 世纪末 19 世纪初的产业革命,使社会生产大力发展,也使大气污染和水污染日趋严重。20 世纪后,化学和石油工业的发展对环境的污染更是雪上加霜。于是世界一些国家先后采取立法措施,以保护人类赖以生存的生态环境。纵观世界各国的具体立法过程,一般均为先地区性立法,然后发展成全国性立法。具体立法内容,最初只是限制工业污染,后来发展为全面的环境保护立法。随着全球性环境污染和破坏的日趋严重,国际环境范围的立法亦应运而生。

从 1979 年 9 月 13 日全国人民代表大会常务委员会原则通过的《中华人民共和国环境保护法(试行)》迄今,30 多年过去了。在这 30 多年的依法治理环境污染的进程中,中国的现代环境法从无到有,已经发展成为了一个独立的、在国家的法律体系中占有重要地位的法律门类。迄今已有 9 部环境保护法律,10 部自然资源管理法律,40多部环保与资源管理的行政法规,100余项环保行政规章,400多项环境标准,1 000多项地方性环境法规问世。可以说,中国改革开放30多年来,环境立法是发展最快的法律门类之一。这种迅速发展,一方面是中国环境问题的严重性和解决问题的迫切性的必然要求,另一方面也是整个国家法治建设推进的必然结果。中国依法治理污染改善人居环境的成就主要表现在以下几个方面:

(1)污染防治的立法涵盖方方面面

在中国,除《环境保护法》这部比较综合性的法律外,目前已经颁布的环境法还有《大气污染防治法》《水污染防治法》《海洋环境保护法》《环境噪声污染防治法》《固体废物污染环境防治法》《放射性污染防治法》《清洁生产促进法》等。其他在污染防治方面较为重要的立法还有针对化学品安全、农药使用、电磁辐射等控制和管理的行政法规、部门规章以及相关的环境标准等。上述这些法律、法规、规章和标准涵盖了恶臭、振动、土壤污染、地面沉降、有害物质控制等方方面面的许多领域。

(2)资源保护的立法得到全面发展

随着可持续发展观念在中国传播和影响的不断扩大,中国自然资源立法中出现和包含了越来越多的侧重于资源可持续利用、资源保护等内容。目前,中国已经制定出台的《森林法》《草原法》《渔业法》《矿产资源法》《土地管理法》《海域使用管理法》《水法》《煤炭法》《海岛保护法》等自然资源法律,基本涵盖了森林、草原、矿产资源、土地、水、海域等主要自然资源。在20世纪90年代末期直至21世纪初期中国的环境与资源立法修订热潮中,这些资源立法大多进行了修订。修订后的内容更加注重了资源的合理利用和保护、恢复原状,不仅使自然资源法在性质上更具环境法的特征,而且使自然资源法律中有关自然保护的法律规范,顺理成章地成为了环境法不可分割的有机组成部分。

(3)生态保护的立法正逐步趋于健全

由于生态保护立法所确立的保护对象,应当包括自然区域和生物多样性的保护。所以,中国生态保护立法的内容主要涉及地域环境保护(如自然保护区、风景名胜区、国家森林公园、河流湖泊、自然文化遗迹以及景观舒适度保护等)和野生生物保护。自20世纪90年代以来,中国陆续颁布了《野生动物保护法》及其两个实施条例、《森林和野生动物类型自然保护区管理办法》《自然保护区条例》《水土保持法》及其实施条例——《野生植物保护条例》《植物新品种保护条例》《农业转基因生物安全管理条例》《病原微生物实验室生物安全管理条例》《风景名胜区条例》《濒危野生动植物进出口管理条例》等生态保护法律、法规。

(4)除环境要素分类方面的立法得到发展外,一些根据特别方面的需要而制定的法律也得到了保证和加强

这些立法包括:《环境影响评价法》《建设项目环境保护管理条例》《规划环境影响评价条例》《清洁生产促进法》《可再生能源法》《循环经济促进法》《中国人民解放

军环境保护条例》《中国人民解放军环境影响评价条例》等。这些立法既不是单纯的污染防治,也不是专门的资源保护,而是对某一方面的环境保护作出的专门规定。

(5)相关立法中与环境保护有关的内容和条文逐步得到强化

即除了上述专门的环境立法外,近年来,中国还在其他一些立法中规定或加强了与环境保护有关的内容。例如1997年的《中华人民共和国刑法》专列一节规定了"破坏环境资源保护罪",并在其他章节规定了环境监管失职罪。《乡镇企业法》中也有多条规定涉及环境和资源保护,如第35条明确要求:"乡镇企业必须遵守有关环境保护的法律、法规,按照国家产业政策,在当地人民政府的统一指导下,采取措施,积极发展无污染、少污染和低资源消耗的企业,切实防治环境污染和生态破坏,保护和改善环境。"又如《农业法》专设了"农业资源与农业环境保护"一章,规定"发展农业必须合理利用资源,保护和改善生态环境"。此外,2007年3月16日颁布的《中华人民共和国物权法》,特别明确规定"不动产权利人不得违反国家规定弃置固体废物,排放大气污染物、水污染物、噪声、光、电磁波辐射等有害物质"。

2. 启动《国家环境与健康行动计划》

为推动环境与健康工作科学开展,保障国家"十一五"规划纲要目标的顺利实现,促进经济社会可持续发展,2007年11月5日国家卫生部、环保总局、发展改革委员会、教育部、科技部、财政部、国土资源部、建设部、交通部、水利部、农业部、商务部、广电总局、统计局、安全监管总局、国务院法制办、气象局、中医药局十八个部委联合制订并发布了《国家环境与健康行动计划(2007—2015年)》。要求全国各省市自治区在结合实际情况制订本地区环境与健康行动计划的同时,认真组织实施这一行动计划。充分表明了中国政府坚持以人为本、落实环境保护基本国策的态度与决心。《行动计划》是中国环境与健康领域的第一个纲领性文件,不仅指明了中国环境与健康事业今后的发展方向和主要任务,而且厘清了有关部门的任务和职责,开创了举国上下齐抓共管,协作共建,推动环境与健康事业发展的新局面,对科学推进中国环境与健康事业发展具有重大的现实指导意义。

(1)《行动计划》出台的背景

改革开放以来,随着中国社会经济的快速发展和城市化进程的不断加快,人民群众的物质生活水平得到了极大的提高。但是与此同时,环境污染和生态破坏问题也日益严重。虽然党和国家在环境污染防治方面采取了许多积极的措施,但由于环境治理"欠债"太多,环境污染的严峻态势一时难以得到根本的遏制。一些地区人民群众的生产、生活等根本利益受到严重损害,甚至因此而引发了群体事件,造成了社会的不稳定。环境污染态势严重状况不仅在短时期内难以得到根本扭转,而且有进一步加剧的趋势。此外,持久性的有机污染物等新型污染对人体健康的危害也不容忽视。因此,在此背景下出台《行动计划》,不仅体现了国家和政府对环境治理的高度重视,而且体现了国家和政府对人民群众健康的深切关怀,和"以人为本"的执政理念。

(2)"以人为本"是《行动计划》的基本指导思想

中共十七大报告提出"必须坚持以人为本。全心全意为人民服务是党的根本宗旨,党的一切奋斗和工作都是为了造福人民。要始终把实现好、维护好、发展好最广大人民的根本利益作为党和国家一切工作的出发点和落脚点。"而"以人为本"正是《行动计划》的基本指导思想。因为环境污染及其导致的健康损害问题直接关系到百姓的环境权益和健康权益,它不仅关乎广大群众的根本利益,而且关系到老百姓的生活质量和生命权益。国家之所以制定和实施《国家环境与健康行动计划》,目的就是要通过建立一整套环境与健康预防、预警和应急工作机制,来发展和完善中国的环境与健康事业。因此,《行动计划》是落实胡锦涛总书记为核心的党的第四代领导集体提出的科学发展观,全面建设小康社会的一项重要举措。

(3)《行动计划》的主要内容

《行动计划》由前言、指导思想与基本原则、目标、行动策略、保障机制五部分内容组成。

①前言

在简要分析全国面临的环境与健康形势后,明确指出:《行动计划》是中国在环境与健康领域制订发布的第一个纲领性文件,为的是指导国家环境与健康工作科学开展,促进我国经济社会可持续健康发展。它既可指导我国解决环境与健康领域存在的突出问题,有很强的针对性,又积极响应了国际社会的有关倡议,借鉴了国外相关的经验。

②指导思想与基本原则

指导思想:贯彻以人为本和全面、协调、可持续的科学发展观,按照构建社会主义和谐社会基本要求,加强环境与健康的管理和研究,解决与人民群众利益密切相关的突出问题,减少环境污染及其健康危害风险,提高处置与服务的能力和水平,保护人民群众身体健康和生命安全,促进发展、环境、健康的和谐统一,为经济社会可持续发展提供有力保障。基本原则:政府主导,社会参与,发挥政府的组织和领导作用,大力动员社会力量与资源,促进公众参与;部门合作,统筹安排,加强部门工作的协调与配合,充分利用现有基础与资源,做到合理部署;预防优先,强化监测,贯彻预防为主的政策与理念,切实提高监测与防范水平,实现源头控制;落实措施,科学实施。注重发展重点和新农村建设,逐步推进公共服务均等化,突出有效治理。

③目标

总体目标:完善环境与健康工作的法律、管理和科技支撑,控制有害环境因素及其对健康的影响,减少环境相关性疾病的发生,维护公众健康,促进国家"十一五"规划纲要中提出的约束性指标和联合国千年发展目标的实现,保障经济社会持续协调发展。阶段目标:2007-2010 年:全面建立环境与健康工作协作机制,制定促进环境与健康工作协调开展的相关制度和环境污染健康危害风险评估制度;完成对现有环境与健康相关法律法规及标准的综合评估,提出法律法规及标准体系建设的需求;完成国家环境与健康现状调查及对环境与健康监测网络实施方案的研究论证;加强环境污染与健康安全评估科学研究。2010-2015 年:开展环境与健康相关法律法规的研究、制定和修订工作,完善环境与健康标准体系;充实环境与健康管理队伍和实验室技术能力,基本建成环境与健康监测网络和信息共享系统,有效实现环境因素与健康影响监测的整合以及监测信息共享;完善环境与健康风险评估和风险预测、预警工作,实现环境污染突发公共事件的多部门协同应急处置;基本实现社会各方面参与环境与健康工作的良好局面。

④行动策略

建立健全环境与健康法律法规标准体系;形成环境与健康监测网络;加强环境与健康风险预警和突发事件应急处置工作;建立国家环境与健康信息共享与服务系统;完善环境与健康技术支撑建设;加强环境与健康宣传和交流。

⑤保障机制

将环境与健康列入政府优先工作领域;设立国家环境与健康组织机构;建立环境与健康工作协调机制。

需要指出的是,由于中国环境与健康工作起步较晚,管理能力和水平还存在很大不足,虽然有《行动计划》做指导,但也只是迈开了万里长征第一步,因为今后环境保护工作将面临更大的挑战、更高的要求。

3. 以人为本构建和谐社会

2006 年 10 月 11 日中国共产党第十六届中央委员会第六次全体会议通过了《中共中央关于构建社会主义和谐社会若干重大问题的决定》(以下简称《决定》)。《决定》由"构建社会主义和谐社会的重要性和紧迫性""构建社会主义和谐社会的指导思想、目标任务和原则""坚持协调发展,加强社会事业建设""加强制度建设,保障社会公平正义""建设和谐文化,巩固社会和谐的思想道德基础""完善社会管理,保持社会安定有序""激发社会活力,增进社会团结和睦"和"加强党对构建社会主义和谐社会的领导"八部分内容组成。

(1)构建社会主义和谐社会的指导思想

《决定》认为:社会和谐是中国特色社会主义的本质属性,是国家富强、民族振兴、人民幸福的重要保证。构建社会主义和谐社会,是中国共产党以马克思列宁主义、毛泽东思想、邓小平理论和"三个代表"重要思想为指导,全面贯彻落实科学发展观,从中国特色社会主义事业总体布局和全面建设小康社会全局出发提出的重大战略任务,反映了建设富强民主文明和谐的社会主义现代化国家的内在要求,体现了全党全国各族人民的共同愿望"。

(2)关于构建社会主义和谐社会的目标任务

构建社会主义和谐社会的具体目标任务是:到2020年,社会主义民主法制更加完善,依法治国基本方略得到全面落实,人民的权益得到切实尊重和保障;城乡、区域发展差距扩大的趋势逐步扭转,合理有序的收入分配格局基本形成,家庭财产普遍增加,人民过上更加富足的生活;社会就业比较充分,覆盖城乡居民的社会保障体系基本建立;基本公共服务体系更加完备,政府管理和服务水平有较大提高;全民族的思想道德素质、科学文化素质和健康素质明显提高,良好道德风尚、和谐人际关系进一步形成;全社会创造活力显著增强,创新型国家基本建成;社会管理体系更加完善,社会秩序良好;资源利用效率显著提高,生态环境明显好转;实现全面建设惠及十几亿人口的更高水平的小康社会的目标,努力形成全体人民各尽其能、各得其所而又和谐相处的局面。

(3)构建社会主义和谐社会遵循的原则

①必须坚持以人为本

始终把最广大人民的根本利益作为党和国家一切工作的出发点和落脚点,实现好、维护好、发展好最广大人民的根本利益,不断满足人民日益增长的物质文化需要,做到发展为了人民、发展依靠人民、发展成果由人民共享,促进人的全面发展。

②必须坚持科学发展

切实抓好发展这个党执政兴国的第一要务,统筹城乡发展,统筹区域发展,统筹经济社会发展,统筹人与自然和谐发展,统筹国内发展和对外开放,转变增长方式,提高发展质量,推进节约发展、清洁发展、安全发展,实现经济社会全面协调可持续发展。

③必须坚持改革开放

坚持社会主义市场经济的改革方向,适应社会发展要求,推进经济体制、政治体制、文化体制、社会体制改革和创新,进一步扩大对外开放,提高改革决策的科学性、改革措施的协调性,建立健全充满活力、富有效率、更加开放的体制机制。

④必须坚持民主法治

加强社会主义民主政治建设,发展社会主义民主,实施依法治国基本方略,建设社会主义法治国家,树立社会主义法治理念,增强全社会法律意识,推进国家经济、政治、文化、社会生活法制化、规范化,逐步形成社会公平保障体系,促进社会公平正义。

⑤必须坚持正确处理改革发展稳定的关系

把改革的力度、发展的速度和社会可承受的程度统一起来,维护社会安定团结,以改革促进和谐、以发展巩固和谐、以稳定保障和谐,确保人民安居乐业、社会安定有序、国家长治久安。

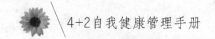
⑥必须坚持在党的领导下全社会共同建设

坚持科学执政、民主执政、依法执政,发挥党的领导核心作用,维护人民群众的主体地位,团结一切可以团结的力量,调动一切积极因素,形成促进和谐人人有责、和谐社会人人共享的生动局面。

(4)坚持协调发展,加强社会事业建设

①扎实推进社会主义新农村建设,促进城乡协调发展。

②落实区域发展总体战略,促进区域协调发展。继续推进西部大开发,振兴东北地区等老工业基地,促进中部地区崛起,鼓励东部地区率先发展,形成分工合理、特色明显、优势互补的区域产业结构,推动各地区共同发展。加大对欠发达地区和困难地区的扶持。

③实施积极的就业政策,发展和谐劳动关系。

④坚持教育优先发展,促进教育公平。

⑤加强医疗卫生服务,提高人民健康水平。坚持公共医疗卫生的公益性质,深化医疗卫生体制改革,强化政府责任,严格监督管理,建设覆盖城乡居民的基本卫生保健制度,为群众提供安全、有效、方便、价廉的公共卫生和基本医疗服务。

⑥加快发展文化事业和文化产业,满足人民群众文化需求。加强城乡社区体育设施建设,广泛开展全民健身活动,提高竞技体育水平。

⑦加强环境治理保护,促进人与自然相和谐。以解决危害群众健康和影响可持续发展的环境问题为重点,加快建设资源节约型、环境友好型社会。优化产业结构,发展循环经济,推广清洁生产,节约能源资源,依法淘汰落后工艺技术和生产能力,从源头上控制环境污染。实施重大生态建设和环境整治工程,有效遏制生态环境恶化趋势。

(5)加强制度建设,保障社会公平正义

①完善民主权利保障制度,巩固人民当家作主的政治地位。

②完善法律制度,夯实社会和谐的法治基础。

③完善司法体制机制,加强社会和谐的司法保障。坚持司法为民、公正司法,推进司法体制和工作机制改革,建设公正、高效、权威的社会主义司法制度,发挥司法维护公平正义的职能作用。

④完善公共财政制度,逐步实现基本公共服务均等化。

⑤完善收入分配制度,规范收入分配秩序。坚持按劳分配为主体、多种分配方式并存的分配制度,加强收入分配宏观调节,在经济发展的基础上,更加注重社会公平,着力提高低收入者收入水平,逐步扩大中等收入者比重,有效调节过高收入,坚决取缔非法收入,促进共同富裕。

⑥完善社会保障制度,保障群众基本生活。适应人口老龄化、城镇化、就业方式多样化,逐步建立社会保险、社会救助、社会福利、慈善事业相衔接的覆盖城乡居

民的社会保障体系。

（6）建设和谐文化，巩固社会和谐的思想道德基础

①建设社会主义核心价值体系，形成全民族奋发向上的精神力量和团结和睦的精神纽带。

②树立社会主义荣辱观，培育文明道德风尚。坚持依法治国与以德治国相结合，树立以"八荣八耻"为主要内容的社会主义荣辱观，倡导爱国、敬业、诚信、友善等道德规范，开展社会公德、职业道德、家庭美德教育，加强青少年思想道德建设，在全社会形成知荣辱、讲正气、促和谐的风尚，形成男女平等、尊老爱幼、扶贫济困、礼让宽容的人际关系。普及科学知识，弘扬科学精神，养成健康文明的生活方式。发扬艰苦奋斗精神，提倡勤俭节约，反对拜金主义、享乐主义、极端个人主义。

③坚持正确导向，营造积极健康的思想舆论氛围。正确的思想舆论导向是促进社会和谐的重要因素。

④广泛开展和谐创建活动，形成人人促进和谐的局面。注重促进人的心理和谐，加强人文关怀和心理疏导，引导人们正确对待自己、他人和社会，正确对待困难、挫折和荣誉。加强心理健康教育和保健，健全心理咨询网络，塑造自尊自信、理性平和、积极向上的社会心态。

（7）完善社会管理，保持社会安定有序

①建设服务型政府，强化社会管理和公共服务职能。

②推进社区建设，完善基层服务和管理网络。

③健全社会组织，增强服务社会功能。

④统筹协调各方面利益关系，妥善处理社会矛盾。

⑤完善应急管理体制机制，有效应对各种风险。

⑥加强社会治安综合治理，增强人民群众安全感。

⑦加强国家安全工作和国防建设，保障国家稳定安全。

（8）激发社会活力，增进社会团结和睦

①增强全社会创造活力，形成万众一心共创伟业的生动局面。

②巩固和壮大最广泛的爱国统一战线，充分调动各方面积极性。

③加强海内外中华儿女的团结，为实现中华民族的伟大复兴而奋斗。

④坚持走和平发展道路，营造良好外部环境。

（9）加强党对构建社会主义和谐社会的领导

①提高各级领导班子和领导干部领导社会主义和谐社会建设的本领。

②加强基层基础工作。构建社会主义和谐社会，重心在基层。

③建设宏大的社会工作人才队伍。造就一支结构合理、素质优良的社会工作人才队伍，是构建社会主义和谐社会的迫切需要。

④深入开展党风廉政建设和反腐败斗争。

二、研究进展

（一）环境及环境污染对健康的影响

人们常说的自然环境（自然界），其实是由大气圈、水圈、岩石圈和生物圈共同组成的物质世界。由空气、水、土壤等组成。

所谓环境污染，主要指由于自然或人为的原因，使有害因素进入环境，扰乱和破坏了生态系统的平衡，对人类和其他生物造成直接的、间接的或潜在的有害影响。人们常将进入环境并引起污染或环境破坏的物质称作环境污染物。按环境污染物的属性，环境污染可分为三大类①生物性污染。如病原微生物、寄生虫和各种有害动植物（有毒动植物、鼠类、有害昆虫等）进入环境造成的污染。②化学性污染。常见的有有害气体（二氧化硫、氮氧化物、氯气、一氧化碳、硫化氢等）、重金属（铅、汞、镉等）、农药（有机磷、有机氯农药等）及其他无机及有机化合物污染等。③物理性污染物。如噪声、振动、电离辐射、非电离辐射以及核污染等。环境污染对健康造成的危害，可按损害的程度及影响，分为急性危害、慢性危害和远期危害。这些危害在大气污染、水源污染和土壤污染等领域，表现得尤为明显和突出。

医学专家认为，中国每年 200 多万癌症死亡者，70％与环境污染有关。目前，中国恶性肿瘤死亡率前 5 位依次：肝癌、胃癌、食管癌、肺癌和肠癌。

1. 空气及空气污染对健康的影响

空气是人类生存不可缺少的物质条件。一个成年人每天要吸入相当于 13kg 重的 15m³ 的新鲜空气，相当于每日饮食重量的 10 倍，饮水重量的 3 倍。一个人在特殊环境下十多天不吃不喝尚可生存，但几分钟、十几分钟不呼吸空气就会死亡。空气质量的好坏直接影响人体的生理活动。新鲜空气的主要成分是氧和氮，其中氧气占空气总体积的 21％，氮气占 78％。氧气是人体的生命元素，它在肺泡和毛细血管内与血红蛋白结合并被输送到全身，通过营养作用释放出人体活动需要的能量。氮是人体的营养元素，它经过微生物的作用进入土壤，被植物吸收并通过饮食形成生命的必需基础物质——蛋白质，供人体生理需要。此外，空气中还含有少量对人体健康非常有益的负离子，科学研究证实，每立方厘米空气中含有 10 万～100 万个负离子，能杀死细菌病毒，抑制疾病蔓延，有防治疾病的作用。

空气污染又称大气污染。按国际标准化组织（ISO）的定义，所谓"大气污染通常系指由于人类活动或自然过程引起某些物质进入大气中，呈现出足够的浓度，达到足够的时间，并因此危害了人体的舒适、健康和福利或环境的现象"。因此，凡是能使空气质量变坏的"某种物质"，都可以被认为是大气污染物。目前已知的大气污染物大约有 100 多种，有自然因素（如森林火灾、火山爆发等）所致，也有人为因素(如工业废气、生活燃煤、汽车尾气、核爆炸等)所致,以人为因素,特别是工业生产和交通运输造成的污染为主。主要污染过程由污染源排放、大气传播、人与物受害三个环节构成。影响大气污染范围和强度的因素有污染物的性质(物理的和化学的)、污染源的性质(源强、源高、源内温度、排气速率等)、气象条件(风向、风速、温度层结等)、地表性质(地形起伏、粗糙度、地面覆盖物)等。大气污染对人体健康造成危害的后果十分严重,可分为急性中毒和慢性损害两类。其中部分尘埃能直接进入肺部导致肺癌的发生。德国的一项调查表明:每 100 立方米大气中,3、4-苯并吡为 $10\sim12.5\mu g$ 时,居民肺癌的病死率为 25/10 万,而当每 100 立方米大气中 3、4-苯并吡的含量上升为 $17\sim19\mu g$ 时,居民肺癌的病死率就上升为 38/10 万。美国的研究者也发现,大气中 3、4-苯并吡浓度每增加 $0.1\mu g$/100 立方米,居民肺癌的发病率则相应提高 5%。据测算,中国每年因空气污染导致约 1 500 万人患支气管病,23 万人患呼吸道疾病,13 万人死于心脏病。

2. 水及水污染对健康的影响

水是生命的源泉,水约占人体体重的 2/3,是构成人体最主要的物质。人体的各种生理功能都要在水的参与下才能完成和实现。没有了水的润滑作用,关节就不能灵活自如地活动,内脏也不能相互挤压在一起而相安无事。由于水的比热很大(是铁的 10 倍、汞的 30 倍),所以人体内的水温很少波动,人的体温才能因之保持平稳。由于水有很大的黏滞度和很大的表面张力,所以在心脏的驱动下血液才可能流遍全身,直至进入最细的毛细血管,而又不至于因一个小小的伤口而流血不止。由于水对食物和盐类有很强的溶解性,所以人体才能够通过体液交换吸收各种各样的养分,排泄掉各种不需要的废物。

所谓水污染,指的是由于人类的活动,出现了污染物被排入江河、湖海、水库或地下水中,使水质、底泥的理化性状和生物种群发生变化,降低了水体的使用价值这一现象。据世界卫生组织统计,世界上许多国家正面临水污染和资源危机:每年有 300 万~400 万人死于和水污染有关的疾病。在发展中国家,各类疾病有 80% 是因为饮用了不卫生的水而导致的。据报告,中国的 54 条主要河流中,目前有 27 条被污染;全国 44 个被调查的城市中,有 41 个城市的地下水源曾受到过不同程度的污染。另有报告说,中国的一些海湾也受到不同程度的污染,并因之造成巨大的经济损失。水源污染对人体健康的影响是多方面的。含病原菌的人畜粪便、污水一旦污染水源,常可引起肠道传染病的流行。水体遭受有毒化学物质污染后,通过饮水、食物链的形式可使人群发生急慢性中毒,甚至死亡。众所周知的 20 世纪发生在日本熊本县水俣湾的"水俣病",就是由于当地居民长期摄入富集有甲基汞的鱼虾和贝类,而引致了中枢神经性疾患(属公害病的一种)的发生。水污染不仅可使水质的感官性状恶化,妨碍水源的正常利用,还会使水中微生物正常的生长、繁殖受到抑制,而影响水中有机物的氧化分解,损害水源的天然自净能力,而使水源的卫生状况出现下降。

3. 土壤及土壤污染对健康的影响

土壤是陆生生物生存的基础,也是多种生物的生活介质,人类由土壤取得饮水(如地下水),由土壤获得动物性、植物性食物。从环境科学角度看,土壤在保护人类生存环境中具有以下三种积极作用:①净化作用。这是因为土壤中含有的许多微生物和土壤动物,能对外界进入的各种物质进行过滤、分解和转化。②仓储供应作用。这是由于土壤中含有有机的和无机的胶体具有庞大的表面积,能像"仓库"那样吸附各种阳离子、阴离子和某些分子,对生物需要的许多必需物质起着蓄积和供应作用。③纽带联系作用。土壤介于岩石圈、水圈、大气圈和生物圈之间,动植物,特别是植物直接生长在土壤上,植物从土壤中吸收可溶性物质,人类再由植物或动物中获得营养物质和能量。人及动、植物死亡后仍还原于土壤,经土壤的作用再转化为无机质,并通过食物链进行营养物质和能量的循环,土壤把人类与自然密切地联系在了一起。

人为活动产生的污染物进入土壤,积累到一定程度引起土壤质量恶化,并造成农作物中某些指标超过国家标准的现象,即为土壤污染。污染物进入土壤的途径:①污水灌溉。用未经处理或未达到排放标准的工业污水灌溉农田,是污染物进入土壤的主要途径。②酸雨和降尘。工业排放的二氧化硫、氮等有害气体在大气中发生反应而形成的酸雨,以自然降水形式进入土壤,引起土壤酸化;冶金工业烟囱排放的金属氧化物粉尘,在重力作用下以降尘的形式进入土壤,形成以排污工厂为中心、半径为 2~3 千米范围的点状污染。③汽车排气。汽油中添加的防爆剂四乙基铅随废气排出污染土壤,在行车频率高的公路两侧常形成明显的铅污染带。④向土壤倾倒固体废弃物、掩埋放射源。除堆积场所土壤直接受到污染外,废弃物、放射源在自然条件下的二次扩散,常常形成更大范围的污染。⑤过量施用农药、化肥导致。

土壤污染对健康可能造成的危害:①被病原体污染的土壤能传播伤寒、副伤寒、痢疾、病毒性肝炎等传染病。②被有机废弃物污染的土壤,是蚊蝇孳生和鼠类繁殖的场所,而蚊、蝇和鼠类又是许多传染病的传播媒介。③土壤被有毒化学物污染后,主要是通过农作物、地面水或地下水对人体产生影响,甚至引发人群的饮水或食物中毒。④土壤被放射性物质污染后,通过放射性衰变产生的 α、β、γ 射线,能穿透人体组织,使机体的一些组织细胞死亡。这些射线还可通过饮食或呼吸进入人体,造成内照射损伤,甚至可使受害者发生癌症。⑤被有机废弃物污染的土壤腐败分解后散发出的恶臭,也可污染空气。此外,许多有机废弃物或有毒化学物质因能阻塞土壤的孔隙,可破坏土壤的结构,影响土壤的自净能力。有时还因能使土壤处于潮湿污秽状态,直接影响居民的健康。

4. 居室污染对健康的危害

世界银行估计,中国每年有 40 万人死于跟污染有关的疾病,例如肺病和心脏病。中国环境规划研究院进行的研究也发现,中国每年有 30 万人死于室外污染;11.1 万人死于室内污染。居室空气污染自古以来主要为"生物型"和"煤烟型",例如使用固体燃料做饭造成室内空气污染。但是在当前,以化学型为特征的第三代室内空气污染,已逐渐影响到现代家庭的安全与健康。三、四年前北京市卫生局对该市部分住宅区和写字楼进行过一次抽查检验,结果发现,新装修后居室中甲醛的含量普遍超标,最高者竟超过国家规定标准 73 倍。与此同时,天津市疾病预防与控制中心对该市新建及新装修的 180 余户幼儿园、写字楼、家庭居室近 3 万平方米的建筑,也进行了一次调查监测,结果发现居室内空气质量的合格率仅为 34.7%。不合格的居室空气中,氨的污染最为严重,平均超过国家控制标准 36.5 倍。上述事实不容置疑地提醒人们,居室装修造成的污染及其危害,已经成为目前影响居民身体健康的大敌。居室污染物质中,仅具有挥发性的各种有机化合物就多达 300 多种,其中最主要、最常见、危害最大的 5 种污染物质是:甲醛、苯及同系物、氨、氡和装修用石材本身具有的放射性,人称居室健康五大"隐形杀手"。甲醛是一种无色却有强烈刺激性的气体,长期低剂量接触,可引致慢性呼吸道疾病、眼部疾病、女性月经不调和紊乱、妊娠综合征、新生儿畸形、精神抑郁症和癌症等疾病。苯也是一种无色的具有特殊芳香味的气体,也是一种很强的致癌物质。调查数据显示,在城市儿童白血病患者中,90%的家庭一年内进行过室内装修。居室装修污染导致的疾病还有许多,例如心动过速综合征、类烟民综合征、群发性皮肤病等。此外,装修用石材本身所含放射性物质的超标,可直接导致癌症和白血病的发生。

(二)中国的健康风险

中国经济和社会的发展伴随着中国人口面临的健康风险的改变。当重大的健康风险仍然伴随着贫困和不发达特别是农村地区的不发达时,工业化和城市化又产生了新的健康风险。以下关于中国当前在营养、环境、生活方式和工作场所方面面临的健康新风险。转载自 2006 年 10 月世界卫生组织驻华代表处和中国国务院发展研究中心社会发展研究部合作编写的研究报告《中国:医疗卫生、贫困和经济发展》。这个报告不仅总结了中国自 1979 年改革开放以来面临的健康方面的主要挑战,而且报告了中国政府为应对这些挑战而施行的战略。报告的"附录一"还简要介绍了现今中国在营养、环境、生活方式和工作场所方面面临的风险。

1. 营养风险

(1)营养不足

中国食品利用的改善虽然从整体上将 5 岁以下儿童低体重率从 1992 年的18%降为 2002 年的 7.8%,身材矮小率从 1992 年的 33%降为 2002 年的 11%。然而,农村地区的营养不良率仍是城市地区的 3 倍。中国西部省份有 40%以上的儿童被认为是轻度或中度发育不良。就全国而言,100 万新生儿(占全部幼儿的

5.9％)系出生低体重。贫困县的比例为12％。而且,自20世纪90年代起,低收入群体的营养状况明显下降,原因是食品、教育、住房和医疗服务的价格猛涨。对于低收入家庭而言,生活费用的增长速度高于收入的增长速度。

(2)维生素和矿物质的缺乏

通过1999年对人口普遍补充碘盐,中国在碘缺乏症(IDD)防治方面取得了长足的进步。现在碘缺乏症仅限于个别省份如西藏、青海、新疆和海南。然而一个许多省份都存在的严重问题铁缺乏症－缺铁性贫血和缺叶酸性贫血依然存在。2000年农村地区育龄妇女缺铁性贫血患病率为41％,城市地区为28％;农村地区5岁以下儿童缺铁性贫血患病率为27％,城市地区为12％。缺叶酸性贫血导致一些省份的农村地区存在高发性神经管缺陷,例如,2000年山西省神经管缺陷症患病率为19‰。

(3)肥胖症

城市地区10－12岁儿童大约有27％体重超重。在一些主要大城市如上海、天津和北京,大约15％的成年人被视为超重或过于肥胖。据估计,中国超重和肥胖症比例分别为22％和3％。一些与肥胖症有关的疾病如糖尿病和心血管疾病正在成为公共卫生方面的严重问题。在加工食品和"快餐"迅猛的营销活动的支持下,城市化和快速发展的食品工业导致与肥胖症有关的消费模式。

2. 环境风险

推动中国经济发展的工业化浪潮加重了环境面临的众多挑战,进而威胁中国的健康状况。空气和水污染引发的疾病、伤残和早逝,在20世纪90年代造成的经济损失估计超过了GDP的9％。人们日益认识到工业和城市垃圾造成的空气和水污染,以及过度使用化肥和农药对中国健康状况的负面影响,并促使人们采取严格的环保法律和法规。然而,对于法律和法规的实施并不十分得力,所以环境恶化的趋势仅能缓慢改变,而且各地进展不尽相同。

(1)空气

无论是主动吸入空气还是被动吸入,空气质量和肺部疾病之间的关系毋庸置疑。2002年,中国3/4的城市地区的空气质量低于国家标准,肺部疾病已成为中国导致死亡的第二号杀手。自20世纪90年代以来,政府一直关注空气质量的控制。尤其自1996年以来,全国空气主要污染物的排放如二氧化硫和颗粒物质已经降低,但新的问题又出现了。在一些大城市,机动车的排放严重恶化。2002年,在全世界污染最严重的20个城市中,中国占16个。在农村地区,由于家庭使用固体燃料,室内空气污染成了一大问题。

(2)水

饮用安全卫生水虽然近年来取得了飞跃进步,但直到2003年中国才有34％的农村人口用上洁净自来水,而城市人口饮用自来水的比例为96％;20％的农村人口还在使用不安全饮用水(如江河湖水、塘沟渠水、宅沟水等)。由于工业和农业排放以及城市垃圾的处理,中国许多地区的地下水预计若干年后将出现退化。此外地下饮用水源富含砷和氟是造成中国一些地区出生缺陷和死亡的主要原因。

(3)卫生厕所

中国城市地区的卫生厕所问题大部分得到解决,而农村地区的卫生厕所状况依然严重。70%~80%的农户没有卫生厕所,而城市地区仅为13%。根据国际上的研究,缺少卫生厕所设施对人们的健康是有害的,因此这种状况令人担忧。

3. 生活方式和工作场所风险

(1)烟草

虽然自从20世纪90年代以来,中国15岁及以上人口的吸烟率一直在下降。但调查显示,2003年中国有大约一半的男性人口(大约有3%的女性人口)在吸烟。全国15岁及以上人口的吸烟率为26%(城市地区为24%,农村地区为27%)。每个烟民每天平均吸烟16支。与吸烟率减少相比,重度吸烟者和吸烟者吸烟量增加了。中国有一半以上的儿童系被动式吸烟。这种状况与以下病例的增加有关:下呼吸道传染病、中耳炎、慢性呼吸症状、哮喘、肺部功能减弱以及婴儿猝死症状的增加。虽然中国签订了《烟草控制框架公约》,卫生部也采取了措施来提高人们对吸烟危害的认识,但减少烟草的使用仍面临众多挑战。例如,对吸烟危害的理解似乎有局限性,60%的成年人承认他们对吸烟和被动吸烟的危害了解不多。

(2)酒精

中国2003年全国性和地区性的调查显示,虽然在15岁及以上的人口中有80%的人从不沾酒,但酒精消费和与酒精有关的问题却在增加。湖北省武汉市的一项调查发现,在2002—2003年,近15%的人口(估计全国有8.2%的人口,其中男人占15%,女人占1%)属于酗酒。酗酒除造成社会混乱以外,还造成健康方面的严重后果。最为突出的问题是酒精性肝病(ALD),这个问题在中国虽然不如在西方那样普遍。但近年来,随着生活水平的提高,酒精消费的增加,嗜酒人员罹患酒精性肝病的人数也在快速增加。陕西省西安市的一项调查表明,在接受问卷调查的典型男性饮酒人员中,有6.1%患有酒精性肝病。

(3)体育活动

国际经验表明,第二、三产业的增长对经济发展一直是重要的贡献因子。但是,快速的城市化以及劳动力从农业向工业部门和服务业部门的转移使得人们更多采用静态的生活方式。调查发现中国人的体育活动在减少,这一问题应该引起广义的健康促进政策的注意。

(4)职业风险

在中国,工作场所的风险是造成疾病、伤害和死亡的一个主要根源。2003年中国职业事故率占职工总数的1.3‰,死亡率为15.4/10万。相比之下,国际劳工组织对世界范围职工死亡风险率的估计为 8.3/10 万。在中国所有职业病和工伤中,85%是煤矿所造成的。2003 年,煤矿报告有 558 000 例尘肺病,其死亡率高达32%。

4. 改进的七条建议

围绕上述存在风险《中国:医疗卫生、贫困和经济发展》报告的合作者提出了 7 项改进建议:

(1)全力关注商定的卫生重点目标

制定远景规划和加强领导。重点是优先的公共卫生项目。

(2)促进公共卫生系统的公平性

在城乡地区界定公共卫生的范围。重点是实现在全国范围内公共卫生体系的可及性和充分利用。

(3)提高卫生服务的效率和质量

调整资源供给和卫生服务提供的结构,以提高效率。建立激励机制、提高人力资源能力和制度化的机制以提高质量。

(4)改革卫生筹资

制定中期卫生投资计划,以取得财政负担能力和卫生需要之间的平衡。修订政府间财政制度,给地方政府足够资金。

(5)提高制定卫生政策的能力

扩大对卫生信息的报告、监测和分析,为政策的制定和实施提供及时和客观的依据。提高政府依据相应指标制定和修订政策的能力。

(6)推进高层综合协调

成立一个高层次的委员会以协调相关方面的政策措施,并制定清晰合理的卫生政策。将医院纳入公共卫生计划,促进卫生服务提供机构之间的合作。

(7)建立一个更健全的问责制和执行系统

使用各种信息渠道来加强问责制。提供卫生执法机构的能力。

(三)低碳概念与低碳生活

1. 低碳概念

低碳,英文写作 low carbon。指的是尽可能低的温室气体(二氧化碳为主)排放。是在全世界因工业经济的发展、人口的剧增、二氧化碳排放量愈来愈大、地球臭氧层正遭受前所未有的破坏,全球灾难性气候变化屡屡出现的背景下,被有识之士提出,并引起世界各国政府重视的。发展低碳经济,建设低碳社会,已经成为我国的战略重点和全民教育的重要方向。

"低碳生活"虽然是新概念,但提出的却是世界可持续发展的老问题,它反映了人类因气候变化而对未来产生的担忧。世界对此问题的共识日益增多。全球变暖等气候问题致使人类不得不考量目前的生态环境。

哥本哈根气候变化峰会自 2009 年 12 月 7 日开幕以来,就被冠以"有史以来最重要的会议""改变地球命运的会议"等各种重量级头衔。这次会议试图建立一个温室气体排放的全球框架,也让很多人对人类当前的生产和生活方式开始了深刻的反思。纵然世界各国仍然围绕减排问题进行着艰苦的角力,但"低碳"这个概念几乎得到了广泛的认同。

人类意识到生产和消费过程中出现的过量碳排放是形成气候问题的重要因素之一,因此,要减少碳的排放,就要相应优化和约束某些消费和生产活动。尽管仍有学者对气候变化原因持不同看法,但由于"低碳生活"理念至少顺应了人类"未雨绸缪"的谨慎原则和"治未病不治已病"的预防为主的思想。于是"低碳生活"理念也就渐渐地被世界各国所接受。低碳生活的出现不仅告诉人们,你可以为减碳做些什么,还告诉人们,你应该怎么做。

2. 低碳生活

低碳生活,指的是人们在日常生活的衣食住行饮用中耗用的能量要尽可能地少,也就是说通过每个人尽可能地降低个人生活耗用的能量,实现降低碳、特别是减少二氧化碳排放的目的。用中国环境科学学会一位负责人的话讲:节能就是最大的减碳。也就是说,低(减)碳首先主要落实在生产上,例如大力开发水能、核电、风能和太阳能等清洁能源,以减少温室气体排放。其次是让减碳成为每个人义不容辞的责任,变过去的"众人拾柴火焰高",为今后的"众人节能排碳低"。

低碳生活,直接影响我们每个人的身体健康。因为高碳会引发和导致一系列疾病的发生。原因很简单,人本身是吸入氧气排出二氧化碳的。环境中过多的二氧化碳被人体吸入,或者通过皮肤渗透到血液细胞中后,除对人体的整个呼吸、循环、代谢系统产生不利影响外,还可使人体的免疫力下降,产能减少,代谢缓慢,为许多疾病的乘虚而入敞开大门。而且二氧化碳排放量增多引致的温度升高,不仅可导致一些传染病的暴发流行,还会使人体因大量出汗,排尿减少,尿液中排钙增多,而导致尿路结石的形成。因此,对大多数老百姓来说,低碳生活既是一种生活态度,也是一项保健养生健体强身的具体行动。

由于低碳生活带来的好处是全球性的、是大众共享的。所以实现低碳也需要每个人齐心协力从我做起才能够真正做到。更何况低碳生活就在我们的身边,就在我们衣、食、住、行、饮、用的每一个细节中。

例如:如果你少买一件不必要的衣服,或尽量避免选择化纤质地的面料,就可以减少 2.5 千克二氧化碳的排放。如果你在选择住房时只选合适的户型而不过分地追求宽敞气派,水、电、暖的日常消耗就会节省许多,实际等于减少了二氧化碳的排放。类似低碳生活从你我他开始的细节还有许多,例如:吃饭时少吃一点儿肉,多吃一点儿素(1 个人 1 年少喝 500 克酒,可减排二氧化碳 1 千克);出行时少坐几次车,多行几步路,上下楼时尽量不坐电梯而爬楼梯;外出时随身带上一杯水,不喝或少喝瓶装水(瓶装水所使用的聚酯瓶往往含有可能导致人体慢性中毒的双酚A、透明剂、色母剂等物质);拒绝使用或尽量不用一次性器具(例如人们只要少用10%的一次性筷子,每年就能减碳10.3万吨);科学用电节约能源(过度使用电脑等电器,不仅辐射大,对身体损害大,容易产生疲劳,也增加二氧化碳排放)。别看这些都是生活琐碎,但集腋成裘,聚少成多,如果你能时刻不忘这么做,那就是在为实现低碳切切实实作贡献。

三、延伸阅读

(一)顺时养生

1. 顺时养生的原则

所谓顺时养生,就是效法自然、按照一年四季时序季节的更替进行保健养生。我们的祖先在几千年前就认识到了顺应养生规律的存在。《老子》曰:"人法地,地法天,天法道,道法自然",《黄帝内经》说:"四时阴阳者,万物之根本也,所以圣人春夏养阳,秋冬养阴,以从其根。"中国中医学顺应四时进行养生保健的总原则有三条:一是"春夏养阳""秋冬养阴";二是"春季养肝,夏季养心,长夏养脾,秋季养肺,冬季养肾";三是"春捂秋冻"。具体顺时养生的方法虽因季节的不同而各异,但有一个共同点,那就是所有养生活动都无一例外地贯穿于人们日常衣食住行的各项行动中。

2. 春季保健养生

中国中医学认为,春季,是推陈出新、生命萌发的时节,在这个季节里,人们可以晚一些睡觉,早一些起床,起床后到院中散步时,不妨披散开头发,舒缓开衣带,让精神和形体同时放松,就好像大自然对待初生的万物那样,让心中乐观的情绪生发而不遭扼杀,唯有如此,才是顺应春天时序应该采取的养生之道。与春季的养生之道相悖,首先受伤的器官常是肝脏。肝在五行中属木,在五味中为酸,木性能制约土性,而脾在五行中属土,在五味中为甘。春天正是肝木之气旺盛的季节,人的脾土之气会相对受到抑制,因此,春三月宜少食酸味的食品,多食甘味的食品,以达到补养脾脏之气的目的。而且,春天忽视养生所致的疾病,常常会迁延潜伏到夏季,以寒性病的形式突然发作。由于春季气温转暖,生活在中国北方的人应当多吃面(麦)食,适度调节饮食的凉热,根据气候及时更换春装。现代医学认为,阳光中的紫外线能促使皮肤制造维生素D,有利于钙和磷的吸收。阳光在给人温暖的同时,能改善人体的血液循环,促进新陈代谢,增加氧的吸收与利用,因此,春季适宜进行游园、散步、慢跑、登山等运动。

3. 夏季保健养生

夏季,是自然界繁荣兴旺的季节。此时,天气下降,地气上升,天气与地气彼此交汇,植物开花结实,生活在这种环境里,人们睡觉的时间可以比春季晚些,起床的时间可以比春天早些。夏季养生一定要注意保持心境的平和与愉快,切忌发怒,一旦与这法则违逆,就会损伤心气。由于夏季天气炎热,人们应该多吃豆类(菽)食物,进食不能过饱、过热,更不能长期居住在潮湿阴暗的地方和穿着潮湿的衣服。"三伏"是夏季最热的一段时间,因为酷热,为了与夏天其他的日子区别,人们将其称之为暑天,防暑降温是夏季保健养生的重要内容之一。防暑降温可分为机体之外和机体本身两个层面进行:①机体之外。适当调整作息时间,尽量避开在温度最高的时刻劳作或在阴凉处休息纳凉或去洗澡、游泳,促使身体散热。②机体本身。加强合理的饮食营养调整与补充,以保证机体在这一特殊时刻对营养补充的需求,尤其是要多喝水,保证体内水与电解质的平衡。"三伏"天不可过量饮酒,以免诱发中暑。

4. 秋季保健养生

秋季,自然景象因万物成熟而平定收敛,其时秋高气爽,天地清肃,此时人的作息时间应改为早睡早起,只有这样,才能使人的精神情绪收敛于平静安宁的状态,以减少秋天肃杀之气对人体的影响。由于秋季气候干燥,人们可以多吃点儿油性比较大的食物和含纤维素多的蔬菜,以滋润胃肠。而且要根据气候及时添加衣物,进食不可过凉过冷。由于许多季节性疾病常发生或流行于秋季,所以秋季是呼吸系统疾病、传染病和老年病好发的"多事之秋"。为防止秋季老年性肺炎的发生,及早改变呼吸方式是最好的选择,平时要加强体育锻炼,增强身体素质,以改善肺脏的生理功能,并将人们平常采用的胸式呼吸,改变为腹式呼吸。

5. 冬季保健养生

冬季是生机闭藏潜伏的时节,此时天寒地冻,大地龟裂,人们应该早睡晚起。在精神情绪方面,最好能让自己的情志匿伏下来,就像一个人获得了意外的收获,但不事张扬,能严守秘密一样。冬天要注意保暖,但也不能让皮肤因过分暖和而疏泄出汗。冬季风寒物燥,人们可以多食一些黍子,黍子性热,可以为人体提供热量,驱除寒冷。不要因为冬天天气寒冷,就多吃过热的食物,穿过厚过暖的棉衣。冬季保健养生的重点是防寒保暖。俗话说"北方动地不冻人,南方冻人不冻地",防寒保暖不能消极防御,应当积极进取,因此,冬季养生保健一个重要的内容是参加有冬季特色的耐寒锻炼,如滑雪、滑冰以及冬泳等。耐寒锻炼不仅能提高人体骨骼肌肉的活力,还有利于肺泡保持适当的温度和活力。冬季食物相对单调,很容易缺钙,而机体缺钙会影响心血管和肌肉的功能,因此,不仅要多吃含钙量高的食物,而且要多晒太阳。

(二)儒释道殊途同归的自然生态观

天人和谐的中国传统养生文化,是在儒、释、道殊途同归的自然生态观的基础上发展起来的。其中,儒家学说是天人和谐生态观的骨干,佛教、道教学说是天人和谐生态观的辅助和补充。

1. 儒家的天人和谐观

儒家天人和谐观的理论基础是"天人合一"论。其基本特征有四:一是认为天地之间最杰出的生物是人,人为万物之精灵,其他生物概莫能比。进而主张重人轻财,"贵人贱畜"。在论及人与自然的关系时,儒家认为人是自然的一部分,人与自然在客观上存在着一种相互依存的关系。二是认为"天有常道,地有常数",即自然界的存在与发展变化有其自身的规律;大自然界的客观存在是不以人的意志为转移的,既"不为尧存",也"不为桀亡"。人们只能研究发现、顺应利用大自然客观存在的规律为人类谋利造福,不能肆意违背自然规律。如果无视自然规律,就必然会受到大自然的惩罚。三是认为自然是人类的衣食父母,获取之源,主张"因民之所利而利之""择可劳而劳之",人类应该把利用自然资源和保护自然资源放在同等重要的地位。四是认为人与自然之间存在着许多不和谐,甚至矛盾和对立,人能改造环境,环境也能改造人。主张通过"亲亲而仁民,仁民而爱物",实现人与自然的和谐发展。儒家的上述观念和认识散见于儒家代表人物孔丘、孟轲、荀子的言论,以及《论语》《孟子》《荀子》等儒家经典著作中。儒家天人和谐观的具体内容和实践包括:热爱生活,重视人的生命及生命的价值;勤俭节约,保护环境;反对滥砍滥伐,保护土地资源及水资源等。用儒家经典中的原话讲,就是:"天行建,君子自强不息"(《易经》);"己所不欲,勿施于人"(《论语》);节俭有养德、养寿、养神、养气等"四益"养身功能(石成金《传家宝》)。

2. 佛家万物皆有佛性的自然观

佛家自然生态观的理论基础是"缘起论"。其基本特征有三:一是认为整个世界都处于一个纵横交错的关系巨网中,是一个斩不断理还乱相互联系不可分割的整体。世间万事万物的存在与发展皆有其内在的因果关系。用佛经中的两句话形容就是"芥子容须弥,毛孔收刹海",而且世间一草一木都体现有佛性。二是认为世界上的一切事物,没有不变的本质,只是相对的存在。佛家把这种存在状态称之为"空"。但是佛教所谓的"空",不是绝对的无,只是说事物没有固定不变的自性。例如佛家将人生在世比喻为"如同白驹过隙";说除了生命之外,其余的一切均为身外之物,生不带来,死不带去,并以此来破除众生对生命主体和事物的执著。三是认为大自然并非人的附属物,人却是大自然的一个组成部分。人与其他生物一样,在自然界中的地位都是平等的。也就是说主张人与自然和谐相处,而又不丢失其个性。佛家的上述观念和认识散见于佛教各种经典著作和不同教派的学说中。佛家天人和谐观的具体内容和实践包括：无情有性，珍爱自然；重视自然中所有成员的价值；主张"护生"而"不杀生"；以及对理想生态王国的向往憧憬等。用佛家经典或代表人物的原话讲，就是："郁郁黄花无非般若，清清翠竹皆是法身"（意思是：大自然的一草一木都是佛性的体现，都有存在的价值）；"万法是真如，由不变故；真如是万法，由随缘故。子信无情无佛性者，岂非万法无真如耶？故万法之称，宁隔于纤尘？真如之体，何专于彼我"（意思是：如果认为无情之物没有佛性，那就等于是说佛法没有普遍性）。进而认为宇宙间的一切生命都是平等的，包括人在内的每一个生命个体既不要自卑，也不要自傲。大家共同构成了整个生命群体，彼此之间要慈悲为怀和谐相处，并力戒杀生。

3. 道家的顺应自然"大道"观

道家自然生态观的理论基础是"道"。正如《道德经》所指出的："人法地，地法天，天法道，道法自然。"道是万物之本，造化之根。其基本特征是：①认为"天生万物人为贵"，人是自然的一部分。道家所谓的自然，就是自然而然，即没有任何人为因素的天然状态。道家所说的"天地不仁，以万物为刍狗……"，意思是说天地无偏爱，万物自蓬勃。②认为自然界万事万物的存在和发展都有其自身的规律性，无不遵从一定的自然法则。"天地有大美而不言，四时有明法而不议，万物有成理而不说""阴阳四时运行，各得其序"。认为人与其他生物一样，在自然界里的地位是平等的。"人一身形，包含天地"。人与自然的关系，是一种相互关联，相互依存的关系。③认为自然界是人类的衣食之源。"此财物乃是天地中和所有，以供养人也"。所以老子主张："生而不有，为而不恃，长而不宰"，主张"慈悲救物，常善度人""节财俭用，以固邦本"。④认为人类只能利用自然而不能伤害自然。否则，"极而反，盛而衰，天地之道也，人之理也"。主张"返璞归真"人与自然和谐发展。

道家自然生态观的具体内容，概括起来主要有以下3点：①珍爱自然，朴实无华。主张对自然界的一草一木都要加以合理的利用与保护，以维护自然界的平静与应有的安宁。②珍惜生命，反对滥杀无辜。主张当杀则杀，不当杀的绝对不杀。所谓当杀，是指不杀不足以维护正常秩序的害群之马。所谓不当杀，就是指不能随意地损伤无辜的性命。③主张人与自然要和睦相处。遵从"道"的法则，顺应自然规律行事。反对暴殄天物，挥霍无度。

（三）世界著名环境污染事件

1."八大公害"事件

20世纪的30年代到60年代，震惊世界的环境污染事件频繁发生，使众多人群非正常死亡、残废、患病的公害事件不断出现，其中最严重的有八起污染事件，人们称之为"八大公害"。

（1）比利时马斯河谷烟雾事件

1930年12月1—5日,比利时的马斯河谷工业区,外排的工业有害废气(主要是二氧化硫)和粉尘对人体健康造成了综合影响,其中毒症状为咳嗽、流泪、恶心、呕吐,一周内有几千人发病,近60人死亡,市民中心脏病、肺病患者的死亡率增高,家畜的死亡率也大大增高。

(2)美国洛杉矶烟雾事件

1943年5—10月,美国洛杉矶市的大量汽车废气产生的光化学烟雾,造成大多数居民眼睛红肿、喉炎、呼吸道疾病恶化,65岁以上的老年人死亡400多人。

(3)美国多诺拉事件

1948年10月26—30日,美国宾夕法尼亚州多诺拉镇大气中的二氧化硫以及其他氧化物与大气烟尘共同作用,生成硫酸烟雾,使大气严重污染,4天内42%的居民患病,17人死亡,其中毒症状为咳嗽、呕吐、腹泻、喉痛。

(4)英国伦敦烟雾事件

1952年12月5—8日,英国伦敦由于冬季燃煤引起的煤烟形成烟雾,导致5天时间内4 000多人死亡。

(5)日本水俣病事件

1953—1968年,日本熊本县水俣湾,由于人们食用了海湾中含汞污水污染的鱼虾、贝类及其他水生动物,导致近万人发生中枢神经疾病,其中283名甲基汞中毒患者中有66人死亡。

(6)日本四日市哮喘病事件

1955—1961年,日本的四日市由于石油冶炼和工业燃油产生的废气严重污染大气,引起居民呼吸道疾病骤增,尤其是哮喘病的发病率大大增高。

(7)日本爱知县米糠油事件

1963年3月,在日本爱知县一带,由于对生产米糠油业的管理不善,造成多氯联苯污染物混入米糠油内,人们食用了这种被污染的油后,酿成13 000多人中毒,数十万只鸡死亡的严重污染事件。

(8)日本富山痛痛病事件

1955—1968年,生活在日本富山平原地区的人们,因为饮用了含镉的河水和食用了含镉的大米,以及其他含镉的食物,引起"痛痛病",就诊患者258人,其中207人因之死亡。

2."十大污染"事件

从1972—1992年的20年间,世界范围内的重大污染事件屡屡发生,其中比较著名的有十起,时人称之为"十大污染事件"。

(1)北美死湖事件

美国东北部和加拿大东南部是西半球工业最发达的地区,每年向大气中排放二氧化硫2 500多万吨。其中约有380万吨由美国飘到加拿大,100多万吨由加拿大飘到美国。从 20 世纪 70 年代开始,这些地区出现了大面积酸雨区。美国受酸雨影响的水域达 3.6 万平方公里,23 个州的 17 059 个湖泊有 9 400 个酸化变质。最强的酸性雨降落在弗吉尼亚州,酸度值为(pH)1.4。纽约州阿迪龙达克山区,1930 年只有 4% 的湖无鱼,1975 年近 50% 的湖泊无鱼,其中有 200 个湖是听不见蛙声的"死湖"。加拿大受酸雨影响的水域 5.2 万平方公里,5 000 多个湖泊明显酸化。多伦多 1979 年平均降水的酸度值为(pH)3.5,比番茄汁还要酸,安大略省萨德伯里周围 1 500 多个湖泊池塘到处可见漂浮的死鱼。

(2)卡迪兹号油轮事件

1978 年 3 月 16 日,美国 22 万吨的超级油轮"亚莫克·卡迪兹号",满载伊朗原油向荷兰鹿特丹驶去,航行至法国布列塔尼海岸触礁沉没,漏出原油 22.4 万吨,污染了 350 千米长的海岸带。仅牡蛎就死掉 9 000 多吨,海鸟死亡 2 万多吨。海事本身损失只有 1 亿多美元,但污染损失及治理费用却多达 5 亿多美元,被污染区域的海洋生态环境遭受的损失更是难以估算。

(3)墨西哥湾井喷事件

1979 年 6 月 3 日,墨西哥石油公司在墨西哥湾南坎佩切湾尤卡坦半岛附近海域的伊斯托克 1 号平台钻机打入水下 3 625 米深的海底油层时,突然发生严重井喷,平台陷入熊熊火海之中,原油以每天 4 080 吨的流量向海面喷射。后来在伊斯托克井 800 米以外海域抢打两眼引油副井,分别于 9 月中、10 月初钻成,减轻了主井压力,喷势才稍减。直到 1980 年 3 月 24 日井喷才完全停止。整个事件历时 296 天,流失原油 45.36 万吨,井喷造成 10 毫米厚的原油顺海潮北流,涌向墨西哥和美国海岸。黑油污染带长 480 千米,宽 40 千米,覆盖 1.9 万平方公里的海面,使这一带海洋环境受到严重污染。

(4)库巴唐"死亡谷"事件

巴西圣保罗以南 60 公里的库巴唐市,20 世纪 80 年代以"死亡之谷"闻名于世。该市位于山谷之中,20 世纪 60 年代引进炼油、石化、炼铁等外资企业 300 多家,人口剧增至 15 万,成为圣保罗的工业卫星城。企业主只顾赚钱,随意排放废气废水,谷地浓烟弥漫、臭水横流。有 20% 的人因此得了呼吸道过敏症,医院人满为患。1984 年 2 月 25 日,一条输油管破裂,10 万加仑石油熊熊燃烧,烧死 100 余人,烧伤 400 多人。1985 年 1 月 26 日,一家化肥厂泄漏 50 吨氨气,30 人中毒,8 000 人撤离。市郊 60 平方公里森林陆续枯死,山岭光秃,遇雨便滑坡,大片贫民窟毁于山体滑坡。

(5)西德森林枯死病事件

原西德共有森林 740 万公顷,到 1983 年为止有 34% 染上枯死病,每年枯死的蓄积量占同年森林生长量的 21%,先后有 80 多万公顷森林被毁。这种枯死病来自酸雨之害。在巴伐利亚国家公园,由于酸雨的影响,几乎每棵树都得了病,景色全非。黑森州海拔 500 米以上的枞树相继枯死,全州 57％的松树病入膏肓。巴登-符腾堡州的"黑森林",因枞树、松树绿色浓黑而得名,是欧洲著名的度假胜地,也有一半树木因染上枯死病而树叶变黄脱落,其中 46 万亩完全死亡。当时鲁尔工业区的森林里,到处可见秃树、死鸟、死蜂,该区的儿童每年有数万人感染随森林被毁而降临的咽喉炎症。

(6)印度博帕尔公害事件

1984 年 12 月 3 日凌晨,震惊世界的印度博帕尔公害事件发生。午夜,坐落在博帕尔市郊的"联合碳化杀虫剂厂"一座存贮 45 吨异氰酸甲酯贮槽的保安阀出现毒气泄漏事故。1 小时后泄露的毒气烟雾袭向整个城市,形成了一个方圆 25 英里的毒雾笼罩区。近邻的两个小镇首当其冲,数百人在睡梦中死亡。随后死亡的是睡在火车站里的一些乞丐。当毒雾扩散时,居民们有的以为是"瘟疫降临",有的以为是"原子弹爆炸",有的以为是"地震发生",有的以为是"世界末日来临"。一周后,有 2 500 人死于这场污染事故,另有 1 000 多人危在旦夕,3 000 多人病入膏肓。在这次污染事故中,有 15 万人因遭受污染危害而进入医院就诊。事故发生 4 天后,受害的病人还以每分钟一个人的速度在不断递增。这次事故还使 20 多万人双目失明。博帕尔公害事件是有史以来最严重的因事故性污染而导致的环境危害惨案。

(7)切尔诺贝利核漏事件

1986 年 4 月 27 日早晨,苏联乌克兰切尔诺贝利核电站一组反应堆突然发生核漏事故,引起一系列严重后果。带有放射性物质的云团随风飘到丹麦、挪威、瑞典和芬兰等国,瑞典东部沿海地区的辐射剂量超过正常情况时的 100 倍。核事故使乌克兰地区 10％的小麦受到影响,由于水源污染,苏联和欧洲国家的畜牧业大受其害。当时预测,这场核灾难,还可能导致日后十年中 10 万居民因患肺癌和骨癌而死亡。

(8)莱茵河污染事件

1986 年 11 月 1 日深夜,瑞士巴富尔市桑多斯化学公司仓库起火,装有 1 250 吨剧毒农药的钢罐爆炸,硫、磷、汞等毒物随着百余吨灭火剂进入下水道,排入莱茵河。剧毒物质构成 70 千米长的微红色飘带,以每小时 4 公里的速度向下游瑞士、德国、法国、荷兰四国 835 千米沿岸的城市流去。莱茵河沿岸各国的自来水厂全部关闭,改用汽车向居民送水。接近海口的荷兰,还将全国与莱茵河相通的河闸全部关闭。翌日,化工厂有毒物质继续流入莱茵河,为控制污染,人们用塑料塞堵下水道。8 天后,塞子在水的压力下脱落,几十吨含有汞的物质流入莱茵河,造成了又一次污染。11 月 21 日,德国巴登市的苯胺和苏打化学公司冷却系统故障,又使 2 吨农药流入莱茵河,使莱茵河水的含毒量超过规定标准的 200 倍。这次污染使莱茵河的生态受到了严重破坏。

(9)雅典"紧急状态事件"

1989 年 11 月 2 日上午 9 时,希腊首都雅典市中心大气质量监测站显示,空气中二氧化碳浓度 318 毫克/立方米,超过国家标准(200 毫克/立方米)59％,发出红色危险讯号后,到上午 11 时空气中二氧化碳浓度升至 604 毫克/立方米,超过了 500 毫克/立方米的紧急危险线。中央政府当即宣布雅典进入"紧急状态",禁止所有私人汽车在市中心行驶,限制出租汽车和摩托车行驶,并令熄灭所有燃料锅炉,主要工厂削减燃料消耗量 50％,学校一律停课。中午,二氧化碳浓度增至 631 毫克/立方米,超过历史最高纪录。一氧化碳浓度也突破危险线。许多市民出现头痛、乏力、呕吐、呼吸困难等中毒症状。市区到处响起救护车的呼啸声。下午 16 时 30 分,戴着防毒面具的自行车队在大街上示威游行,高喊:"要污染,还是要我们!""请为排气管安上过滤嘴!"等要求加强环保的口号。

(10)海湾战争油污染事件

据估计,1990 年 8 月 2 日至 1991 年 2 月 28 日海湾战争期间,先后泄入海湾的石油达 150 万吨。1991 年多国部队对伊拉克空袭后,科威特油田到处起火。1 月 22 日科威特南部的瓦夫腊油田被炸,浓烟蔽日,原油顺海岸流入波斯湾。随后,伊拉克占领的科威特米纳艾哈麦迪开闸放油入海。科南部的输油管也到处破裂,大量原油泄漏海中。1 月 25 日,在科威特接近沙特的海面上形成长 16 千米,宽 3 千米的石油污染带,并每天以 24 公里的速度向南扩展。部分油膜起火燃烧,黑烟滚滚遮天蔽日,导致伊朗南部连降"黏糊糊的黑雨"。至 2 月 2 日,油膜污染带发展为宽 16 千米,长 90 千米,直逼巴林,危及沙特。迫使两国架设浮网拦截,以保护海水淡化厂的水源。这次海湾战争酿成的油污染事件,在短时间内就使数万只海鸟丧命,并毁灭了波斯湾一带大部分的海洋生物。

四、和谐环境例话

(一)陶渊明:回归自然 感悟自然

关于陶渊明以及他的回归自然,千百年来,仁者见仁,智者见智,众说纷纭。执著斗争哲学的人,批评陶渊明不敢面对现实,是人生搏击场上望风而逃的懦夫。看破红尘的遁世者,称赞陶渊明淡泊名利,见好就收,是未雨绸缪,避祸于未萌的智者。雅好翰墨文章的人,看重的是陶渊明回归自然后诗文风格出现的巨大飞跃,赞扬他的田园闲适诗真率自然,不用斧凿就能巧夺天工。爱喝酒的人将他引为知己,说世界上难得一遇像陶渊明那样知酒、爱酒,而且能喝酒、会喝酒的人。对酒敬而远之的人,则说陶渊明人生最大的失败是酒精慢性中毒,所生的儿子几乎多多少少地都因为他不加节制地饮酒而智力先天受损。但也有许多人认为,陶渊明之所以成为中华民族几千年来能与屈原、李白、杜甫、白居易、苏东坡、陆游等并驾齐驱的伟大诗人，主要是因为他的诗文充满了和谐自然的思想光芒。如果将屈原、李白、杜甫、白居易、苏东坡、陆游等人的诗作，比喻为赤橙黄绿青蓝紫，众彩缤纷，各有特色，陶渊明诗文的特色，则犹如日光七色，合而为白，乍看自然、冲澹，素淡无奇，细看则简单中有纷繁，袒露中有神秘，在"豪华落尽见真淳"之余，给人一种清新扑面，余音袅袅的感觉和意境。

1. 在回归自然中和谐自然

隐居田园"隐士"的出现，最早可追溯到上古时期的尧舜时代。最初见载于史籍的隐士，是唐尧时期的巢父、许由和周武王伐纣成功后"义不食周粟"的伯夷和叔齐。从历代隐士的行踪轨迹分析，隐士之所以归隐山林田园，大致出于以下四方面的原因：①与当时的掌权者政见不同，通过归隐以示拒绝与当局合作；②社会动乱时局动荡，通过隐退明哲保身或躲灾避祸；③本人树大招风或得罪了当权者，不得不急流勇退或避居山野；④以退为进，为仕途上谋取更高的地位制造声势，走的是官场常见的"终南捷径"。而陶渊明的归隐主要系前两个因素促成。

据《晋书》等史籍记载，早年的陶渊明也曾是一个身怀辅君安民、建功立业大志的"热血青年"，而且自视甚高，用他自己写的诗句形容就是："忆我少年时，无乐自欣豫。猛志逸四海，骞翮思远翥"（《杂诗八首》）；"佩鸣玉以比洁，齐幽兰以争芬。淡俗情于俗内，负雅志于高云"（《闲情赋》）。然而，不幸的是，陶渊明生活的时代（从永嘉之乱，西晋覆亡，到东晋偏安江左，刘宋代晋的一百多年间），是中国历史上除春秋战国诸雄争斗，以及东汉末年军阀混战外，又一个社会最为动荡、最为混乱的时期。在乱世宦海中苦苦挣扎的陶渊明，不仅备尝颠沛流离之苦，而且深感黑暗政治之不可依凭，于是逐渐萌生了摆脱现有生存方式，寻求新的生活出路的想法："荣华难久居，盛衰不可量。昔为三春蕖，今作秋莲房"（《杂诗八首》）。在经过数次试探和选择后，陶渊明终于在刚刚度过四十岁生日那年，迈出了他人生转折的重要一步，像牢笼中的鸟投奔森林、水池中的鱼逃归大海那样，回归到大自然母亲的怀抱，变成了一名自食其力的躬耕陇亩者。

仔细阅读研究陶渊明回归自然后留下的田园诗文不难发现，陶渊明归隐山林后，与大自然之间建立的关系，与他之前的绝大多数隐士截然不同。那就是：陶渊明归隐山林后与大自然不仅关系和谐，而且几乎毫无距离，其融合的紧密程度，用美学家常说的一句专业术语形容就是：陶渊明和自然的和谐程度达到了"无我之境"。这一点，古往今来其他的所有隐士几乎都望尘莫及。例如：魏晋时期的"竹林七贤"，遁迹山水林泉，为的是借山水林泉的纯真自然、鱼跃鸟鸣来排遣心中的压抑与苦闷；西晋时候的名士"金谷宴集"，偏爱名山胜水，则是带着一种舍我其谁的占有者心态，让自然山水为他们的奢靡生活歌舞宴集作点缀、添雅兴；以王羲之为代表的东晋"兰亭修禊"名士，在山水中流连忘返，为的是借天然造化的魅力启迪灵性,让个人的文学艺术天才更加淋漓尽致地表现出来……上述人等的档次虽然有高有低,但他们无一例外地都只是自然山水的一个局外观赏者。用美学术语形容,他们都还停留在"有我之境",与陶渊明达到的"无我境界"虽然看起来只相差一个字,实际上却相距十万八千里。

这是因为陶渊明自投入自然怀抱后,不仅一步步缩小了和大自然的距离,而且最终与大自然水乳交融般地融成了一体。因此,读者阅读欣赏陶渊明的田园诗文,就像观赏一幅幅国画大师创作的自然风景图,有山有水,有风有雨,有农家生活,小巷车辙……唯独没有作者自己的形象。更为奇特的是,读者在阅读欣赏陶渊明的田园诗文时,处处都能感觉到陶渊明饱含的对自然山川的挚爱和眷恋,却很难在字里行间找到作者对自然山川如何美丽多娇,如何千姿百态等观赏性的描述,更很少发现有"自然给过我什么启发"等表白性议论。即使间或发现作者的一两句议论,也常常是惜墨如金,点到为止。不信? 请看下面这首《饮酒》(二十五首之五):

结庐在人境,而无车马喧。

问君何能尔? 心远地自偏。

采菊东篱下,悠然见南山。

山气日夕佳,飞鸟相与还。

此中有真意,欲辨已忘言。

诗的结尾两句,就属于陶诗中为数不多的"议论"。这两句"议论"翻译成现代汉语就是:这几句诗我是有感而发呀! 但我的感想是什么呢? 话到口头却又忘了。虽然发表了一点点议论,可说了半天等于什么也没说。但是,没说也等于是说了。这是为什么呢? 等到读者也和陶渊明一样与自然同呼吸、共命运,融合为一体时,自然就会知道陶渊明想说却没说出来的"真意"是什么。

2. 在感悟自然中师法自然

陶渊明主张和坚持回归自然,和谐自然,既不是为了回归而回归,更不是为了和谐而和谐。陶渊明的回归自然、和谐自然都是他崇尚自然思想指导下的自觉行动。陶渊明认为,人之所以成为万物之灵,是因为秉承了天地自然的灵气(《自祭文》:"茫茫大块,悠悠高旻,是生万物,余得为人")。人为了避免世俗社会对天赋灵气的牵扰和污染,就应该像飞鸟眷恋山林那样,晨出夕还,归返自然。生,受气于大块;死,托体于山阿,最终实现让有限的生命活得尽可能地惬意与健康这一理想。陶渊明回归自然的思想,包涵着对于世俗社会和名教礼法的厌恶与鄙弃。虽然它的"斗争"方式只是消极的逃避,但其中却有反抗黑暗、不与统治者同流合污的积极意义。

陶渊明发现,即使是对世俗社会消极的逃避,嘴上说说容易,真正要做到也是很难的。因为要想真正回归到大自然中,至少须先"攻克"以下三座难关:一是"割弃"。就是否定并割弃既往,包括割弃既往获得的名利地位和各种千丝万缕的社会联系，而割弃必然伴随有彻骨的疼痛。二是"吃苦受累"。回归自然怀抱，一切要从零开始，首先面对的就是自食其力，而躬耕陇亩，自然不可能不吃苦，不受累。三是"寂寞"。割弃既往，回归自然，必然要告别花花世界，远离各种声色犬马，也就是说必须要耐得住寂寞和孤独。其中心灵的孤独则是最难耐的。所谓"小隐隐在野，中隐隐在市，大隐隐在朝"，在陶渊明看来其实都是在为那些耐不得寂寞和孤独的假隐士寻找退缩的台阶和借口。

陶渊明认为，回归自然最可行的办法，是在感悟自然中师法自然，用自然的精神战胜回归自然时遇到的阻力。例如他在《形影神》三首组诗中，在谈及大自然的生命法则时说："天地长不没，山川无改时。草木得常理，霜露荣悴之。谓人最灵智，独复不如兹。""大钧无私力，万理自森著。人为三才中，岂不以我故！""纵浪大化中，不喜亦不惧。应尽便须尽，无复独多虑"。说的就是：草木霜露由于忠实地按自然法则运转，所以它们虽然不能像天地那样长存，山川那样不改，但它们却可以做到随季节和气温的更迭，有荣有枯，生命延续不绝。人作为天地之间的动物之灵，当然也不可能不遵循自然的规律和法则。所以生不足喜，死不足惧，惟有顺应自然、视死如归，才能获得尽可能的长久存在。因此，陶渊明是中国诗人中最富有死亡意识，对死亡的认识最为深刻的人。陶渊明甚至预见到人死后只要墓门关闭，死者很快就会被活着的人忘却这一无可奈何之事实："幽室一已闭，千年不复朝。……向来相送人，各自还其家。亲戚或余悲，他人亦已歌。死去何所道，托体同山阿。"（《挽歌》）

陶渊明为什么能"纵浪大化中，不喜亦不惧"？因为他认识到凡事有一弊就有一利。上述横恒在回归自然路上的"三座难关"一旦被突破，"三难"就会变为"三得"：割弃既往，回归者就会变为"一张白纸"，能写最新最美的文字，能画最新最美的图画；回归者躬耕陇亩时的吃苦受累，不仅强健了筋骨，增进了身体健康，而且让回归的心胸在大自然中得到了重新的定位，并得到前所未有的开拓；进而自然山水便成为驱除人们心灵孤独和寂寞最有效的一剂良药。

上述所有这些，都可以在陶渊明留下的诗文中找到无可辩驳的切实证明。

（二）苏东坡：绿色家园的营造者

苏东坡少年早达，但一生坎坷。22岁考中"进士"步入仕途后，宦海生涯大起大落，曾一年三迁，由起居舍人、中书舍人，升迁为翰林学士、知制诰。也曾一个月内连续三次被降官，由端明殿学士、翰林侍读学士，贬知英州，最后被降为建昌军司马惠州安置。官场搏击了44年的苏东坡任职加起来总共只有8年时间。除去14年在杭州、密州、徐州等州府担任地方行政长官外，苏东坡剩下的20多年光阴基本都消耗在了贬所、流放地、或者赴任、赴贬所的路上。

即便如此，苏东坡所到之处都忘不了在力所能及的范围内，竭力营造一片绿色的家园。不同的只是,仕途通达时,这绿色家园是为所管辖地区广大老百姓营造的,而且恢弘些;贬官流放时,这绿色家园是为自己个人营造的,自然也就简陋些,只求其能最大限度地抚慰和减轻贬黜给个人身体和心灵健康带来的伤害。

1. 达时:为大众营造绿色家园

元祐四年(1089 年),54 岁的苏东坡以龙图阁学士的身份出任杭州知州。十几年前,当他以通判的身份任职杭州时,西湖美景如画,令他流连忘返,使他吟出了"水光潋滟晴方好,山色空濛雨亦奇。欲把西湖比西子,淡妆浓抹总相宜"(《饮湖上初晴后雨》)等许多绝妙诗章。但是这一次,当苏东坡带着无限憧憬再去会见他心仪的"西子"时,迎接他的西湖却是一派破败和颓唐:由于年久失修,西湖淤塞日甚,湖面因杂草淤塞而大面积缩小,濒临湮废的边缘。如不及时进行整治,再过二十年,恐怕杭州就没有西湖了。于是苏轼决定自任"湖长",疏浚西湖,并上书朝廷,请求予以拨款资助。

在治理西湖之前,苏东坡首先解决了杭州城居民吃卫生水及城内运河堵塞的"老大难"。当时的杭州,茅山、盐桥两条运河穿城而过,与钱塘江相接。海水在保证运河交通的同时,也带进淤泥淤塞,甚至污染地下水影响饮用水的质量。东坡下令将运河河床挖深至 8 尺,使盐桥河与运河相通,让流经郊区的茅山河与钱塘江相连。并在钱塘江南部兴建了水闸,当海潮高时将闸门紧闭,当海潮低时再开闸放水。这样,当海水经过蜿蜒的茅山河,到达城北时,泥沙早已沉淀,进而保障了城内用水的清洁卫生。与之相比,西湖的治理则比较简单,只需将淤泥清除、湖面扩大即可。但是,清理出来的淤泥杂草,堆放在何处?一时成了治理西湖的难题。为解决淤泥的堆放,苏东坡亲自沿湖考察,一天他站在西泠渡口,正要上渡船到对岸,突然密林深处传来一曲渔歌:"南山女,北山男,隔岸相望诉情难。天上鹊桥何时落?沿湖要走三十三"。苏东坡听后心中一亮:天河能架"鹊桥",西湖上为什么不能?于是当西湖治理工程结束时,一条沟通南北全长近三公里的长堤也用疏浚西湖挖出的淤泥割除的杂草构筑完成。长堤南起南屏山麓,北到栖霞岭下,由六座单孔石拱桥连接而成,人行船过两不误。堤上遍植柳、桃等各种树木,春天到来桃红柳绿,为西湖平添一道靓丽的风景。后人为了怀念苏东坡浚湖筑堤的政绩,将这条南北长堤称之为"苏堤",并将苏堤最美的景观命名为"苏堤春晓"。为避免治理修缮后的西湖再次因野草滋生而淤塞,让营造的绿色家园长存,苏东坡当时不仅让渔民分片负责按期除草,而且允许他们在负责区靠近堤坝的地带种植菱角以维持生计。为防止湖内菱角恣意蔓延。东坡沿堤岸设立了几座小石塔,石塔以内的水面,不准种植菱角。这些小石塔,就是存留至今的"三潭印月"景观的最早来源。

放眼苏东坡游宦和贬黜所到之处,类似为杭州人民营造绿色家园的举动是处可见。例如在杭州苏堤诞生的十二年前——熙宁十年(1077 年),苏东坡曾在徐州领导修筑了一条他有生以来的第一个"苏堤"。这一年的 8 月 21 日,洪水铺天盖地直扑徐州城下。刚刚就任徐州太守不久的苏东坡,急调5 000人加固城基、高筑城墙,并亲自带领大家在水情严峻的城南,修筑了一条"首起戏马台,尾属于城"的984丈的防洪大堤。大堤坝刚刚完成,洪水便凶猛袭来,由于有防洪大堤的保护,徐州全城才得以最终保全。

苏东坡主持修建的第三个"苏堤",坐落在广东惠州的丰湖(后改名西湖),不仅沟通了东江两岸方便了州城与归善县百姓的来往,而且成为东江与丰湖观赏湖光水色的一条旅游通道。当时苏轼被朝廷以"讥斥先朝"罪名贬谪惠州,被贬时的官衔为"宁远军节度副使惠州安置",并特别注明"不得签署公事"。在宋代,一个官员的任职令(贬谪令)中如果有"安置"两字,无异于等同一个囚犯。因此,苏东坡实现其为惠州人们营建一个绿色家园的目标,主要是通过两个办法达到的。一是由自己提出建议,请与自己交情好的当地官员牵头办理;二是靠自己的影响力,交由自己信得过的好友去代为办理。除此之外,为解决工程经费不足,苏东坡不仅把家中最值钱的东西——皇帝赏赐给他的一条犀带捐了出来,而且通过弟弟苏辙动员苏辙夫人将以前内宫赏赐给她的黄金等"私房钱"也捐献了出来。

苏东坡为大众营建绿色家园的具体行动并非仅仅是治水修堤。在杭州任太守时,他利用市财政拨出的两千缗和自己捐出的五十两黄金,创建了中国有史以来的第一所公立平民医院——"安乐坊"(后被改名为"安济坊")。被贬惠州时,他得知当地市民饮用咸水,常患疾疫,便建议从20里外的蒲涧山用竹筒引水进城。考虑到路长日久,竹筒可能堵塞,他还建议在每根竹筒上钻一小孔,以检验通阻,及时维修。被贬海南岛期间,他为改变当地群众多取池塘积水饮用的陋习,亲自指导并参加开挖了海南第一口深水井……总之,只要一息尚存,苏东坡一刻也没有停止过对绿色家园的营造。

2. 穷时:为个人营造绿色巢穴

苏东坡被贬黄州、惠州、儋州时,虽然朝廷下达的"红头文件"中都特别强调过"不得签书公事",但所到之处毕竟都还分别挂有一个"黄州团练副使""宁远军节度副使""琼州别驾"等虚衔。按道理,一家人有个能遮风挡雨的官舍栖身应该不成问题。但是,连这最起码的待遇,苏东坡都无法享受。原因是,朝廷中的那帮小人一眼不眨地盯着他:谁给他安排官舍居住,就罢谁的官。甚至连苏东坡租住老百姓的私房,奸相章惇都要派人来调查、追究他"强夺民居"。

好在没权、没钱的苏东坡走到哪里都不缺少朋友。黄州的东坡雪堂、惠州的白鹤山居、儋州的桃榔庵及东坡书院,几乎都是苏轼靠自己的劳动、朋友们的帮忙,用你赠我捐众人筹集的建筑材料辛苦营造起来的。这一情景,在苏东坡的诗集中多有记载:

废垒无人顾,颓垣满蓬蒿。

谁能捐筋力,岁晚不偿劳。

独有孤旅人,天穷无所逃。

端来拾瓦砾,岁旱土不膏。

崎岖草棘中,欲刮一寸毛。

喟然释来叹,我廪何时高。

这是元丰三年(公元 1081 年)苏东坡在黄州所作《东坡八首》中的第一首。诗前有序曰:"余至黄州二年,日以困匮。故人马正卿衰余乞食,为于郡中请故营地数十亩,使得躬耕其中。地既久荒,为茨棘瓦砾之场,而岁又大旱,垦辟之劳。筋力殆尽。释来而叹,乃作是诗"。

林行婆家初闭户,翟夫子舍尚留关。

连娟缺月黄昏后,缥缈新居紫翠间。

系闷岂无罗带水,割愁还有剑芒山。

中原北望无归日,邻火村舂自往还。

从上面这首苏东坡绍兴二年写于惠州的《白鹤峰新居欲成,夜过西邻翟秀才》诗中,人们不难看出东坡居士营造家园(哪怕是临时避难的巢穴),有一个共同的要求,那就是:地址一定要选择在依山傍水、风景秀丽的地方。因为无水不能消除胸中郁闷;无山不能割去眼前的愁云。所以,苏东坡宁可食无肉,也不肯居无竹。

且不提苏东坡对居住环境与人的生理、心理健康关系的超前认识,仅就建筑艺术角度看,苏东坡亦堪称大师。"系闷岂无罗带水,割愁还有剑芒山"。苏东坡营造的一个个避难的巢穴,之所以能给人留下难以抹去的永久记忆,与他将名山大川、名胜古迹都巧妙地"借"到他构筑的家园里有直接关系。

(三)丘处机和他的《摄生消息论》

提及时序养生在古代蒙古社会的落地生根,人们自然而然就会联想起将近1 000年前,蒙元帝国的缔造者成吉思汗和中原道教全真派养生大师丘处机,在西征军中的那次会晤。

跋涉万里应诏而来的丘处机,虽然没能给成吉思汗带来朝思暮想的"长生不死之药",但成吉思汗依然对他十分尊重,诚恳地挽留丘处机在他身边多待些日子,并在军务繁忙之际多次抽空聆听丘处机讲述养生之道。丘处机到底向成吉思汗讲述了哪些养生的真谛?《元史》《南村辍耕录》以及丘处机弟子李志常笔录的《长寿真人西游记》等官修、私撰史书的记载虽然都很简略。但考虑到丘处机曾经撰写过一部介绍时序养生的专门论著——《摄生消息论》,而丘处机在西征军中的盘桓又长达一年之久,因此,许多研究者不约而同地认为,丘处机一定不会放过这个向成吉思汗宣传时序养生的好机会。更何况丘处机"天人合一"的顺天养生思想,与蒙古人自古以来对苍天的崇拜,以及蒙古医学有病先用饮食疗法,无效后才用药物治疗的原则,有许多殊途同归之处。

丘处机的《摄生消息论》是按春夏秋冬四季的次序,分四章介绍时序养生的。每章不仅阐述了本季度气候变化的特征,养生保健应该遵循的原则和适宜采取的应对措施,而且对该季节常见病,多发病的预防与治疗提出了许多中肯的建议。尤其值得称道的是,丘处机认为时序养生应当因时制宜、因人而异,应当围绕日常生活起居中的衣食住行作足文章。唯有如此才能获得防微杜渐、事半功倍的养生保健效果。

1. 春季摄生消息

丘处机认为,春天气候融和,此时养生,最宜走到户外,游目骋怀,以畅生气。不可兀坐,以生抑郁。饮酒不可过多,饮食不可过量。尤其是老年人,春季"天气寒暄不一,不可顿去绵衣。老人气弱,骨疏体怯,风冷易伤腠理,时备夹衣,遇暖易之,一重渐减一重,不可暴去"。

2. 夏季摄生消息

丘处机认为,夏天虽然气候炎热,但是,不宜吃冰雪、凉粉、冷粥等过冷过凉的食物,也不宜过多地吃生菜和瓜果。天气炎热,食冷并非唯一的降温手段。宽敞的厅屋,幽静整洁的房间,靠近河沿湖畔的亭阁,都是适宜降热的处所。丘处机还告诉人们一个用意念对付外界热浪袭击的办法,那就是,"调息净心,常如冰雪在心",心平气静,身上的热感自然会随之减轻。在夏季,丘处机最关心的依然是老年人,他再三强调"檐下、过廊、弄堂、破屋,皆不可纳凉,此等所在虽凉,贼风中人最暴",更"不得于星月下露卧",否则会"中风",导致"手足不仁,语言謇涩,四肢瘫痪"。

3. 秋季摄生消息

丘处机提醒人们,秋季与春季一样,都是旧病容易复发的时节,秋季养生,一定要注意食品卫生和饮食养护。进食不能太热太硬,更不能吃不洁、生冷和难消化的食物,如死牛肉、生鱼、生鸡、生猪,喝浑浊的酒等。

4. 冬季摄生消息

丘处机认为,冬季避寒就温,要适可而止,尽量避免长时间烤火,否则热气逼进体内,可能给人的健康带来危害。冬季养生只要做到:"居处密室,温暖衣衾,调其饮食,适其寒湿,不冒触寒风"就可以了。丘处机又一次特别提醒老年人:"冬月阳气在内,阴气在外",老年人容易感冒。因此,沐浴不宜过勤,起床出门不宜太早。更不能过多、过量地进食肉面、馄饨等热烫、油腻的食物。

(四)元代大都人的时序养生

关于蒙元朝帝国时期人们的顺应时序和谐养生,很少有专门的系统记录,但许多别具特色的蒙古社会养生实践和养生方法;却不时散见于各类文献,乃至诗词曲赋之中。元代诗人欧阳玄写过12首《渔家傲南词》,这12首词像12幅风俗画,让元代大都人的时序养生情景跃然纸上。

1. 春季养生：围绕几个传统节日进行

正月都城寒料峭，除非上苑春光到。元日班行初见了，朝回早，阙前褪帕欢相抱。汉女姝娥金搭脑，国人姬侍金貂帽。绣毂雕鞍来往闹，闲驰骤，拜年直过烧灯后。

二月都城春动野，引龙灰向银床画。士女城西争买架，看驰马，官家迎佛喧兰若。水暖天鹅纷欲下，鹰房奏猎催车驾。却道海青逢燕怕。才过社，柳林飞放相将罢。

三月都城游赏竞，宫墙官柳青相映。十一门头车马并。清明近，豪家寒具金盘钉。墦祭流连芳草径，归来风送梨花信。向晚轻寒添酒病。春烟暝，深深院落秋千迥。

读罢欧阳玄《渔家傲南词》上述关于春季养生的三首词作，人们不难发现，元代大都人的春季养生是围绕春节迎新、二月二日龙抬头和清明祭扫这几个传统节日开展的。其中，正月的春节迎新活动好像一个养生的"调节器"；三月的清明祭扫犹如一个养生的"加油站"；而二月二则更像是为春季养生目标的实现而特意安排的一个"环境卫生突击日"。

2. 夏季养生：每月养生重点各有侧重

四月都城冰碗冻，含桃初荐瑛盘贡。南寺新开罗汉洞，伊蒲供。杨花满院莺声弄。岁幸上京车驾动，近臣准备銮舆从。建德门前飞玉鞚。争持送，蒲桃马乳归银瓮。

五月都城犹衣夹，端阳蒲酒开新腊。月傍西山青一掐。荷花夹，西湖近岁过苕雪。血色金罗轻汗褶，宫中画扇传油法。雪腕彩丝江玉甲。添香鸭，凉糕时候秋生榻。

六月都城偏昼永，辘轳声动浮瓜井。海上红楼欹扇影。河朔饮，碧莲花肺槐芽饼。绿鬓亲王初守省，乘舆去后严巡警。太液池心波万顷。闲芳景，扫宫人户捞鱼艇。

按欧阳玄《渔家傲南词》夏季养生三首词作所述，元代的大都人实际上把每年的四月份，视为夏季养生的情志摄养心理调节月；把每年的六月当作为防暑降温，可任意进食瓜果冷饮的"生冷节"；把每年的五月初五端午节这一天，当作防治夏季多发病、常见病的卫生突击日。而元廷皇室每年夏季的一个重要的养生举措，便是于每年四月赴上都避暑，直到入秋（八月）才返回大都。

3. 秋季养生：让精神处于安逸宁静状

七月都城争乞巧，荷花旖旎新棚笊。龙袖娇民儿女狡。偏相搅，穿针月下浓妆佼。碧玉莲房和柄拗，哺时饮酒醒时卯。淋罢麻秸秋雨饱。新凉稍，夜灯叫买鸡头炒。

八月都城新过雁，西风偏解惊游宦。十载辞家衣线绽。清宵半，家家捣练砧声乱。等待中秋明月酝,客中只作家中看。秋草墙头萤火烂。疏钟断,中心台畔流河汉。

九月都城秋日亢,马头白露迎朝爽。曾上西山观苍莽,川原广,千林红叶回春赏。一木黄花金十镪,富家菊谱签银榜。龙虎台前鼍鼓响,擎仙掌,千官瓜果迎銮杖。

赏读《渔家傲南词》秋季养生三首词作,人们不难发现元代大都人秋季养生遵循的一条基本原则,就是想尽一切办法让自己的精神处于安逸宁静状态,以缓和秋天肃杀气候对人体的影响。由于秋季气候干燥,"燥"是秋天气候的主流。因此,秋季养生的许多活动都是围绕"防秋燥"作文章。其中"九月"登高,则是大都人回归大自然怀抱十分流行的一项非常有益于人体健康的秋季养生活动。跋山涉水不仅让人的四肢、筋骨、躯体在不知不觉中得到全面的运动。游历所见,还可以让人的身心融合、陶醉在一种无可言喻的轻松、愉快之中。它对人体健康所起的增进作用,甚至超过了躯体锻炼、药石针砭。

4. 冬季养生:在"藏"字上足做文章

十月都人家百蓄,霜菘雪韭冰芦菔。暖炕煤炉香豆熟。燔獐鹿,高昌家赛羊头福。貂袖豹袄银鼠襦。美人来往毡车续,花户油窗通晓旭。回暖燠,梅花一夜开金屋。

十一月都人居暖阁,吴中雪纸明如垩。锦帐豪家深夜酌。金鸡喔,东家撒雪西家嗉。纤指柔长宫线弱,阳回九九宫冰凿。尽道今冬冰不薄。都人乐,官家喜爱新年朔。

十二月都人供暖篝,宫中障面霜风猎。甲第藏勾环侍妾,红袖捩,笑歌声送金蕉叶。倦宦玉堂寒正怯。晓洮金井冰生鬣。冻合灶觚饧一碟。吴霜镊,换年懒写宜春帖。

据欧阳玄《渔家傲》冬季三首词所述,元代大都人的冬季养生主要是围绕冬藏中的"藏"字开展活动。大都人冬季第一个全民性的冬藏活动,当属为保证冬季膳营养供应而进行的冬贮。从"十月"词中可以得知,当时元大都市民冬贮的蔬菜有经了霜的大白菜("霜菘")、翻开积雪割下来的或刨出来的韭黄("雪韭")和红萝卜、白萝卜("芦菔")等。词中之所以没提后来北方人冬贮必有的土豆、白薯,似乎是因为这两样蔬菜大约在明代以后才大量引进并种植。大都人冬季第二个全民性的冬藏活动,就是根据自己的社会地位和经济实力,添衣、修屋、置办防寒保温用具和交通工具,以便严寒袭来时身体能有一个可供躲避的藏身之地。